Ein Fall für die Klinische Pharmazie

Yvonne Marina Pudritz

Ein Fall für die Klinische Pharmazie

Arbeitsbuch zum Lernen, Wiederholen und Vertiefen

Yvonne Marina Pudritz

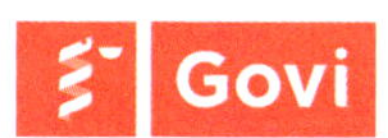

ISBN 978-3-7741-1665-8

Titelbild: © Alexander Raths – Shutterstock.com
Satz: Typo Design Hecker GmbH, Leimen
Druck und Verarbeitung: johnen-druck GmbH & Co. KG, Bernkastel-Kues
Printed in Germany

Bibliografische Information der Deutschen Nationalbibliothek

Die Deutsche Nationalbibliothek verzeichnet diese Publikation in der Deutschen Nationalbibliografie; detaillierte bibliografische Daten sind im Internet über http://dnb.d-nb.de abrufbar.

Wichtige Hinweise

Medizin und Pharmazie als Wissenschaft sind ständig im Fluss. Forschung und klinische Erfahrungen erweitern unsere Kenntnisse, insbesondere was Behandlung und medikamentöse Therapie anbelangt. Soweit in diesem Werk eine Dosierung oder eine Applikation erwähnt wird, darf der Leser zwar darauf vertrauen, dass Autorin und Verlag größte Mühe darauf verwandt haben, dass diese Angabe genau dem Wissensstand bei Fertigstellung des Werkes entspricht. Dennoch ist jeder Leser aufgefordert, die Packungsbeilage oder die Fachinformation der verwendeten Präparate zu prüfen, um in eigener Verantwortung festzustellen, ob die dort gegebene Empfehlung für Dosierungen oder Beachtung von Kontraindikationen gegenüber der Angabe in diesem Buch abweicht. Das gilt besonders bei selten verwendeten oder neu auf den Markt gebrachten Präparaten und bei denjenigen, die von zuständigen Behörden in ihrer Anwendbarkeit eingeschränkt worden sind. Alle Angaben ohne Gewähr.

Geschützte Handelsnamen (Warenzeichen) wurden nicht immer besonders kenntlich gemacht. Aus dem Fehlen eines solchen Hinweises kann also nicht geschlossen werden, dass es sich um einen freien Warennamen handelt. Die erwähnten Handelspräparate wurden lediglich beispielhaft bzw. aus didaktischen Überlegungen heraus gewählt. Produktbezeichnungen und Warenzeichen können warenzeichenrechtlich geschützt sein, auch wenn ein Hinweis auf etwa bestehende Schutzrechte fehlt.

Alle Fälle und beteiligten Personen in diesem Buch sind fiktiv und beispielhaft. Alles könnte sich jedoch tatsächlich so oder ähnlich ereignet haben. Übereinstimmungen mit tatsächlichen Personen wären unbeabsichtigt und rein zufällig.

Aus Gründen der besseren Lesbarkeit wird an einigen Stellen auf die gleichzeitige Verwendung der Sprachformen männlich, weiblich und divers (m/w/d) verzichtet. Sämtliche Personenbezeichnungen gelten gleichermaßen für alle Geschlechter.

Vorwort

„Wie komme ich zur Carnegie Hall[1]?": „Üben, üben, üben!" Wer genug übt, hat Erfolg. Das ist auch im Pharmaziestudium so. Fast jeden Nachmittag wird im Labor geköchelt, analysiert, titriert, verzweifelt oder gejubelt. Klar passieren Fehler, aber was im Labor passiert, bleibt im Labor! Schlimmstenfalls muss eine B-Analyse gekocht werden.

Anders als bei den Chemieanalysen im Semester kann ein Rechenfehler bei einer Dosierung im echten Leben fatale Folgen haben. Für den Unterricht in der Klinischen Pharmazie wollte ich deshalb einen Schutzraum schaffen, in dem die „Analysen" bearbeitet werden können, ohne dass ein Fehler zu einem Schaden führt.

Die fiktiven Patienten der Klinischen Pharmazie waren geboren: Verschiedene Fälle mit unterschiedlichen Menschen, Krankheiten und Medikamenten, die ich entweder mit den Studierenden in Seminaren zusammen durchgehe oder die in einem E-Learning-Kurs selbstständig bearbeitet werden können. Jetzt liegt ein großer Teil dieser Fälle in Buchform vor, damit Pharmaziestudierende, PhiPs oder Berufseinsteigerinnen und -einsteiger davon profitieren können.

Dieses Buch ist einzig, nicht artig. Es ist kein klassisches Lehrbuch oder Nachschlagewerk, sondern ein „Lernbuch". Eingebettet in kurze Geschichten aus dem pharmazeutischen Alltag ergeben sich Fragen, die es zu beantworten gilt. Natürlich gibt es zu (fast) jeder Frage einen ausführlichen Kommentar. So können Sie Ihre Lösungen überprüfen und mit den vielen Anregungen für die (Online-)Recherche Ihr Wissen weiter vertiefen.

Denken Sie daran, dass das 2. Staatsexamen eine mündliche Prüfung ist! Es reicht nicht, sich eine Frage durchzulesen und sich einzureden, „die Antwort kenne ich". Nutzen Sie die Fragen auch, um das Antworten zu üben, beispielsweise mit einer Kommilitonin oder einem Kommilitonen. Schlagen Sie erst anschließend die Lösungen nach und diskutieren Sie diese weiter in Ihrer Lerngruppe oder in Ihrem Team.

Ich möchte mich bei allen Kolleginnen und Kollegen, studentischen Hilfskräften, Pharmazie- und Medizinstudierenden bedanken, die mich bei der Erstellung der Fälle unterstützt haben mit Ideen, Gestaltung, und Feedback: Dr. Daniela Huttner, Dr. Esther Kiesel, Dr. Dorothea Strobach, Dr. Alexandra Weber, Dr. Constanze Rémi, Dr. Stefanie Collin, Dr. Simon Schneider, Alexandra Anger, Ula Bozic, Dominik Gretzinger, Rebecca Huber, René Vranic, Andrea Sappl und Stefanie Zühlke. Herzlichen Dank auch an Avoxa für die konstruktive und vertrauensvolle Zusammenarbeit, insbesondere mit Miriam Schümann und Dr. Anette Schenk. Und besonderen Dank an meine Freunde und Familie, insbesondere meinen Mann, für die Unterstützung und Verständnis für viele Stunden vor dem Computer.

München, im Juli 2023,
Dr. Yvonne Marina Pudritz

[1] eines der berühmtesten Konzerthäuser der Welt

Die Autorin

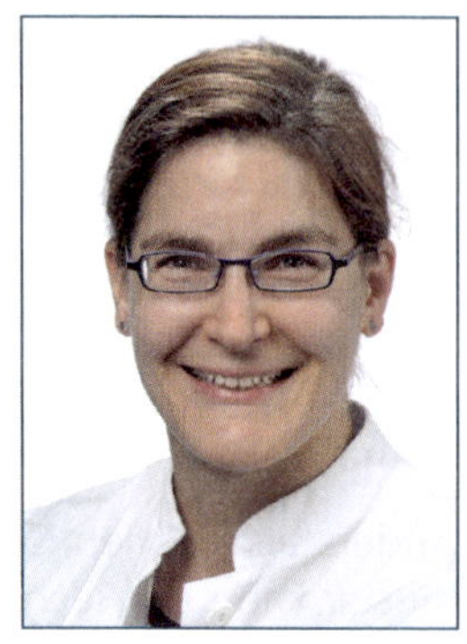

Dr. Yvonne Marina Pudritz studierte Pharmazie an der Heinrich-Heine-Universität in Düsseldorf und erhielt 2003 die Approbation als Apothekerin. 2004 ging sie von Bonn aus nach Schottland, wo sie in den folgenden zehn Jahren begeistert von der Klinischen Pharmazie als Krankenhaus- und Stationsapothekerin tätig war. Zusätzlich absolvierte sie erfolgreich einen MSc in Clinical Pharmacology (2006) sowie einen PhD in Applied Health Sciences (2012) und erlangte ihr Diplom in Independent Pharmacist Prescribing (2009).

2014 kehrte sie nach München zurück, zunächst als Lehrbeauftragte für Klinische Pharmazie an der LMU München. Im März 2017 schloss sie erfolgreich die Weiterbildung zur Fachapothekerin für Klinische Pharmazie ab. Seit Herbst 2017 arbeitet sie als Apothekerin in der Apotheke des LMU Klinikums, Referat Klinische Pharmazie, und als wissenschaftliche Mitarbeiterin im Department für Pharmazie, Pharmakologie für Naturwissenschaften, der LMU.

Inhaltsverzeichnis

Teil 2 – Lösungen

Anhang

Teil 1: Fälle

1 | Pharmazeutische Betreuung

Definition Pharmazeutische Betreuung

Pharmaceutical care is the responsible provision of drug therapy for the purpose of achieving definite outcomes that improve a patient's quality of life. (Hepler & Strand, 1990)

Pharmazeutische Betreuung ist also die patientenindividuelle Beratung rund um das Arzneimittel. Ziele der pharmazeutischen Betreuung sind in der Zusammenarbeit mit dem verschreibendem Arzt und Patient:

- **Die Optimierung der Arzneimitteltherapie**
- **Das Erkennen und Lösen von arzneimittelbezogenen Problemen (ABP)**
- **Die Verbesserung der Lebensqualität des Patienten**

1.1 Medikationsanalyse/Management

Die Bundesapothekerkammer unterscheidet zwischen einer Medikationsanalyse und Medikationsmanagement (BAK, 2014):

„Eine **Medikationsanalyse** ist eine strukturierte Analyse der aktuellen Gesamtmedikation eines Patienten [...]. Ziele sind die Erhöhung der Effektivität der Arzneimitteltherapie und die Minimierung von Arzneimittelrisiken."

„Das **Medikationsmanagement** baut auf einer Medikationsanalyse auf, an die sich eine kontinuierliche Betreuung des Patienten durch ein multidisziplinäres Team anschließt. Mit der kontinuierlichen Betreuung werden vereinbarte Maßnahmen zu detektierten arzneimittelbezogenen Problemen und deren Ergebnis nachverfolgt sowie gegebenenfalls angepasst. Neu auftretende, manifeste und potentielle arzneimittelbezogene Probleme werden erkannt, gelöst oder vermieden."

Nach diesen Definitionen würden Stationsapotheker häufig eine Medikationsanalyse durchführen – das Medikationsmanagement ist demnach eher etwas für niedergelassene Apotheker.

Wichtig ist bei beidem allerdings die Zusammenarbeit von Arzt, Apotheker und Patient! Medikationsmanagement kann viele unterschiedliche Gesichtspunkte umfassen: Der Arzt möchte therapeutische Ziele erreichen, der Patient möchte nicht allzu viele Medikamente schlucken und der Apotheker möchte die Verschreibung auf Wechselwirkungen untersuchen und Arzneimittelnebenwirkungen vermeiden. Medikationsmanagement ist ein Vorgang, der sowohl in der öffentlichen Apotheke als auch im Krankenhaus eine große Rolle spielen kann.

1.2 Handwerkszeug

Neben Ihrem pharmazeutischen Sachverstand, der im Laufe der Aus-, Fort- und Weiterbildung immer weiter zunimmt, gibt es auch noch viel Hilfe und Unterstützung in der Klinischen Pharmazie, zum Beispiel in Form von Leitlinien, SOP oder Checklisten. Einige Formate und Quellen lernen Sie auf den folgenden Seiten kennen.

1.2.1 Arzneimittelanamnese

Der Startpunkt, sowohl von Medikationsanalysen als auch im Medikationsmanagement, ist die Arzneimittelanamnese, also die Erfassung der Medikation von Patienten.

1.2.1.1 Bestmögliche Arzneimittelanamnese

Mit der bestmöglichen Arzneimittelanamnese wird die systematische Erhebung aller aktuell beziehungsweise in letzter Zeit eingenommenen Medikamente eines Patienten bezeichnet (Franzen et al., 2013). Es geht darum, eine möglichst vollständige und umfassende Medikationsliste zu erstellen, die auch freiverkäufliche Mittel oder Nahrungsergänzungsmittel enthält. Gerade letzteres trifft häufig auf Widerstand bei den Patienten: „Das ist nicht wichtig, das brauchen Sie sicherlich nicht zu wissen." Dabei ist die vollständige Einnahmeliste die Grundvoraussetzung für eine sichere Arzneimittelverordnung. Durch eine vollständige Erfassung und Analyse sollen Medikationsfehler beziehungsweise ABP verhindert werden können, wie zum Beispiel

- falsche Dosisstärke oder falsches Dosierungsschema
- ausgelassene oder doppelte Dosierung
- potenzielle Wechselwirkungen von OTC-Präparaten
- Fehlinterpretation von aufgrund der Medikation veränderten Laborwerten
- Aufnahme im Krankenhaus: Versäumnis der Weiterführung klinisch wichtiger Hausmedikation
- nach KH-Entlassung: Weiterführung temporärer Medikation, die nicht für den ambulanten Bereich gedacht war

1.2.1.2 Anamnese-Erfassungsbogen

Vor der Analyse steht das Sammeln von Informationen. Es empfiehlt sich, die notwendigen Informationen standardisiert zu erfassen. Es existieren zahlreiche Beispiele für Erfassungsbögen. (Unter dem Link im Download-Portal sind einige aufgeführt. Hinweis: Vor dem Download werden Fragen gestellt; dazu wird dieses Buch benötigt.) Während des Studiums kann man mit solchen Vorlagen arbeiten oder sich seine eigenen zusammenstellen. Später in der (Krankenhaus-)Apotheke gibt dann zumeist das Qualitätsmanagement (QM) den Bogen vor.

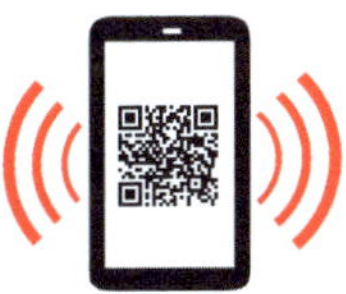

Govi-Download-Portal, Beispiele für Anamnese-Bögen
https://download.govi.de/297-408-712

Welche Angaben möchten Sie in Ihren Anamnesebogen mit aufnehmen? Gestalten Sie ruhig Ihr eigenes Format!

1.2.2 Medikationsplan

Seit Juni 2022 dürfen Apotheken von der GKV erstattete, pharmazeutische Dienstleistungen (pDL) anbieten. Dazu gehört unter anderem die erweiterte Medikationsberatung bei Polymedikation (siehe Link unten). Die Bundesapothekerkammer (BAK) beziehungsweise die ABDA hat im Rahmen der pDL verschiedene Arbeitshilfen veröffentlicht. Die Dokumente sind im Wordformat herunterladbar und geben die Daten vor, die eingetragen werden sollen.

Suchen Sie sich auf der Website die beiden Formblätter („Arbeitshilfe Datenerfassung" und „Arbeitshilfe arzneimittelbezogene Probleme") heraus.

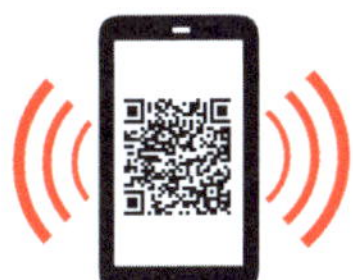

BAK-Arbeitshilfen zur Medikationsberatung
https://www.abda.de/pharmazeutische-dienstleistungen/polymedikation/

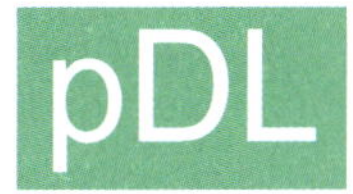

1.1 Welche Informationen werden auf den beiden Formblättern abgefragt?

1.2 Die letzte Seite des BAK-Formulars „Datenerfassung" ist an den bundeseinheitlichen Medikationsplan (BMP) angelehnt. Was ist darunter zu verstehen?

1.3 Schauen Sie sich einen Muster-BMP noch einmal genauer an. Fallen Ihnen Beispiele ein, bei denen die vorliegenden Angaben nicht ausreichen, um die Medikation eines Patienten eindeutig wiederzugeben?

1.2.3 SOAP-Analyse

Das „SOAP"-Schema ist eine Möglichkeit, Probleme des Patienten, bekannte Untersuchungsergebnisse, verschriebene Medikamente und andere Informationen systematisch zu erfassen und einen Lösungsansatz zu entwickeln (Formular dazu siehe Anhang). Durch die Dokumentation in der Krankenakte (Krankenhaus) oder der Patientendatei (öffentliche Apotheke) kann die Kontinuität der Betreuung gewährleistet werden.

S steht für **subjektiv**, d. h. die Erfassung der Beschwerden und Symptome, die der Patient äußert oder zeigt.

O steht für **objektiv**, d. h. vorliegende Daten werden erfasst, beispielsweise
- Labordaten (Nierenfunktion, Leberwerte, Blutwerte, etc.)
- Befunde der körperlichen Untersuchung
- Ergebnisse von Röntgen-, EKG-, und anderen Untersuchungen.

A steht für die **Analyse** der medikamentösen Therapie von einem pharmazeutischen Standpunkt, zum Beispiel:
- Beruhen die Beschwerden eventuell auf Nebenwirkungen eines der Medikamente?
- Ist es richtig verabreicht (Dosis, Applikationsweg, Darreichungsform, Anwendungsdauer)?
- Ist ein Drug-Monitoring notwendig?
- Wie ist die Compliance des Patienten?

P steht für **Plan.** Hier planen Sie zum Beispiel
- Notwendige Maßnahmen zur Therapieoptimierung (zum Beispiel die Umsetzung oder Dosisanpassung eines Medikamentes)
- Maßnahmen zur weiteren Therapieüberwachung (zum Beispiel Laborkontrollen, Drug-Monitoring, Beobachten von Nebenwirkungen)
- Eine Patientenberatung.

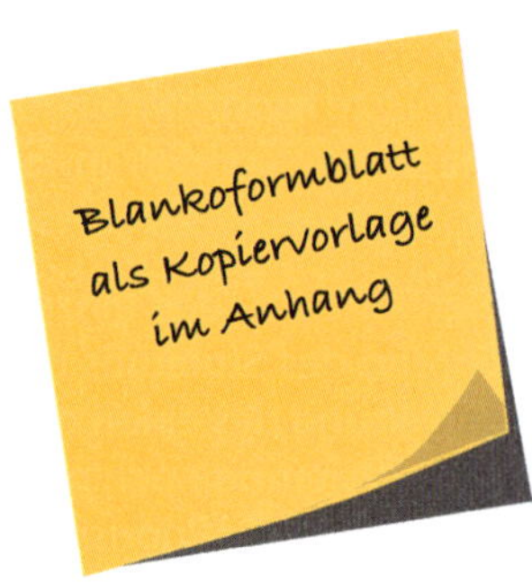

1.2.4 Plausibilitätscheck

Eigentlich ist das SOAP-Schema einleuchtend. Subjektive und objektive Daten sind schnell erfasst. Die Analyse kann jedoch als unlösbare Aufgabe zu Beginn erscheinen: Wo wird angefangen? Wie wird priorisiert? Der Plausibilitätscheck von Hanlon et al. (1992), im Original „Medication-Appropriateness-Index (MAI)“ genannt, kann zu Beginn helfen, systematisch Punkte abzufragen. Arbeiten Sie die 10-Punkte-Checkliste einfach nacheinander ab.

10-PUNKTE-CHECKLISTE nach Hanlon

1. **Indikation** – Gibt es eine Indikation für das Medikament?
2. **Effektivität** – Ist das Medikament wirksam für die verordnete Indikation?
3. **Dosierung** – Stimmt die Dosierung?
4. **Richtigkeit der Arzneimitteleinnahme und -anwendung** – Nimmt der Patient das Mittel nach Einnahmevorschriften korrekt ein?
5. **Praktikabilität** – Sind die Anwendungsvorschriften praktikabel?
6. **Interaktionen zwischen Arzneimitteln** – Gibt es klinisch relevante Interaktionen mit anderen Medikamenten?
7. **Interaktionen zwischen Arzneistoff und Erkrankung** – Gibt es klinisch relevante Interaktionen mit anderen Krankheiten?
8. **Doppelverordnungen** – Sind mehrere Medikamente für die gleiche Indikation verordnet? Sind diese Kombinationen sinnvoll?
9. **Therapiedauer** – Ist die Dauer der medikamentösen Therapie (seit wann verordnet) sinnvoll?
10. **Wirtschaftlichkeit** – Gibt es eventuell günstigere Präparate, die den gleichen Zweck erfüllen?

Diese Liste kann man unabhängig von der Krankenvorgeschichte oder der Diagnose bei allen Patienten anwenden. In Tabelle I.1.1 sind Beispiele für die einzelnen Punkte sowie Recherchemöglichkeiten genannt (siehe auch Kapitel I.1.7 Arzneimittelinformation).

Fallen Ihnen zu den einzelnen Punkten weitere Beispiele ein? Erstellen Sie eine Liste, die Sie während des Studiums und im Praktischen Jahr beständig erweitern – dann wird Ihnen die Bearbeitung des einen oder anderen Punktes immer leichter von der Hand gehen! Damit ist die Priorisierung noch nicht geklärt, aber erst einmal ein Überblick über mögliche Probleme geschaffen – die Priorisierung ist häufig sehr individuell von den Patienten und den jeweiligen Umständen abhängig. Das Gespür, wie zu priorisieren ist, kommt irgendwann ganz von allein.

Tabelle I.1.1: *Die 10-Punkte-Checkliste des Medication-Appropriateness-Index (MAI) mit Beispielen und Möglichkeiten der Recherche*

	Beispiele	Recherche
1. Indikation	Auf Verordnungskaskaden achten, z. B. kurzzeitiger Magenschutz (PPI bei gleichzeitiger NSAR-Verordnung) wird am Ende der NSAR-Verordnung nicht abgesetzt	Leitlinien Fachinformation
2. Effektivität	ACE-Hemmer bei Diabetes mellitus zur Blutdrucksenkung besser geeignet (da nierenprotektiv) als Betablocker oder Diuretikum	Fachinformation Beschlüsse des GBA nach AMNOG Leitlinien Arzneimittelbrief PubMed
3. Dosierung	• Bei älteren Patienten sollte die Dosierung von Citalopram 20 mg pro Tag nicht überschritten werden • Bei eingeschränkter Nierenfunktion muss bei verschiedenen Medikamenten, z. B. Metformin, die Dosis angepasst werden	Fachinformation Leitlinien Dosing.de
4. Richtigkeit der Anwendung	• Anwendung eines Inhalationssprays oder Insulinpens – ist die Fingerkraft ausreichend? • Tabletten müssen geteilt werden – sind diese überhaupt teilbar? (Unterschied Bruch-/Schmuckkerbe!)	Fachinformation Pharmatrix.de Informations-/Beratungsmaterial der Hersteller Blauer Brief
5. Praktikabilität	• Passende Dosis verordnen, um das Tablettenteilen zu vermeiden • Wenn dennoch geteilt werden muss: Ist das mit dem verordneten Präparat überhaupt möglich (siehe 4.)? • Tablettenlast beachten – sind Kombinationspräparate möglich?	Fachinformation ABDA-Datenbank
6. Interaktionen mit anderen Arzneimitteln	• CYP450/pGP-Interaktionen • Einnahme von NSAR bei bestehender Phenprocoumon-Therapie erhöht Blutungsrisiko • Verminderte Resorption von Ciprofloxacin bei gleichzeitiger Einnahme von mehrwertigen Kationen	Fachinformation Interaktionsdatenbanken

Fortsetzung Tabelle auf nächster Seite

Fortsetzung Tabelle I.1.1

	Beispiele	Recherche
7. Interaktionen mit anderen Erkrankungen	• NSAR bei Niereninsuffizienz können zu einer Verschlechterung der Nierenfunktion führen • Thiaziddiuretika bei Gicht → Verschlechterung der Gicht möglich • Orale Glucocorticoide bei Diabetes → ggf. Dosisanpassung Antidiabetika bis hin zur Eskalation auf Insulin möglich	Fachinformation FORTA-Liste ABDA-Datenbank
8. Doppelverordnung	• Gleichzeitige Einnahme von Belok-Zoc® und eines anderen Metoprololsuccinat-Präparates • Citalopram ist verordnet, Patient nimmt zusätzlich ein Johanniskraut-Präparat ein	Leitlinien ATC-Codes
9. Therapiedauer	Besonders beachten bei Antibiotika/Antiinfektiva, Schlaftabletten, Antikoagulantien, Antidepressiva, Glucocorticoide	Fachinformation Leitlinien
10. Wirtschaftlichkeit		G-BA Arzneimittel-Richtlinie (Anhang Festbetragsgruppen)

1.2.5 Hilfreiche Bewertungsscores

Zur Unterstützung im Studium und auch später im Berufsleben gibt es gute Hilfestellungen in Form von Scores oder Bewertungen, die durch Experten vorgenommen wurden. Hilfsmittel können gern benutzt werden, dabei sollte aber die individuelle Situation der Patienten nicht aus den Augen verloren werden.

1.2.5.1 Anticholinerge Belastung (ACB)

Bei älteren Menschen ist die Empfindlichkeit für periphere und zentrale anticholinerge Symptome erhöht, was das erhöhte Risiko für anticholinerge Nebenwirkungen in dieser Altersgruppe erklärt. Anticholinerge UAW treten bei älteren Menschen oft bereits bei üblichen Dosen und Serumkonzentrationen im mittleren Wirkbereich auf, dies gilt insbesondere für zentralnervöse anticholinerge UAW (Wehling et al., 2016). In Tabelle I.1.2 werden anticholinerge UAW aufgeführt. Leider sind neben den Anticholinergika noch eine Vielzahl weiterer Arzneistoffe in der Lage, anticholinerge UAW auszulösen. Hilfreich kann dabei die Anwendung des ACB-Scores von Kiesel et al. (2018) sein: hierbei werden die Medikamente mit den Scores 0 bis 3 belegt, wobei „0 (null)" für keine vorhandene anticholinerge Belastung steht, und „1"bis „3" für eine steigende anticholinerge Belastung (siehe Werte in Abbildung I.1.1). Diese Werte werden dann zusammengezählt und nach dem in Abbildung I.1.2 dargestellten Algorithmus bewertet.

Tabelle I.1.2: *Anticholinerge UAW nach Organsystem und Schweregrad geordnet (nach Mintzer et al. 2000, Strobach 2013, Kiesel et al. 2018)*

Organsystem	Leicht	Mittel	Schwer
Mund-Rachen-Raum	Mundtrockenheit	Störende Mundtrockenheit, Probleme beim Sprechen, reduzierter Appetit	Schwierigkeiten beim Kauen, Schlucken, Sprechen, Mukosa-Schädigung, Zahn- und Zahnfleischerkrankungen, Unterernährung
Auge	Leichte Sehstörungen durch Pupillendilatation, Lichtempfindlichkeit, trockenes Auge	Akkomodationsstörungen, deutliche Sehstörungen	Erhöhtes Sturzrisiko, Glaukomanfall
Magen-Darm-Trakt		Verminderte Peristaltik und Sekretion im Magen-Darm-Trakt, Magenentleerung verlangsamt, Obstipation	Schwere Obstipation, Ileus, veränderte Absorption von Arzneistoffen
ZNS	Benommenheit, Schwäche, leichte Amnesie, Konzentrationsschwierigkeiten	Erregung, Unruhe, Verwirrtheit, Gedächtnisstörungen	Schwere Unruhe, Desorientiertheit, Agitation, Halluzinationen, Delirium, Muskelzuckungen, Hyperreflexie, Krampfanfälle, starke kognitive Einschränkungen, zentrales anticholinerges Syndrom

ACB score = 1

Aclidiniumbromid
Ampicillin
Aripiprazol
Atenolol
Azathioprin
Baclofen
Bisacodyl
Bromocriptin
Bupropion
Captopril
Celecoxib
Ciclosporin
Citalopram
Clindamycin
Codein
Clonazepam
Dexamethason
Diazepam
Digitoxin
Digoxin
Diltiazem
Dimetinden
Domperidon
Etoricoxib
Fexofenadin
Escitalopram
Etoricoxib
Fentanyl
Furosemid
Gentamicin
Hydralazin
Hydrocortison
Ipratropiumbromid
Isosorbiddinitrat
Isosorbidmononitrat
Levodopa
Levofloxacin
Lithium
Lorazepam
Methotrexat
Metformin
Methylprednisolon
Metoclopramid
Metoprolol
Midazolam
Mirtazapin
Morphin
Nifedipin
Oxazepam
Oxycodon
Pipamperon
Pancuronium
Phenobarbital
Piperacillin
Pramipexol
Prednisolon
Prednison
Promethazin
Risperidon
Rotigotin
Sertralin
Tiotropiumbromid
Triamcinolon
Triamteren
Valproinsäure
Vancomycin
Venlafaxin
Ziprasidon

ACB score = 2

Amantadin
Carbamazepin
Haloperidol
Loperamid
Maprotilin
Methadon
Olanzapin
Opipramol
Oxcarbazepin
Paroxetin
Pethidin
Quetiapin
Ranitidin
Theophyllin
Tramadol

ACB score = 3

Amitriptylin
Atropin
Clomipramin
Clozapin
Darifenacin
Doxepin
Homatropin
Imipramin
Levomepromazin
Nortriptylin
Scopolamin
Tizanidin
Trospium

Anticholinerge Nebenwirkungen

Erhöhtes Sturzrisiko
Mundtrockenheit
Trockene Augen
Sehstörungen
Glaukomanfall
Obstipation
Miktionsstörung
Harnverhalt
Hauttrockenheit
Tachykardie
Verwirrtheit
Benommenheit
Schwindel
Unruhe
Gedächtnisprobleme
Delir

Abbildung I.1.1: *ACB-Scores für ausgewählte Medikamente (Kiesel et al. 2018)*

ACB-Scores aller Arzneimittel eines Patienten addieren

↓

Einnahme EINES Medikamentes mit einer Bewertung von 3 ODER eine Gesamt-ACB-Belastung von mehr als 2 Punkten

↓

Wenn möglich: Wechsel auf ein Arzneimittel mit ACB-Bewertung < 3 ODER Reduktion der Gesamt-ACB-Belastung auf < 3 Punkte

↓

Falls dies nicht möglich ist, Dosisreduktion erwägen und auf anticholinerge Nebenwirkungen überwachen.

Abbildung I.1.2: *Ermittlung der anticholinergen Belastung mit Hilfe der ACB-Scores aus Abbildung I.1.2 (Kiesel et al. 2018)*

1.4 Frau Sybille Heimberger erhält die folgenden Medikamente: Furosemid 40 mg, Levetiracetam 500 mg, Enalapril 20 mg, Lercanidipin 10 mg, Levothyroxin 25 µg, Trospiumchlorid 45 mg, Pantoprazol 40 mg, Bisacodyl bei Bedarf, Loperamid bei Bedarf. Wie hoch ist die anticholinerge Belastung für Frau Heimberger? Nehmen Sie für die Berechnung Abbildung I.1.1 zur Hilfe.

1.2.5.2 PRISCUS, FORTA & Co.

Die Approbationsordnung und der Stoffkatalog schreiben vor, dass sich (angehende) Apotheker unter anderem mit verschiedenen Patientengruppen und den davon ausgehenden pharmakokinetischen und -dynamischen Unterschieden auskennen. So müssen Dosierungen beispielsweise bei Nieren- oder Leberinsuffizienz, aber auch bei pädiatrischen oder **geriatrischen Patienten** angepasst werden.

Gerade für geriatrische Patienten gibt es viel Unterstützung:

- Beers-Liste/Kriterien (US, Negativ-Liste, regelmäßige Updates)
- STOPP/START-Kriterien (UK, Negativ- und Positivliste)
- PRSICUS-Liste (D, Negativliste)
- FORTA-Liste (D, Negativ- und Positivliste)
- EU(7)-PIM (EU, Zusammenfassung)

Tabelle I.1.3 zeigt einige Vor- und Nachteile der einzelnen Listen. Prinzipiell enthalten alle genannten Listen nur Medikamente für chronische Erkrankungen und Adhärenz wird nicht berücksichtigt. Schwierig wird es, wenn ein Arzneistoff nicht aufgeführt wurde: Das bedeutet nicht automatisch, dass der Arzneistoff kein Problem darstellt! Für Deutschland ist sicherlich die FORTA-Liste am geeignetsten, insbesondere da sie ohne Weiteres online aufrufbar ist.

Tabelle I.1.3: *Übersicht über Vor- und Nachteile der einzelnen Instrumente zur Beurteilung der Dauermedikation von geriatrischen Patienten*

Instrument	Vorteile	Nachteile
STOPP/START	Flexibel Individualisierbar	Anspruchsvoll Zeitaufwändig
PRISCUS	Explizite Empfehlungen Einfach zu nutzen	Unabhängig von Diagnose/Diagnose Nicht gelistet = kein Problem?
FORTA	Diagnosebezogene Empfehlungen Über- und Unterversorgung wird berücksichtigt	Viel Wissen über Patienten notwendig Komplexes Verfahren
EU(7)-PIM	Einheitliche Liste für Europa Ermöglicht Vergleiche von PIM Gebrauch innerhalb Europas	Bisher noch wenig klinisch genutzt, gedacht für wissenschaftliche Studien

Am besten ist es, die verschiedenen Listen einfach auszuprobieren, um sich selbst ein Bild von den Vor- und Nachteilen machen zu können. Die am häufigsten in Deutschland genutzten Listen sind PRISCUS und FORTA.

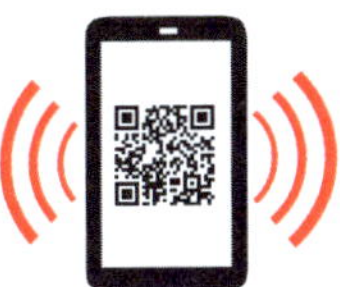

PRISCUS-Liste
https://www.priscus2-0.de/priscus-1.html

FORTA-Liste
https://www.umm.uni-heidelberg.de/klinische-pharmakologie/forschung/forta-projekt-deutsch/

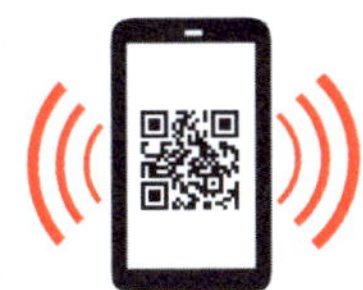

1.5 Vergleichen Sie die PRISCUS- und die FORTA-Liste am Beispiel der gängigen Arzneistoffgruppen für die chronische Therapie nach einem Herzinfarkt für Patienten > 65 Jahre.

Arzneistoffklasse	Bewertung PRISCUS	Bewertung FORTA
ASS		
ADP-Rezeptorantagonist		
Betablocker, frequenzsenkend		
Calciumkanalblocker		
ACE-Hemmer		
CSE-Hemmer		

1.3 Arzneimittelbezogene Probleme (ABP)

Als arzneimittelbezogene Probleme (ABP) werden Ereignisse und Umstände in der Arzneimitteltherapie bezeichnet, die das Erreichen der angestrebten Therapieziele verhindern beziehungsweise behindern können. Prinzipiell hilft hier ein 2-Stufen-Modell:

- Identifizierung der medizinischen und arzneimittelbezogenen Probleme und Priorisierung nach Wichtigkeit
- Betrachtung jedes Problems individuell.

Der Pharmazeutische Betreuungskreis (Abbildung I.1.3) kann/muss so eventuell auch mehrfach durchlaufen werden.

1.3.1 Identifizierung von (arzneimittelbezogenen) Problemen

Vor der Identifizierung von ABP steht erst die Frage: Was zählt denn eigentlich alles zu einem ABP? In folgender Tabelle sind einige typische ABP aufgeführt.

1.6 Überlegen Sie sich zu jedem ABP in dieser Tabelle mindestens ein Beispiel.

Arzneimittelbezogenes Problem (ABP)	Beispiele
(Pseudo-) Doppelmedikation	
Anwendungsproblem	
Mangelnde Therapietreue	
Ungeeignetes/unzweckmäßiges Dosierungsintervall	
Ungeeigneter/unzweckmäßiger Anwendungszeitpunkt	
Ungeeignete/unzweckmäßige Darreichungsform	
Interaktion	
Nebenwirkung	
Nicht sachgerechte Lagerung	
Selbstmedikation ungeeignet	
Präparat der Selbstmedikation für Indikation ungeeignet	
Über- oder Unterdosierung	
Kontraindikation	
Sonstiges	

1.3.2 Priorisierung der ABP

Nach der Ermittlung der arzneimittelbezogenen Probleme erfolgt ein initiales Assessment und eine Priorisierung der Probleme. Die höchste Priorität sollten die aktuellen Probleme bekommen, die Anlass für zum Beispiel die Krankenhauseinweisung sein können oder sind.

Bei der Durchführung einer Medikationsanalyse kann es sein, dass es kein eigentliches offensichtliches Problem gibt! Abbildung I.1.3 zeigt den Pharmazeutischen Betreuungskreis. Dieser Algorithmus kann gerade zu Beginn helfen, die Informationen zu einem Patienten zu sortieren, zu sichten und einzuordnen.

Wenn es keine offensichtlichen Probleme gibt, dann ist der nächste Schritt die Überprüfung, ob alle therapeutischen Ziele erfüllt werden. Dies können wiederum aktuelle therapeutische Ziele sein, etwa die Behandlung einer akuten Bronchitis, oder auch eventuell schon länger bestehende Probleme, wie ein nicht gut kontrollierter Bluthochdruck.

Die niedrigste Priorität haben ABP, die zwar kontrolliert sind, aber zum Beispiel eine regelmäßige Kontrolle von Laborwerten erfordern.

1.3.3 Erarbeitung möglicher Lösungen

Nach der Identifizierung und der Priorisierung der ABP geht es um die Erarbeitung möglicher Lösungen. Dabei sind auch Patientenwünsche und -möglichkeiten und auch die Wünsche der behandelnden Ärzte zu berücksichtigen. Aus pharmazeutischer Sicht gibt es normalerweise fünf Möglichkeiten:

- Keine Veränderung notwendig.
- Dosisänderung.
- Gabe eines weiteren Medikamentes.
- Austausch eines Medikamentes (z. B. ARB statt ACE-Hemmer), andere Formulierung (z. B. retardiert statt unretardiert) oder andere Applikationsform (z. B. i. v. statt oral).
- Beendigung einer Therapie.

Nicht jedes Problem muss sofort gelöst werden. Eventuell fehlen auch noch Informationen wie Laborwerte, um eine Entscheidung treffen zu können. Oder es ist noch nicht ausreichend Therapiezeit verstrichen, um die Therapie beurteilen zu können. Oder eine Patientenschulung

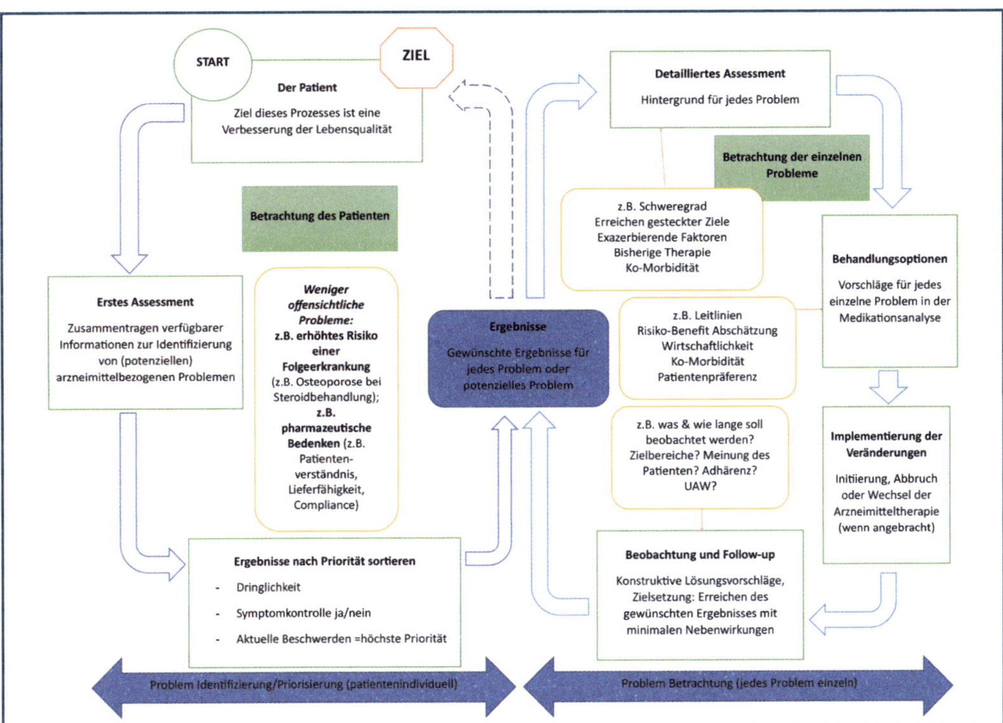

Abbildung I.1.3: *Der Pharmazeutische Betreuungskreis (nach Sexton et al. 2006)*

wurde durchgeführt und die Therapie sollte erst in ein paar Tagen oder Wochen noch einmal bewertet werden, bevor zum Beispiel die inhalative Therapie bei Asthma eskaliert wird.

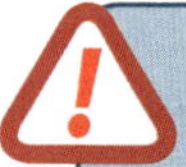

Wenn der Patient gut eingestellt ist und mit der gegenwärtigen Medikation gut zurechtkommt, dann ist keine Änderung eventuell die beste Lösung – auch wenn die neue Leitlinie eine andere Kombination zur Behandlung von Bluthochdruck vorschlägt. Never change a running system!

1.3.4 Dokumentation

Im Anschluss an die ganze harte Arbeit sollten die Ergebnisse schriftlich festgehalten werden. Immer nach dem Motto: Was nicht dokumentiert wurde, ist nicht geschehen! Der Patient

- sollte einen aktuellen Medikationsplan erhalten,
- in der Apotheke sollten die Anamnese-Unterlagen, vorgeschlagenen Lösungen und Umsetzungen abgespeichert werden und
- im ambulanten Bereich kann dann, je nach Vereinbarung mit der Arztpraxis, auch noch eine Zusammenfassung und der aktualisierte Medikationsplan an die Praxis geschickt werden.

1.4 Interaktionen

Mit **Interaktion** (synonym: Wechselwirkung) wird in der Pharmakologie die Beeinflussung auf die Wirkung eines Arzneimittels durch einen anderen Stoff bezeichnet. Folgen von Interaktionen können Inkompatibilitäten, Wirkungsverstärkung und Wirkungsabschwächung sein. Wenn Sie gut über die möglichen Mechanismen Bescheid wissen, kann Ihnen das im klinischen oder im Apotheken-Alltag helfen, AM-Interaktionen zu erkennen beziehungsweise deren Relevanz zu beurteilen. Zum Beispiel: Ist es eine absolute Kontraindikation oder reicht vielleicht schon ein zeitlicher Abstand zwischen zwei Wirkstoffen? Müssen Sie den Arzt informieren oder reicht eine ausführliche Patientenberatung?

Mit **Inkompatibilitäten** werden physikochemische Reaktionen bezeichnet, die normalerweise **außerhalb** des Patienten auftreten, etwa wenn zwei parenterale Zubereitungen gemischt werden und dabei durch Komplexbildung schwer lösliche Präzipitate entstehen, die dann Leitungen oder auch Gefäße verstopfen können. Fragen dazu sind eher selten, dann aber eine gute Gelegenheit, das physikalisch-chemische Grundwissen aus dem Studium anzuwenden.

1.4.1 Pharmakodynamische Interaktionen

Bei den pharmakodynamischen Interaktionen unterscheidet man zunächst die kompetitiven und die funktionellen Interaktionen.

Kompetitive Interaktionen treten auf, wenn zwei (Arznei-)Stoffe am gleichen Rezeptor wirken. Dabei kann es zu einem Synergismus, also einer stärkeren Gesamtwirkung als durch die Einzelsubstanzen kommen. Ein Beispiel dafür ist die Wirkung von Johanniskraut und SSRI. Oder es kommt zu einem kompetitiven Antagonismus, einer reversiblen oder irreversiblen Verdrängungsreaktion am Rezeptor und damit zur Wirkungsabschwächung/-aufhebung eines der beiden Wirkstoffe. Ein Beispiel dafür ist die Verdrängung von Morphin am Rezeptor durch Naloxon.

Funktionelle Interaktionen treten auf, wenn zwei (Arznei-)Stoffe am gleichen Organ oder Regelkreis angreifen. Auch hier kann es zu einem Synergismus, also einer Wirkungsverstärkung (z. B. bei Verapamil und Metoprolol) oder zur Abschwächung der Effekte kommen (z. B. bei Spironolacton und Digoxin). Beispiele für diese Interaktionen sind im Folgenden dargestellt.

Beispiel für kompetitiven Synergismus

Johanniskraut & SSRI

Es wird vermutet, dass Johanniskraut eine Wiederaufnahmehemmung von Neurotransmittern verursacht. Daher kann es bei der gleichzeitigen Gabe von Johanniskraut und selektiven Serotonin-Reuptake-Inhibitoren (SSRI), wie zum Beispiel Citalopram, zu einer Zunahme des Risikos für das Auftreten eines Serotonin-Syndroms kommen.

Beispiel für kompetitiven Antagonismus

Naloxon & Morphin

Naloxon wird bei Opioid-Überdosierungen eingesetzt, zum Beispiel um eine Atemdepression wieder aufzuheben. Hier ist trotz der pharmakodynamischen Interaktion ein pharmakokinetischer Parameter von höchster Bedeutung: die Halbwertszeit $t_{1/2}$! Naloxon wirkt wesentlich kürzer als Morphin, das heißt der behandelnde Arzt muss sehr vorsichtig sein und Naloxon regelmäßig nachspritzen, bis das Opioid aus dem Körper ausgeschieden ist.

Naloxon hebt alle Wirkungen von Morphin schlagartig auf! Das bedeutet, der Patient hat keinerlei Morphinwirkung mehr. Das kann starke Schmerzen zur Folge haben, zum Beispiel bei Chemotherapie-Patienten oder auch einen sogenannten „cold turkey" (kalter Entzug) bei einem Rauschgiftabhängigen. Das muss vom behandelnden Team immer mit in Betracht gezogen und gegebenenfalls adäquate Zusatzmedikation gegeben werden.

Beispiel für funktionellen Synergismus

Verapamil & Bisoprolol

Bei einer funktionellen Interaktion wirken die Arzneistoffe am gleichen Organ. Hierbei kann es zu einer Wirkungsverstärkung kommen. Das wird häufig in der Therapie des Bluthochdrucks genutzt. Verapamil als Calciumkanalblocker greift anders in die Blutdruckregelung ein als der Betablocker Metoprolol. Beide Mechanismen senken den Blutdruck. Klinisch wichtig ist hierbei, dass bei der Zugabe eines weiteren Bluthochdruckmittels der Blutdruck sehr stark gesenkt wird. Das kann eine sehr unangenehme Erfahrung für den Patienten sein! Erwähnen Sie das auf jeden Fall gegenüber dem Patienten, damit er bereit ist, seine Tabletten weiter einzunehmen.

Beispiel für funktionellen Antagonismus

Spironolacton & Digoxin

Die umgekehrte Wirkung kann es auch geben: Diuretika wie Spironolacton schwächen langfristig die Wirkung von herzwirksamen Glykosiden (HWG) wie Digoxin ab, da die Wirkung von HWG über eine teilweise Blockade der Na^+/K^+-ATPase vermittelt wird. Ein hoher Kaliumwert vermindert die positiv inotrope Wirkung der HWG und begünstigt Herzrhythmusstörungen.

CAVE: In der Kombination mit Furosemid (bzw. Thiazid- u. Schleifendiuretika) kann es durch die entstehende Hypokaliämie zu einer höheren Wirksamkeit der HWG kommen, was wiederum die Gefahr einer Intoxikation bereits bei therapeutischen Plasmakonzentrationen erhöhen kann.

1.4.2 Pharmakokinetische Interaktionen

Konsequenzen pharmakokinetischer Arzneimittel-Interaktionen ergeben sich aus dem LADME-Modell. Zur Erinnerung:

L – Liberation (Freisetzung)

A – Absorption (Aufnahme in die Blutbahn)

D – Distribution (Verteilung im Organismus)

M – Metabolismus (Verstoffwechselung)

E – Exkretion (Ausscheidung renal, biliär, pulmonal, intestinal)

Durch den Einfluss eines weiteren Stoffes B auf den LADME-Prozess von Stoff A kann es zu einer Erniedrigung der Konzentration von A mit einer Wirkabschwächung und dem Risiko eines Therapieversagens kommen. Bei einer Konzentrationserhöhung ergibt sich eine Wirkverstärkung mit einem erhöhten UAW-Risiko.

Im Folgenden sollen Absorption, Distribution, Metabolismus und Ausscheidung ein wenig genauer betrachtet werden.

1.4.2.1 Absorption

Die Freisetzung sprechen wir hier nicht an, sondern beginnen mit der Absorption, also der Aufnahme der Wirkstoffe in die Blutbahn. Tabelle I.1.4 nennt einige mögliche Wechselwirkungen mit Beispielen. Die letzte Zeile ist für eigene Beispiele, ergänzen Sie diese gerne nach und nach. Um Wechselwirkungen bei der Absorption zu vermeiden, reicht meistens – aber nicht immer – ein Einnahmeabstand zwischen den beiden Substanzen von zwei bis drei Stunden. Einen Einfluss auf die Absorption können auch Nahrungsmittel haben. Tabelle I.1.5 gibt dazu Beispiele. Ergänzen Sie auch gerne hier wieder die Tabelle mit eigenen Beispielen.

Tabelle I.1.4: *Ausgewählte Beispiele für Interaktionen, die besonders im Bereich der Absorption eine Rolle spielen. CAVE: Die Tabelle erhebt keinen Anspruch auf Vollständigkeit. Ergänzen Sie eigene Beispiele!*

Wirkung	z. B. durch ...	Was kann passieren?
Veränderung des gastrointestinalen pH-Wertes	Antazida, H_2- Blocker, PPI	z. B. reduzierte Bioverfügbarkeit von Keto- und Itraconazol oder auch Protease-Inhibitoren wie Azatanavir. Diese Wirkstoffe können nur bei einem niedrigen pH-Wert im Magen gut resorbiert werden. Bei einem Magen-pH von 6 ist die Bioverfügbarkeit von Ketoconazol um 95 % vermindert! Auch bei Proteinkinase-Inhibitoren kann eine Erhöhung des pH-Wertes bedeuten, dass die Löslichkeit und damit die Resorption verringert sein kann. Der Effekt ist von Wirkstoff zu Wirkstoff unterschiedlich – bitte jedes Mal die Fachinformation anschauen!
Komplexierung	$Fe^{2+/3+}$, Ca^{2+}, Mg^{2+}	z. B. reduzierte Bioverfügbarkeit von Tetracyclinen, Chinolonen, Bisphosphonaten und Schilddrüsenhormonen
Adsorption	Aktivkohle (Reiseapotheke!), Colestyramin, Colestipol	Anionenaustauscher binden z. B. Propanolol, Digoxin, Warfarin, Ciclosporin, Thyroxin, trizyklische Antidepressiva, und verringern dadurch die resorbierte Arzneistoffmenge
Veränderung der GI-Flora	Antibiotika	z. B. erhöhte (!) Bioverfügbarkeit von Digoxin bei 10 % aller Patienten, Unterbrechung des enterohepatischen Kreislaufes und niedrigere Ethinylestradiolspiegel (obwohl klinische wahrscheinlich selten relevant)
Hemmung der GI-Motilität	Opioide, Anticholinergika (Parasympatholytika)	reduzierte Bioverfügbarkeit für z. B. Levodopa, Chlorpromazin, Paracetamol, Antiarrhythmika
Steigerung der GI-Motilität	Metoclopramid	z. B. erhöhte Bioverfügbarkeit von Paracetamol (therapeutisch genutzt bei Migräne!), Propranolol, Mefloquin, Lithium, Ciclosporin, *aber auch* eine verringerte Resorption möglich durch eine verkürzte Magen-Darm-Passage!

Fortsetzung Tabelle auf nächster Seite

Fortsetzung Tabelle I.1.4

Wirkung	z. B. durch ...	Was kann passieren?
Eigene Beispiele ...		

Tabelle I.1.5: *Ausgewählte Beispiele für Interaktionen, die zwischen Arzneimitteln und Nahrungsmitteln eine Rolle spielen. CAVE: Die Tabelle erhebt keinen Anspruch auf Vollständigkeit! Ergänzen Sie eigene Beispiele!*

Arzneimittel	Wann einnehmen?	Warum?
Captopril, Levothyroxin, Isoniazid, Rifampicin	30 – 60 Minuten vor dem Essen	signifikant geringere Resorption, wenn diese Wirkstoffe zusammen mit Essen eingenommen werden
Trizyklische Antidepressiva, Neuroleptika	nicht mit schwarzem Tee	Komplexierung durch die Gerbstoffe im Tee; Komplexe sind schlecht resorbierbar und führen zu sehr niedrigen Plasmakonzentrationen
Cefuroxim, Ciclosporin, Rivaroxaban, Proguanil/Atovoquan	mit/während einer Mahlzeit	bessere Resorption zusammen mit Nahrung
Fluorchinolone	2 Stunden vor dem Essen	bilden Chelate mit mehrwertigen Kationen und werden dadurch vermindert resorbiert, daher hier immer einen 2-stündigen Abstand zur Einnahme von Nahrung (speziell Milchprodukte, Antazida und Eisenpräparate) empfehlen
Bisphosphonate	Essen 2 Stunden vor und nach Einnahme vermeiden	Bisphosphonate werden nur im geringen Ausmaß aus dem Darm resorbiert (Alendronat z. B. nur zu 0,64 %) – gleichzeitig eingenommene Nahrung reduziert diesen Anteil noch mehr.
Eigene Beispiele...		

1.4.2.2 Distribution

Bei der Distribution geht es hauptsächlich um die gegenseitige Verdrängung von (Arznei-)Stoffen aus der Plasmaproteinbindung. Dabei binden saure Wirkstoffe hauptsächlich an Albumin und basische Wirkstoffe hauptsächlich an α_1-Glykoprotein. Die Verdrängung ist abhängig von Affinität und Konzentration der Stoffe. Der aus der Plasmaproteinbindung verdrängte Stoff hat kurzfristig eine höhere Wirkkonzentration (UAW!) und wird auch schneller metabolisiert und ausgeschieden. Die Verdrängung ist klinisch relevant für Arzneistoffe mit

- Proteinbindung > 95 %
- geringer therapeutischer Breite
- kleinem Verteilungsvolumen
- bei Patienten mit renalen oder hepatischen Ausscheidungsstörungen.

Beispiel: Sulfonylharnstoffe und ASS

Sulfonylharnstoffe zum Beispiel können kurzfristig durch ASS aus der Plasmaproteinbindung verdrängt werden. Dadurch können Hypoglykämien auftreten.

1.4.2.3 Metabolismus

Als Metabolismus wird der biochemische Um- und Abbauprozess von Arzneistoffen bezeichnet. Am interessantesten für Wechselwirkungen sind dabei die Phase-1-Oxidationsreaktionen durch Mono-Oxygenasen.

Im Cytochrom-P450 (CYP) ist eine Gruppe von 40 bis 50 verschiedenen Isoenzymen für eben solche Oxidationsreaktionen verantwortlich. Die bekanntesten Vertreter sind: CYP 1A2, 2C9, 2C19, 2D6, 3A4. Die Voraussetzung für eine Wechselwirkung ist, dass beide Stoffe über das gleiche Enzym verstoffwechselt werden.

Die Interaktionen beruhen auf unterschiedlichen molekularen Mechanismen:

- reversible Inhibition durch Kompetition
- irreversible Inhibition durch chemische Modifikation
- Inhibition durch Hemmung der CYP-Proteinexpression
- Induktion durch Steigerung der Proteinexpression

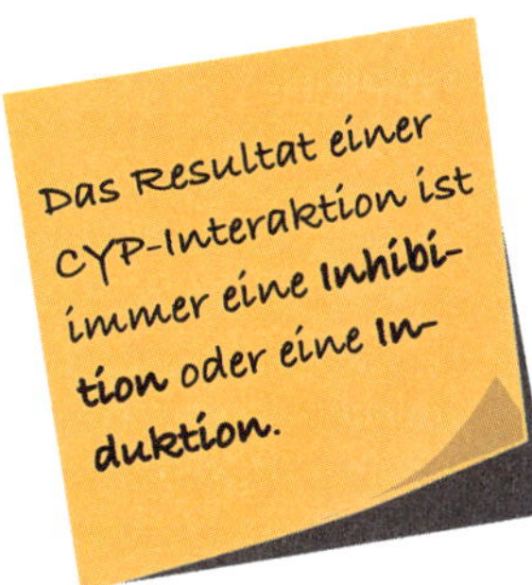

Inhibition

Eine Inhibition entwickelt sich schnell (2-3 Tage) und hält nach Absetzen des Inhibitors nur kurz an (abhängig von der HWZ des Inhibitors, Dosis und Art der Bindung).
Folge einer Inhibition: verminderter Abbau des Substrates, hohe Serumspiegel, Toxizität.

Induktion

Eine Induktion entwickelt sich normalerweise langsam (über 2-3 Wochen) und hält nach Absetzen ähnlich lange an (auch hier abhängig von HWZ des Induktors, Dosis und zusätzlich HWZ des Enzyms).
Folge einer Induktion: verstärkter Abbau des Substrates, verminderte Spiegel, Therapieversagen.

Tabelle I.1.6 gibt beispielhaft wichtige CYP-Inhibitoren und -Induktoren wieder. Besondere Vorsicht ist geboten bei Rifampicin, Phenobarbital, Carbamazepin sowie Hyperforin in Johanniskraut-Extrakten. Diese Stoffe sind sehr potente Enzyminduktoren und können sowohl ihre eigene Verstoffwechslung beschleunigen als auch die anderer Stoffe, wie zum Beispiel Cumarin-Derivate, Ciclosporin, Azolantimykotika, Sulfonylharnstoffe und viele mehr. Eine detaillierte Auflistung von Inhibitoren, Induktoren und Substraten von CYP-Enzymen und p-GP finden Sie in der weiterführenden Literatur (siehe Tabelle im Einband „Übersicht über verschiedene Quellen in der Arzneimittelinformation – Interaktion mit CYP-Enzymen und p-GP").

Tabelle I.1.6: *Auswahl wichtiger CYP-Substrate, Induktoren und Inhibitoren. Fettgedruckte Arzneimittel sind sowohl Inhibitor als auch Substrat, d.h. diese Wirkstoffe hemmen ihren eigenen Abbau. Cave: Die Liste erhebt keinen Anspruch auf Vollständigkeit!*

CYP	Induktor	Inhibitor	Substrat
1A2	Omeprazol, PAK (polyzyklische aromatische Kohlenwasserstoffe)	**Amiodaron**, Ciprofloxacin, Chinidin, Fluvoxamin	**Amiodaron**, Amitriptylin, Coffein, Theophyllin, Warfarin
2C8	–	Clopidogrel, Gemfibrozil	Chinidin, Glimepirid, Montelukast, Phenprocoumon
2C9	Barbiturate, Johanniskraut	Amiodaron, **Chinidin**, Fluconazol, Preiselbeeren (?)	**Chinidin**, Diazepam, Fluvastatin, Losartan
2C19	Ritonavir, Phenytoin	**Esomeprazol,** Fluoxetin, Fluvoxamin, Ketoconazol, **Omeprazol**	**Omeprazol**, **Esomeprazol**, Diazepam
2D6	Dexamethason	Bupropion, Fluoxetin, Paroxetin, Chinidin	Flecainid, trizyklische Antidepressiva, SSRI
2E1	Alkohol (chronisch), Isoniazid	Disulfiram, Trancylpromin	Enfluran, Halothan, Sevofluran, Theophyllin

Fortsetzung Tabelle auf nächster Seite

Fortsetzung Tabelle I.1.6

CYP	Induktor	Inhibitor	Substrat
3A4	Efavirenz, Glitazone, Johanniskraut, Nevirapin, Phenytoin	**Amiodaron**, **Ciclosporin**, Clarithromycin, **Erythromycin,** Grapefruitsaft, Itraconazol, Ketoconazol, Ritonavir (und weitere Proteaseinhibitoren)	**Amiodaron**, **Ciclosporin, Erythromycin,** Orale Kontrazeptiva, Tacrolimus, Terfenadin
Universell	Carbamazepin, Phenobarbital, Rifampicin	–	–

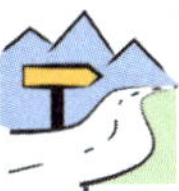

Exkurs: Inhibitor Paxlovid® – Interaktionscheck ist ein MUSS!

Paxlovid®, eine Kombination aus Nirmatrelvir und Ritonavir, ist zur Behandlung einer SARS-CoV-2-Infektion mit Gefahr für einen schweren Verlauf indiziert. Ritonavir ist ein starker CYP3A4-Inhibitor, der in dieser Kombination benötigt wird, um ausreichende therapeutische Wirkspiegel von Nirmatrelvir zu erhalten. Es wirkt also als Booster! Es bedeutet aber auch, dass bei einer Verordnung von Paxlovid® dringend ein Wechselwirkungscheck mit der üblichen Medikation der Patienten durchgeführt werden sollte. Eine spezifische Möglichkeit zur Unterstützung finden Sie hier:

Interaktions-Check Covid-19
https://www.covid19-druginteractions.org/

1.4.2.4 Exkretion

Das wichtigste Organ zur Ausscheidung sind die Nieren. Schnelligkeit und Ausmaß der renalen Eliminierung werden durch drei unterschiedliche Prozesse bestimmt: glomeruläre Filtration, tubuläre Rückresorption und tubuläre Sekretion.

Glomeruläre Filtration: Löslichkeitseigenschaften sind ohne Einfluss, an Eiweiß gebundene Wirkstoffe können den glomerulären Filter allerdings nicht passieren; uneingeschränkt filterbar sind Stoffe mit einer Molekularmasse bis zu etwa 5000 Da; die Filtrationsrate steigt bei Zunahme des Blutdrucks, bei Vergrößerung der Filtrationsfläche durch Einbeziehung ruhig gestellter Glomeruli und bei Verminderung der Plasmaeiweiße infolge der dadurch verringerten Eiweißbindung des Arzneistoffs. **Cave**: Bei Verdrängung aus der Eiweißbindung oder bei Hypoproteinämie ist eine Veränderung der Plasmahalbwertszeit von Arzneistoffen möglich!

Tubuläre Rückresorption: Meist passiver Diffusionsprozess, der von den Löslichkeitseigenschaften des Arzneimittels, dessen pK_a-Wert und vom pH-Wert des Urins abhängig ist. Gerade der letzte Punkt kann pharmakologisch genutzt werden bei Vergiftungen: Durch entweder Alkalisieren oder Acidifizieren des Urins werden schwache Säuren beziehungsweise Basen in die wasserlösliche Salzform überführt und damit stärker ausgeschieden.

Tubuläre Sekretion: Aktiver Prozess über Proteine und Transporter, die im proximalen Tubulus lokalisiert sind. Durch den aktiven Transport können Substanzen gegen das Konzentrationsgefälle in den Urin abgegeben werden.

Weitere **aktive Transportprozesse** findet man auch noch an anderen Stellen im Körper, etwa im Gastrointestinaltrakt oder in der Leber, beispielsweise p-Glykoprotein, OATPs (organische Anionen-Transport-Polypeptide). Die Vorgänge und beteiligten Proteine sind sehr komplex und die Auswirkung ist abhängig von Funktion und Vorkommen (u. a. auch im Gehirn, Muskel, Plazenta etc.). In Kombination mit CYP-Substraten kann es auch hier zu einem Synergismus oder einem Antagonismus kommen. Gerade bei **p-Glykoprotein** (p-GP) gibt es eine große Schnittmenge mit CYP3A4-Substraten (Tabelle I.1.7). Eine detaillierte Auflistung von Inhibitoren, Induktoren und Substraten von CYP-Enzymen und p-GP finden Sie in der weiterführenden Literatur (siehe Tabelle im Einband „Übersicht über verschiedene Quellen in der Arzneimittelinformation → Interaktion mit CYP-Enzymen und p-GP").

Tabelle I.1.7: *Auswahl von Inhibitoren, Induktoren und Substraten von **p-Glykoprotein**. Cave: Die Liste erhebt keinen Anspruch auf Vollständigkeit! *Beispiele! Für Vollständigkeit bitte entsprechende Literatur hinzuziehen.*

Inhibitoren*	Induktoren*	Substrate*
Makrolide, Diltiazem, Verapamil, Grapefruitsaft, Catechine (Grüner Tee), Tamoxifen	Amitriptylin, ASS, Clotrimazol, Dexamethason, Doxorubicin, Efavirenz, Lopinavir, Phenobarbital, Prazosin, Ritonavir	Digoxin, Fexofenadin, Betablocker, Loperamid, Domperidon, Verapamil, Fluorochinolone, HIV-Protease-Inhibitoren, Ethinylestradiol, Benzodiazepine, Carbamazepin, Phenytoin, Tacrolimus, Makrolide, Triptane, PPIs, Haloperidol, SSRI, Azol-Antimykotika...

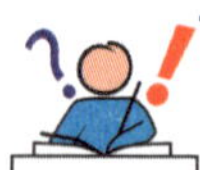

1.7 Die 25-jährige Lisa kommt zu Ihnen in die Apotheke und möchte eine Packung Felis 450® haben. Im Computer sehen Sie, dass Lisa seit drei Jahren regelmäßig ein Rezept für Lamuna 20® einlöst. *Was machen Sie? Warum?*

1.8 Tim Meier, 28 Jahre alt, Student, hat vor drei Wochen mit dem Rauchen aufgehört. Er hat früher 10 bis 12 Zigaretten am Tag geraucht, die erste davon direkt nach dem Aufstehen. Seit drei Wochen nimmt er 10 bis 15 Nikotin-Kaugummis. Heute steht er vor Ihnen und beschwert sich darüber, dass er sehr ruhelos ist, nicht mehr schlafen kann und extrem „hibbelig" ist – er würde am liebsten wieder mit dem Rauchen anfangen!
Können Sie Tim helfen?

1.4.2.5 Zusammenfassung

Kandidaten für potenzielle pharmakokinetische Interaktionen sind Wirkstoffe

- mit geringer therapeutischer Breite.
- die eine enge Therapiesteuerung benötigen.

- die starke Induktoren wichtiger Enzyme oder Transporter sind.
- die starke Inhibitoren wichtiger Enzyme oder Transporter sind.

Erstellen Sie für sich eine Liste mit Wirkstoffen, die in die oben beschriebenen Klassen fallen. Diese können Sie dann im Laufe des Studiums, des Praktischen Jahres und während Ihrer Berufszeit immer weiter ergänzen.

1.4.3 Weitere Interaktionsformen

Dann gibt es noch eine Vielzahl anderer möglicher Interaktionen. Einige spreche ich hier im Folgenden an.

1.4.3.1 Arzneimittel und Labordaten

Arzneimittel können auch Labordaten beeinflussen. Dabei sind fast alle Labor-Parameter betroffen. Einige „Wechselwirkungen" ergeben sich logisch aus der pharmakologischen Hauptwirkung der Arzneimittel. So wird sich niemand darüber wundern, dass bei der Gabe von Diuretika wie Furosemid ein erhöhtes Risiko für Elektrolytstörungen auftritt in Form von Hyponatriämie, Hypokaliämie, Hypocalciämie oder Hypomagnesiämie. Auch Antazida können Elektrolytstörungen verursachen, Aluminiumsalze beispielsweise eine Hypomagnesiämie, Magnesiumsalze hingegen eine Hypermagnesiämie. Gliflozine regen die renale Glucoseausscheidung an, also wird ein Test auf Glucose im Harn hier immer positiv ausfallen (bei ordnungsgemäßer Einnahme). Nebenbei: Die erhöhte Glucosekonzentration im Harn erklärt auch die häufige Nebenwirkung von rezidivierenden Harnwegsinfekten. Bakterien lieben Zucker! Bei anderen Wechselwirkungen wird man erst durch einen Rote-Hand-Brief aufmerksam, wie zum Beispiel bei Elthrombopag. Hier wurde festgestellt, dass Serumverfärbungen sowie falsch-niedrige/normale Bilirubin- oder falsch-hohe Kreatininwerte möglich sind.

1.4.3.2 QT-Zeit-Verlängerung

Die QT-Zeit-Verlängerung gehört zu den pharmakodynamischen Interaktionen. Mit QT-Zeit-Verlängerung wird eine erneute Erregung in der verlängerten Repolarisationsphase bezeichnet. Dadurch kommt es zu

- einer schnelleren Abfolge von QRS-Komplexen, die wiederum
- eine schnellere Abfolge von Kontraktionen zur Folge haben.

Symptome zu Beginn sind unter anderem Herzrasen, Synkopen, Schwächegefühl oder Schwindel. Unbehandelt kommt es in Folge der auftretenden Herzrhythmusstörungen zum Herzstillstand. Frauen sind eher gefährdet als Männer, da Frauen bereits ein um 20 ms längeres QT-Intervall haben. Altersspezifischer Hinweis: In der Pubertät ist dies genau umgekehrt! Gewisse Vorerkrankungen können eine QT-Zeit-Verlängerung begünstigen, zum Beispiel Elektrolytverschiebungen, Schilddrüsenfunktionsstörungen, bestehende Herzerkrankungen. Eine Auswahl an auslösenden Arzneistoffen ist im folgenden Infokasten aufgeführt. Der Effekt von mehreren Medikamenten ist additiv, allerdings sehr schlecht vorhersehbar. Es laufen momentan viele Studien zur QT-Zeit-Verlängerung, etwa zur Risikostratifizierung. Aktuelle Informationen, ob und wie stark Medikamente eine QT-Zeit-Verlängerung auslösen können, sind neben den entsprechenden Fachinformationen auch online zu finden (siehe Link).

Information zur QT-Zeit-Verlängerung
www.crediblemeds.org

QT-Zeit verlängernde Medikamente (Auswahl)

Amiodaron, Sotalol, Erythromycin, Clarithromycin, Chloroquin, Chlorpromazin, Haloperidol, Citalopram, Domperidon, Methadon

Eigene Beispiele:

1.4.3.3 Serotonin-Syndrom

Mit dem Serotonin-Syndrom wird ein potenziell lebensbedrohlicher Zustand beschrieben. Auslöser ist eine zu hohe Dosis serotonerger Wirkstoffe (siehe Tabelle I.1.8). **Wichtig**: Denken Sie auch an Kombinationsarzneimittel. Symptome sind Agitiertheit, Ruhelosigkeit, Verwirrtheit/Halluzinationen, Diarrhoe, Tachykardie, erhöhte Körpertemperatur, starke Schweißausbrüche, Übelkeit/Erbrechen, Übererregbarkeit der Reflexe, Motorikstörungen oder Tremor. Es ist ein bunter Strauß an möglichen Symptomen und nicht eines davon ist ausschließlich dem Serotonin-Syndrom zuzuordnen, was das Erkennen in der Klinik erschwert! Mögliche Folgen eines unbehandelten Serotonin-Syndroms sind Rhabdomyolyse, Nierenschädigungen, aber auch Krämpfe der Atemmuskulatur.

Tabelle I.1.8: *Auswahl serotonerger Wirkstoffe, aufgeschlüsselt nach Wirkstoffklasse. Cave: Diese Liste erhebt keinen Anspruch auf Vollständigkeit!*

Klasse	Serotonerge Wirkstoffe (Auswahl)
SSRI	Fluoxetin, Paroxetin, Sertralin, Citalopram, Escitalopram
MAO-Hemmer	Tranylcypromin, Moclobemid
Weitere Antidepressiva	Venlafaxin, Trazodon, Nefazodon, Clomipramin, Johanniskraut
Triptane	Sumatriptan, Rizatriptan, Frovatriptan, Almotriptan, Zolmitriptan, Naratriptan, Eletriptan
Antibiotika	Linezolid
Analgetika	Fentanyl, Tramadol
Antiemetika	Ondansetron, Granisetron, Metoclopramid
Andere AM	Lithium, Tryptophan
Psychoaktive Substanzen	MDMA, Ecstasy, Amphetamine

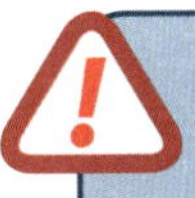

Maßnahmen bei Serotonin-Syndrom

Absetzen der auslösenden Medikamente, Gabe von Benzodiazepinen, Olanzapin, ggf. Muskelrelaxantien

1.4.4 Klinische Relevanz von Interaktionen

Haben Sie eine Wechselwirkung oder ein anderes ABP entdeckt? Herzlichen Glückwunsch! Jetzt fehlt noch eine weitere wichtige Überlegung: Ist die gefundene Interaktion oder das ABP klinisch relevant? Diese Entscheidung hängt neben der eigenen Erfahrung immer sehr von der individuellen Situation ab und den betroffenen Ärzten und Patienten. Ist es ein bekanntes Problem? Wurde es schon einmal angesprochen? Sind eventuell bereits Symptome aufgetreten?

Denken Sie für den Anfang über die zwei folgenden Fallbeispiele nach, die hoffentlich auch ohne weiteren klinischen Hintergrund einschätzbar sind.

1.9 Ihre Patientin, Erika Müller, knapp 30 Jahre alt, arbeitet als Anwaltsgehilfin. Sie leidet seit ein paar Jahren unter Trigeminusneuralgie und hat mit Carbamazepin endlich ein Medikament gefunden, das ihr gut hilft. Sie nimmt jetzt seit 6 Monaten täglich 200 mg Carbamazepin ein. Heute steht Frau Müller vor Ihnen in der Apotheke mit einem Rezept über 1x täglich 500 mg Clarithromycin für 7 Tage. Hinweis: Das Antibiotikum ist indiziert.

Was fällt Ihnen auf?

1.10 Frank Schneider ist Mitte 40 und momentan ein wenig gestresst durch seine Arbeit und möchte von Ihnen etwas gegen sein Sodbrennen haben. Sein Kollege hat ihm Maaloxan® (Magnesiumhydroxid) empfohlen. Auf Ihre Frage, was er denn sonst an Medikamenten einnimmt, antwortet er „nur Thyroxin".

Was raten Sie ihm?

1.5 Laborwerte

Tabelle I.1.9 gibt eine Übersicht über einige relevante Laborwerte.

Diese Tabelle finden Sie auch auf der Umschlagseite. In der Tabelle sind typische Normwerte angegeben – hier immer auf die relevanten Referenzwerte der Labore achten, da gibt es immer wieder kleine Unterschiede – so auch in unseren Fallbeispielen!

Bei der ersten Betrachtung eines Falles ist es möglich, die wichtigsten Eckdaten abzuprüfen. Eine genauere beziehungsweise gezielte Abfrage von Laborwerten erfolgt, wenn zum Beispiel bestimmte Vorerkrankungen bekannt sind oder Symptome einen dazu veranlassen, etwa den Blutzucker zu überprüfen.

Tabelle I.1.9: *Übersicht über einige wichtige Laborwerte für eine initiale Bewertung (Sexton 2006, Grass 2017, Findeisen 2023)*

Test und Referenzwert	Klinisch relevante Werte	Mögliche Ursachen	Kommentar
Natrium (132 – 146 mmol/l)	< 130 mmol/l	SIADH, Diuretika, Antidepressiva, Antiepileptika, Hyperhydratation	Kleine Veränderungen häufig nicht interpretierbar!
	> 155 mmol/l	bei Dehydratation, DKA	
Kalium (3,5 – 5,1 mmol/l)	< 3,2 mmol/l	Thiazide, Schleifendiuretika, Diarrhoe, Erbrechen	Schon kleine Abweichungen können Herzrhythmusstörungen verursachen!
	> 5,8 mmol/l	Niereninsuffizienz, DKA, Kalium-sparende Diuretika, ACEH, ARB	
eGFR (> 90 ml/min/1,73m²)	< 70 ml/min	Volumenmangel, Entzündungen der Niere, Arzneimittel	Wichtig: Mit welcher Methode wurde gemessen? Angabe relativ (ml/min/1,73m²) oder absolut (ml/min) – ggf. patientenindividuell umrechnen
Kreatinin mg/dl (w) < 1,0 (m) < 1,2	> 1,8 mg/dl	erhöhter Wert Hinweis auf schlechte(re) Nierenfunktion	Marker für die Nierenfunktion
Harnstoff < 50 mg/dl	> 70 mg/dl	Niereninsuffizienz, Dehydratation, Blutung im oberen GIT, Infektionen	Auch Hinweis auf Nifu, häufiger Hinweis auf Hydratationszustand
	< 16 mg/dl	schlechter EZ, Flüssigkeitsüberlastung	
Calcium 2,1 – 2,6 mmol/l (Albuminkorrigiert)	< 1,9 mmol/l	Vit. D Mangel, Niereninsuffizienz, Hypoparathyreodismus	–
	> 3,0 mmol/l	Immobilität, Vit. D Überschuss, Tumorerkrankung, Hyperparathyreodismus	
Hämoglobin 12 – 16 g/dl (w) 14 – 18 g/dl (m)	< 10 g/dl	Eisenmangel, akute Blutung, chronische GI-Blutung	Anämie
	> 20 g/dl	hohe Erythrozytenzahl	primäre oder sekundäre Polyglobulie, z. B. Polycythaemia vera

Fortsetzung Tabelle auf nächster Seite

Fortsetzung Tabelle I.1.9

Test und Referenzwert	Klinisch relevante Werte	Mögliche Ursachen	Kommentar
INR 0,9 – 1,2	> 1,2 bei VKA-Einnahme: < 2,5; > 4,5	Leberschäden, Leberinsuffizienz, Einnahme von VKA und NOAK	Nur bei VKA-Einnahme ist eine Beziehung zwischen INR und therapeutischer Wirkung ablesbar; bei NOAK kann sich der INR erhöhen, therapeutisch ist das allerdings nicht nutzbar
CRP	> 5 mg/l	Bakterielle & virale Infektionen; Entzündungen, z. B. auch bei Morbus Crohn; Gewebenekrosen	Sehr unspezifischer Entzündungsmarker

Je nach bekannten Vorerkrankungen oder Verdachtsdiagnosen werden noch weitere Laborwerte relevant: Blutzucker und HbA_{1c} für Diabetiker, die Leberenzyme bei Lebererkrankungen (siehe auch Kapitel 2), Infektionsmarker (siehe auch Kapitel 6), Hormone (siehe auch Kapitel 8). Aber auch nicht- Laborwerte sind interessant: Blutdruck und Puls (insbesondere bei Patienten mit bekannter Hypertonie), Temperatur und Körpergröße und Körpergewicht. Nicht wenige Medikamente werden schließlich nach Gewicht oder Körperoberfläche (KOF) dosiert. Bei den meisten Zytostatika beziehungsweise Chemotherapie-Protokollen ist vermerkt, mit welcher Formel die KOF berechnet werden soll. Dabei muss darauf geachtet werden, ob Über- oder Untergewicht von Patienten beachtet werden muss. Das ist auch wichtig bei der Betrachtung der Nierenfunktion. Näheres dazu s. Kapitel 3.

1.6 Kommunikation

Ein Großteil der Arbeit eines Apothekers hat mit Gesprächen zu tun: mit Patienten und deren Angehörigen, den verordnenden Ärzten, den Krankenkassen, eventuell Pflegeheimen/Pflegediensten/Krankenhäuser und natürlich den eigenen Kollegen bzw. Mitarbeitern. Dazu kommen die unterschiedlichen Situationen, in denen Gespräche stattfinden können. So können Gespräche mit Patienten stattfinden bei der Rezeptabgabe/-belieferung, bei der Beratung zu freiverkäuflichen Arzneimitteln, bei der Beratung zu Hilfsmitteln, im Rahmen des Medikationsmanagements, bei der Visite im Krankenhaus oder bei der Stationsbegehung und in vielen anderen Situationen. Die Apothekenbetriebsordnung benennt in § 20 bereits die Pflicht des Apothekers zur sogenannten Kurzinformation und Beratung, übrigens von Patienten **und** Arzt. Insbesondere im Zuge der pharmazeutischen Dienstleistungen (siehe auch Abschnitt 1.2.2) ist kommunikatives Geschick gefragt, beispielsweise bei der Polymedikationsberatung oder bei der Inhalativaschulung. Hier sind Apotheker gefordert, sich intensiv mit Patienten und deren Ärzten auseinanderzusetzen. Das bedeutet, dass Kommunikation – neben dem pharmazeutischen Sachverstand – eine der wichtigsten Fähigkeiten eines Apothekers ist. Für den Start hier schon mal einige Ideen – da werden Sie in Zukunft Ihr ganz eigenes Modell entwickeln.

1.6.1 Grundlagen der Kommunikation

Zur Kommunikation gehört nicht nur, was gesagt wird, sondern auch, wie es gesagt wird. Auch Zuhören ist eine Kunst: Sie müssen nämlich bereits während des Zuhörens Gesagtes reflektieren und einordnen können. Einfacher gesagt als getan. Welche Fragen möchten Sie stellen? Wie stellen Sie sie? Und zum Schluss: Wie stelle ich fest, ob ich den Patienten richtig verstanden habe? Oder ob der Patient mich verstanden hat? Zur Kommunikation gehören also verschiedene Bausteine:

- nonverbale Kommunikation
- aktives Zuhören
- Fragen stellen
- und Reflektion

1.6.1.1 Nonverbale Kommunikation

Zwei Punkte sind hier wichtig: Ihr Erscheinungsbild und Ihre Körper- beziehungsweise Kopfhaltung. Sie sollten auf ein gepflegtes, professionelles Erscheinungsbild achten. Dazu gehören ein sauberer, faltenfreier Kittel oder saubere, gepflegte Kleidung (Shorts und Flip-Flops sind eher was für den Strandurlaub).

Zur Körperhaltung:

- Nehmen Sie eine offene, dem Patienten zugewandte Haltung ein (bitte einen gewissen Abstand zum Gesprächspartner einhalten).
- Lehnen Sie sich ein wenig vor.
- Halten Sie Blickkontakt (aber nicht starren!). Tipp: Wenn Sie sich Notizen machen, unterbrechen Sie auf natürliche Weise den Blickkontakt. Nehmen Sie danach wieder Blickkontakt auf, so ist das ein Zeichen für Ihren Gesprächspartner, dass es weitergeht.
- Ihr Gesichtsausdruck sollte freundlich und interessiert sein. Gegebenenfalls müssen Sie Ihren Gesichtsausdruck im Laufe des Gespräches anpassen (mitfühlend, motivierend, herzlich).
- Achten Sie auf eine deutliche Sprechweise und variieren Sie sowohl Betonung als auch Sprechrhythmus und Tonhöhe.

Übung macht auch hier den/die Meister/in. Wenn Sie sich unsicher sind, üben Sie doch einfach mal. Am besten in Dreier-Gruppen: Einer übernimmt die Rolle des Apothekers, einer die des Patienten/Arztes/Pflege, und der dritte beobachtet und gibt konstruktives Feedback (Blickkontakt, Körperhaltung, Sprechweise).

1.6.1.2 Aktives Zuhören

Hören ist nicht gleich zuhören ist nicht gleich aktiv zuhören. Aktives Zuhören ist ein erlerntes Verhalten und gerade zu Beginn sehr anstrengend.

- Schenken Sie dem Patienten Ihre volle Aufmerksamkeit. Wenn Sie sich gedanklich woanders befinden, wirken Sie gehetzt und unhöflich, und die Gesprächsführung wirkt schwierig.
- Durch Pausen nach Ihren Fragen (ruhig langsam in Gedanken von 21 bis 24 zählen) geben Sie Ihrem Gesprächspartner Zeit, die Frage zu verarbeiten und eine Antwort zu geben. Stellen Sie nur EINE Frage auf einmal!
- Durch Nicken oder zustimmendes Murmeln („mmh, ja") vermitteln Sie Ihrem Gesprächspartner, dass Sie nach wie vor zuhören.
- Lassen Sie Ihren Gesprächspartner ausreden – auch hier hilft es, eine kleine Pause einzulegen, nachdem er/sie aufgehört hat zu sprechen.
- Fallen Sie nicht in Versuchung, Sätze für Ihr Gegenüber zu beenden!
- Nehmen Sie Gesagtes wieder auf, ggf. um auch weiter nachzufragen:
  „Sie haben gesagt, Sie nehmen nur ungern Ihre Magentabletten ein. Warum ist das so?"

1.6.1.3 Verbale Kommunikation

Offene Fragen helfen, Informationen zu erhalten: „Welche Medikamente nehmen Sie?". Also Fragen, auf die Ihr Gesprächspartner mit Informationen antworten muss.

- Welche Medikamente nehmen Sie?
- Wie ist es Ihnen seit der Dosiserhöhung gegangen?
- Warum möchten Sie die Tabletten absetzen?

Achten Sie bei den Antworten auch auf die Körpersprache Ihres Gesprächspartners!

Geschlossene Fragen werden eingesetzt, wenn konkrete Informationen gebraucht werden:

- Nehmen Sie diese Tablette zu einer Mahlzeit ein?
- Nehmen Sie noch weitere Medikamente ein?
- Verordnen Ihnen mehrere Ärzte Medikamente?

Bei geschlossenen Fragen gibt es entweder nur eine Antwort (z. B. „Wie heißen Sie?") oder nur eine Antwortmöglichkeit („ja" oder „nein"). Während eines Gespräches werden sich offene und geschlossene Fragen abwechseln. Offene Fragen erlauben erst einmal Informationen zu sammeln. Wenn Sie weiterführende Informationen brauchen, können Sie mit einer geschlossenen Frage weitermachen, um dann wieder offen zu fragen.

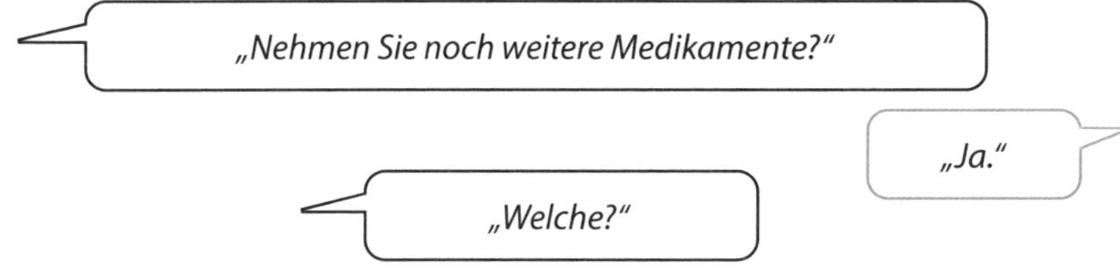

Vermeiden Sie Suggestivfragen, wie zum Beispiel „Sie haben ja keine Nebenwirkungen bemerkt, oder?", da die Patienten diese selten wahrheitsgemäß beantworten. Für weiterführende Antworten formulieren Sie Fragen um, etwa statt

„Haben Sie Probleme mit Ihren Medikamenten?"

„Haben Sie irgendwelche Nebenwirkungen gehabt/gemerkt?"

Benutzen Sie dem Patienten angemessene Worte, vermeiden Sie Fachsprache. Die wenigsten Ihrer Patienten wissen mit Begriffen wie Betablocker oder PPI etwas anzufangen, fragen Sie lieber nach Medikamenten, die der Kardiologe verordnet hat, oder nach Medikamenten fürs Herz oder den Blutdruck und den Magen. Umgekehrt gilt für ein Gespräch mit Ärzten, dass Sie die wichtigsten Fachausdrücke kennen und korrekt verwenden können müssen. Ähnliches gilt für Kontakt mit der Pflege. Letzten Endes müssen Sie in der Lage sein, den gleichen Sachverhalt auf drei verschiedenen Ebenen wiederzugeben („patientisch, ärztisch, pflegerisch")!

1.6.1.4 Reflektion/Zusammenfassung

Beim aktiven Zuhören wurde das Zusammenfassen von bereits Gesagtem schon erwähnt. Die Reflektion während und am Ende des Gespräches ist wichtig, um Missverständnisse auszuräumen. Wiederholen Sie in Ihren eigenen Worten, was der Patient gesagt hat (Paraphrasieren), zum Beispiel:

„Wenn ich das richtig verstanden habe, nehmen Sie Medikamente für Ihren Blutdruck ein und auch etwas, um Ihr Cholesterin zu senken."

„Die Spritze, die Sie erwähnt haben..."

Sie können aber auch den Patienten bitten, Instruktionen zu wiederholen. Das ist wichtig beispielsweise bei der Abgabe neuer Medikamente:

„Ich möchte sichergehen, dass ich Ihnen alles richtig erklärt habe. Könnten Sie mir bitte noch einmal wiederholen/demonstrieren, wie Sie Ihren neuen Inhaler anwenden?"

1.6.2 Kommunikation mit Patienten

Für die Kommunikation gibt es verschiedene Eselsbrücken und Kommunikationsmodelle.

1.6.2.1 WWHAM/5-W-Fragen

WWHAM ist sicherlich die berühmteste Eselsbrücke im englischen Sprachraum für Apotheker – diese Eselsbrücke wird in Großbritannien von den meisten Angestellten in Apotheken verwendet, da diese häufig keine pharmazeutische Ausbildung haben beziehungsweise Pharmaziestudierende sind (Bond et al. 1996). In Deutschland ist sie unter dem Namen „5-W-Fragen" bekannt (Infokasten).

Infokasten: 5-W-Fragen/WWHAM		
W	W	**W**er ist der Patient? **W**ho is the patient?
W	W	**W**as sind die Beschwerden/Symptome? **W**hat are the symptoms?
W	H	**W**ie lange (seit wann) bestehen die Beschwerden? **H**ow long have the symptoms been present?
W	A	**W**as haben Sie bisher dagegen unternommen? **Ac**tion so far?
W	M	**W**elche (weiteren) Medikamente nehmen Sie bzw. der Patient noch ein? **M**edication being taken?

Diese Fragen erfassen die Beschwerden des Patienten und was dieser bisher getan hat, um die Beschwerden zu lindern. Wir erfahren allerdings nichts über die Vorgeschichte, Komorbiditäten oder Ähnliches.

1.6.2.2 Warten, Wiederholen, Spiegeln und Zusammenfassen – WWSZ

WWSZ ist ein Akronym für vier Gesprächstechniken in der patientenzentrierten Gesprächsführung (Langewitz 2011). WWSZ steht dabei für Warten, Wiederholen, Spiegeln und Zusammenfassen.

1. Warten

- Kleine Pause nach einer Frage (bis zu drei Sekunden Länge).
- Blickkontakt mit Patienten halten, damit klar wird, dass die Aufmerksamkeit nun auf dem Patienten ruht.
- Pause = Einladung an den Patienten, nachzudenken, Fragen zu stellen, Antworten zu formulieren.
- Pause = Möglichkeit für den Apotheker, vorausgegangene Äußerungen hochzustufen, das heißt, wichtiger erscheinen zu lassen.

2. Wiederholen

- Wiederholung von Wörtern, die der Patient geäußert hat.
- Dient der Wiederbelebung des Redeflusses.
- Kann der Fokussierung des Gespräches dienen.

3. Spiegeln

- Apotheker greift auf, was gehört oder wahrgenommen wurde, zum Beispiel eine Sorge/Befürchtung.
- Dient der Öffnung des Gespräches, erleichtert dem Patienten, weitere Äußerungen zu machen.

> *„Sie haben also Angst, dass Sie von diesem Medikament abhängig werden können/schwere Nebenwirkungen haben können?"*
> [Spiegeln]

„Bei unsachgemäßem Gebrauch ist dies bestimmt eine Gefahr, aber für Sie und bei dieser Dosierung haben Sie da keine Abhängigkeit zu befürchten.“
[Verständnis für die Angst]

4. Zusammenfassen

- Überprüfung, dass der Apotheker den Patienten richtig verstanden hat.
- Möglichkeit für den Apotheker, zu entscheiden, welche Information er ausführlich und welche er summarisch wiedergibt.

1.6.3 Kommunikation mit Ärzten und Pflege – ISBAR

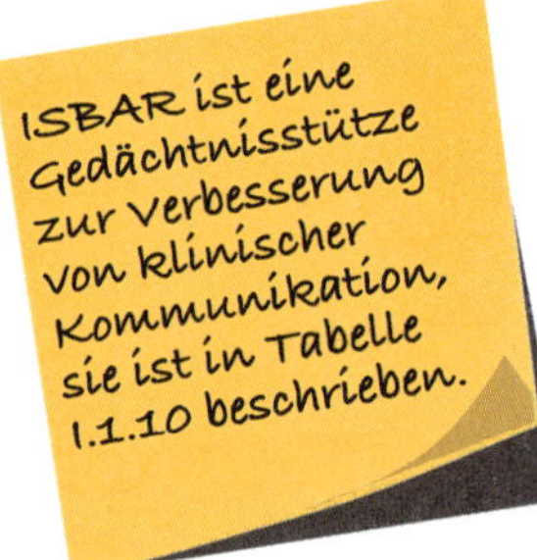

Tabelle I.1.10: *ISBAR-Technik für die Strukturierung eines Gespräches*

ISBAR – Aufbau und Inhalt	
(1) Identification/Identifizierung	Wer bin ich und was ist meine Rolle? Welcher Patient? (mind. drei Patientenmerkmale benennen)
(2) Situation	Warum wurde der Patient eingeliefert?
(3) Background/Hintergrund	Was ist der klinische Hintergrund/Zusammenhang?
(4) Assessment/Einschätzung	Was ist meiner Meinung nach das Problem?
(5) Recommendation/Empfehlung	Was würde ich empfehlen? Was sind die Risiken – für den Patienten/ Gesundheits- und Arbeitssicherheit? Vergabe und Annahme von Verantwortung und Zuständigkeit

Als Apotheker kann man ISBAR auch benutzen, zum Beispiel bei Rücksprachen mit verantwortlichen Ärzten. Im Krankenhaus könnte das dann so aussehen, wie in Tabelle I.1.11 dargestellt.

Tabelle I.1.11: *Anpassung von ISBAR an den Arbeitsalltag (klinischer) Apotheker*

Identification/Identifizierung	Beispiel
Name, Apotheker auf Station X Patienten-/Fallnummer, Name und Geburtsdatum, eventuell Fachbereich	Hallo, hier ist Anna Theker, Apothekerin auf Station 1. Es geht um den Patienten Theo Test in der Notaufnahme.
Situation	
Grund für Einweisung Diagnose falls bekannt Neu angesetzte Medikation	Er wurde gestern mit Luftnot und produktivem Husten eingeliefert und wird mit Verdacht auf Lungenentzündung behandelt, und zwar mit Co-amoxiclav.

Assessment/Einschätzung	
Die neueste klinische Beurteilung und Untersuchungsergebnisse	[z. B. Hb, RR, Puls, Temperatur]
Recommendation/Empfehlung	
Weiteres Vorgehen nach der Übergabe, Risiken	Aufgrund der bestehenden Penicillin-Allergie empfehle ich eine Umstellung auf Clarithromycin, allerdings besteht damit aufgrund der Simvastatin-Einnahme von Herrn Test ein stark erhöhtes Risiko für eine Myopathie, und Simvastatin sollte für die Dauer der Einnahme von Clarithromycin pausiert werden.

1.7 Arzneimittelinformation – Wo finde ich was?

Zur Arzneimittelinformation gehören die Erfassung und Bearbeitung arzneimittelbezogener Anfragen, die von einfachen Informationen bis zu komplexen Fragestellungen reichen können. Diese Fragen sollten mit Hilfe von evidenzbasierten Informationen beantwortet werden.

Im Pharmaziestudium sollen die Grundlagen erworben werden, Informationen rund um Arzneimittel zu recherchieren, wissenschaftliche Literatur auszuwerten und Informationen an den Adressaten angepasst weiterzugeben. Apotheker beantworten Fragen in vielen verschiedenen Arbeitsbereichen und von ganz unterschiedlichen Personen und Personengruppen. In der öffentlichen Apotheke informieren sie Patienten, Angehörige, niedergelassene Ärzte und Pflegekräfte. In Krankenhausapotheken gibt es häufig eine Arzneimittelinformationsstelle für Ärzte und Pflegefachkräfte, die Apothekerkammern bieten diesen Service häufig für die öffentlichen Apotheken an, und in großen pharmazeutischen Unternehmen kümmert sich die Abteilung Arzneimittelinformation um Anfragen zu den hergestellten Arzneimitteln. Arzneimittelinformation ist also ein weites Feld.

Apotheker haben die gesetzliche Aufgabe (und Pflicht), laut § 20 ApBetrO Patienten und Heilberufler zu informieren und zu beraten. Die sogenannte Kurzinformation beziehungsweise Beratung findet normalerweise ohne Zeitverzögerung statt, etwa bei der Rezeptabgabe. Dafür stehen neben dem eigenen pharmazeutischen Wissen auch Datenbanken wie beispielsweise die ABDA-Datenbank zur Verfügung. Komplexere Anfragen brauchen hingegen mehr Zeit, um relevante Informationen zu finden und zu verarbeiten und die Antwort zu formulieren.

1.7.1 Strukturierte Anfragebearbeitung

Was soll ich also machen, wenn ich eine Anfrage erhalte? Bei komplexeren Fragestellungen empfiehlt sich eine strukturierte Vorgehensweise, um das zugrunde liegende Problem zu erkennen und somit die Frage richtig und vollständig beantworten zu können.

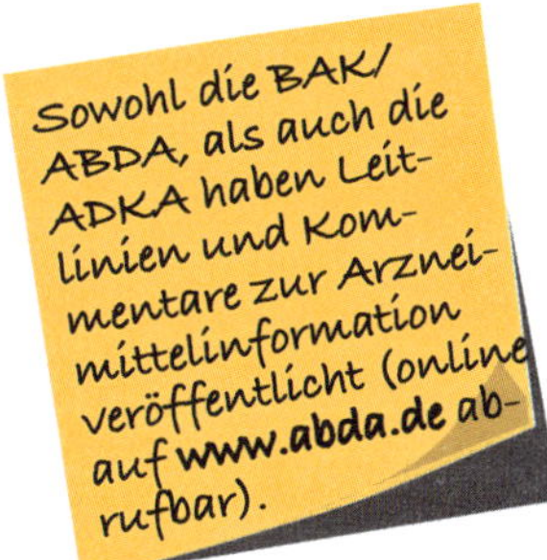

1.7.1.1 Anfrageaufnahme

Am Anfang steht immer eine Frage! Um die Frage aufzunehmen, empfiehlt es sich, Informationen über den Fragesteller, den Patienten, die konkrete Fragestellung und deren Dringlichkeit aufzunehmen. Die Frage sollte so konkret wie möglich gestellt und klassifiziert werden. Geht es zum Beispiel um eine Nebenwirkung, eine Wechselwirkung oder die Dosierung? Der folgende Abschnitt gibt Ihnen Ideen für das „Hinterfragen" von Fragestellungen (ADKA-Ausschuss AM-Info, 2021).

Die richtigen Fragen zu wichtigen Themengebieten der Arzneimittelinformation – eine Auswahl

Allgemeine Fragen – wichtig für alle Themengebiete

- Ist dies eine allgemeingültige Frage oder betrifft sie einen speziellen Patienten?
- Wer ist der Fragesteller (Name, Beruf/Stellung)?
- Wie lautet die konkrete Indikation?
- Auf welchem Weg soll die Antwort übermittelt werden?
- Bis wann wird die Antwort benötigt?

Arzneimittelapplikation

- Arzneimittelgabe über Sonde: Um welchen Sondentyp handelt es sich? WO endet die Sonde? Wie ist das Ernährungsregime?
- i. v.-Applikation: Denken Sie an Dosis, Infusionslösung und -volumen, Applikationsgeschwindigkeit, Art und Vorhandensein des i. v.-Zugangs (zentral/peripher)

Kompatibilität von parenteral verabreichten Arzneimitteln

- Welche Arzneimittel werden zurzeit gemeinsam verabreicht?
- Welche Arzneimittel sollen zukünftig miteinander verabreicht werden?
- In welchen Konzentrationen werden die Arzneistoffe verabreicht und welche Verdünnungsmittel werden benutzt?
- Wie soll die Mischung appliziert werden – als Mischinfusion/Mischinjektion, über ein Y-Stück etc.? Welche Art von i. v.-Leitung wird verwendet?
- Welche von den gemeinsam applizierbaren Arzneistoffen ist unentbehrlich? Auf welchen Arzneistoff kann eventuell verzichtet werden?
- Welche anderen Arzneistoffe bekommt der Patient über einen parenteralen Applikationsweg?
- Ist die Anzahl der i. v.-Zugänge begrenzt? Wenn ja, warum?

Arzneimittelauswahl und -dosierung

- Überprüfen Sie die Indikationen, auch dann, wenn diese scheinbar eindeutig sind.
- Überprüfen Sie das Alter und das Gewicht des Patienten (falls relevant).
- Nimmt der Patient zusätzlich weitere Medikamente?
- Sind irgendwelche Allergien beim Patienten bekannt?

Arzneimittelinteraktion

- Welche der für die AM-Interaktion infrage kommenden AM nimmt der Patient bereits ein? Seit wann werden diese AM eingenommen?
- Der Patient nimmt bereits die eventuell interagierenden AM ein: Sind bisher irgendwelche Probleme bei Einnahme dieser Kombination aufgetreten oder diagnostiziert worden?
- Welche anderen Medikamente werden zusätzlich eingenommen?

Arzneimittel bei Niereninsuffizienz

- Stellen Sie Alter, Gewicht und Größe des Patienten fest!
- Überprüfen Sie den Schweregrad der Niereninsuffizienz! Ist es eine akute oder chronische Niereninsuffizienz? Ist die Nierenfunktion stabil, verschlechtert sie sich oder ist sie schwankend?
- Nimmt der Patient das betreffende Arzneimittel aktuell ein? Wenn ja, in welcher Dosierung und in welchem Dosierungsintervall?
- Für welche Indikation wird das betroffene Arzneimittel eingenommen? Gibt es hierfür Alternativen?
- Welche Nierenersatztherapie bekommt der Patient momentan?
- Erkundigen Sie sich nach den Terminen der Nierenersatztherapie: Häufigkeit, Wochentag, Uhrzeit?

Leberinsuffizienz

- Stellen die den klinischen Allgemeinzustand, das Alter und die vermuteten Diagnosen des Patienten fest.
- Wie sind die Ergebnisse der Leberfunktionstests (inkl. Blutgerinnung), Leberbiopsie und anderen diagnostischen Tests: Sind diese Werte stabil oder ändern sie sich?
- Liegt zusätzlich zur Leberinsuffizienz auch eine Einschränkung der Nierenfunktion vor?

Unerwünschte Arzneimittelwirkung

- Erfragen Sie das Alter des Patienten, falls dies relevant ist.
- Fragen Sie nach der Indikation für das betroffene Arzneimittel und nach relevanten anamnestischen Informationen (z. B. Niereninsuffizienz).
- Erstellen Sie eine Liste mit der gesamten aktuellen und kürzlich verabreichten Medikation (inklusive OTC-Präparate, pflanzliche Arzneimittel, missbräuchlich eingenommene Arzneimittel und Drogen)
- Ziehen Sie jede in der Anamnese beschriebene unerwünschte Arzneimittelwirkung oder Allergie in die Überlegungen mit ein!
- Fragen Sie nach einer detaillierten Beschreibung der vermuteten unerwünschten Arzneimittelwirkung, inklusive aller subjektiven und objektiven Symptome und deren Schwere.
- Fragen Sie nach dem Beginn der unerwünschten Arzneimittelwirkung und dem Therapiestart des verdächtigen Medikamentes – besteht ein zeitlicher Zusammenhang? Finden Sie heraus, ob die Therapie mit dem Verdächtigen bereits gestoppt wurde.
- Stellen Sie die Frage, ob und wie die unerwünschte Arzneimittelwirkung behandelt worden ist und wie es aktuell dem Patienten mit seinen Symptomen geht.

Pharmakokinetik

- Stellen Sie folgende Fakten fest:
  Arzneimittel, Indikation, Dosierung (Dosis und Intervall), Applikationsweg und Dauer der Behandlung.
- Überprüfen Sie Alter, Geschlecht, Gewicht, die sonstige Medikation und die komplette Anamnese, inklusive Nieren- und Leberfunktion.
- Bringen Sie in Erfahrung, ob in der Vergangenheit bereits Blutspiegelbestimmungen gemacht wurden. Wenn ja, überprüfen Sie die exakten Abnahmezeitpunkte in Relation zur AM-Verabreichung und kontrollieren Sie die Messergebnisse inklusive Maßeinheiten.
- Sind Therapien mit irgendwelchen potenziell interagierenden AM oder Substanzen angesetzt oder abgesetzt worden, die die Blutspiegel eventuell beeinflussen können?

Schwangerschaft

- Beurteilen Sie, ob es sich um eine prospektive oder retrospektive Situation handelt – ist die Frau bereits schwanger oder ist eine Schwangerschaft geplant?
- Bringen Sie das Arzneimittel, die Indikation, Dosis, Einnahmefrequenz, Applikationsart, Therapiedauer und das Alter der Frau in Erfahrung.
- In welcher Schwangerschaftswoche hat die Frau zum ersten Mal das AM eingenommen?
- In welcher Schwangerschaftswoche befindet sich die Frau zum jetzigen Zeitpunkt?
- Hat die Frau das Arzneimittel bereits während einer früheren Schwangerschaft eingenommen?
- Sind bereits Untersuchungen vorgenommen worden, z. B. Ultraschall?
- Falls es sich bei der Anfrage um eine Exposition mit einer Chemikalie handelt, sind folgende Informationen wichtig: Substanz, geschätzte Mengen, Expositionsdauer pro Tag, ergriffene Schutzmaßnahmen etc.

Stillzeit

- Stellen Sie folgende Fakten fest: Arzneimittel, Indikation, Dosierung (Dosis & Intervall), Applikationsweg und Dauer der Behandlung.
- Was passiert, wenn das Arzneimittel pausiert bzw. nicht eingenommen wird?
- Sind andere Arzneimittel bereits in Erwägung gezogen oder ausprobiert worden?
- Wie alt ist das Kind? Ist es ein frühgeborenes oder ein reifgeborenes Baby?
- Wie geht es dem Kind? Gibt es Faktoren, z. B. eine schlechte Nieren- oder Leberfunktion des Kindes, die das Risiko für eine Arzneimittelschädigung erhöhen?

Alternative Medizin

- Nimmt der Patient bereits Präparate aus dem Bereich der Alternativmedizin oder besteht bislang nur ein Therapiewunsch?
- Stellen Sie folgende Fakten fest: Bezeichnung des Arzneimittels bzw. Präparates, Indikation, Applikationsweg, Stärke, Dosierung (Dosis und Intervall), wie lange wird das Präparat bereits eingenommen?
- Handelt es sich um Selbstmedikation des Patienten?
- Nimmt der Patient Arzneimittel aus dem Bereich der Schulmedizin? Sind anamnestisch Arzneimittelnebenwirkungen oder Allergien bekannt?

1.11 Sie machen ein Praktikum in der Arzneimittelinformation eines Krankenhauses und erhalten am Mittwoch die folgende Anfrage einer Ärztin: „Ich habe eine Patientin mit akuten Nierenversagen seit Montag und wollte wissen, ob ich die regulären Arzneimittel weiterhin geben kann oder ob eines der Arzneimittel für das aktuelle Nierenversagen verantwortlich sein könnte".

Welche Angaben fehlen Ihnen noch? Haben Sie Rückfragen?

Die Ärztin am Telefon gibt Ihnen bereitwillig die gewünschten Angaben:

- Dr. Natalie Neugierig, Rheumatologie, Station 4, Pager 1234, E-Mail: natalie.neugierig@kh.de
- Patientin ist Ricarda Röntgen, 57 Jahre alt, 61 kg, 165 cm
- Stationäre Aufnahme ursprünglich wegen Verdacht auf rezidivierenden Harnwegsinfekt, jetzt akutes Nierenversagen
- Reguläre Medikation: ASS 100, L-Thyroxin, Bisoprolol, Pantoprazol, Cholecalciferol, Ramipril, Torasemid, Novaminsulfon
- Aktuell zusätzlich: Prednisolon (seit ca. 2 ½ Wochen, reduzierende Dosis, momentan 20 mg)
- Bekannte Diagnosen: Scleroderma, Bluthochdruck, Hypothyreose, aktuell: Harnwegsinfekt und akutes Nierenversagen
- Vor Kurzem abgesetzt: Ciproflocaxin (p.o., wegen Harnwegsinfekt, Einnahme vor 2 Wochen beendet), Rivaroxaban (10 mg, vor 3 Tagen abgesetzt), Enoxaparin (vor 1 Woche abgesetzt)
- Akut: alle Antihypertensiva abgesetzt wegen zu niedrigem Blutdruck, gleichzeitig Gabe von Prostacyclin, um einen Blutdruck über 100 mmHg zu gewährleisten
- Akutes Nierenversagen seit Montag (vorher Serum- Kreatinin 1,0; Niere unauffällig), aktuell Serum-Kreatinin 3,4 mg/dl

1.7.1.2 Recherche & Bewertung

Verschiedene Quellen können und sollen für die Recherche genutzt werden. Mögliche Informationsquellen sind:

- Printmedien (Zeitschriften, Bücher)
- Elektronische Medien (Internet)
- Elektronische Datenbanken (z. B. Medline, EMBASE, DIMDI, Drugdex)

Die BAK hat eine sehr ausführliche Zusammenstellung verschiedener Quellen herausgegeben:

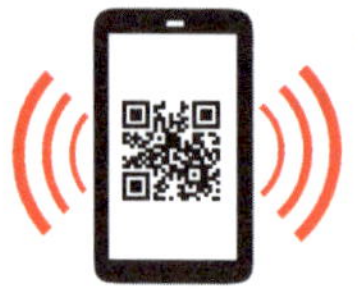

Leitlinien und Arbeitshilfen BAK
https://www.abda.de/fuer-apotheker/qualitaetssicherung/leitlinien/leitlinien-und-arbeitshilfen/
→ Arzneimittelinformation
→ Arbeitshilfe: Hilfsmittel für die Arzneimittelinformation

Apotheken, sowohl öffentliche als auch Klinikapotheken, haben immer eine Auswahl verschiedener Quellen zur Verfügung. Pharmaziestudierende können während des Studiums relevante Quellen der jeweiligen Universitätsbibliothek nutzen. Als Qualitätskriterium sollten immer mindestens zwei unabhängige Quellen genutzt werden.

Zusätzlich gibt es viele frei verfügbare Quellen, insbesondere über das Internet (zum Thema Qualität der Informationen im Internet siehe nachfolgender Abschnitt.). Die in Tabelle I.1.12 „Übersicht über verschiedene Quellen in der Arzneimittelinformation" aufgeführten Quellen sollten ausreichen, um zusammen mit Ihrem pharmazeutischen Wissen die Fälle in diesem Buch ausreichend bearbeiten zu können.

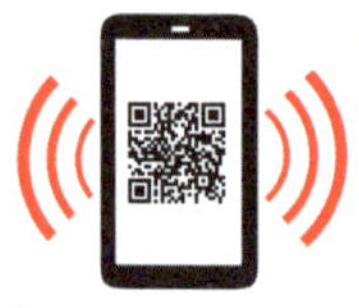

Hinweise zur Quellen-Tabelle
Diese Tabelle finden Sie zusätzlich im Umschlag dieses Buches, um sie bei Bearbeitung der Fälle schnell zur Hand zu haben. Wenn Sie die URLs nicht abtippen möchten, so können Sie sie außerdem online aufrufen unter
https://download.govi.de/297-408-712
Vor dem Download werden Fragen gestellt; dazu wird dieses Buch benötigt.

Tabelle I.1.12: *Übersicht über verschiedene Quellen in der Arzneimittelinformation*

Gesucht	Mögliche Quelle(n)	Kommentar
Medizinische Datenbanken	https://www.medscape.org/deutsch	Informationen zu 15 med. Bereichen
	www.medlineplus.gov	Englisch (US)
	https://www.tripdatabase.com/	Englisch (UK)
	www.evidence.nhs.uk	Englisch (UK)
Literaturrecherchen	https://pubmed.ncbi.nlm.nih.gov/ www.dimdi.de www.cochrane.de	
Leitlinien	www.awmf.org www.leitlinien.de www.versorgungsleitlinien.de Webseiten der entsprechenden Fachgesellschaften	

Fortsetzung Tabelle auf nächster Seite

Fortsetzung Tabelle I.1.12

Gesucht	Mögliche Quelle(n)	Kommentar
Fach-informationen	www.fachinfo.de www.rote-liste.de	DocCheck Zugang erforderlich
Rote-Hand-Briefe	https://www.bfarm.de/DE/Arzneimittel/Pharmakovigilanz/Risikoinformationen/Rote-Hand-Briefe/_node.html	
Medizinische Fachbegriffe	http://flexikon.doccheck.com	
Interaktionen	www.medscape.com	Registrierung erforderlich
	https://reference.medscape.com/drug-interactionchecker	Englisch, direkte AM-Eingabe möglich
	www.hiv-druginteractions.org	Englisch
Interaktion mit CYP-Enzymen und p-GP	– Riedl T. Arzneimittelbezogene Probleme erkennen und lösen – Mutschler E. et al. Mutschler Arzneimittelwirkungen – Geisslinger G., Menzel S. Wenn Arzneimittel wechselwirken	
Niereninsuffizienz und Dialyse	www.dosing.de	Dosisanpassung bei Niereninsuffizienz, auf deutsch
	www.thecaddy.de	Kalkulator zur Abschätzung der AM-Dosierung unter Dialyse
Dosisanpassung bei Leber-insuffizienz	https://www.geneesmiddelenbijlevercirrose.nl/	Holländisch[1]
	https://www.drugsinlivercirrhosis.org/healthcare-professionals/	Englisch
	https://www.ncbi.nlm.nih.gov/books/NBK547852/	LiverTox (US)
QTc-Zeit-Verlängerung	www.crediblemeds.org	
Sondengängigkeit	www.pharmatrix.de www.spitalpharmazie-basel.ch www.hexal.de	

Fortsetzung Tabelle auf nächster Seite

[1] Hierfür kann man die Übersetzungsfunktion im Brower verwenden (geht z.B mit Microsoft Edge oder Google Chrome): Einfach die Seite aufrufen -> Rechtsklick an beliebige Stelle auf der Seite -> „übersetzen" anklicken.

Fortsetzung Tabelle I.1.12

Gesucht	Mögliche Quelle(n)	Kommentar
Arzneimittel in Schwangerschaft und Stillzeit	www.embryotox.de	Deutsche Infos
	www.medicinesinpregnancy.org www.breastfeedingnetwork.org.uk	UK Infos Schwangerschaft und Stillzeit
	https://www.ncbi.nlm.nih.gov/books/NBK501922/ via Pubmed	Lactmed (US): Schwerpunkt Stillzeit
Geriatrische Patienten	https://www.umm.uni-heidelberg.de/klinische-pharmakologie/forschung/forta-projekt-deutsch/	Abrufen der aktuellen FORTA-Liste, Zugang zur Webversion
	https://www.priscus2-0.de/priscus-1.html	Priscus-Liste 2.0
Pädiatrische Patienten	www.medicinesforchildren.org.uk	Englisch (UK)
	www.kindermedika.at	Österreich
	www.kinderformularium.de	Erlangen (D)
Bestimmte Krankheitsbilder	www.onkopedia.com	Onkologie
	www.infektiopedia.de	Infektiologie
	www.hivbuch.de	HIV
	https://www.hiv-druginteractions.org/	HIV-Interaktionen
	https://covid19-druginteractions.org/	COVID19-Medikamente & Interaktionen

Finden Sie heraus, auf welche pharmazeutischen bzw. medizinischen Datenbanken und e-Journals Sie Zugang an Ihrer Bibliothek haben.

Vorhandene Literatur, egal ob digital oder in Papierformat, fällt in drei Kategorien: Primär-, Sekundär-, und Tertiärliteratur. Zur Primärliteratur zählen Originalarbeiten, also beispielsweise die Veröffentlichungen von Studien oder anderen wissenschaftlichen Arbeiten. Sie sind normalerweise vor der Veröffentlichung von mindestens zwei weiteren Wissenschaftlern begutachtet worden (Peer-review). Reviews, also die Zusammenfassung und Auswertung verschiedener Studien zu dem gleichen Thema, werden zur Sekundärliteratur gezählt. Lehrbücher sind hingegen Tertiärliteratur.

1.12 Welche Vor- und Nachteile sehen Sie bei den unterschiedlichen Literaturarten? Bitte füllen Sie die Tabelle aus.

	Vorteile	Nachteile
Primär		
Sekundär		
Tertiär		

Zurück zu unserer Anfrage von Frau Dr. Neugierig: Wir haben drei Fragestellungen, die wir klären möchten

- Wie hoch ist die errechnete GFR der Patientin Ricarda Röntgen?
- Welches der verordneten Arzneimittel kann ein akutes Nierenversagen auslösen?
- Kann die zugrundeliegende Erkrankung Scleroderma für das akute Nierenversagen verantwortlich sein?

1.13 *Wo finden Sie Informationen, die Ihnen helfen, diese Fragen zu beantworten?*

eGFR	
Nierenversagen als UAW	
Informationen zu Sclerodermie	
Sonstiges	

1.7.1.3 Beurteilung der Qualität von Informationen aus dem Internet

Suchen Sie sich dann die notwendigen Informationen zusammen, um die Fragen beantworten zu können. Sie werden vermutlich verschiedene Quellen nutzen, digital und „analog". Eventuell widersprechen sich einige Quellen. Das heißt, nach dem Finden der Informationen müssen Sie die Qualität der Informationsquellen einordnen. Eine Freitextsuche in Internetsuchmaschinen wird vermutlich zu jedem medizinischen Stichwort weit über 1000 Hits generieren. Wie sollen Sie sich in diesem Dschungel an Informationen zurechtfinden? Und wie können Sie neutrale Informationen von kommerziellen unterscheiden? Denn natürlich gibt es zu fast allen Medikamenten auch die entsprechenden Webseiten der pharmazeutischen Hersteller. Es gibt im Internet einige Siegel und Transparenzkriterien, die Ihnen helfen können, die Qualität der Webseiten zu beurteilen.

Die Webseite des Aktionsforum Gesundheitsinformationssystems (www.afgis.de) fordert **zehn Transparenzkriterien** über

1. Die Anbieter/Betreiber der Homepage
2. Zweck und angesprochene Zielgruppe der Informationen, z. B. Patienten, Verkauf, Selbsthilfegruppe
3. Die Autoren und Datenquellen der Informationen (z. B. Literaturverzeichnis)
4. Die Aktualität der Daten (Wann wurde die Homepage erstellt/aktualisiert?)
5. Möglichkeit der Rückmeldungen seitens der Nutzer
6. Verfahren der Qualitätssicherung
7. Klare & deutliche Trennung von Werbung und redaktionellem Beitrag
8. Finanzierung und Sponsoren (Wer finanziert die Webseite?)
9. Kooperationen und Vernetzung
10. Datenverwendung und Datenschutz

Das Ärztliche Zentrum für Qualität in der Medizin (äzq) hat einen Abschnitt zum Thema Patienteninformationen, die nach den DISCERN-Kriterien verfasst werden. Unter www.patienten-information.de finden Sie laienverständliche Informationen zu Krankheitsbildern und Therapien. Mehr Informationen zu DISCERN finden Sie unter www.discern.de oder in der Fachliteratur (Charnock et al, 1999). Das Erste, was auffällt, ist, dass die letzte Aktualisierung 2005 erfolgt ist. Das liegt daran, dass diese Webseite das Projekt beschreibt, mit dem die Kriterien entwickelt wurden! Das heißt, das Projekt ist beendet, die Kriterien beziehungsweise der Bewertungsfragebogen können seitdem angewandt werden. Es gibt eine ausführliche Anleitung auf der Webseite. Wenn Sie die Kurzinformation ansehen, sollte eine große Übereinstimmung mit den Kriterien der AFGIS auffallen. Für die Beurteilung von Informationen aus dem World Wide Web sind Sie jetzt gut gerüstet!

Aktionsforum Gesundheitsinformationssystem
www.afgis.de

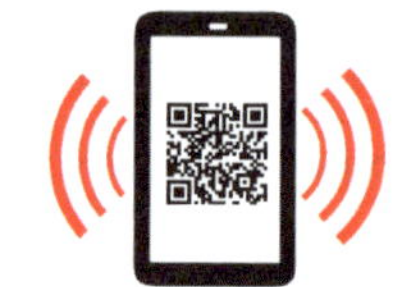

Patienteninformation
www.patienten-information.de

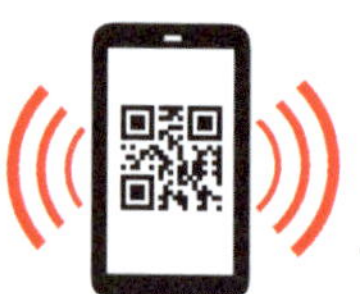

DISCERN
www.discern.de

1.7.1.4 Beurteilung klinischer Studien (CONSORT Statement)

Falls Sie lieber Primärliteratur zu Rate ziehen, dann empfehlen ich Ihnen das CONSORT Statement zur Beurteilung klinischer Studien (https://www.consort-statement.org/). CONSORT steht für „CONsolidated Standards of Reporting Trials", und stellte ursprünglich einen Standard zur Durchführung von Randomised Controlled Trials (randomisierte Kontrollstudien, RCT) dar. Die CONSORT Checkliste enthält 25 Punkte, die in der Veröffentlichung einer RCT enthalten sein sollten. So sollte zum Beispiel in der Veröffentlichung der Ergebnisse bereits im Titel dargestellt werden, dass es sich bei der Studie um eine RCT handelt. Unter www.consort-statement.org können Sie sich die Einzelheiten selbst ansehen. Diese Checkliste unterstützt nicht nur Wissenschaftler bei der Entwicklung von Studien, sondern auch wissenschaftliche Journals oder Sie als (angehende) Heilberufler und Wissenschaftler bei der Bewertung der Qualität einer Studie. Im Jahr 2021 wurde das CONSORT Statement erweitert. Die neue, erweiterte Checkliste CONSORT ROUTINE schließt neben RCT auch Kohortenstudien und Studien mit Routinedaten ein.

1.14 Finden Sie den englischsprachigen Artikel in einer Online-Recherche, der die Erweiterung des CONSORT-Statements beschreibt und schauen Sie sich Tabelle 1 des Artikels genauer an.

1.7.1.5 Evaluation der Informationen

Nach dem Sammeln der Informationen ist vor der Evaluation. Informationen müssen zusammengestellt werden aus verschiedenen Quellen, dabei sollten die Validität der Quellen und die Vollständigkeit überprüft werden. Für die Interpretation helfen Evidenzstufen, diese kennen Sie sicherlich bereits aus dem Lesen von Leitlinien. Tabelle I.1.13 zählt mögliche Evidenzstufen auf.

Tabelle I.1.13: *Evidenzstufen zur Interpretation und Gewichtung von Rechercheergebnissen*

Evidenzstufen	
Ia	Evidenz aufgrund von Metaanalysen randomisierter, kontrollierter Studien
Ib	Evidenz aufgrund mindestens einer randomisierten, kontrollierten Studie
IIa	Evidenz aufgrund mindestens einer gut angelegten, kontrollierten Studie ohne Randomisierung
IIb	Evidenz aufgrund mindestens einer gut angelegten, quasi-experimentellen Studie
III	Evidenz aufgrund gut angelegter, nicht-experimenteller deskriptiver Studien, z. B. Vergleich-, Korrelations-, Fall-Kontroll-Studien
IV	Evidenz aufgrund von Berichten/Meinungen von Expertenkreisen, Konsenskonferenzen und/ oder klinischer Erfahrung anerkannter Autoritäten

Leitlinien sind gute Informationsquellen, da sie systematisch entwickelt werden. Sie stellen Entscheidungshilfen dar und müssen regelmäßig aktualisiert werden. Achten Sie deswegen bei Leitlinien immer auf die Klassifikation (siehe Tabelle I.1.14) und auf die Gültigkeitsdauer! Nur S3-Leitlinien sind als evidenzbasiert zu bezeichnen, S1-Leitlinien sind „Eminenz"-basiert.

Tabelle I.1.14: *Stufenklassifikation von Leitlinien der Arbeitsgemeinschaft der Wissenschaftlichen Medizinischen Fachgesellschaften (AWMF) (Bundesgesundheitsbl 2011, 54:160-165)*

	Für den Anwenderkreis repräsentative Entwicklergruppe	Systematische Recherche, Auswahl, Bewertung der Literatur	Strukturierte Konsensfindung mittels formaler Technik
S1 Handlungsempfehlungen von Experten	Nein	Nein	Nein
S2k Konsensbasierte Leitlinien	Ja	Nein	Ja
S2e Evidenzbasierte Leitlinien	Nein	Ja	Nein
S3 Evidenz- und konsensbasierte Leitlinien	Ja	Ja	Ja

1.7.1.6 Dokumentation der Ergebnisse

Wie bei den Medikationsanalysen sollten die Ergebnisse immer dokumentiert werden. Eine gute, idealerweise IT-basierte Dokumentation bietet zusätzlich eine gute Basis für zukünftige Anfragen. So gibt es zum Beispiel die Arzneimittelinformationsdatenbank der ADKA (Informationen unter aminfo.adka.de) oder AMINO, die Arbeitsgemeinschaft der deutschen Arzneimittelinformationsstellen der Landesapothekerkammern. Gefundene Literatur kann analog mittels Hängeregister oder digital mit eigenen Datenbanken sowie geeigneten Referenzmanager-Software katalogisiert werden.

1.7.1.7 Weitergabe von Informationen

Doch zurück zu unserem Anruf. Sicherlich haben Sie schon eine Menge an Daten zusammengetragen und sich überlegt, was Sie der Ärztin zurückmelden möchten. Aber wie soll die Antwort aussehen? Was muss die Antwort alles enthalten?

Einiges ist sicherlich abhängig von der Art der Frage. Im Grunde können Sie hier das ISBAR-Schema verwenden, das Sie bereits in Abschnitt I.1.6.3 kennengelernt haben. Prinzipiell sollten Sie einen Bezug zur Frage herstellen (B für Background/Hintergrund). Eventuell haben Sie einige Zeit gebraucht, um die Frage zu beantworten, oder die Fragesteller haben mehrere Anfragen bei Ihnen offen. Da ist eine kurze Erinnerung nicht schlecht.

Die Fragesteller haben häufig weder die Zeit noch die Muße, all Ihre Recherchearbeit zu lesen, deswegen sollten Sie sich darauf konzentrieren, die Fragen kurz und knapp zu beantworten (A für Analyse), und eine Zusammenfassung oder ein Fazit schreiben, in dem Ihre Empfehlung steht (R für Recommendation).

Zusätzlich geben Sie bitte die verwendeten Quellen an, damit die Fragesteller zumindest die Möglichkeit hätten, sich die Originalquelle anzusehen.

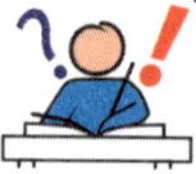

1.15 Formulieren Sie Ihre Antwort an Frau Dr. Neugierig!

1.7.1.8 Fälle zum Üben und Vertiefen

Zum weiteren Üben gibt es hier noch weitere Fragestellungen, die so oder so ähnlich in verschiedenen Aufgabengebieten für Apotheker auftreten können, etwa eine Anfrage des Hausarztes in der öffentlichen Apotheke oder die Anfrage des Pflegepersonals auf Station oder in der medizinischen Informationsstelle einer pharmazeutischen Firma.

1.16 Sie arbeiten in der Arzneimittelinformation im Klinikum und erhalten folgende Anfrage: 24-jährige Patientin mit hypertensiver Krise stationär aufgenommen. Nimmt als einziges Medikament Velafee® (Ethinylestradiol 0,3 mg/Dienogest 2 mg).

Kann der hohe Blutdruck durch die Einnahme der Pille hervorgerufen worden sein?

1.17 Der Rheumatologe nebenan ruft in Ihrer Apotheke an: Die 67-jährige Patientin mit bestehender Dermatomyositis (behandelt mit Azathioprin) hat eine schwere Herpes-Simplex-Infektion entwickelt mit großen Läsionen im Mund. Er möchte sie gerne mit Aciclovir behandeln.

Kann Aciclovir zusammen mit Azathioprin gegeben werden? Gibt es in dieser Kombination ein erhöhtes Risiko für eine Knochenmarkssuppression?

1.18 Sie arbeiten in der Arzneimittelinformation im Klinikum und erhalten folgende Anfrage:

Unkontrollierter Bluthochdruck (besonders nachmittags/abends) bei 74-jähriger Patientin mit hypertropher Kardiomyopathie. Momentan behandelt mit Moxonidin 0,3 mg 0-0-1, Ramipril 5 mg 1-0-1, Amlodipin 5 mg 1-0-1, Bisoprolol 10 mg 1-0-0, Doxazosin 1 mg 1-0-0, Clonidin bei Bedarf (Doxazosin und Clonidin neu angesetzt, ursprünglich HCT, welches aufgrund zu niedriger Kaliumwerte abgesetzt wurde).

Stationär in Behandlung für Pyoderma gangränosum, seit ca. drei Wochen mit Ciclosporin 75 mg 1-0-1 behandelt (vorher MTX). Weitere Medikamente Prednisolon 15 mg 1-0-0, Vitamin D 1× wöchentlich 20000 IE, Tramadol ret 100 mg 1-0-1, Pantoprazol 40 mg 1-0-0, Metamizol 30 Tropfen 4× tgl., Apixaban 5 mg 1-0-1 (vor Ciclosporin Dabigatran 110 mg 1-0-1) und alle zwei Wochen Adalimumab. Schmerzmedikation bei Bedarf zusätzlich Tramadol Tropfen und Piritramid i.v.

Frage 1) *Kann der unkontrollierte Bluthochdruck durch eine Wechselwirkung/Nebenwirkung zustande kommen?*

Frage 2) *Ist eine Optimierung der bestehenden Blutdruckmedikation möglich?*

1.8 Eine erste Medikationsanalyse

Jetzt haben Sie sehr viel über Anwendungshilfen und Checklisten gelesen. Ihnen ist sicherlich auch aufgefallen, dass verschiedene Ideen immer wieder erwähnt werden? Oder dass Sie automatisch ein Format einem anderen bevorzugen? Vielleicht gefallen Ihnen einzelne Punkte aus verschiedenen Instrumenten, aber im Ganzen sagt Ihnen keines zu? Dann erstellen Sie doch einfach Ihre eigene Vorlage! Um Ihnen dabei zu helfen, können Sie jetzt eine erste Medikationsanalyse durchführen.

Die verwendeten Abkürzungen finden Sie im Umschlag dieses Buches.

Medikationsanalyse Fall 1

Frau Frida Fröhlich, 83 Jahre alt:

Frau Fröhlich wurde vorgestern zu Ihnen auf die Station verlegt, nachdem sie zu Hause in Anwesenheit des Ehemanns einen Krampfanfall erlitten hat. Der Anfall habe wenige Minuten angehalten, in denen der Ehemann den Notruf abgesetzt habe. Bei Eintreffen der Sanitäter krampfte Frau Fröhlich nicht mehr, zeigte sich jedoch stark desorientiert. Laut Herrn Fröhlich war das der erste Vorfall dieser Art. Sie fertigen die pharmazeutische Arzneimittelanamnese an und suchen sich zunächst alle vorhandenen Daten zusammen.

Anamnese Stationsarzt

- Gewicht 80 kg, Größe 157 cm, BMI 32,7
- Vitalparameter unauffällig bis auf leicht erhöhten Blutdruck
- Körperliche Untersuchung: unregelmäßiger Puls, Wundinfektion linker Vorfuß (Verband durchnässt)
- bekannte Vorerkrankungen: Vorhofflimmern, KHK, Diabetes Mellitus Typ 2, Hyperlipidämie, Hyperlipoproteinämie, arterielle Hypertonie, Z.n. Hüft-TEP (2009)
- Allergien gegen Medikamente sind keine bekannt, allerdings auf Erdbeeren und Fleisch

Vorläufige Diagnose

- Krampfanfall unklarer Genese
- Wundinfektion Vorfuß links

Vorläufiger Befund aus der Mikrobiologie (Wundabstrich Vorfuß):

- Wachstum von Staphylococcus areus, kein Nachweis von MRGN/MRSA

Tabelle I.1.15: *Bekannte Laborwerte von Frau Frida Fröhlich im Verlauf*

Laborwert	Normbereich	Heute	Gestern	Vorgestern
Kalium (mmol/l)	3,5 – 5,0	4,1	4,2	5,3
Kreatinin (mg/dl)	0,5 – 1,0	0,8	0,8	0,7
GFR pro 1,73 m^2 (ml/min)	≥ 60	> 60	> 60	> 60
Glucose (mg/dl)	60- 99	157	204	269
CRP (mg/dl)	≤ 0,5	5,2	3	1,7
Leukozyten (g/l)	3,9 – 11,0	5,6	5,3	5,4
Hämoglobin (g/dl)	12,0 – 16,0 (w)	12,8	10,8	11,5
Thrombozyten (g/l)	150 – 400	297	206	206
INR	0,8 – 1,2	1,1	1	1
TSH (µU/mL)	0,44 – 3,80	n/a	n/a	1,02

Verordnete Medikamente von Frau Frida Fröhlich im KH			
Dauermedikation von zu Hause		**Seit KH-Einweisung**	
Clopidogrel	75 mg 1-0-0	Amlodipin	5 mg 1-0-0
Valsartan	80 mg 1-0-0	Levetiracetam	500 mg 1-0-1
Hydrochlorothiazid	25 mg 1-0-0	Dimetinden	10 mg 1-0-0
Lercanidipin	10 mg 1-0-0	Enoxaparin	60 mg 1-0-1
Metoprolol	47,5 mg 1-0-1	Lormetazepam	1 mg bei Bedarf
Simvastatin	40 mg 0-0-1	Metamizol 500 mg	1-0-1 plus Bedarf
Metformin	1000 mg 1-0-1	Amoxicillin/Clavulansäure	875/125 1-0-1
Pantoprazol	40 mg 1-0-0		
Levemir und Novorapid nach Plan			

Beginnen Sie die Analyse doch erst mal mit den ersten beiden Punkten des SOAP-Schemas.

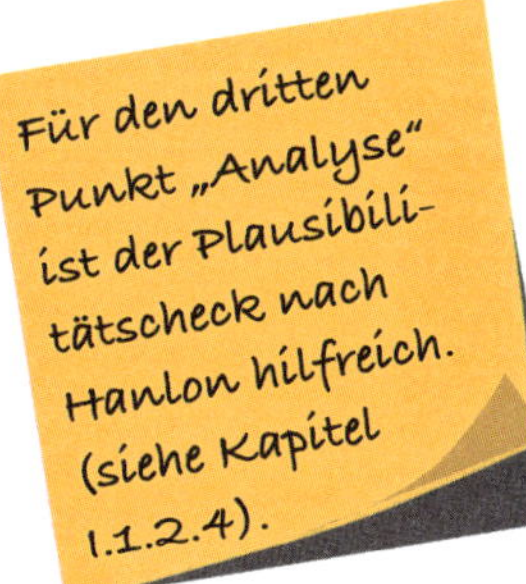

1.19 Welche subjektiven Angaben können Sie zu Frau Fröhlich erheben?

1.20 Welche objektiven Angaben können Sie zu Frau Fröhlich erheben?

1.21 Ordnen Sie die verordneten Medikamente von Frau Fröhlich den bekannten Diagnosen zu. Bitte ergänzen Sie die Tabelle:

Indikation	Verordnete Medikamente
Vorhofflimmern	
KHK	
Diabetes mellitus Typ 2	
Vorfußamputation links	
Arterielle Hypertonie	
Hyperlipidämie	
Hüft-TEP 2009	
Aktuell: Krampfanfall	
Aktuell: Wundinfektion	
Keine Indikation	

So ergeben sich automatisch ein paar Nachfragen an den Arzt, nämlich die Klärung der Indikationen für die Medikamente ohne momentan ersichtliche Indikation. Eventuell hat der Arzt noch ein paar Informationen, die die Verordnung plausibel machen. Ansonsten können Sie darum bitten, bei diesen Wirkstoffen die Notwendigkeit der Therapiefortführung zu prüfen. Obwohl Vorhofflimmern bekannt ist, erhält Frau Fröhlich kein Medikament dagegen. Leitliniengerecht sollte überprüft werden, ob Frau Fröhlich eine orale Antikoagulation zur Vorbeugung von Schlaganfällen benötigt. Dies geschieht mit Hilfe des CHA2DS2-VASc-Scores und dem HASBLED-Score (siehe Lösungs-Teil zur Frage 1.21 sowie Kapitel 4 , Antwort 4.23). Anschließend folgt Punkt 2 des Plausibilitätschecks: Effektivität. Dazu sollten Sie sich noch einmal in Ruhe die Laborwerte in Tabelle I.1.15 ansehen.

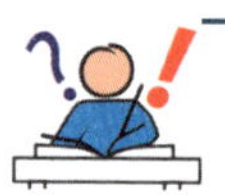

1.22 Sind die verordneten Medikamente effektiv?

Bei welchen haben Sie Bedenken?

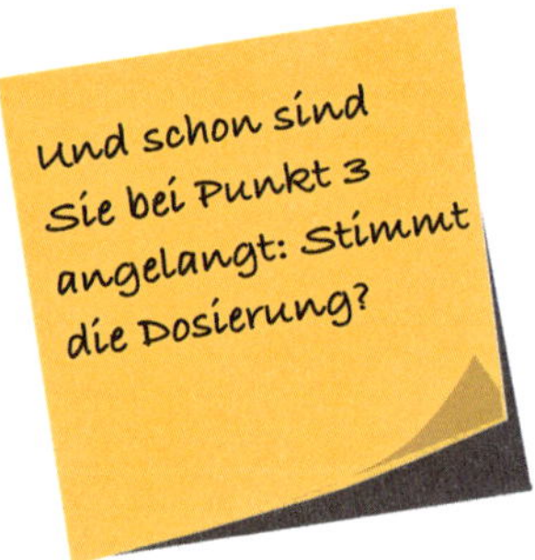

1.23 Stimmen die Dosierungen? Bitte ergänzen Sie die Tabelle:

Wirkstoff	Normale Dosis laut Fachinformation	Aktuell
Clopidogrel		75 mg
Valsartan (↑RR)		80 mg
Amlodipin		5 mg
Lercanidipin		10 mg
Metoprolol (↑RR)		95 mg
HCT (↑RR)		25 mg
Simvastatin		40 mg
Metformin		2000 mg
Levetiracetam		1000 mg
Enoxaparin		120 mg

Ein bisschen zeitraubend, wenn noch alles nachgeschlagen werden muss. Aber auch das wird mit ein wenig Übung schneller gehen, denn irgendwann sind zumindest die Standarddosen im Kopf. Allerdings haben wir eventuell etwas übersehen? Die Nierenfunktion in Tabelle I.1.15 ist auf 1,73 m^2 standardisiert. Frau Fröhlich hat aber eine KOF von 1,87 m^2 (berechnet nach

Mosteller), zumindest wenn man das aktuelle Körpergewicht nimmt. Bei übergewichtigen Patienten sollte eher das ideale Körpergewicht als Grundlage für die Nierenfunktion genommen werden. Dazu kommt, dass wir den unter Laborwerten genannten GFR-Wert nicht verwenden können, da er lediglich unspezifisch bei > 60 ml/min/1,73 m² liegt. Was nun? Mit vorliegendem Alter der Patientin, Größe, Gewicht und bekanntem Kreatinin-Wert (zur Erinnerung: 0,8 mg/dl) können wir die GFR nach Cockcroft-Gault ausrechnen (s. dazu auch Kapitel 3, Nephrologie) beziehungsweise ausrechnen lassen mit Hilfe von www.nierenrechner.de .

1.24 Rechnen Sie bitte die eGFR nach Cockcroft-Gault aus! Einmal für das aktuelle Körpergewicht und einmal für das maximale Körpergewicht. Die Formeln dazu finden Sie zu Beginn des Lösungsteils von Kapitel 3.

Da das berechnete maximale Körpergewicht doch um einiges geringer ist als das aktuelle Körpergewicht, ändert sich auch die errechnete GFR. Mit einem Wert unter 60 ml/min lohnt es sich noch einmal, in die Fachinformationen zu schauen, ob nicht doch das ein oder andere Arzneimittel reduziert werden sollte.

1.25 Schauen Sie nach, welche Dosen bei der vorliegenden eGFR angepasst werden müssen!

Wirkstoff	Angepasste Dosis nach GFR/Hinweis zur Anpassung	Aktuelle Tagesdosis
Clopidogrel		75 mg
Valsartan (↑RR)		80 mg
Amlodipin		5 mg
Lercanidipin		10 mg
Metoprolol (↑RR)		95 mg
HCT (↑RR)		25 mg
Simvastatin		40 mg
Metformin		2000 mg
Levetiracetam		1000 mg
Enoxaparin		120 mg

Gut zu wissen, dass nicht alle Medikamente bei reduzierter Nierenfunktion angepasst werden müssen. Frau Fröhlichs Nierenfunktion ist noch in Ordnung, und noch muss nichts angepasst werden. Je nachdem, wie sich die Blutzuckerwerte im weiteren stationären Verlauf entwickeln, lohnt es sich, Ärzte und Pflege darauf aufmerksam zu machen, dass die Tagesmaximaldosis Metformin bereits erreicht ist (Reduktion der TMD von 3000 mg auf 2000 mg ab einer GFR < 60 ml/min).

Wie Sie hoffentlich gemerkt haben, sind die Grenzen, ab welcher Nierenfunktion die Dosen angepasst werden sollen, ziemlich ähnlich. Klassischerweise sind es < 60 ml/min, < 45 ml/min, < 30 ml/min. Aber es gibt keine Regeln ohne Ausnahmen, also bitte nachschlagen!

Der nächste Punkt bei Hanlon et al. ist die Frage nach der Praktikabilität. Kurz durchgezählt: Frau Fröhlich nimmt momentan laut Verordnung regelmäßig 13 Tabletten ein, plus 6 Spritzen (Enoxaparin, einmal langwirksames Insulin, dann dreimal kurzwirksames Insulin zu den Mahlzeiten). Das klingt schon kompliziert. Morgens 12 Tabletten einnehmen zu müssen klingt nicht Compliance fördernd. Im stationären Bereich wird dies nicht geändert werden, da dort selten Kombinationsmittel vorrätig sind. Im ambulanten Bereich könnte die Tablettenlast durch Kombinationsmittel reduziert werden. Eine klassische Kombination sind beispielsweise Antihypertensiva plus Diuretika. Bei Frau Fröhlich geht eventuell auch eine Dreierkombi bestehend aus Valsartan/Amlodipin/HCT.

Der nächste Punkt auf Hanlons Liste ist für Pharmaziestudierende der naheliegendste: Gibt es Interaktionen zwischen den Arzneimitteln?

1.26 Gibt es Interaktionen zwischen den verordneten Arzneimitteln? Nutzen Sie zur Beantwortung gerne die genannten freiverfügbaren Quellen.
Welche davon sind klinisch relevant? Wie würden Sie ein eventuelles Problem lösen wollen?

Auch im nächsten Schritt geht es um Interaktionen, dieses Mal zwischen den verordneten Arzneimitteln und bestehenden Erkrankungen. Dazu betrachten Sie am besten noch einmal die Krankheitsgeschichte von Frau Fröhlich, die aktuellen Laborwerte im Verlauf und bedenken Frau Fröhlichs Alter (wird häufig nicht als „Erkrankung" betrachtet, spielt trotzdem eine Rolle).

1.27 Gibt es Interaktionen zwischen verordneten Arzneimitteln und bestehenden Erkrankungen? Muss gehandelt werden? Wenn ja, von wem?

Auf den nächsten Punkt im Plausibilitätscheck warten Sie vermutlich schon sehnsüchtig. Dem ein oder der anderen ist dieser Punkt sicherlich bereits am Anfang aufgefallen!

1.28 Liegen Doppelverordnungen vor? Wenn ja, welche sind sinnvoll, welche nicht?

Dann kommen wir schon zum 9. Punkt, der Dauer der Einnahme.

1.29 Wie beurteilen Sie die vorliegenden Verordnungen?
Bei welchen Arzneimitteln sollte die Therapiedauer geklärt werden und warum?

Der letzte Punkt des Plausibilitätschecks (in UK entwickelt) ist in Deutschland eher schwierig umzusetzen. In Deutschland legen, zumindest momentan, die einzelnen Krankenkassen fest, welche Kosten von Arzneimitteln sie übernehmen, beziehungsweise Präparate welcher Firmen bevorzugt abgegeben werden sollen. Da sich diese Information zusammen mit den Rabattverträgen regelmäßig ändert, gehen wir hier nicht weiter darauf ein. Deswegen: Herzlichen Glückwunsch zu Ihrer ersten Medikationsanalyse! Wie viele Punkte haben Sie denn jetzt als „Plan" notiert?

1.9 Weitere Gedanken zur pharmazeutischen Betreuung

1.9.1 Arzneimitteltherapiesicherheit/Pharmakovigilanz

Warum sind diese Themen wichtig? Nun ja, weltweit verursachen unerwünschte Arzneimittelwirkungen (UAW) 2 bis 6 % aller Krankenhausaufnahmen, in Deutschland sind es ungefähr 5 %, bei älteren Patienten circa 10 % der Krankenhaus-Aufnahmen. Ungefähr die Hälfte von diesen Krankenhausaufenthalten wäre vermeidbar. Die Kosten für vermeidbare UAW und Medikationsfehler werden auf 87 Millionen bis hin zu 1 Milliarde Euro im Jahr geschätzt. Im Zusammenhang mit Polymedikation schätzt man die Todesfälle pro Jahr auf 16.000 bis 25.000; zum Vergleich: 2017 starben etwa 3177 Menschen im Straßenverkehr.

Neben Krankenhausaufenthalten, erhöhten Behandlungskosten und Tod gibt es viele andere mögliche Folgen von Medikationsfehlern. So kann sich zum Beispiel der Heilungsprozess verzögern, eine erhöhte Pflegebedürftigkeit bis hin zur Einweisung in eine Betreuungseinrichtung notwendig werden, eine Arbeitsunfähigkeit entstehen, oder es können sich Antibiotika-Resistenzen entwickeln.

Mit Arzneimitteltherapiesicherheit (AMTS) wird die „Gesamtheit der Maßnahmen zur Gewährleistung des bestimmungsgemäßen Gebrauch eines Arzneimittels" bezeichnet (Aly, 2014). Mit AMTS bezeichnet man den Gesamtkatalog an getroffenen Maßnahmen zur Gestaltung eines optimalen Medikationsprozesses mit dem Ziel, Medikationsfehler und damit vermeidbare Risiken für Patienten bei der Arzneimitteltherapie zu verringern. Durch eine verbesserte AMTS soll sich auch die Patientensicherheit verbessern. Apotheker tragen maßgeblich dazu bei: In § 21 der Apothekenbetriebsordnung (ApBetrO) werden die Apothekenleiter dafür verantwortlich gemacht, bei Arzneimittelrisiken und nichtverkehrsfähigen Arzneimitteln geeignete Maßnahmen zu treffen, nämlich Überprüfung, Meldung, Veranlassung erforderlicher Maßnahmen und Dokumentation.

Tabelle I.1.16: *AMTS vs. Pharmakovigilanz: ein Vergleich. Aus: Ziele und Wirkungen der PV & AMTS von Dr. Amin-Farid Aly, AkdÄ.*

AMTS	Pharmakovigilanz
Verbesserung des Medikationsprozesses	Verbesserung der Kenntnisse über das Sicherheitsprofil des Arzneimittels
Dezentrale Fehleranalyse und Etablierung von Strategien zur Fehlervermeidung	Zentrale Nutzen-Risiko-Bewertung und behördliche Maßnahmen v.a. nach Markteinführung
Prozessforschung	Produktforschung

1.9.1.1 Der Medikationsprozess

In der AMTS geht es also um die Verbesserung des Medikationsprozesses. Abbildung I.1.4 zeigt diesen exemplarisch.

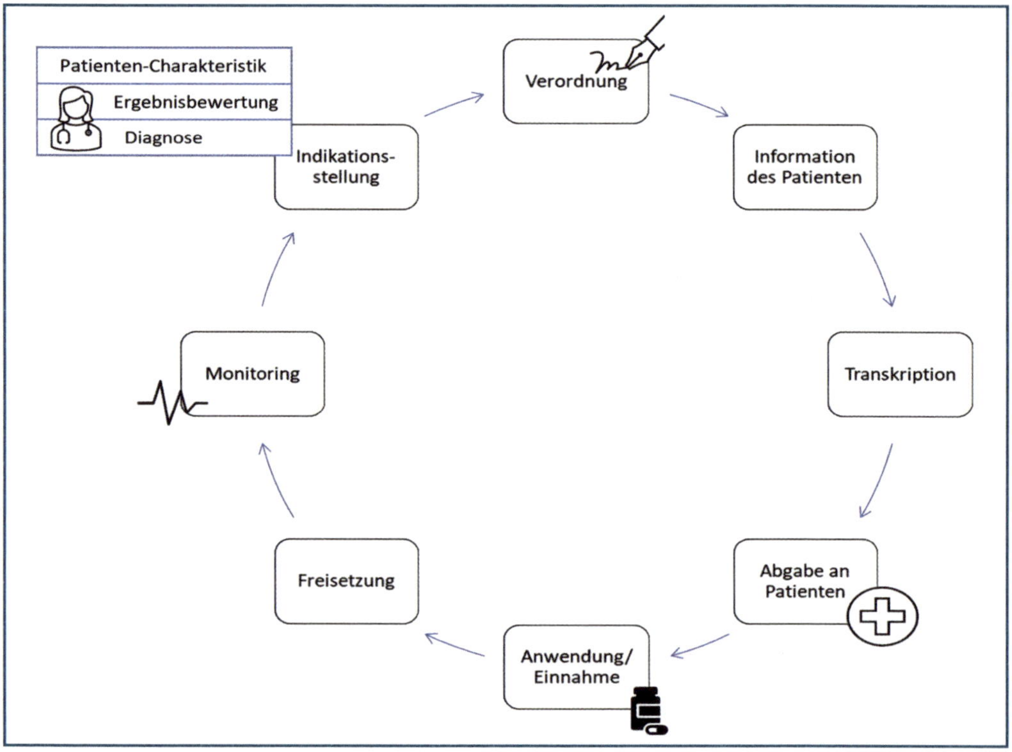

Patienten-Charakteristik
Ergebnisbewertung
Diagnose
Indikationsstellung
Verordnung
Information des Patienten
Transkription
Abgabe an Patienten
Anwendung/Einnahme
Freisetzung
Monitoring

Abbildung I.1.4: *Der Medikationsprozess*

1.30 Welche Medikationsfehler könnten an den einzelnen Positionen dieses Prozesses auftreten? Bitte ergänzen Sie die Tabelle.

Verordnung	
Aufklärung	
Informationsübertragung	
Abgabe	
Einnahme/Anwendung	
Monitoring	
Selbstmedikation	

1.9.1.2 Meldungen von UAW

Unerwünschte Arzneimittelwirkungen (UAW, auch Nebenwirkungen genannt) können sowohl von Heilberuflern als auch den Patienten selbst gemeldet werden. Dazu gibt es verschiedene Portale. Einen Berichtsbogen für Apotheker gibt es von der AMK unter abda.de (Link siehe unten). Unter *www.nebenwirkungen.bund.de* können Patienten auch selbst Nebenwirkungen online melden.

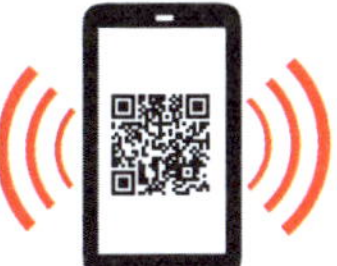

Online-Meldung von Nebenwirkungen durch Patienten
www.nebenwirkungen.bund.de

Online-Meldungen von Nebenwirkungen durch Apotheker
https://www.abda.de/fuer-apotheker/arzneimittelkommission/berichtsbogen-formulare/

CIRS-Meldungen (Critical Incident Reporting System, Berichterstattungssystem) sind doch erst etwas für fertige Apotheker, denken Sie sich vielleicht? Aber wenn Sie mit offenen Augen und Ohren durch Ihr Leben gehen, fallen Ihnen vielleicht auch schon während des Studiums verschiedene Dinge rund um die Anwendung von Arzneimitteln auf, die nicht mit dem Gelernten aus Ihrem Studium übereinstimmen. Da werden Tabletten mit dem Nachbarn ausgetauscht, oder auch schon mal Blutdrucktabletten zwischen Eheleuten geteilt, weil die Packung gerade leer ist. Oder eine andere Dosis von Levothyroxin eingenommen, weil man zu Besuch ist und die eigenen Tabletten vergessen hat. Oder alle Tabletten im Mörser zerkleinert, weil Opa nicht mehr so gut schlucken kann...

Im Laufe des Studiums und mit wachsendem Wissen und Erfahrung wird Ihnen immer mehr auffallen! Und diese geschilderten Situationen sind sehr ähnlich zu aktuellen CIRS-Meldungen.

„Darf ich denn einfach melden?"

Prinzipiell ja. Das Grundprinzip hinter CIRS ist das freiwillige, anonyme und sanktionsfreie Berichten von Fehlern und kritischen Ereignissen.

„Wo kann ich melden?"

ist die passendere Frage. In Krankenhäusern und Kliniken gibt es zumeist ein eigenes System, das zur Meldung verwendet wird, für öffentliche Apotheken ist es etwas unübersichtlicher. Am besten bei der jeweiligen Apothekerkammer erkundigen. In Nordrhein-Westfalen gibt es mit CIRS-NRW eine gemeinsame Initiative aus den verschiedenen Ärzteverbindungen und den beiden Apothekerkammern Nordrhein und Westfalen-Lippe. Bei CIRS-NRW können alle in der Gesundheitsversorgung tätigen Menschen jetzt zentral ihre CIRS-Meldungen abgeben, aber auch die (anonymen) Fallberichte anderer lesen.

„Und was genau soll in so einer Meldung stehen?"

Inhalte einer CIRS-Meldung (am Beispiel CIRS-NRW)

- Fachgebiet (z. B. Chirurgie, Geriatrie, Pharmazie)
- Altersgruppe des Patienten (falls betroffen)
- Geschlecht des Patienten (falls betroffen)
- Wo ist das Ereignis passiert?
- Was ist passiert?
- Was war das Ereignis?
- Wo sehen Sie Gründe für dieses Ereignis und wie hätte es vermieden werden können?
- Welche Faktoren trugen zu dem Ereignis bei?
- Wie häufig tritt dieses Ereignis auf?
- Wer berichtet? (Berufsgruppe)

1.9.2 Ethik in der klinischen Pharmazie

In diesem Abschnitt wird das Thema Ethik lediglich angerissen. Ziel ist es, ein paar (Nach-)Denkimpulse zu geben. Da Ethik zu dem geforderten Stoffgebiet in der Approbationsordnung für das 2. Staatsexamen in der Klinischen Pharmazie gehört, darf es hier nicht fehlen. Warum sollen sich angehende Apotheker mit einer philosophischen Disziplin beschäftigen? Laut Definition ist Ethik die normative Beurteilung menschlichen Handels und unterstützt bei der Abwägung unterschiedlicher Interessen. Damit ist die Ethik sehr wichtig für angehende Apotheker, die sich häufig in einem gefühlten Zwiespalt befinden: „Darf ich das jetzt abgeben?", „Ist das eine sinnvolle Zusatzempfehlung?", „Sollte ich das mit der Arztpraxis besprechen?" In der Ethik gibt es selten ein richtig oder falsch. Es geht darum, verschiedene Punkte zu betrachten und eine Abwägung zu treffen. Deswegen ist es eine gute Übung, sich bereits während des Studiums mit ethischen Fragestellungen in der Pharmazie zu beschäftigen, denn mit Vorüberlegungen, Diskussionen mit Kommilitonen und ein wenig Übung fällt es später im Beruf hoffentlich leichter, sich mit ethischen Fragestellungen auseinanderzusetzen.

Die vier ethischen Schlüsselprinzipien

1. Das Prinzip der Fürsorge
2. Das Prinzip der Gerechtigkeit
3. Das Prinzip des Nicht-Schadens
4. Das Prinzip der (Patienten-) Autonomie.

Das Prinzip der **Fürsorge** war jahrhundertelang das vorherrschende Prinzip in den Heilberufen; seit Mitte des 20. Jahrhunderts rückt das Prinzip der Autonomie mehr in den Fokus. Das Handeln in der Apotheke ist prinzipiell sehr geprägt von der Fürsorge, da unser Handeln sich um Information, Beratung und pharmazeutische Bedenken dreht. Dabei darf die Patientenautonomie nicht außer Acht gelassen werden, ist die **Autonomie** ja oft bereits durch die Rezeptpflicht eingeschränkt! So kann aus unserer Sicht ein Medikament wichtig sein, um einen „Schaden" abzuwenden, der Patient lehnt das Medikament eventuell unter Berufung auf seine Religion ab. Chirurgen kennen das Problem bei Bluttransfusionen und Zeugen Jehovas. Hier kann eventuell mit kolloidalen Ersatzflüssigkeiten, HES oder Eisendextranlösungen ein Ersatz gefunden werden. Während des Ramadan kann es beispielsweise bei muslimischen Diabetikern zu Adhärenz-Problemen bei der Therapie beziehungsweise Blutzuckereinstellung kommen: Wenn gewünscht, können hier individuelle Lösungen zusammen mit den Patienten gefunden werden.

Das Prinzip der **Gerechtigkeit** liegt eher auf Ebene der Kostenerstattung: Alle sollen gleichbehandelt werden. Wer sind alle und was ist gleich?

In der Apotheke muss neben den Schlüsselprinzipen auch das geltende Recht beachtet werden. Die Apothekenbetriebsordnung hält zum Informieren und Beraten an (§ 20 ApBetrO), im Arzneimittelgesetz steht die Verschreibungspflicht, welche die Abgabe ohne Rezept zu einem Strafbestand macht (§ 96 (13) AMG), der eine hohe Geldstrafe oder bis zu einem Jahr Freiheitsstrafe zur Folge haben kann. Allerdings gibt es da auch noch den rechtfertigenden Notstand (StGB § 34) und die unterlassene Hilfeleistung (StGB § 323c).

Hilfestellung für eine Abwägung

- Welche Fakten/Gesetze/Leitlinien sind relevant?
- Priorisieren Sie die Probleme und ordnen Sie diese zu. Sind noch andere Personen betroffen?
- Überlegen Sie sich Handlungsmöglichkeiten.
- Wählen Sie eine Option aus. Warum haben Sie sich für diese entschieden?

Es hilft, ethische Dilemmata in der Apotheke mit den Kollegen zu diskutieren. In Fachzeitschriften gibt es hin und wieder Anregungen. Je öfter Sie sich Gedanken über mögliche Situationen und Ihre Handlungsoptionen gemacht haben, umso leichter wird es Ihnen in der Praxis fallen, Entscheidungen zu treffen. Und ja, es ist absolut situationsabhängig. Wichtig ist eine gute Dokumentation über Ihr Handeln!

1.9.2.1 Fälle zum Üben

Die folgenden Fälle beruhen auf Ereignissen, die alle so im beruflichen Alltag aufgetreten sind. Hier gibt es keine vollständigen Lösungsvorschläge, lediglich ein paar Anregungen. Es geht darum, dass Sie für sich selbst eine Möglichkeit finden, mit diesen Fragestellungen umzugehen.

1.31 Der Fall mit dem Paracetamol

Sie sind seit zwei Monaten PhiP in der Bahnhofsapotheke. Ein Kunde betritt kurz nach 17 Uhr die Apotheke, Sie begrüßen den Kunden freundlich und fragen ihn nach seinen Wünschen. Der Kunde möchte vier Packungen Paracetamol 500 mg, je 100 Stück, kaufen.

1.32 Der Fall mit der Pille danach

Eine Sechszehnjährige bittet Sie um die Pille danach.
Ändert sich Ihre Entscheidung, wenn das Mädchen erst 13 Jahre alt ist?

1.33 Der Fall mit der HIV-Infektion

Ihre Apotheke betreut auch einen HIV-positiven Patienten, der seinen Angehörigen die Diagnose verschwiegen hat und auch nicht möchte, dass diese darüber informiert werden. Momentan geht es ihm sehr schlecht und er wird zuhause von der Familie gepflegt. Seine Schwester kommt dieses Mal, um die Medikamente abzuholen und fragt Sie, wofür all diese Medikamente eigentlich sind.

1.34 Der Fall mit dem tierischen Medikament

Vor Ihnen steht ein sehr erboster Patient. Seit seiner Diagnose einer Pankreasinsuffizienz vor einem halben Jahr erhält er regelmäßig Kreon®. Heute hat er erfahren, dass dieses Medikament aus Schweinen gewonnen wird. Er ist praktizierender Muslim und darf dieses Medikament deswegen nicht einnehmen.
Alternativ: Der Patient ist Veganer/Vegetarier.

1.9.3 Compliance/Adhärenz

Mit Compliance bezeichnet man die Bereitschaft der Patienten, den medizinischen Anweisungen zu folgen, also die Übereinstimmung des vom Arzt/Apotheker geforderten Verhaltens und dem tatsächlichen Verhalten der Patienten. Hierbei ist kein Einverständnis des Patienten notwendig. Im Gegensatz dazu bezeichnet Adhärenz die Bereitschaft der Patienten, den gemeinsam – also von Patienten und Heilberufler – festgelegten (medizinischen) Anweisungen zu folgen. Dabei sollten die Wünsche der Heilberufler und die Möglichkeiten des Patienten aufeinander abgestimmt sein (Hahn, Roll, 2020). Das gemeinsam formulierte Ziel muss für den Patienten

- erkennbar,
- erstrebenswert und
- erreichbar sein.

Die nicht-(korrekte) Einnahme von Medikamenten ist eine der größten Herausforderungen im Gesundheitswesen. Folgen von Non-Adhärenz sind unter anderem ein Ausbleiben des Therapieerfolges, erhöhte Mortalität, eine mögliche Chronifizierung der Erkrankung oder auch Abhängigkeit. Hohe Kosten können dabei durch Krankenhausaufenthalte, Notarzteinsatze und weggeworfene Arzneimittel sowie durch Krankschreibungen und Produktivitätsverluste entstehen. Schätzungen zufolge sind 2017 in Deutschland circa 10 Millionen Euro pro Jahr an Kosten aufgrund von Non-Adhärenz entstanden, das entspricht ungefähr 13 % der Gesamtgesundheitskosten! (Quelle: Hahn, Roll, 2020)

Non-Adhärenz kann viele verschiedene Formen annehmen:

- Parkplatzeffekt (Entsorgung des AM kurz nach Erhalt)
- Arzneimittelferien (Therapiepause bei ansonsten guter Adhärenz, ggf. zum Strecken der Packung wegen finanzieller Probleme)
- Weißkitteladhärenz (kurz vor Arztbesuch werden die Regeln eingehalten und Medikamente wie verordnet eingenommen)
- Überdosierung
- Unterdosierung
- Erratische (= unregelmäßige) Dosierung
- Falsche Einnahmefrequenz oder -dauer

Die Weltgesundheitsbehörde (WHO) hat 2003 fünf miteinander verknüpfte Ebenen definiert, die die Therapietreue beeinflussen:

1. Patientenbedingte Faktoren
(z. B. Angst vor UAW, Vergesslichkeit, Motivation, Vertrauen in die Therapie)
2. Krankheitsbedingte Faktoren
(z. B. Schwere der Symptome, Komorbiditäten, Verfügbarkeit der Therapie)
3. Therapiebezogene Faktoren (z. B. Komplexität, Dauer, UAW)
4. Soziale/Ökonomische Faktoren (z. B. Finanzielle Situation, Unterstützung, Alter)
5. Gesundheitssystembedingte Faktoren (z. B. Systemkapazität)

Als Heilberufler können wir nicht auf alle Faktoren Einfluss nehmen, wir sollten uns aber der vielfältigen Faktoren bewusst sein, die Patienten beeinflussen können. Patienten können sich bewusst gegen die Adhärenz entscheiden (intentionale Non-Adhärenz), zum Beispiel weil sie Nebenwirkungen mit der Einnahme verbinden. Non-Adhärenz kann allerdings auch nicht bewusst stattfinden (nicht-intentionale Adhärenz), etwa weil der Patient mit dem Medikationsplan überfordert ist. Die positive Nachricht: Es gibt schon einige Studien zum Thema erfolgreiche Adhärenzförderung. Was auffällt: Es gibt nicht die eine, richtige Lösung, die auf alle Probleme passt. Bei Asthma können wiederholte Beratungen helfen, bei allergischer Rhinitis eine Unterweisung in Anwendung der Sprays, bei COPD pharmazeutische Betreuung, bei Diabetes Telefonate, bei Schizophrenie Familientherapie, bei Abhängigkeit Motivational Interviewing und vieles andere mehr.

Interventionen sind vielseitig und vielschichtig und dadurch nur schwer zu vergleichen. Prinzipiell zeigt sich, dass komplexe Interventionen mit multidisziplinären Strategien wohl am erfolgreichsten sind.

Wir möchten, dass die Patienten ihre Medikamente korrekt einnehmen, also wollen wir eigentlich auf eine Verhaltensänderung hinaus. Jeder von Ihnen, der bereits versucht hat, sich gesünder zu ernähren, mehr Obst oder weniger Schokolade zu essen, weiß, dass diese Ideen häufig schneller gefasst als durchgeführt und durchgehalten sind. Bleiben Sie dran, suchen Sie das Gespräch mit den Patienten, es lohnt sich.

2 | Gastroenterologie

Magen-Darm-Beschwerden kennt vermutlich jeder. Mittlerweile dürfen öffentliche Apotheken bestimmte PPI ohne Rezept abgeben, deswegen wird eine Beratung und Differenzierung von Symptomen auch in Apotheken immer wichtiger. Andere gastrointestinale Erkrankungen wie Morbus Crohn bedeuten komplexe Therapieschemata für die Betroffenen. Wenn ein so wichtiges Organ wie die Leber beeinträchtigt ist, dann sollte die gesamte Medikation regelmäßig auf die richtigen Dosierungen und eventuelle Kontraindikationen überprüft werden. Und bei all dem bitte nicht die freiverkäuflichen und pflanzlichen Arzneimittel oder Nahrungsergänzungsmittel vergessen, die eventuell auch außerhalb der Apotheke gekauft werden.

2.1 Der Fall mit dem ständigen Sodbrennen

Mittwochfrüh, Sie kommen zusammen mit der Chefin an der Apotheke an. Der erste Kunde wartet schon vorne an der Tür und scheint die Wartezeit bis zur Öffnung mit einer Zigarette und einem Telefongespräch zu verbringen. Als er das Licht in der Apotheke angehen sieht, tritt er die Zigarette aus, und kaum haben Sie die Tür geöffnet, stürmt er an den HV-Tisch: „Gut, dass sie endlich aufhaben, ich bin auf dem Weg zu einem Termin und habe ganz fürchterliches Sodbrennen, geben Sie mir bitte noch eine Packung **Pantoprazol**. Oh, und kann ich bitte eine größere Packung haben, diese 14 Tabletten, da komme ich ja nicht weit mit." „Herr Schulz", seufzt ihre Chefin, „da haben wir doch beim letzten Mal schon drüber gesprochen. Für eine größere Packung brauchen Sie ein Rezept des Arztes! Bei diesen andauernden Beschwerden sollten Sie das auch wirklich abklären lassen."

2.1 Was sind Symptome einer Refluxkrankheit?

„Wenn ich mal Zeit für einen Termin habe, mache ich das auch, versprochen!" „Das haben Sie beim letzten Mal bereits gesagt. Apropos, die letzte Packung haben Sie doch erst vor einer Woche gekauft? Da müssten Sie doch noch Tabletten haben?", antwortet die Chefin nach einem Blick in die Kundendatei. „Naja, mit einer Tablette komme ich nicht mehr zurecht, ich muss abends noch einmal eine Tablette einnehmen", gibt Herr Schulz zu, „da komme ich mit dieser kleinen Packung nicht weit. Und das bisschen Sodbrennen ist zwar ärgerlich, aber dafür muss ich doch wirklich nicht zum Arzt, diese Tabletten helfen doch wunderbar." „Dieses andauernde Sodbrennen kann aber auch ein Hinweis auf eine Infektion mit Helicobacter pylori sein, dann brauchen Sie zusätzlich noch ein paar Antibiotika für eine kurze Zeit und Ihr

Sodbrennen ist danach hoffentlich nur noch gelegentlich ein Anzeichen für Stress. Um das abzuklären, müssen Sie aber zu Ihrem Arzt gehen!", bleibt die Chefin hart. Als Herr Schulz die Apotheke verlassen hat mit dem festen Versprechen seinen Arzt aufzusuchen, wendet sich die Chefin an Sie und möchte wissen:

2.2 Was ist Helicobacter pylori? Und wieso verursacht eine Infektion damit Sodbrennen?

2.3 Wie wird eine Infektion mit Helicobacter pylori behandelt?

Vier Wochen später steht Herr Schulz wieder mit einem Rezept in der Apotheke: „Ich habe doch in der Tat schnell einen Arzttermin bekommen und nach ein paar Tests auch dieses Rezept erhalten". Sie nehmen ein Rezept über **ZacPac®** entgegen, „Aha, deswegen auch kein Versuch, Pantoprazol in der Zwischenzeit zu bekommen?" „Oh ja, diese Pause war wirklich hart, ich bin sehr froh, dass ich gleich wieder welche nehmen kann! Darf ich direkt eine nehmen bitte", fragt Herr Schulz Sie.

2.4 ZacPac®: Welche Hinweise müssen Sie bei Abgabe dieses Medikamentes dem Patienten mitgeben?

2.5 Welche nicht-medikamentösen Tipps können Sie Herrn Schulz noch mit auf den Weg geben, um das Auftreten von Sodbrennen einzuschränken?

„Herzlichen Dank für die ausführliche Beratung! Und bis zum nächsten Mal", verabschiedet sich ein zufriedener Herr Schulz.

2.2 Der Fall mit der CED

Unterricht am Krankenbett. Heute geht es um chronisch entzündliche Darmerkrankungen (CED). Sie haben sich mit **Stefanie Sommer** unterhalten, **18 Jahre alt**, die mit einem **akuten Schub bei vorbekanntem Morbus Crohn** eingewiesen wurde. Die Erstdiagnose erfolgte im Alter von zehn Jahren, seitdem hat sie schon einige Medikamente kennengelernt. Seit circa zwei Wochen leidet sie unter starken Diarrhöen (bis zu 6x täglich, große Mengen, ohne Blut), Erbrechen und Leistungsknick. Zusätzlich besteht ein starker Gewichtsverlust von 13 Kilogramm in den letzten vier Wochen. Bei Aufnahme wiegt sie 38 Kilogramm bei einer Größe von 172 Zentimetern. Die Patientin raucht nicht und hat auch keine bekannten Allergien.

Sie haben im Gespräch sowohl die aktuelle Medikation von Stefanie im Krankenhaus erfasst (Tabelle I.2.1) als auch die Medikamente, die sie für die Behandlung bisher bekommen hat (aufgelistet in Tabelle I.2.2). Zurück in der Apotheke suchen Sie zusammen mit dem Apotheker auch noch die aktuellen Laborwerte heraus (in Tabelle I.2.3).

Tabelle I.2.1: *Aktuelle Medikation von Stefanie Sommer im Krankenhaus*

Aktuelle Medikation im KH	Kommentar
Pantoprazol 40 mg 1-0-0	
Colecalciferol 20.000 IE jeden Sonntag	
Prednisolon	Neu, reduzierende Dosis, Start 40 mg täglich, momentan 20 mg, soll komplett ausgeschlichen werden
Piperacillin/Tazobactam 4,5 mg	Neu, empirisch bei Anzeichen eines Subileus, Gabe bis heute
Linezolid	Neu, nach Nachweis von Escherichia coli und Enterococcus faecium in Dünndarmsekret, gestoppt gestern
Meropenem i. v.	Neu, seit heute
Vancomycin i. v. 30 mg/kg KG	Neu, seit heute
Filgrastim 30 Mio IE	Einmalige Gabe heute
Metamizol 500 mg 1-1-1-1	Seit gestern gestoppt
Nutriflex peri 1250 ml/24h i.v.	Neu
Modulen-Diät	Neu

Tabelle I.2.2: *Bisherige eingesetzte Medikamente in der Behandlung des Morbus Crohn bei der Patientin*

Medikament	Gabe von/bis
Infliximab	Seit neun Jahren, bisher 50 Gaben, eigenständig von Patientin Anfang des Jahres abgesetzt
Methotrexat	Komedikation, seit drei Jahren
Azathioprin	Die ersten sechs Jahre nach Diagnose, abgesetzt bei gutem Verlauf

Tabelle I.2.3: *Laborwerte von Stefanie Sommer im Verlauf*

	Bekannte Laborwerte			
Test	Normwerte (Frauen)	Gestern	Vorgestern	Vor 4 Tagen
Natrium (mmol/l)	136 – 148	132	133	136
Kalium (mmol/l)	3,6 – 5,2	4	3,8	3,9
Kreatinin (mg/dl)	0,66 – 1,17	0,5	0,4	0,4
GFR (CKD-EPI)	> 60	156	168	171
CRP (mg/dl)	< 5	2	1	2,1
Leukozyten (G/l)	4,3 – 10,0	1,3	2,17	4,97
Erythrozyten (T/l)ic	4,2 – 5,4	4,2	4	3,62
Hämoglobin (g/dl)	12 – 17	11,2	10,5	9,4
INR	0,9 – 1,15	0,9	0,9	0,9
Körpertemperatur (°C)	36,5 – 37,4	39,2	37,2	36,8

Jetzt überlegen Sie mit Ihren Kolleginnen, wie Sie weiter vorgehen möchten. „Lasst uns doch zunächst mal ein paar Hintergrund-Informationen zu Morbus Crohn heraussuchen", meint Christiane, „wenn ich mich da richtig an die Vorlesung erinnere, gab es da doch bei diesen CED zwei Krankheitsbilder: Morbus Crohn und diese Colitis irgendwas."

2.6 Was sind die Unterschiede bzw. Gemeinsamkeiten zwischen Morbus Crohn und Colitis ulcerosa?

„Wow, das ist ja gar nicht einfach, die beiden zu differenzieren, vielleicht hilft es uns weiter, wenn wir die Symptome zwischen beiden mal vergleichen?", wirft Martin ein.

2.7 Welche Symptome treten bei den beiden Krankheiten auf?

- Morbus Crohn
- Colitis ulcerosa

Hier schaltet sich der Apotheker Marius ein und will von Ihnen wissen:

2.8 Was ist das Therapieziel bei der Behandlung von CED?

„Ok, nachdem wir das jetzt geklärt haben, wie wird denn Morbus Crohn eigentlich behandelt? Hat jemand das Skript zur Hand?", fragen Sie.

2.9 Wie wird Morbus Crohn behandelt?

„Jetzt haben wir uns schon so viel mit den Hintergründen beschäftigt, wir sollten echt mal mit der aktuellen Medikation anfangen", erinnert Christiane alle in der Gruppe, „Momentan erhält sie ja eigentlich nur Prednisolon. Glaubt ihr, dass sie wieder Infliximab erhalten wird? Wäre es nicht sinnvoll, damit sofort wieder anzufangen?"

2.10 Was sollte beim Einsatz von Infliximab und Corticosteroiden beachtet werden?

„Ich frage mich ja immer noch, warum die Antibiose geändert wurde", sagt Martin. „Hat da einer von Euch eine gute Idee?"

„Ich glaube, das hat etwas mit den UAW von Linezolid zu tun und den Laborwerten", wirft Marius ein." Schauen Sie sich das noch einmal an.

2.11 Was sind mögliche UAW von Linezolid und was davon können Sie in den Laborwerten in Tabelle I.2.3 erkennen?

„Ok, nachdem das jetzt geklärt ist, lasst uns mal nach vorne schauen, irgendwie fehlt mir immer noch einiges an Medikamenten bei Stefanie", sagen Sie.

2.12 Welche Medikamente können eingesetzt werden, um die folgenden Symptome zu lindern?

- Schmerzen
- Diarrhoe

Gibt es eigentlich noch weitere Tipps, die wir Stefanie mitgeben können, so ganz unabhängig von Medikamenten?", fragt Christiane noch einmal in den Raum.

2.13 Welche nicht-medikamentösen Tipps können Sie Frau Sommer noch mitgeben?

2.3 Der Fall mit der Kinetik

Sie machen gerade Ihr Wahlpflichtpraktikum gemeinsam mit Ihrer Kommilitonin Steffi im Klinikum. Heute soll die Apothekerin Frau Sommer mit Ihnen einen Stationsrundgang auf der Gastroenterologie machen. Während Sie auf Frau Sommer warten, berichten Sie Steffi von Ihrem Mitbewohner Henrik. Dieser studiert auch Pharmazie, ist aber schon etwas weiter als Sie – er steht kurz vor dem zweiten Staatsexamen. „Gestern hat er etwas über die Pharmakokinetik gelernt, da ging es zum Beispiel um Resorption, Verteilung und Elimination. Und obwohl wir das ja schon öfter im Studium durchgenommen hatten, klang es für mich alles sehr abstrakt und nicht besonders einprägsam", erzählen Sie. Steffi nickt und überlegt: „Da wäre es schon besser, wenn man für die Theorie immer auch ein praktisches Beispiel hätte, an das man sich dann besser erinnern könnte..." „Wofür brauchen Sie Beispiele?", fragt Frau Sommer, als sie um die Ecke biegt. Sie erzählen es ihr und Frau Sommer muss grinsen: „Na da haben Sie aber Glück. Das passt heute perfekt. Hier auf der Station sind einige Patienten, die mit unterschiedlichen Bereichen der Pharmakokinetik konfrontiert sind. Schauen wir uns die doch mal an, und Sie werden feststellen, wie relevant diese Grundlagen sind!" Der erste Patient, den Ihnen Frau Sommer vorstellt, ist **Herr August.** Bei ihm wurde vor ein paar Jahren **wegen eines Tumors ein Teil des Dünndarms entfernt.** In der Klinik ist er momentan, weil er stark abgemagert ist. „Sie können sich sicher schon denken, dass Herr August ein Problem mit der Resorption hat", leitet Frau Sommer auf den ersten pharmakokinetischen Bereich hin, den sie Ihnen zeigen will, „Was fällt Ihnen denn zu diesem Stichwort alles ein?"

2.14 Welche Aussagen zur Resorption oral applizierter AM sind korrekt? Bitte ankreuzen.

A ☐ Je größer die Oberfläche des Magen-Darm-Traktes, umso mehr Nährstoffe oder Pharmaka können resorbiert werden.

B ☐ Die Molekülgröße ist für die Resorbierbarkeit irrelevant.

C ☐ Der Dünndarm hat eine Resorptionsfläche von ca. 50 m^2.

D ☐ Galenische Parameter haben vor allem Einfluss auf die Pharmakokinetik.

E ☐ Milch hemmt die Resorption von Levothyroxin.

F ☐ Der Dickdarm hat eine Resorptionsfläche von ca. 50 m^2.

G ☐ Ein basischer Wirkstoff kann im Dünndarm prinzipiell gut resorbiert werden.

Herr August hat Ihnen interessiert zugehört. „Das hört sich ja ganz schön kompliziert an", findet er, „Sie haben da ja auch was von Medikamenten gesagt, die sich gegenseitig hemmen. Ich bekomme, seit ich hier im Krankenhaus bin, Tilidin, weil ich manchmal so starke Schmerzen habe. Muss ich da jetzt irgendetwas beachten?" Frau Sommer freut sich: „Da haben Sie jetzt schön zu einem weiteren Aspekt übergeleitet, den ich mit den Studierenden besprechen kann." Sie schauen Steffi ein wenig ratlos an, auch sie weiß nicht, was Frau Sommer meint. „Der Dünndarm ist also der entscheidende Ort für die Resorption, allerdings muss ein Arzneistoff, um resorbiert zu werden, erst einmal vom Magen dort hin gelangen", führt Frau Sommer aus, als sie Ihre Blicke sieht. „Ist die Magenentleerung verlangsamt, dauert es nach der Einnahme von Medikamenten länger, bis sie wirken. Es gilt also zu beachten, wie die Magenentleerung beeinflusst wird und hier ganz speziell, was denn das Tilidin dabei macht."

2.15 Welche Faktoren können die Magenentleerung verlangsamen und welche können sie beschleunigen?

Nun meldet sich Herr Igel, ein junger Mann aus dem Nebenbett, zu Wort: „Na da habe ich ja Glück, dass ich dieses Zeugs nicht nehmen muss", scherzt er. Frau Sommer berichtet, dass **Herr Igel** eine **akute Appendizitis** erlitten hatte. Inzwischen habe er sich von seiner OP gut erholt und warte auf seine Entlassung. „Was bekommen Sie denn gegen Ihre Schmerzen?", will Steffi wissen. Herr Igel nimmt eine Packung von seinem Nachttischchen und berichtet: „Ich bekomme **Ibuprofen**". Frau Sommer wendet sich an Sie: „Wie Sie ja wissen, gehört Ibuprofen zu den nicht-steroidalen Antirheumatika. Die wirken zwar schwächer als Opioide, haben aber einen Vorteil, wenn es um Schmerzen im Bereich von Entzündungen geht. Sicher haben Sie schon mal was von dem Begriff Ionenfalle gehört. Können Sie denn erklären, was damit gemeint ist?"

2.16 Erklären Sie den Begriff Ionenfalle.

Ihnen fällt auf, dass Herr Igel noch sehr müde von seiner OP ist und ihm immer wieder die Augen zufallen. „Geht es Ihnen denn gut, Sie sehen noch so geschwächt von der OP aus?", erkundigen Sie sich deshalb. Herr Igel nickt: „ Es wird schon besser! Bald muss dieses Narkosemittel ja endlich mal aus mir draußen sein!" „Na, seien Sie froh, dass Sie so schlank sind", mischt sich Herr Kleber, der dritte Patient im Zimmer, in das Gespräch ein, „Bei meiner letzten OP hatte ich noch tagelang Nachwirkungen, und mir haben damals die Ärzte erklärt, dass das an meinem Rettungsring liegt." Er zeigt auf seinen Bauch und lacht. „Da hatten die Ärzte recht", stimmt Frau Sommer zu. „Es geht dabei um die Verteilung von Medikamenten im Körper, zu der Ihnen sicher auch einiges einfällt", wendet sie sich schließlich an Sie.

2.17 Welche Faktoren beeinflussen die Verteilung von Pharmaka?

Frau Sommer ist sehr zufrieden mit Ihnen: „Sie wissen schon wirklich eine Menge! Mir fällt da auch gleich noch etwas ein, was wir in dem Zusammenhang noch besprechen sollten. Der Wirkstoff soll also vom Blut ins Gehirn gelangen, um dort zu wirken. Andere Substanzen sollen aber nicht sofort ins Gehirn. Können Sie mir sagen, wie das gewährleistet wird?" „Das liegt an der Blut-Hirn-Schranke", weiß Steffi. „Genau!", lobt Frau Sommer, „Diese ist aber nicht die einzige physiologische Barriere in unseren Körper. Gehen wir doch mal grundsätzlich durch, wie der Weg von Substanzen aus dem Blut in die verschiedenen Organe reguliert wird."

2.18 Welche Aussagen sind korrekt? Bitte ankreuzen.

A ☐ Im Herzmuskel liegt diskontinuierliches Endothel vor.

B ☐ Durch die Blut-Hirn-Schranke können Aminosäuren aktiv transportiert werden.

C ☐ Das Endothel der Leber ist für hydrophile Moleküle schwer durchlässig.

D ☐ Insulin kann nicht durch die Blut-Plazenta-Schranke.

E ☐ Im diskontinuierlichen Endothel sind sowohl Endothel als auch Basalmembran lückenhaft.

F ☐ Die Endothelien von Niere und Darm haben eine ähnliche Durchlässigkeit.

Nun meldet sich Herr Igel noch einmal zu Wort: „Ich hätte noch eine Frage. Vor der OP habe ich mitbekommen, wie die Ärztin einer Studentin, die bei ihr gelernt hat, etwas über verschiedene Narkosemittel erzählt hat. Und bei einem sagte sie, es gäbe einen Test, da nicht jeder Patient gleich darauf reagiert. Wissen Sie, um was es sich dabei gehandelt haben könnte?".

Frau Sommer denkt nur kurz nach, dann hat sie eine Antwort: „Es kann gut sein, dass dabei von dem Muskelrelaxans Suxamethonium die Rede gewesen sein könnte. Es geht hier um die Elimination des Wirkstoffes, wobei unter dem Begriff Elimination die beiden Bereiche Metabolisierung, auch Biotransformation genannt, und die Exkretion, also die Ausscheidung, zusammengefasst werden." An Sie und Steffi gewandt, will sie nun wissen: „Was könnt ihr denn zu diesen beiden Themen sagen?".

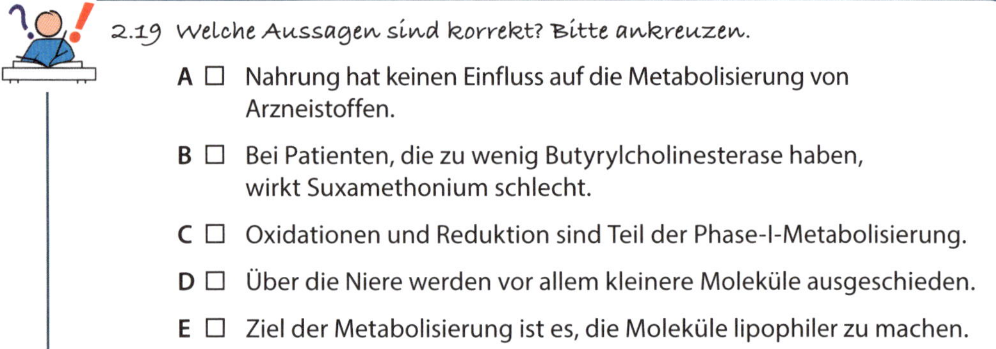

2.19 Welche Aussagen sind korrekt? Bitte ankreuzen.

- **A** ☐ Nahrung hat keinen Einfluss auf die Metabolisierung von Arzneistoffen.
- **B** ☐ Bei Patienten, die zu wenig Butyrylcholinesterase haben, wirkt Suxamethonium schlecht.
- **C** ☐ Oxidationen und Reduktion sind Teil der Phase-I-Metabolisierung.
- **D** ☐ Über die Niere werden vor allem kleinere Moleküle ausgeschieden.
- **E** ☐ Ziel der Metabolisierung ist es, die Moleküle lipophiler zu machen.
- **F** ☐ Beim enterohepatischen Kreislauf passieren Moleküle mehrmals die Leber.

Ein Arzt betritt das Zimmer. Er möchte Herrn Igel kurz untersuchen und bittet Sie, solange draußen zu warten. Sie verabschieden sich also von den Patienten.

Frau Sommer ist sehr erfreut über Ihre gute Mitarbeit: „Jetzt haben Sie hoffentlich einen guten Einblick in die Relevanz verschiedener Bereiche der Pharmakokinetik bekommen."

2.4 Der Fall mit dem Gelbstich

Große Aufregung heute nach dem Unterricht am Krankenbett auf der Gastroenterologischen Station: Sie haben heute Ihren ersten Patienten mit **Gelbsucht** gesehen! Dr. Amarillo, der Sie begleitende Apotheker heute, möchte Sie wieder auf den Boden der Tatsachen, äh, des Unterrichtes zurückholen: „Bevor wir jetzt noch eine halbe Stunde lang diskutieren, wie gelb sich die Haut verfärben kann und warum der Patient das selbst erst so spät merkt, fände ich es gut, wenn Sie sich in der Gruppe zunächst mal ein paar grundsätzliche Gedanken über die Leber und Lebererkrankungen im Allgemeinen machen würden!"

2.20 Was sind die Aufgaben der Leber? Nennen Sie mindestens drei.

2.21 Welche Probleme können sich aus einer Leberinsuffizienz ergeben? Nennen Sie mindestens zwei.

„Da haben Sie doch schon gute Ideen gesammelt!“ lobt Dr. Amarillo. „Gerade den einen Punkt mit dem Metabolismus finde ich für meine Aufgabe als Apotheker sehr wichtig! Können Sie mir das genauer erklären?“

2.22 Wie verändert sich die Pharmakokinetik bei Leberinsuffizienz?

„Eine Sache habe ich noch nicht ganz verstanden heute: diese Unterscheidung zwischen **Hepatitis** und **Zirrhose**. Einige Patienten haben beides in der Akte stehen, andere nur Hepatitis oder nur Zirrhose“, meldet sich Klaus zu Wort. „Guter Punkt“, sagt Dr. Amarillo, „kann jemand von den anderen bei dieser Frage helfen?“

2.23 Was ist der Unterschied zwischen einer Hepatitis und einer Leberzirrhose?

„Jetzt kommen wir mal zu dem für uns interessanten Teil, nämlich Medikamente“, lässt Ihnen der Apotheker keine Ruhe:

2.24 Welche Arzneistoffe sollten Patienten mit Leberinsuffizienz/-erkrankungen vermeiden?

„Sehr schön“, lobt Dr. Amarillo. "Nachdem Sie jetzt eine schöne Liste haben mit Arzneimitteln, die bei einer Lebererkrankung vermieden werden sollten, haben Sie denn auch eine Idee, welche verordneten Medikamente bei Patienten ein Hinweis auf eine bestehende Lebererkrankung sein können?“

2.25 Welche Medikamente sind ein Hinweis auf eine bestehende Lebererkrankung von Patienten? Nennen Sie mindestens zwei.

„Und wie sieht es mit Laborwerten aus? Welche sollten Sie da kennen?“, kommt direkt die nächste Frage.

2.26 Welche Laborwerte sind wichtig zur Beurteilung der Leberfunktion?

„Schaut mal hier", ruft Sarah, „hier im Arztbrief werden neben den Laborparametern auch noch zwei Scores genannt: MELD und Child-Pugh. Was ist das denn?" Können Sie helfen?

2.27 Was ist der MELD-Score und wie wird er berechnet?

2.28 Was sagt der Child-Pugh-Score aus?

„Puh", meint Peter, „so viel zu beachten! Und ich habe gerade mal versucht, Informationen zum Einsatz von Medikamenten bei Lebererkrankungen zu finden. Richtig aussagekräftig sind da die Fachinformationen nicht ..."

2.29 Wo finden Sie Informationen zum Einsatz von Medikamenten bei bestehenden Lebererkrankungen?

„Und um Sie noch einmal auf die Aufregung am Start zurückzubringen", schmunzelt Dr. Amarillo, „woher kommt eigentlich die Gelbfärbung der Haut?"

2.30 Wie entsteht der „Gelbstich" der Haut?

Perfekt! Damit entlässt Dr. Amarillo Sie in den wohlverdienten Feierabend.

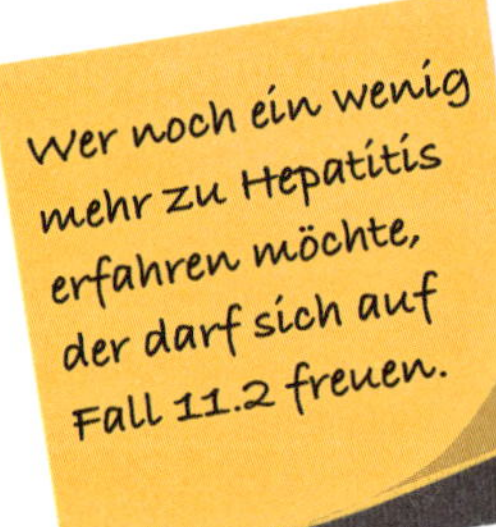

3 | Nephrologie

Die Nieren sind wichtige Organe, unter anderem werden über die Nieren circa 50 % aller Medikamente eliminiert. Bis zu 10 % der Erwachsenen in Deutschland haben schätzungsweise eine chronische Nierenerkrankung, Frauen sind eher betroffen als Männer, mit steigendem Alter steigt auch die Prävalenz.

3.1 Der Fall mit der Niere

Im Unterricht am Krankenbett geht es heute auf die Nephrologie. Wie immer gibt es vor dem Besuch auf der Station in der Apotheke ein kurzes Brainstorming mit der Apothekerin.

3.1 Welche Aufgaben haben die Nieren?

„In der Vorlesung haben Sie ja schon einiges über die Bestimmung der Nierenfunktion gehört."

3.2 Wie sieht der ideale Stoff zur Bestimmung der Nierenfunktion aus?

„Wichtig ist, dass die Bestimmung der Nierenfunktion eigentlich nur in einem stabilen Zustand möglich ist."

3.3 Wie kann die Nierenfunktion bestimmt werden? Geben Sie mindestens zwei Beispiele und benennen Sie Vor- und Nachteile.

Gefühlt ohne Pause geht es Schlag auf Schlag weiter!

3.4 Was kann eine Reduktion der Nierenfunktion hervorrufen?

3.5 Wie genau ist eine Niereninsuffizienz definiert?

3.6 Was sind mögliche Symptome einer Niereninsuffizienz?

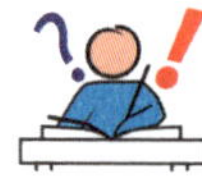

3.7 Welche weiteren Probleme können sich aus einer chronischen Niereninsuffizienz ergeben? Nennen Sie mindestens drei Beispiele und Behandlungsziele beziehungsweise -möglichkeiten.

Puh, Ihnen raucht der Kopf! Mit der Vorbereitung sollten die weiteren Fälle kein Problem mehr darstellen.

3.2 Der Fall mit dem Triple Whammy

Im Rahmen Ihres Wahlpflichtpraktikums dürfen Sie heute mit auf die Kurvenvisite in der Unfallchirurgie. Ferienzeit ist Fahrrad-Unfall-Zeit und deswegen ist einiges los. „Fangen wir mal mit **Frau Hoch** an", beginnt Mansour, der Stationsarzt, mit der Visite. „Die ist einfach. Sie war nur zur Kontrolle hier. Röntgen ist ok, der Bruch ist super verheilt, sie hat keine Schmerzen. Also gut." „Moment", wirft Anna, die Apothekerin ein, „übernimm doch noch bitte die häuslichen Medikamente mit in die Kurve, Frau Hoch hat Bluthochdruck und nimmt unter anderem **Ramipril** und **HCT**. Ich würde dann auch gerne noch die Nierenfunktion überprüfen." „Warum das denn, ich dachte immer ACE-Hemmer sind gut für die Niere, da sollte dann doch alles in Ordnung sein?", wundert sich Mansour.

3.8 Wie beeinflussen ACE-Hemmer beziehungsweise Sartane die Nierenfunktion?

„Ah ich verstehe, die Kombination ist also schon in Ordnung, sollte aber beobachtet werden. OK, die GFR ist in Ordnung, Kreatinin auch, dann darf ich jetzt weitermachen?", bedankt sich Mansour mit einem Schmunzeln.

Der nächste Patient ist **Gustav Grün, 72 Jahre alt.** Der sportliche Diabetiker ist leider so unglücklich vom Rad gefallen, dass er sich das Schlüsselbein gebrochen hat. Post-operativ wurde Ibuprofen 600 mg alle 8 Stunden angeordnet plus Metamizol 500 mg bei Schmerzen (bis zu einer Tagesmaximaldosis von 4000 mg). Nachdem der Assistenzarzt das Röntgenbild kontrolliert hat, übernimmt er noch die Aufnahmemedikation von der Apotheke: „So, das hätten wir dann auch erledigt. Dann können wir schon zum Nächsten gehen, das...". „Moment, nicht so schnell, können wir uns bitte nochmal die Medikation und die Laborwerte ansehen?", unterbricht ihn die Apothekerin, „Schau doch mal hier, ganz eindeutig ein **Triple Whammy**!". „Du kennst immer Ausdrücke, was ist das denn jetzt schon wieder?", fragt Mansour interessiert nach.

3.9 Was ist ein Triple Whammy (im pharmakologischen Sinn)?

„Nachdem ihr mir das eben schon so toll erklärt habt: Was machen denn jetzt schon wieder die NSAR mit bzw. in der Niere?", will Mansour es jetzt ganz genau wissen.

3.10 Wie beeinflussen NSAR die Nierenfunktion?

Alice, die Medizin-PJ'lerin, ist dazugekommen und möchte verwundert wissen:

3.11 Warum ist die Triple-Kombination aus ACE/Sartan + NSAR + Diuretikum so gefährlich?

„Puh, das klingt wirklich nicht gut", seufzt Alice. „Und einfach wird das jetzt auch nicht, denn die nächsten paar Tage wird die Patientin schon noch Schmerzen haben", wirft Mansour ein.

3.12 Was raten Sie dem Arzt?

„Gut, dass ihr heute mit dabei wart!", freut sich Mansour. „Dann werde ich in Zukunft besser auf die Nierenfunktion UND die Medikamente achten."

3.3 Der Fall mit dem Filter

Heute haben Sie im Unterricht am Krankenbett auf der orthopädischen Station Herrn Brandner kennengelernt. **Emil Brandner** ist **85 Jahre** alt und wurde am Wochenende mit einem **Fieber unklarer Genese** bei bestehendem Kniegelenksdefekt eingewiesen. Zusätzlich leidet er noch an Schmerzen in der Zahnregion. Er leidet außerdem an einer terminalen Niereninsuffizienz und muss montags, mittwochs und freitags immer zur Dialyse. Ansonsten stehen in der Akte noch eine KHK ohne hämodynamisch wirksame Stenosen, ein Aortenklappenersatz bei Aortenklappenstenose (2013), chronisches Vorhofflimmern mit oraler Antikoagulation, eine Hypothyreose, arterielle Hypertonie und eine Hyperlipidämie. Eine Allergie gegen Tazobactam ist bekannt. Die mikrobiologische Analyse ergab einen Nachweis für Clostridium clostridioforme im Abstrich des rechten Knies. Sensitivitäten wurden nicht spezifisch getestet, üblicherweise sollte der Keim auf Sulbactam, Piperacillin, Piperacillin/Tazobactam, Meropenem oder Metronidazol empfindlich reagieren. In der Kleingruppe haben Sie sich verschiedene Aspekte überlegt, mit denen Sie sich am Nachmittag beschäftigen wollen. Sie wollen sich näher mit der Niereninsuffizienz und der Dialyse beschäftigen. Tabelle I.3.1 zeigt die aktuelle Medikation von Herrn Brandner im Krankenhaus an.

Tabelle I.3.1: *Aktuelle Medikation von Herrn Brandner im Krankenhaus*

Medikament	Dosierung	Verabreichung
Clindamycin	300 mg	2-0-2
Cefuroxim	500 mg	0-0-1 (Mo, Mi, Fr, So)
Rifampicin	300 mg	1-0-1
Acetylsalicylsäure	100 mg	1-0-0
Calciumdiacetat	500 mg	1-1-1 (mit dem Essen)
Vitamin-B-Komplex	1 Kapsel	0-0-0-1
Melperon	25 mg	0-0-0-1
Metoprololsuccinat retard	95 mg	1-0-0-1
Pantoprazol	40 mg	1-0-0
Ramipril	2,5 mg	1-0-0
Levodopa/Benserazid	125 mg	0-0-0-1
Quetiapin	25 mg	0-0-0-1
Simvastatin	20 mg	0-0-1-0
Torasemid	200 mg	1-0-0
Levothyroxin	100 µg	1-0-0
Calcitriol	0,5 µg	1-0-0 (an HD-freien Tagen)
Sevelamer	800 mg	1-1-1 (mit dem Essen)
Epoetin alfa	4000 IE	Mo-Mi-Fr (zur Dialyse)
Dalteparin	5000 IE	An dialysefreien Tagen
Paracetamol	500 mg	2-2-2
Oxycodon/Naloxon retard	5 mg/2,5 mg	1-0-1

Tabelle I.3.2: *Bisher bekannte Laborwerte von Herrn Brandner*

Bekannte Laborwerte			
Test	Normwert	Heute	Vor 6 Wochen
Kalium (mmol/l)	3,5 – 5,1	5,1	4,3
Harnstoff (mg/dl)	17 – 43	75	46
Kreatinin (mg/dl)	< 1,2	6,2	5,7
CRP (mg/dl)	< 5	3,9	2,5
Erythrozyten (T/l)	4,5 – 5,9	3,39	3,33
Hämoglobin (g/dl)	13,6 – 17,6	10,2	9,6
Hämatokrit	0,4 – 0,49	0,31	0,301
INR	0,9 – 1,2	n/a	2,8
BMI (kg/m^2)	< 25	27	27

„Puh, ganz schön komplex", stöhnt Felix. "Ich dachte auch, dass Patienten auf der Ortho einfacher sind", gibt Gabi zu. „Naja, die Dialyse ist vermutlich das größere Problem für uns als Apotheker", werfen Sie ein, „habt ihr noch im Kopf, was im Seminar zu Dialyse gesagt wurde?"

3.13 Was ist eigentlich Dialyse? Was passiert da?

3.14 Benennen Sie zwei unterschiedliche Arten der Dialyse.

3.15 Welchen Effekt hat die Dialyse auf die Dosierung von Arzneistoffen? Geben Sie drei Beispiele!

Nachdem diese Grundlagen geklärt sind, möchten Sie sich jetzt auch mit Ihrem Patienten beschäftigen.

3.16 Welche Medikamente in Tabelle I.3.1 weisen auf eine schwere Niereninsuffizienz bzw. Dialysepflicht hin? Begründen Sie Ihre Antwort.

3.17 Wie beurteilen Sie die aktuellen Laborwerte in Tabelle I.3.2?

Apropos Medikamente, stimmt eigentlich die Dosierung der Medikamente von Herrn Brandner?

3.18 Sind die Dosierungen der Medikamente in Tabelle I.3.1 an die Niereninsuffizienz/Dialyse von Herrn Brandner angepasst?

„Oh Mann", ruft Gabi, „haben wir das Pferd nicht eigentlich von hinten aufgezäumt? Sollten wir nicht erst mal schauen, ob er diese ganzen Medikamente braucht? Ich sortiere jetzt erst mal die Indikationen zu!" Felix stimmt Gabi zu und ergänzt: „Bei seinem Alter sollten wir neben den Indikationen auch noch schauen, ob die Medikation neben der Dialyse auch für sein Alter noch passt, ich schaue mal in der FORTA-Liste nach, was ich da so finde."

3.19 Ordnen Sie den Medikamenten von Herrn Brandner die entsprechenden Indikationen aus der Akte zu. Finden Sie für alle Medikamente eine Indikation?

3.20 Ergänzen Sie (wo möglich) die FORTA-Klassifizierung. Möchten Sie eventuell etwas ändern?

Medikament	Indikation	FORTA
Clindamycin		
Cefuroxim		
Rifampicin		
Acetylsalicylsäure		
Calciumdiacetat		
Vitamin-B-Komplex		
Melperon		
Metoprolol succinat		
Pantoprazol		
Ramipril		
Levodopa/Benserazid		
Quetiapin		
Simvastatin		
Torasemid		
Levothyroxin		
Calcitriol		
Sevelamer		
Epoetin alfa		
Dalteparin		
Paracetamol		
Oxycodon/Naloxon		

„Ok, dann schaue ich mir auf jeden Fall noch die anticholinerge Belastung an, immerhin ist Herr Brandner ja wegen einem Sturz eingeliefert worden", ergänzen Sie die soeben begonnene Medikationsanalyse.

3.21 Bestimmen Sie die anticholinerge Belastung von Herrn Brandner. Gibt es eine Möglichkeit, diese zu reduzieren?

Über diesen ganzen Recherchen ist der Nachmittag in der Klinik wie im Flug vergangen und es ist schon wieder Zeit, nach Hause zu gehen.

4 | Kardiologie

Herz-Kreislauf-Erkrankungen zählen zu den häufigsten Todesursachen in Deutschland. Kardiovaskuläre Erkrankungen verursachen insgesamt etwa 40% aller Sterbefälle sowie erhebliche individuelle Krankheitsfolgen und hohe Krankheitskosten. Aufgrund der weiten Verbreitung haben vor allem die koronare Herzkrankheit, der Herzinfarkt und der Schlaganfall (siehe Kapitel 7 Neurologie) große Bedeutung für das Gesundheitswesen in Deutschland.

4.1 Der Fall mit den Kopfschmerzen

Schnellen Schrittes betritt **Herr Meyer** Ihre Apotheke um 13 Uhr. Die PTA geht bereits in Deckung, denn Herr Meyer hat es immer sehr eilig. „Haben Sie bitte noch einmal **Kopfschmerztabletten** für mich? Ich brauche aber stärkere als beim letzten Mal. Die helfen überhaupt nicht mehr", wendet er sich an den Apotheker. „Und haben Sie noch eine Idee, was ich machen könnte: Ich hatte heute Morgen schon wieder **Nasenbluten**! Das nimmt allmählich überhand ...", setzt er noch nach. Sie schauen dem Apotheker über die Schulter und sehen im Computer, dass Herr Meyer in den letzten acht Wochen schon zweimal Schmerztabletten erworben hat. Beim ersten Mal Ibuprofen 400 mg und beim letzten Mal eine Kombination aus Ibuprofen und Paracetamol. In den folgenden Minuten hören Sie erstaunt dem Apotheker zu, der Herrn Meyer die Zusammenhänge zwischen den Kopfschmerzen, dem Nasenbluten und den geforderten Tabletten erklärt. Vielleicht sollten Sie doch noch mal das ein oder andere aus der Pharmakologie nachschlagen ...

4.1 Welche Symptome und Ursachen von Bluthochdruck kennen Sie?

4.2 Wie lautet die Definition von Bluthochdruck?

4.3 Fallen Ihnen noch andere Risikofaktoren für Bluthochdruck ein?

4.4 Was sind mögliche Konsequenzen eines unbehandelten Bluthochdrucks?

4.5 Wie wird Bluthochdruck medikamentös behandelt?

4.6 Können Sie noch weitere (nicht-medikamentöse) Vorschläge zur Behandlung von Bluthochdruck machen?

„Sie meinen also, die Kopfschmerzen kommen nicht vom Stress auf der Arbeit?", fragt Herr Meyer erstaunt. „Für Kopfschmerzen gibt es viele Ursachen. Zusammen mit dem Nasenbluten, das Sie mir beschrieben haben, kann ein hoher Blutdruck mit verantwortlich sein. Und dauerhafte Einnahme von Kopfschmerztabletten kann diese manchmal auch verstärken statt verbessern. Wissen Sie denn, wie Ihr Blutdruck ausschaut? Wir können den hier gerne mal messen", bieten der Apotheker Herrn Meyer an. „Die Messung selbst geht auch ganz schnell, nur vorher sollten Sie ein paar Minuten ruhig sitzen und nicht sprechen." Herr Meyer schaut auf die Uhr, „Wenn es wirklich nur ein paar Minuten sind, dann klappt das noch. Ich möchte aber gerne vorher noch etwas für meine Kopfschmerzen kaufen, nach der Messung muss ich nämlich sofort los." Sie geben nach und Herr Meyer erhält eine kleine Packung mit Schmerztabletten als Kompromiss. Herr Meyer setzt sich in das Beratungszimmer und schaut Ihnen interessiert bei den Vorbereitungen der Blutdruckmessung zu.

4.7 Was sollten Sie bei der Blutdruckmessung beachten?

Herr Meyer hat einen Blutdruck von 150/90 mmHg, gemessen mit einem Oberarmgerät. „Und, habe ich jetzt Bluthochdruck?", fragt er ganz gespannt. „Von einer einzelnen Messung lässt sich das nicht sagen, Herr Meyer", antworten Sie ihm, „Ihr Blutdruck ist schon höher als die empfohlenen Grenzen. Ich würde Ihnen empfehlen, einen Termin mit Ihrem Hausarzt zu vereinbaren. Erzählen Sie ihm auf jeden Fall von den Kopfschmerzen, dem Nasenbluten und dem gemessenen Wert heute. Ich gebe Ihnen hier diesen Zettel mit, da stehen die Messwerte auch noch mal drauf", sagen Sie. „Vielleicht kommen die Kopfschmerzen ja auch von etwas anderem. Es ist doch auch in Ihrem Sinn, wenn die Ursache schnell gefunden wird und Sie die Kopfschmerzen gezielt behandeln können, statt über Monate verschiedene Schmerzmittel auszuprobieren." Herr Meyer seufzt, „Wenn Sie meinen! Meine Frau versucht mich schon die ganze Zeit zu so einem Check-up beim Hausarzt zu überreden. Wenn ich das jetzt mal mache, freut sie sich sicherlich auch." Er nimmt seine Kopfschmerztabletten und verlässt die Apotheke. Sie sind schon gespannt, wann er wieder reinschaut und was er dann erzählt.

4.2 Der Fall mit dem Schmerz in der Brust

Sie machen gerade ein Praktikum in der Krankenhausapotheke und dürfen mit der Stationsapothekerin Frau Herz auf die Kardiologie. Dort liegt **Oma Elsa F.**, eine an sich rüstige Rentnerin, die mit ihren **84 Jahren** noch allein in ihrer kleinen Wohnung lebt und sich noch selbst gut alleine versorgen kann. Oma Elsa wurde mit **„pectanginösen Beschwerden"** in die Notaufnahme eingeliefert. Im Arztbrief lesen Sie, dass Oma Elsa mit dem Rettungswagen eingeliefert wurde. Der Rettungswagen hatte sie im Einkaufszentrum zur Mittagszeit aufgenommen. Andere Passanten hatten den Notarzt gerufen, weil Oma Elsa im Treppenhaus im 2. Stock auf den Stufen gesessen hatte und kaum noch Luft bekam. Im RTW hat die Notärztin **Sauerstoff** und ein **Nitrolingual-Spray** verabreicht, worauf es Oma Elsa schon wesentlich besser ging. Zur weiteren Abklärung wurde sie vorsichtshalber ins Krankenhaus gebracht. Im Gespräch mit der Patientin haben Sie erfahren, dass sie normalerweise keine Medikamente einnimmt. Bevor Sie weiter in der Akte stöbern dürfen, fragt Frau Herz, „Was glauben Sie denn, ist der Grund für die Beschwerden? Und ohne vorher nachzuschauen, welche Medikamente erwarten Sie denn aufgrund der Beschwerden der Patientin?"

4.8 Beschreiben Sie die führende klinische Symptomatik einer Angina pectoris.

4.9 Wie würden Sie aufgrund der vorliegenden Informationen die Schwere der KHK bewerten?

4.10 Welche Therapieziele sollten bei Oma Elsa im Vordergrund stehen?

4.11 Wie wird eine (chronische) KHK medikamentös behandelt?

4.3 Der Fall mit dem Herzinfarkt

Herr **Anton Theker** ist ein **52-jähriger Mann** ohne bekannte Vorerkrankungen. Er nimmt gegenwärtig keine Medikamente ein, auch keine rezeptfreien. Alkohol konsumiert er nach eigener Aussage nur gelegentlich. Vor ungefähr sechs Monaten hat er wieder mit dem Rauchen begonnen, nachdem er mehrere Jahre abstinent war. Die **Zigaretten (~10/Tag)** helfen ihm, mit dem Stress am Arbeitsplatz zurechtzukommen. Er hält sich mit Radfahren und Wandern fit. Seit seiner Kindheit leidet er unter einer **Penicillin-Allergie (Urtikaria).**

Nach der Weihnachtsfeier im Restaurant geht Herr Theker beschwingt nach Hause. Nach dem leckeren Essen und Rotwein gönnt er sich noch eine Zigarette auf dem Nachhauseweg. Als er die Treppen nehmen möchte, krümmt er sich auf dem ersten Absatz zusammen. Er hat das Gefühl, als ob sein Oberkörper auf der linken Seite zusammengedrückt wird. So gerade eben schafft er es noch in die Wohnung, wo seine Frau bei seinem Anblick sofort den Notarzt anruft. So endet der Abend mit einem Ausflug in die Notaufnahme. An Symptomen werden **linksseitige Herzschmerzen, Schweißausbruch und Kurzatmigkeit** notiert. Es werden mehrere Tests angefordert, unter anderem ein Blutbild (inkl. D-Dimere, CRP, TSH, INR), ein EKG und ein Röntgen-Thorax. Die Laborwerte sind in Tabelle I.4.1 aufgeführt, das Röntgen-Thorax war ohne Befund. Im EKG liegt eine ST-Streckenhebung vor.

Tabelle I.4.1: *Übersicht über Herrn Thekers Laborwerte (Auswahl)*

Laborparameter	(Normalwert)	Ergebnis
D-Dimer	(< 0,5 µg/ml)	0,15 µg/ml
CRP	(< 5 mg/l)	0,9 mg/l
TSH	(0,4 – 4,0 µU/ml)	2,8 µU/ml
INR	(0,9 – 1,2)	0,9
CK	(bis 190 U/l)	356 U/l
Troponin T-hs	(< 14,0 pg/ml)	345 pg/ml

4.12 Die Werte aus dem Labor liegen jetzt vor (siehe Tabelle I.4.1). Was sagen Ihnen die einzelnen Werte eigentlich?

Der behandelnde Kardiologe entscheidet sich aufgrund der Ergebnisse für eine Herzkatheter-Untersuchung. Hier zeigt sich eine hochgradige Verengung des Hinterwandgefäßes. Herr Theker erhält in gleicher Sitzung eine Koronarintervention PCI (percutaneous coronary intervention) mit Ballondilatation Implantation eine DES (drug-eluting stent). Im Angiographiebericht vermerkt der Kardiologe, dass eine duale Plättchenhemmung (DAPT) für sechs Monate fortgeführt werden soll.

4.13 Diese Medikamente hat Herr Theker jetzt post-PCI verordnet bekommen. Wofür werden die einzelnen Arzneimittel eingesetzt? Und wie lang wird Herr Theker sie einnehmen müssen? Bitte ergänzen Sie die Tabelle.

Wirkstoff	Gabe	Indikation	Einnahmedauer
ASS 100 mg	1-0-0		
Clopidrogel 75 mg	1-0-0		
Ramipril 2,5 mg	1-0-1		
Bisoprolol 2,5 mg	1-0-1		
Simvastatin 40 mg	0-0-1		

Herr Theker hat sich von all den Strapazen gut erholt und seine Entlassung steht kurz bevor.

4.14 Welche Schritte sollten Sie für die Entlassung in die Wege leiten?

4.4 Der Fall mit der Kurzatmigkeit

Sie sind jetzt schon seit mehreren Monaten im praktischen Jahr und es gefällt Ihnen gut in der öffentlichen Apotheke. Sie schauen über die vorbereiteten Rezepte für den Botendienst und stutzen: „**Frau Schnauf** holt ihre Medikamente doch immer lieber selbst ab, damit sie ein wenig unter die Leute kommt? Geht es ihr nicht gut?“ „Sie wohnt doch im dritten Stock, und bei dieser Hitze wird sie noch schneller atemlos als sonst und dann fällt ihr das Treppensteigen so schwer“, antwortet die Apothekerin. „Wieso denn atemlos? Sie hat doch kein Asthma, sondern lediglich Probleme mit dem Blutdruck?“ „Wie kommst du denn darauf?“, fragen Sie verwundert. „Na, sie holt doch immer nur Blutdruckmittel ab“, entgegnen Sie. „Na dann schau dir die Patientenakte bitte einmal genauer an und erklär mir, wofür die einzelnen Medikamente sind“, werden Sie aufgefordert. In der Patientenakte stehen bisher **Bisoprolol 5 mg, Ramipril**

10 mg, HCT 25 mg und Eplerenon 50 mg. „Ich bleibe bei Bluthochdruck, denn es fehlen ASS und ein Statin für einen Herzinfarkt. Beim Eplerenon bin ich mir nicht ganz sicher, warum sie das erhält, HCT sollte doch eigentlich reichen." „Prinzipiell hast du ja recht, es sind alles Arzneistoffe, die den Blutdruck senken, aber sie werden eben auch noch für andere kardiovaskuläre Erkrankungen eingesetzt. Da musst du wohl noch mal in die Bücher und die Fachinformationen schauen. Und am besten noch bedenken, was du sonst noch über die Patientin weißt: Sie wird schnell atemlos, selbst die paar Stufen zur Apotheke fallen ihr schwer, sie leidet arg darunter, dass sie nachts nicht mehr gut schläft, weil sie so oft auf die Toilette muss, und die dicken Beine helfen auch nicht wirklich", fordert Sie Ihre Kollegin auf.

4.15 Zählen Sie die verschiedenen Symptome der Patientin auf. Was wäre eine für Sie denkbare Diagnose?

4.16 Wie genau ist eine Herzinsuffizienz definiert?

Sie überlegen, was Ihnen zum Thema Herzinsuffizienz (HI) aus der Uni noch einfällt. Die häufigste Ursache für die Entstehung einer Herzinsuffizienz ist die **Koronare Herzkrankheit**. Das betrifft ungefähr die Hälfte der Patienten mit HI. Kardiomyopathien, Myokarditis, aber auch Bluthochdruck (arteriell oder pulmonal) oder insuffiziente Herzklappen sowie Herzrhythmusstörungen können ebenfalls eine Herzinsuffizienz verursachen.

4.17 In welche Stadien wird eine Herzinsuffizienz denn bisher normalerweise eingeteilt?

4.18 Welche Medikamente werden in der Behandlung der Herzinsuffizienz eingesetzt? Und was hat sich 2021 geändert?

„In Ordnung, jetzt macht die Kombination mehr Sinn!", sagen Sie nach einer ausführlichen Recherche. „Hier ist übrigens ein neues Rezept für Frau Schnauf: **Entresto® (Sacubitril/Valsartan).** Sie soll davon eine Tablette zweimal täglich einnehmen", sagt die Apothekerin und zeigt Ihnen die Packung, „was müssen wir Frau Schnauf denn auf jeden Fall mitteilen, bevor sie mit der Einnahme dieser Tabletten beginnt?!"

4.19 Was ist für die aktuelle Beratung von Frau Schnauf bezüglich Entresto® (Sacubitril/Valsartan) wichtig?

4.5 Der Fall mit dem Rhythmus

Wie jedes Wochenende besuchen Sie **Ihren Opa**. Er ist mit seinen **71 Jahren** noch sehr rüstig, aber vor sieben Monaten ist seine Frau gestorben und Sie machen sich Sorgen um ihn. Schließlich hat er immer mal wieder Aussetzer, er nennt das sein **„Herzstolpern"** und **vor fünf Jahren** hatte er sogar eine **TIA**. Er nimmt auch einige Medikamente ein. Bisher haben Sie sich da noch nicht so für interessiert, aber jetzt im Hauptstudium ist endlich Pharmakologie dazugekommen! Und mittlerweile fühlen Sie sich ein wenig sicherer, sich den Medikationsplan Ihres Opas genauer anzusehen.

Momentan erhält er:

Apixaban 5 mg	1-0-1	–
Paroxetin 20 mg	1-0-0	Info: NEU, erst vor 6 Monaten begonnen
Metoprololsuccinat retard 47,5 mg	1-0-0	–
Simvastatin 40 mg	0-0-1	–
Omeprazol 20 mg	1-0-0	–

„Opa, wie sieht eigentlich dein Blutdruck momentan aus?", fragen Sie. „Moment, das schreibe ich mir immer auf. Wo ist denn jetzt der Zettel?....Ah hier: am Sonntag war er **148/91** und die Woche davor bei **150/92**." Sie sind ein wenig verwirrt. Sie sind bisher davon ausgegangen, dass ihr Opa **Vorhofflimmern (VHF)** hat, aber seine Medikation sieht ein wenig anders aus, als Sie das nach der Vorlesung erwartet haben.

4.20 Welche Medikamente erwarten Sie bei einer VHF-Diagnose?

4.21 Bei Herzrhythmusstörungen denken Sie automatisch an Antiarrhythmika? Welche fallen Ihnen ein und wie werden diese eingeteilt?

4.22 Welchen Nutzen hat eine Antikoagulation bei VHF?

4.23 Welche Entscheidungshilfe (ob er antikoaguliert) kann der Arzt denn nutzen?

4.24 Welche Medikamente kennen Sie, die zur Antikoagulation bei VHF eingesetzt werden können? Gibt es Vor- oder Nachteile?

4.6 Der Fall mit dem Bluthochdruck

Herr Meyer (bekannt aus Kapitel 4.1) ist Ihrem Rat gefolgt und hat seine Hausärztin aufgesucht. Nachdem diese einen erhöhten Blutdruck festgestellt hat, kommt Herr Meyer mit einem Rezept über **Candesartan/HCT** zu Ihnen in die Apotheke. Außerdem hat seine Ärztin ihm geraten, sich Gedanken über einen gesünderen Lebensstil zu machen, damit der Bluthochdruck nicht noch schlimmere Folgen, wie beispielsweise einen Herzinfarkt, nach sich zieht. „Das ist doch mal ein schönes Projekt für unseren Pharmaziepraktikanten", freut sich die Chefin der Ludwig-Apotheke und wendet sich an Sie, „Stellen Sie doch bitte ein paar Informationen zum Thema kardiovaskuläre Prävention zusammen!"

4.25 Nennen Sie die Kernziele der kardiovaskulären Prävention.

4.26 Was ist dabei die Rolle des Apothekers/ der Apothekerin?

„Das mit dem Rauchen hat mir die Ärztin auch schon gesagt. Das mit dem Gewicht und der gesunden Ernährung höre ich irgendwie immer überall. Was genau ist denn damit gemeint? Wie schwer darf ich denn sein?", fragt Sie Herr Meyer.

4.27 Wie ist es denn mit dem Gewicht? Welche Angaben brauchen Sie noch von Herrn Meyer?

4.28 Welche Hinweise zur Ernährung sollten Sie Herrn Meyer geben?

„Herr Meyer, Ihren BMI können wir gerne hier bereits berechnen und bei den anderen Punkten kann ich Ihnen gerne diesen Flyer mitgeben. So können Sie zu Hause noch weitere Messwerte eintragen. Hier steht auch ein wenig Information übers Essen drin. Wenn Sie da gerne mehr wissen möchten, können wir auch einen Termin zur Ernährungsberatung ausmachen. Das geht nicht gut zwischen Tür und Angel", sagen Sie. Bei dem Wort Termin erschrickt Herr Meyer ein wenig, den Flyer findet er wesentlich besser: „Am besten schaue ich mir den Flyer erst noch an, dann kann ich mich schon mal informieren." „Gerne. Wenn Sie dann noch konkrete Fragen haben, sagen Sie einfach Bescheid. Hat die Ärztin denn auch etwas zu Bewegung und Sport zu Ihnen gesagt?", antworten Sie. „Puh, ja. Sie hat mir schon gesagt, dass ich mich fünf Mal in der Woche bewegen soll. Aber ehrlich, das schaffe ich neben der Arbeit doch gar nicht!", empört sich Herr Meyer.

4.29 Haben Sie eventuell einen einfachen Tipp für Herrn Meyer, wie er mehr Bewegung in seinen Alltag bringen kann?

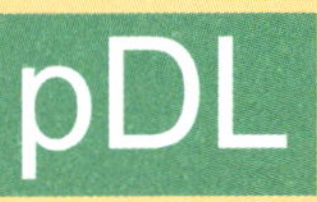

Übrigens: Bluthochdruckpatienten, die mindestens ein Antihypertensivum einnehmen, können im Zuge einer erstattungsfähigen pharmazeutischen Dienstleistung den Blutdruck in der Apotheke kontrollieren lassen.

5 | Pneumologie

In der Pneumologie, auf Deutsch auch Lungenheilkunde, dreht sich alles um die Prophylaxe und Behandlung von Erkrankungen der Bronchien, der Lunge, aber auch der Pleura. Einige häufige Krankheitsbilder wie Bronchitis, Asthma und chronisch-obstruktive Lungenerkrankung (COPD) werden in diesem Kapitel behandelt, genauso wie die seltenere, aber nicht unwichtige Mukoviszidose.

5.1 Der Fall mit der Lungenfunktion

Puh, Ihnen raucht der Kopf. Heute sollte es in der Vorlesung um Lungenerkrankungen gehen. „Krass, ich dachte, Anatomie im Grundstudium war ein Sitzschein", sagt Max. „Ja, so richtig daran geglaubt habe ich auch nicht, dass ich das irgendwann noch mal brauche im Pharmaziestudium", antwortet Christine. „Physiologie war ja auch noch dabei... und mit den Medikamenten haben wir noch gar nicht angefangen, wie soll ich mir das alles nur je merken können?", beschwert sich Max. „Setzen wir uns doch einfach mal zusammen in der Bib und gehen alles noch einmal durch, wir haben es doch schon alles einmal gehört, es wiederholt sich sicher", beruhigt Sie Christine. In der Bibliothek angekommen, holen Sie alle die Vorlesungsunterlagen hervor. Zum Glück liebt Ihr Professor Schaubilder, dumm nur, dass er die Beschriftungen immer bewusst aus den Bildern herausnimmt.

5.1 Benennen Sie die anatomischen Strukturen im Respirationstrakt in Abbildung I.5.1.

5.2 Welche Aufgaben hat der Respirationstrakt?

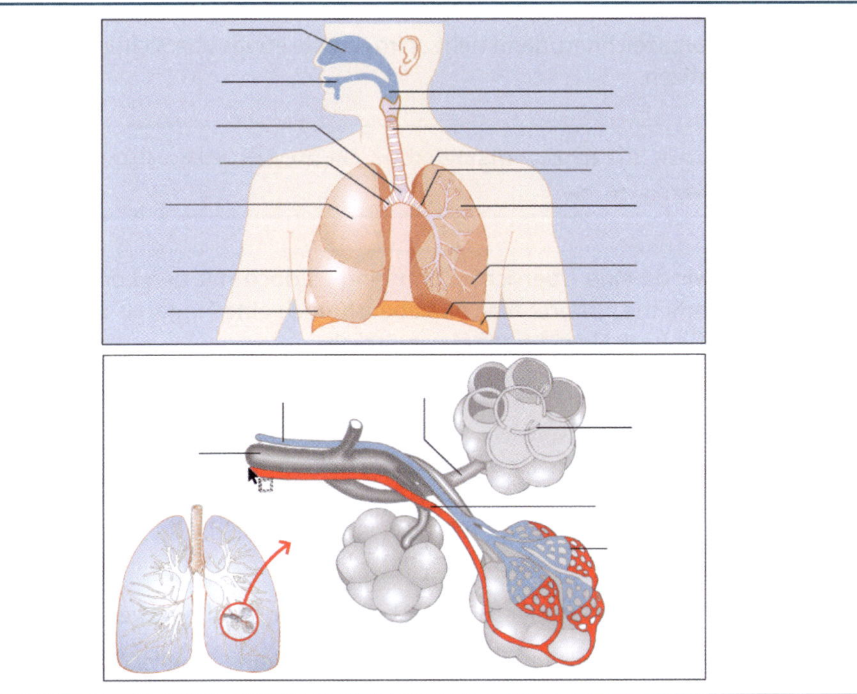

Abbildung I.5.1 *Schematische Darstellung der Atemwege und der Bronchie (© Wosczyna)*

„Habt ihr das alles verstanden, als es um Atemzugsvolumina ging und Spirometrie und so weiter? Ich habe bei all den Abkürzungen gar nicht mehr durchgeblickt...", stöhnt Max. „Und dann waren sie sich auch noch alle so ähnlich, ich konnte mir nur noch merken, dass es um Volumen und Kapazität ging."

5.3 Bringen Sie Licht ins Dunkel, fangen wir mal mit den verschiedenen Definitionen an. Können Sie diese ergänzen?

Atemvolumina	
Lungenvolumina	
Atemzugvolumen	
Inspiratorisches Reservevolumen	
Exspiratorisches Residualvolumen	
Reservevolumen	
Vitalkapazität	
Inspirationskapazität	
Funktionale Residualkapazität	
Totale Lungenkapazität	

„Oh Mann, da blicke ich immer noch nicht durch... ", beschweren Sie sich. „Warte mal, ich habe das mal versucht aufzuzeichnen, dann sieht es irgendwie etwas übersichtlicher aus." Christine stöbert in ihren Notizen.

5.4 Fertigen Sie eine grafische Übersicht zu den Atemvolumina und -kapazitäten an.

„Ok, jetzt haben wir da eine Übersicht. Dann ging es doch mit den Lungenfunktionstests weiter, dieser Spirometrie." „Warte mal, da habe ich noch eine Frage: Ist Spirometrie nur ein anderer Ausdruck für Peak Flow?", fragt Max plötzlich.

5.5 Können Sie helfen?
Was ist Spirometrie und was bezeichnet man mit Peak Flow?

Spirometrie	
Peak Flow	

„Oh, nein, da gibt es ja schon wieder so viele Abkürzungen", stöhnen Sie.

„Na dann machen wir es so wie immer und erstellen uns eine Tabelle", sagt Christine, pragmatisch wie immer.

5.6 Ergänzen Sie die Tabelle:

FEV	
FEV1	
FEV1/FVC	
TLC	

„Wow, ich weiß ja nicht, wie es Euch jetzt geht, aber nach all diesen Definitionen und Abkürzungen finde ich, dass wir uns eine Pause verdient haben", schaut Max fragend in die Runde. „Gute Idee", sagen Sie und Christine und packen zusammen.

5.2 Der Fall mit dem Spacer

Frau Blau kommt mit ihrem **sechsjährigen Sohn Finn** und zwei Rezepten in die Apotheke: eines über ein **Salbutamol Dosieraerosol** und eines für einen passenden **Spacer** und ein **Peak-Flow-Meter**. Sie ist ganz aufgeregt: „Ich musste Finn heute in der Schule abholen, er hat im Sportunterricht keine Luft mehr bekommen. Jetzt geht es ihm zwar schon wieder besser, aber die Ärztin hat gesagt, er braucht jetzt ein Notfallspray und ein Peakdings zum Testen...Wobei ich gar nicht weiß, wofür Finn das auch braucht, das hat er doch gerade bei der Ärztin schon gemacht, sie hat mir das zwar alles erklärt, irgendwie weiß ich jetzt auch nicht mehr, was alles von mir und Finn erwartet wird?!". „Danke für die Rezepte, Frau Blau", versucht Ihr Chef, die Mutter des Patienten zu beruhigen. „Ich suche die Sachen erst einmal zusammen und dann besprechen wir das alles ganz in Ruhe." Er wendet sich an Finn, „Finn, magst du mit deiner Mama schon mal drüben zur Sitzecke gehen? Ich komme dann gleich nach". Dann wendet sich der Chef an Sie: „Holst du bitte schon mal das Kinder-Peak-Flow-Gerät hinten aus dem Lager? Das kannst du dann gleich mit Finn ausprobieren. Überlege dir schon mal, wie du es Finn und seiner Mutter erklärst." Während Sie ins Lager gehen, versuchen Sie sich erst einmal wieder daran zu erinnern, was denn „Peak-flow" eigentlich ist und warum er gemessen wird.

5.7 Was ist ein Peak-Flow-Meter und wozu wird es angewendet?

Zum Glück haben Sie letzten Monat im berufsbegleitenden Unterricht auch von den BAK-Leitlinien und SOPs gehört. Nachdem Sie das Peak-Flow-Gerät geholt haben, schauen Sie sich auch noch mal schnell die SOP im Computer an. In der Zwischenzeit hat Ihr Chef Finn und seiner Mutter bereits das Asthmaspray und den dazugehörigen Spacer erklärt und Finn übt gerade die Anwendung mit dem Placebospray.

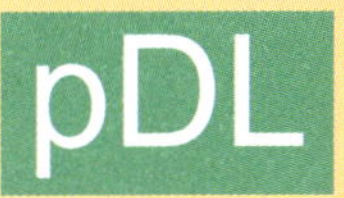

Erwachsene und Kinder ab sechs Jahren haben im Zuge der pharmazeutischen Dienstleistungen in der Apotheke die Möglichkeit, sich die korrekte Device-Anwendung zeigen zu lassen und diese zu üben.

5.8 Was ist ein Spacer?

5.9 Warum sollten Kinder einen Spacer bei der Anwendung von (Dosier-) Aerosolen benutzen?

Nachdem Ihr Chef alles erklärt hat, gibt er Finns Mama noch ein Infoblatt über Asthma bei Kindern mit, da ist unter anderem auch diese Webseite angegeben als Informationsquelle für Eltern von betroffenen Kindern:

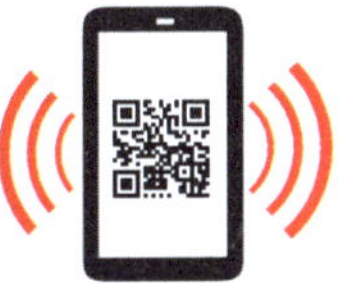

Asthma.de – Ihr Ratgeber zum Thema Asthma
www.asthma.de

Da wird alles nochmal erklärt, wie man das Tagebuch führt und wie die Inhalatoren funktionieren. Es war ja doch ein wenig viel auf einmal. Nachdem Finn mit seiner Mama und seinen neuen Asthma-Inhalatoren die Apotheke verlassen hat, fragt Sie der Chef:

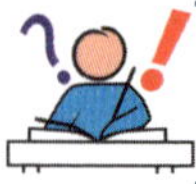

5.10 Wie sollten Kinder mit Asthma eigentlich behandelt werden? Stichwort Stufenschema.

„Sehr schön erkärt", freut sich der Chef. „Und wie sieht es bei erwachsenen Asthmatikern aus?"

5.11 Wie sieht das Stufenschema Asthma bei Erwachsenen aus?

„Sehr schön! Das klappt doch schon ganz gut", mischt sich die Approbierte Frau Ungeduld ein, „ich könnte jetzt noch Hilfe bei einer Rezeptur brauchen, kommst du bitte mit?" Augenscheinlich ist noch kein Feierabend!

5.3 Der Fall mit der COPD

Sie studieren Pharmazie und haben letzte Woche im Seminar etwas über einen Patienten mit **COPD** gehört, Herrn Katarrh. Da das gleiche Thema auch morgen in der Vorlesung behandelt wird, wollen Sie mit Christine und Henning eine seltene Freistunde dazu nutzen, das Gelernte von letzter Woche zu wiederholen. Wie immer dauert es ein wenig, bis Sie zu dritt einen Tisch in der Bib gefunden haben, und aus der ursprünglichen Stunde sind jetzt nur noch knapp 40 Minuten geworden. Alle kramen ihre Unterlagen hervor, Christine flucht und meint: „Ich muss doch echt mal leserlichere Notizen machen!"

5.12 Wofür steht die Abkürzung COPD?

„Ok, das wäre geklärt", meint Henning, „Aber was ist denn jetzt eigentlich so eine COPD?". „Ich glaube, das ist so ein Oberbegriff für mehrere Krankheiten in der Lunge", sagen Sie. „Es hat was damit zu tun, dass die Ausatmung behindert wird, daher obstruktiv." „Ich hab´s", meint Christine, „es handelt sich um chronisch obstruktive Bronchitis und das Lungenemphysem. Das erste Symptom ist häufig ein chronischer Husten, dann folgt ein chronischer Auswurf und Atemnot bei bereits geringen Belastungen." „Mm, im Seminar ging es doch auch um Risikofaktoren... welche waren das denn nochmal?"

5.13 Benennen Sie Risikofaktoren für eine COPD.

„Naja, ehrlich gesagt, MIR sind diese Symptome und Risikofaktoren egal, ich denke, wir sollten uns mal auf die Medikamente konzentrieren!" „Das ist doch einfach: Salbutamol und Steroide, oder etwa nicht?" , fragt Henning. „Ich weiß nicht, sind das nicht Asthmamedikamente?!" „Naja, unser Prof hat doch gesagt, dass eine Abgrenzung zwischen Asthma und COPD manchmal schwierig ist…", antwortet Christine, „vielleicht werden deswegen ähnliche Medikamente eingesetzt?" Ihnen fällt noch ein: „Er hat das doch Asthma-COPD-Overlap genannt. Vielleicht hilft es, wenn wir uns nochmal die typischen Merkmale der beiden Erkrankungen aufschreiben?"

5.14 Ergänzen Sie die Tabelle zu den typischen Merkmalen von Asthma und COPD.

Typische Merkmale	Asthma	COPD
Alter bei Erstdiagnose		
Tabakrauchen		
Hauptbeschwerden		
Verlauf		
Allergie		
Atemwegsobstruktion		
FeNO (Fraktion des exhalierten Stickstoffmonoxids)		
Bluteosinophilie		
Reversibilität der Obstruktion		
Bronchiale Hyperreagibilität		
Ansprechen der Obstruktion auf Corticosteroide		

„Ok, aber können wir uns jetzt endlich mal auf die Medikamente konzentrieren?", bittet Christine. „Wurde im Seminar nicht ein neues Schema erwähnt?", erinnern Sie sich.

5.15 Wie sieht das COPD-Schema vollständig aus, können Sie die Abbildung I.5.2 ergänzen?

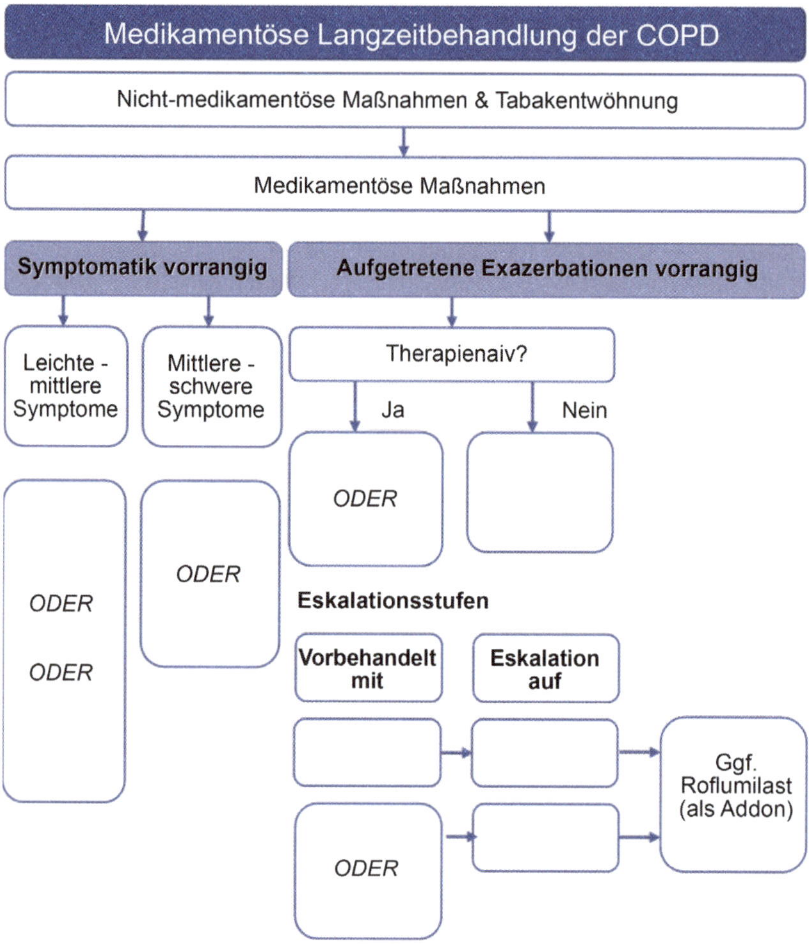

Medikamentöse Langzeitbehandlung der COPD

Nicht-medikamentöse Maßnahmen & Tabakentwöhnung

Medikamentöse Maßnahmen

Symptomatik vorrangig

Aufgetretene Exazerbationen vorrangig

Leichte - mittlere Symptome

Mittlere - schwere Symptome

Therapienaiv?

Ja

Nein

ODER

ODER

ODER

ODER

Eskalationsstufen

Vorbehandelt mit

Eskalation auf

Ggf. Roflumilast (als Addon)

ODER

Abbildung I.5.2: *Medikamentöse Langzeitbehandlung bei COPD nach der NVL COPD (Stand 2021), bitte ausfüllen*

„Interessant ist es ja schon, dass die nicht-medikamentösen Maßnahmen an erster Stelle stehen", findet Christine.

5.16 Was fällt Ihnen zu nicht-medikamentösen Maßnahmen in der Behandlung der COPD ein und bei welchen können Sie zukünftig in der Apotheke unterstützen?

5.17 Was wird mit „pack-years" bezeichnet und warum ist das wichtig?

Auf einmal klingelt Hennings Handy, er hatte zum Glück einen Alarm gestellt, damit Sie den Anfang des Laborpraktikums nicht verpassen. „Wow, schon so spät!" Schnell packen Sie Ihre Sachen ein und rennen rüber ins Laborgebäude.

5.4 Der Fall mit der Transplantation

Sie sind PhiP im Krankenhaus und dürfen heute mit auf **die Transplantationsstation** und Sie sind schon sehr aufgeregt, was dort alles auf Sie zukommt. Auf der Station findet vor der Visite immer ein Vortreffen statt, bei dem der Stationsarzt Dr. Neu die Patienten mit ihrer Vorgeschichte vorstellt.

Informationen Herr Morgen Teil 1

Herr Morgen ist **59 Jahre** alt und lebt zusammen mit seiner Frau in München. Er hat seit dem 13. Lebensjahr geraucht und Mitte 30 eine **COPD** entwickelt, die sich über die Jahre stetig verschlechtert hat. Aber er hätte die Finger nicht von den Zigaretten lassen können und hat im Schnitt eine Packung pro Tag geraucht. Jetzt ist er aber seit 17 Jahren abstinent.

Herr Dr. Neu möchte von Ihnen wissen:

5.18 Wie viele pack-years hat Herr Morgen?

Informationen Herr Morgen Teil 2

Im Sommer ist Herr Morgen aufgrund mangelnder Therapieoptionen für eine **Lungentransplantation** gelistet worden. Als er dann im September Bescheid bekommen hat, dass ein geeignetes Transplantat gefunden wurde, haben er und seine Frau sich sehr gefreut. Er erhofft sich durch die Transplantation ein paar weitere Jahre Lebenszeit und eine Verbesserung seines Allgemeinzustandes. Im letzten Jahr hat Herr Morgen nicht mal mehr ohne Sauerstoff auf die Toilette gehen können.

Nach der Transplantation gab es leider ein paar Komplikationen und Herr Morgen musste zwei Wochen auf der Intensivstation verbringen. Gestern wurde er dann auf Ihre Station verlegt.

Bekannte Vordiagnosen in der Akte:

- Zustand nach Lungentransplantation bei COPD Grad IV
- Komplikationen: post-operativ respiratorische Insuffizienz, post-operatives katecholaminpflichtige Kreislaufinsuffizienz, post-operatives Delir
- Exazerbierte COPD Grad IV: Lungenemphysem, O_2-Therapie, Ex-Raucher, Listung zur Transplantation vor drei Monaten
- Nicht-invasive O_2-Beatmung mit Bi-Level ST-Modis mit Sauerstoffflussrate von 1 L O_2/min
- Hypoxisches/hypokapnisches Lungenversagen
- Panlobuläres Lungenemphysem
- Rezidivierende beatmungspflichtige Infektexazerbationen
- Soor-Ösophagitis
- Reaktive Antrumgastritis
- Angst und Panikstörung

Der Patient wog bei Aufnahme 80 kg bei einer Größe von 175 cm. Vitalparameter waren unauffällig, der Allgemeinzustand stabil, leicht übergewichtig bei einem BMI von 27,8. Allergien oder Unverträglichkeiten sind keine bekannt.

5.19 Welche Medikamente erwarten Sie bei Herrn Morgen?

Als Sie sich das Verordnungsblatt von Herrn Morgen anschauen, müssen Sie erst einmal schlucken... das sind doch einige Medikamente mehr, als ursprünglich gedacht. Am besten, Sie bringen erst einmal Ordnung in das Chaos!

Medikament nach Aufenthalt ITS	Dosierung
Valganciclovir 450 mg	2-0-0
Itraconazol 10 mg/ml	20 ml-0-0
Cotrimoxazol 960 mg	1-0-1 (montags & donnerstags)
Ciprofloxacin 500 mg	1-0-1
Tacrolimus 1 mg	2-0-2
Mycophenolat mofetil 500 mg	2-0-2
Prednisolon 20 mg	¾-0-0
Acetylsalicylsäure 100 mg	1-0-0
Citalopram 20 mg	1-0-0
Calcium/Vitamin D 600 mg/400 I.E.	0-1-0
Pravastatin 20 mg	0-0-1
Zopiclon 7,5 mg	0-0-0-1

Medikament nach Aufenthalt ITS	Dosierung
Tramadol retard 150 mg	1-1-0-1
Metoprololsuccinat ret. 47,5 mg	1-0-0
Enoxaparin 4000 I.E.	0-0-1
Amphotericin B 10 mg/2 ml	10 mg – 0 -10 mg (zur Inhalation)
Pantoprazol 40 mg	1-0-0

Tabelle I.5.1: *Medikation von Herrn Morgen nach der Transplantation und dem Aufenthalt auf der Intensivstation*

5.20 Ordnen Sie den verschiedenen Medikamenten in Tabelle I.5.1 die entsprechenden Indikationen zu. Zu welchen Medikamenten finden Sie in der Anamnese keine Informationen?

Indikation	Medikament
Verhinderung Transplantatabstoßung	
Infektprophylaxe	
Magenschutz	
Angst & Depression	
Keine Indikation	

Haben Sie mal nachgezählt, wie viele Medikamente aktuell verordnet sind? 17! Vor der Einweisung ins Krankenhaus hatte Herr Morgen schon etwas weniger zu schlucken und inhalieren. Schauen Sie sich Tabelle I.5.1 noch mal genauer an.

5.21 Welche (arzneimittelbezogenen) Probleme können auftreten?

Im Visiten-Team ist heute auch ein PJ'ler, Pius Knöpfler, der bei der Durchsicht der Verschreibung fragt, warum denn bei Tacrolimus noch keine Dosierungen für die nächsten Tage angegeben sind. Dr. Neu bittet Sie, Pius und dem restlichen Team zu erklären, wie die Dosis von diesen Medikamenten bestimmt wird. Sie freuen sich, da Sie diese Antwort sofort parat haben: „Ja, das wird über TDM gemacht."

5.22 „Moment", fragt Pius, „TDM? Was ist das denn?"

Dass Tacrolimus über TDM, Therapeutic Drug Monitoring, dosiert wird, haben Sie Pius und dem restlichen Team ja bereits erklärt.

5.23 Von welchem weiteren Medikament von Herrn Morgen wird die Dosis auch über TDM eingestellt?

Herr Morgen hat von seinem Bettnachbarn gehört, dass er keine Grapefruits mehr essen darf, weil diese mit seinen Medikamenten interagieren können. Er möchte nun wissen, ob das für ihn auch gilt.

5.24 Was raten Sie Herrn Morgen hinsichtlich seines Grapefruitsaft-Konsumes?

Sie hatten sich ja schon gedacht, dass Transplantationspatienten nicht allzu einfach sind, aber die Komplexität erschlägt Sie doch ein wenig. Dass man an einem Patienten so viel zu Wechselwirkungen, Indikationen, und Dosierungen besprechen kann! Ihre Pause haben Sie sich auf jeden Fall mehr als verdient.

5.5 Der Fall mit Mukovisi-was?

Sie sind sehr aufgeregt, heute geht es zum Unterricht am Krankenbett und die Dozentin hat einen spannenden Fall mit komplexer Medikation für Sie und Ihre Mitstudierenden. Herr Schneider hat aufgrund der Diagnose **Mukoviszidose vor elf Monaten eine neue Lunge** bekommen. Er ist nur im Krankenhaus für eine Verlaufskontrolle. Im Gespräch erfahren Sie, dass **Herr Schneider** (27 Jahre, 60 kg KG) der Meinung ist, dass er nicht wirklich viele Medikamente (aufgelistet in Tabelle I.5.2) einnehmen muss. „Puh, wenig ist das eigentlich nicht, finde ich“, meint Susanne. „Da weiß ich gar nicht, wo ich mit dem Nachschlagen anfangen soll...“ „Naja, die Aufgabenstellung sagt ja, dass wir erst mal Begriffe und Medikamente nachschlagen sollen, bei denen wir uns nicht sicher sind“, wirft Christian ein.

5.25 Was bedeutet Mukoviszidose?

Medikament	Dosierung
Insulin aspart	Nach Schema zu den Mahlzeiten
NPH Human Insulin	Nach Schema 1× tgl
Tacrolimus 1 mg	1-0-1
Mycophenolat mofetil 500 mg	1-0-1
Prednisolon 30 mg	1-0-0
Cotrimoxazol 960 mg	1-0-0

Medikament	Dosierung
Voriconazol 200 mg i.v.	1-0-1
Aciclovir 200 mg	1-1-1-1
Amphotericin B 10 mg vernebelt	1-0-1
Salbutamol vernebelt	1-0-1
Ipratropium vernebelt	1-0-1
Kochsalzlösung vernebelt	1-0-1
Acetylcystein 100 mg BTA	1-0-0
Calcium/Vitamin D 600/400	0-1-0
Retinol 10.000 IE	1-0-0
Alpha-Tocopherol 400 mg	1-0-0
Magnesiumoxid 245 mg	2-2-2
Pantoprazol 40 mg	1-0-1

Tabelle I.5.2: *Aktuelle Medikation von Herrn Schneider*

5.26 Ordnen Sie den Medikamenten von Herrn Schneider eine Indikation zu.

Medikament	Indikation
Insulin aspart	
NPH Human Insulin	
Tacrolimus	
Mycophenolat mofetil	
Prednisolon	
Cotrimoxazol	
Voriconazol	
Aciclovir	
Amphotericin B vernebelt	
Salbutamol vernebelt	
Ipratropium vernebelt	
Kochsalzlösung vernebelt	
Acetylcystein	
Calcium/Vitamin D	
Retinol	
Alpha-Tocopherol	
Magnesiumoxid	
Pantoprazol	

„Also ich weiß nicht, jetzt sind das zwar schon so viele Medikamente, aber ich dachte eigentlich, dass da noch ein paar mehr sein sollten?“, zweifelt Susanne die Vollständigkeit der Medikation an.

5.27 Was könnte eventuell noch fehlen?

Christian kämpft sich in der Zwischenzeit durch die verschiedenen Fachinformationen: „Ich werde hier noch wahnsinnig, die Immunsuppressiva von Herrn Schneider werden ganz anders dosiert, als in der Fachinformation angegeben!?“

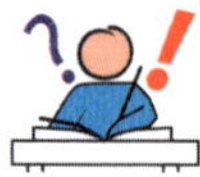

5.28 Können Sie erklären, warum die aktuelle Dosierung der Immunsuppressiva von der Fachinformation abweicht?

„Schon Wahnsinn“, sagt Susanne zum Schluss, „da sieht die Medikation des Patienten so komplex aus, und am Ende der Analyse war es dann doch alles ziemlich einfach.“ „Naja“, wirft Christian ein, „ich hoffe doch sehr, dass diese ganze Recherchearbeit irgendwann mit ein wenig mehr Erfahrung abnimmt. Dafür haben wir heute eindeutig am längsten gebraucht!“

6 | Infektiologie

Infektiologie beschäftigt sich mit der Versorgung von Patienten mit Infektionskrankheiten. Diese können von Bakterien, Pilzen, Viren oder Parasiten ausgelöst werden. Hier werden also sehr vielfältige und diverse Krankheitsbilder behandelt!

6.1 Der Fall mit den Antibiotic Stewards

Sie sind Pharmaziestudentin und absolvieren gerade Ihr Wahlpflichtpraktikum im Fach Klinische Pharmazie. Dazu sind Sie im Klinikum und bearbeiten im Rahmen des Antibiotic Stewardship (ABS) ein Projekt. Sie sollen dem ABS-Team dabei helfen, die antibiotischen Therapien der Patienten zu überprüfen und auftretende Probleme zu erkennen. Doch zunächst einmal müssen Sie sich darüber klar werden, was eigentlich hinter dem Begriff Antibiotic Stewardship steht.

6.1 Was sind die Ziele und Bestandteile von Antibiotic Stewardship?

Ihr nächster Patient, den Sie gemeinsam mit dem Stationsarzt besuchen, ist **Herr Bano**. Er war eigentlich wegen gastrointestinaler Blutungen ins Krankenhaus eingeliefert worden. Diese sind zwar inzwischen behandelt, doch Herr Bano hat noch weitere Beschwerden. Er war kurz vor seinem Krankenhausaufenthalt gestürzt und dabei auf seine linke Seite gefallen. Nun schmerzt ihm vor allem seine linke Hand und sein Arm ist auch leicht geschwollen. Seit gestern ist zusätzlich noch sein linkes Knie überwärmt und druckschmerzempfindlich. Es zeigen sich inzwischen auch systemische Entzündungszeichen.

6.2 Geben Sie Beispiele für systemische Entzündungszeichen.

Doch nicht nur der äußere Eindruck von Herrn Bano lässt auf eine Entzündung schließen. Auch seine Laborwerte bestätigen, dass etwas im Argen liegt. Sie sehen sich das Ergebnis seiner Blutprobe an.

6.3 Geben Sie in der Tabelle an, ob folgende Parameter bei einer Entzündung erhöht, erniedrigt oder normal vorliegen.

Parameter	Erhöht/normal/erniedrigt
Erythrozyten	
Leukozyten	
C-reaktives Protein	
Procalcitonin	
Blutsenkungsgeschwindigkeit	
HDL-Cholesterin	

Vermutlich sitzt die Infektion im Knie, deswegen wird zum Nachweis des Erregers eine Punktion durchgeführt. Aufgrund des sich zunehmend verschlechternden Zustandes von Herrn Bano kann nicht auf die Ergebnisse der Mikrobiologie gewartet werden und es wird sofort mit einer antibiotischen Therapie mit den beiden Wirkstoffen **Ceftriaxon** und **Clindamycin** begonnen.

6.4 Wie sollten Antibiotika ausgewählt werden?

Im Verlauf der Visite wird festgestellt, dass die Therapie keine Wirkung zeigt. Die Entzündungswerte von Herrn Bano steigen weiter an und er fühlt sich zunehmend schlechter. Sie befürchten, dass der Erreger gegen die eingesetzten Antibiotika resistent ist. Dabei kann es sich einerseits um natürliche Resistenzen handeln. Beispielsweise hemmen Penicilline die Zellwandbiosynthese. Gegen Erreger, die keine Zellwand besitzen, wie Mycoplasmen, sind sie wirkungslos. Andererseits gibt es aber auch Resistenzmechanismen, die erst durch die Bakterien erworben wurden, also sekundär auftreten.

6.5 Nennen Sie mindestens zwei Beispiele für sekundäre Resistenzmechanismen von Bakterien gegen Antibiotika.

6.2 Der Fall mit der Blase

Sie sind mit Ihrem Freund Tobi zum Unterricht am Krankenbett auf einer Handchirurgischen Station eingeteilt. Da der betreuende PhiP heute krank ist, nimmt die Stationsärztin Frau Treu Sie mit auf Visite. Gerade sind sie im Zimmer bei **Frau Leise (54 Jahre)**, die wegen eines Karpaltunnelsyndroms operiert worden ist. Auf die Frage der Ärztin, wie es ihr geht, antwortet sie: „Ach wissen Sie, die Hand ist ganz gut, aber ich muss den ganzen Tag schon ständig auf Toilette, und dann brennt das auch immer so unangenehm. Das hatte ich bisher noch nie, nur als kleines Mädchen mal, glaub ich." Frau Treu stellt fest: „Das hört sich ganz nach einem Harnwegsinfekt (HWI) an." Dann schaut sie Sie beide an:

6.6 Welche Erreger verursachen denn häufig einen HWI?

„Prinzipiell unterscheiden wir unkomplizierte und komplizierte Harnwegsinfekte. Wie unterscheiden sich die beiden, und was hat es mit nosokomialen HWI auf sich?"

6.7

Unkomplizierte HWI	
Komplizierte HWI	
Nosokomiale HWI	

Da bei Frau Leise keiner der Faktoren vorliegt, die für einen komplizierten HWI sprechen, meint Frau Treu: „Dann hat sie wahrscheinlich einen unkomplizierten Harnwegsinfekt, das ist für ihr Alter ziemlich typisch. Außerdem sind Frauen generell häufiger von HWI betroffen als Männer, wisst ihr warum?"

6.8 Begründen Sie, warum Frauen häufiger von HWI betroffen sind als Männer.

„Und wie können wir unsere Vermutung für einen Harnwegsinfekt jetzt noch testen?", will die Ärztin nun noch wissen.

6.9 Welche Diagnostik wäre hilfreich?

Dr. Treu ist von Ihrer Antwort begeistert: „Sehr schön! Bei uns in der Klinik werden insgesamt neun verschiedene Parameter getestet, unter anderem auch auf Erythrozyten und Leukozyten. Wenn die nämlich nachgewiesen werden können, wäre das ein Hinweis auf eine mögliche Pyelonephritis." Da die HWI von Frau Leise in der Klinik aufgetreten ist, muss auch an eine nosokomiale Infektion gedacht werden, das heißt an seltenere Erreger. Frau Treu beschließt nun, der Patientin ein Antibiotikum zu geben.

6.10 Welche Antibiotika kommen generell bei HWI in Frage?

„Gibt es denn noch weitere Möglichkeiten neben Antibiotika, der Patientin zu helfen?", möchte Tobi von Frau Treu wissen. Diese fragt prompt zurück:

6.11 Was könnte in einer Apotheke Patientinnen mit einem HWI zusätzlich empfohlen werden?

Frau Treu hat für Frau Leise nun Pivmecillinam für drei Tage angeordnet und erklärt: „Dieses Medikament ist Mittel der Wahl beim unkomplizierten Harnwegsinfekt in unserem Krankenhaus. Ich gehe davon aus, dass sie so einen hat. Bei rezidivierenden Infekten sollte aber eine intermittierende Antibiotikagabe nach Antibiogramm erfolgen. Vorsichtshalber schicken wir noch eine Urinprobe vor der ersten Antibiotikagabe zum Labor. Wenn ihr wollt, können wir das nun noch gemeinsam machen und dann zum Mittagessen gehen – einverstanden?"

6.3 Der Fall mit der Lungenentzündung

Es ist Winter. Sie absolvieren gerade einen Teil Ihres Praktischen Jahres im Krankenhaus. Heute gehen Sie zu dem Patienten **Herrn Berger**, der neu auf der **Urologie-Station** aufgenommen worden ist, um eine Arzneimittelanamnese zu erheben. Herr Berger ist **64 Jahre** alt und kommt zur Zystoskopie-Kontrolle nach TUR-B (Transurethale Blasenresektion) vor drei Monaten. Sie begrüßen Herrn Berger und fragen ihn nach seiner aktuellen Medikation. Herr Berger sieht müde aus und muss erst einmal schwer husten, bevor er antworten kann. „Ah, das habe ich mir extra noch aufgeschrieben. Auf dem Zettel hier müsste alles draufstehen", gibt er jedoch freundlich Auskunft.

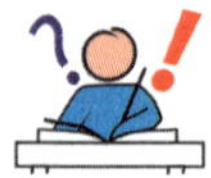

6.12 Ordnen Sie den Medikamenten auf dem Zettel die entsprechenden Wirkstoffgruppen zu.

Medikament	Wirkstoffklasse
Acetylsalicylsäure 100 mg 1-0-0	
Ramipril 5 mg 1-0-0	
Bisoprolol 5 mg 1-0-0	
Tamsulosin 0,4 mg 1-0-0	
Pantoprazol 20 mg 1-0-0	
Simvastatin 40 mg 0-0-1	

Neben der Medikamentenanamnese sind für die pharmazeutische Anamnese auch allgemeine Fragen sehr wichtig.

6.13 Welche weiteren Fragen würden Sie Herrn Berger im Rahmen der Anamnese noch stellen?
Nutzen Sie dazu gerne Ihre Ideen aus dem Abschnitt zu Anamnese-Erfassungsbögen in Kapitel 1.

Zurück im Anamnesebüro fassen Sie die bekannten Informationen noch einmal zusammen.

- Größe: 189 cm
- Gewicht: 89 kg
- Keine Leber- und keine Niereninsuffizienz bekannt
- Raucher (40 pack-years; Berechnung siehe Abschnitt II.5.3), Alkohol nur gelegentlich, kein Grapefruitsaft
- Penicillin-Allergie seit zehn Jahren bekannt, Notfallausweis vorhanden

Allerdings bereitet Ihnen der Zustand Ihres Patienten ein wenig Sorgen. Gegen Ende des Gesprächs wirkte Herr Berger sehr angestrengt und erschöpft, auch wenn er selbst seinen Zustand als „leichte Erkältung" herunterspielte. Da Herr Berger sich erst heute Morgen auf der Station vorgestellt hat, gehen Sie von einer ambulanten und nicht von einer nosokomialen Infektion aus.

6.14 Was sind häufige Erreger einer ambulant erworbenen Pneumonie (CAP, community acquired pneumonia)?

Als Sie am nächsten Morgen wieder auf der Urologie-Station unterwegs sind, erkundigen Sie sich im Stationszimmer bei der medizinischen Famulantin Julia nach dem Zustand von Herrn Berger. „Dem geht's leider gar nicht gut", berichtet Julia. „Heute Nacht hat er plötzlich stark gefiebert und hatte Schüttelfrost. Seine Zytoskopie wurde erstmal bis auf Weiteres verschoben. Jetzt ist er gerade beim Röntgen. Die Ärzte gehen von einer **Lungenentzündung** aus. Wenn das Röntgenbild einen positiven Befund zeigt, wollen sie ihm wegen seiner Penicillin-Allergie erstmal **Clarithromycin** geben." Sie denken noch einmal darüber nach, was die Famulantin gesagt hat. Eigentlich wäre die 1. Wahl bei einer CAP Amoxicillin gewesen, das Antibiotikum steht aber bei der Penicillin-Allergie von Herrn Berger nicht zur Wahl. Als Alternative stellt das Makrolid-Antibiotikum Clarithromycin eine gute Option dar. Sie gehen zurück ins Anamnesebüro und nehmen eine Arzneimittel-Interaktions-Kontrolle vor, da Sie sich erinnern, dass Herr Berger ja doch ein paar Medikamente täglich einnehmen muss. Schnell kommen Sie zu einem Ergebnis und besprechen das Ergebnis mit der ABS-Apothekerin.

6.15 Welches Medikament von Herrn Berger ist bei der Gabe von Clarithromycin kontraindiziert?

Die Apothekerin hört Ihnen interessiert zu. „Ok, das können wir gerne dem Arzt mitteilen." Der behandelnde Arzt möchte allerdings als Erstes wissen, was Ihre Bedenken sind.

6.16 Warum ist diese Kombination kontraindiziert? Und welche Folgen könnte eine gemeinsame Gabe haben?

„Ah, danke für diese Info", gibt der Arzt zurück, „Dann werde ich mir da wohl was anderes überlegen müssen." Sie freuen sich, dass Sie Herrn Berger durch Ihr sorgfältiges Arbeiten helfen konnten und wollen wieder zurück zur Station, um den nächsten Patienten zu befragen. Da hält Sie die ABS-Apothekerin noch einmal zurück:

6.17 Was ist der Unterschied zwischen einer ambulant erworbenen und einer stationär erworbenen Pneumonie?

6.18 Wie kann der Schweregrad einer ambulant erworbenen Pneumonie abgeschätzt werden? Und wie sieht dieser im Fall von Herrn Berger aus?

Diese Fragen stellen kein Problem für Sie da, also geht es jetzt wieder zurück zur Urologie.

6.4 Der Fall mit dem HIV-Schwerpunkt

Sie arbeiten seit Ihrem zweiten Semester im Pharmaziestudium an zwei Samstagen im Monat in einer öffentlichen Apotheke. Sie dürfen zwar noch keine Medikamente abgeben, interessieren sich aber schon sehr für die Patienten. Die Apotheke ist eine HIV-Schwerpunkt-Apotheke, deswegen möchten die Chefin Frau Theker und die PTA Frau Ganter Sie speziell auf diese Patientengruppe vorbereiten. Frau Theker ist es wichtig, dass Sie zunächst einmal den Unterschied zwischen **HIV** und **AIDS** verstehen. „Das ist einfach", sagen Sie, „ HIV steht für ‚Humanes Immundefizienz-Virus', und das Virus verursacht AIDS."

6.19 Stimmt diese Aussage?

Dank Ihrer Vorlesungen wissen Sie zumindest schon ein wenig Bescheid über die Epidemiologie von HIV. Auf **www.liebesleben.de** haben Sie weitere Infos erhalten:

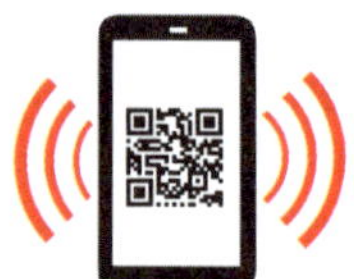

LiebeslebenInitiative der BZgA zur Förderung der sexuellen Gesundheit
www.liebesleben.de

Weltweit sind ca. **37 Millionen Menschen mit HIV infiziert**, über zwei Drittel davon leben südlich der Sahara. Etwa 30 % der Menschen mit HIV wissen nichts von ihrer Infektion und den möglichen Folgen. Und 2016 erhielten nur etwa 53 % der Betroffenen weltweit eine HIV-Therapie. Trotz Aufklärungskampagnen wie z. B. „Gib AIDS keine Chance" (seit Neuestem unter dem Namen „Liebesleben" aktiv) gibt es auch weiterhin Neuinfektionen in Deutschland, 2016 ungefähr 3100. Frau Theker erwähnt noch zusätzlich: „Dank der medizinischen Fortschritte ist die HIV-Erkrankung von einer tödlichen zu einer chronischen Krankheit geworden. Patienten werden auch mit HIV immer älter und erkranken heutzutage auch an immer mehr altersbedingten Krankheiten wie zum Beispiel KHK, was in den 80er Jahren eigentlich undenkbar war."

6.20 Was ist im Allgemeinen bei der HIV-Therapie zu beachten?

„Okay, aber wie kommt das Virus in die Zellen des Menschen? Und wie schafft es sich dort zu etablieren?" Da müssen Sie leider passen, das haben Sie sich bisher nicht so genau angeschaut. Frau Theker bittet Sie, den Pathomechanismus kurz nachzuschlagen, um es zu verinnerlichen. Dann ist es Ihnen klar!

6.21 Zu welchen Viren zählt das HI-Virus und wie infiziert es seinen Wirt?

„Nach welchem klassischen Therapieschema würden Sie vorgehen?", fragt Sie Frau Theker. Da fällt Ihnen das **HAART-Schema** aus der Vorlesung ein und Sie antworten: „hochaktive antiretrovirale Therapie" (HAART bzw. ART). Bei der HAART-Therapie ist das Ziel, die Zahl der Viren (Virenlast) im Blut zu senken. Wird dies nicht oder nur sehr schlecht erreicht, kann es zu einer Resistenzentwicklung kommen. Daher wird normalerweise eine Dreierkombination aus

- zwei nukleosidischen Reverse-Transkriptase-Inhibitoren (NRTI) mit jeweils
- einem nicht-nukleosidischen Reverse-Transkriptase-Hemmer (NNRTI) oder
- einem Proteasehemmer (PI), welcher durch eine geringe Dosis Ritonavir geboostert wird **oder** einem Integrase-Strangtransfer-Inhibitoren (INSTI); syn: Integrase-Inhibitor (INI), eingesetzt (Hoffman 2020).

6.22 Geben Sie Wirkstoffbeispiele zu den genannten Wirkmechanismen der antiretroviralen Therapie.

Wirkmechanismus	Beispiele
Protease-Inhibitoren (PI)	
Nukleosidische bzw. Nukleotidische Reverse-Transkriptase-Inhibitoren (NRTI)	
Nicht-nukleosidische Reverse-Transkriptase-Inhibitoren (NNRTI)	
Entry-Inhibitoren	
Integrase-Strangtransfer-Inhibitoren (INSTI)	

6.23 Ordnen Sie den Nebenwirkungen die entsprechenden Wirkstoffe bzw. Wirkstoffklassen zu.

UAW	Wirkstoff/Arzneimittelgruppe
Persistierende Diarrhoen	
Schwere Übelkeit	
Persistierende Schlafstörungen und andere neuropsychiatrische Ereignisse	
Polyneuropathien	
Schwere Anämien	
Progrediente Muskelschwäche, Pankreatitis	
Laktatazidose	
Schwere Allergien	
Niereninsuffizienz	
Schwere Osteoporose, Osteomalazie	
QT-Verlängerung	
Hepatotoxizität mit Transaminase > 100 U/l	
Manifester Ikterus	
Rhabdomyolyse	
Depression, Psychosen	

„Sehr schön", freut sich Frau Theker. Neuerdings wird statt HAART die Abkürzung **cART** (combined Anti-Retroviral Therapy) verwendet. Sie kommt dem Therapieschema näher, das eben verschiedene Virustatika kombiniert. „Warum ist die Krankheit noch so im Fokus, wenn wir heutzutage schon so eine ausgefeilte Therapie haben?", fragen Sie Frau Theker. „Nun", meint sie, das liegt daran, dass die Medikamente das Virus so weit kontrollieren, aber es dennoch einige Nebenwirkungen gibt, die den Patienten zu schaffen machen." „Ach, und dann müssen die Nebenwirkungen wieder medikamentös behandelt werden und so entsteht ein Berg an Medikamenten."

Aber welche Nebenwirkungen genau spielen eine wichtige Rolle in der Therapie? In der Mittagspause fragen Sie Ihre Kollegen über deren Erfahrungen mit HIV-Patienten aus. Die PTA erzählt Ihnen, dass seit der Umstellung auf den HIV-Schwerpunkt sich viel verändert hat. Die Offizin wurde umgebaut und die Beratungsstandards der **DAHKA** (Deutsche Arbeitsgemeinschaft der HIV-kompetenten Apotheken; www.dahka.de) eingeführt.

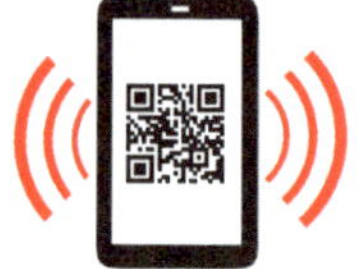

Deutsche Arbeitsgemeinschaft der HIV-kompetenten Apotheken
www.dahka.de

Dazu zählen beispielsweise der Check von Wechselwirkungen, eine Ernährungsberatung, die Beratung zu den verordneten Medikamenten, um Nebenwirkungen zu mindern, und Unterstützung bei der Lösung sozialer Probleme. Das Thema Ernährung bei HIV finden Sie sehr interessant und fragen die PTA:

6.24 Was sollten HIV-Patienten bei ihrer Ernährung beachten?

Über diesem interessanten Gespräch ist die Mittagspause leider wie im Flug vergangen, und es ist wieder Zeit, weiterzuarbeiten.

7 | Neurologie & Psychiatrie

Neurologie und Psychiatrie sind zwei sehr unterschiedliche medizinische Spezialgebiete. Lapidar gesagt, geht es in beiden Gebieten um Erkrankungen, die ihren Ursprung im Kopf haben. Bekanntere neurologische Krankheitsbilder sind u.a. Epilepsie, Schlaganfall, Parkinson und Multiple Sklerose. In Spezialkliniken gibt es auch seltenere Erkrankungen wie Glioblastome oder Hirnabzesse. In der Psychiatrie geht es unter anderem um Krankheitsbilder wie Depression, Schizophrenie oder bipolare Störungen. Beide Aufzählungen sind nicht vollständig!

7.1 Der Fall mit dem Krampfanfall

Sie sind mit Ihrer Freundin Laura, die auch Pharmazie studiert, auf dem Weg zum Klinikum. Heute ist Ihr erster Tag auf der interprofessionellen Ausbildungsstation in der Neurologie (IPA) und Sie sind schon sehr aufgeregt. Auf dem Bahnsteig gegenüber fällt Ihnen ein Rettungsteam auf, das sich um eine auf dem Boden liegende Frau kümmert und einen Zugang legt. „Was glaubst du, könnte das später eure erste Patientin auf Station sein? Sie scheint zu krampfen“, fragt Laura.

7.1 Welche „Art“ von Epilepsie kommt in diesem Fall in Frage?

Auf der IPA angekommen, begrüßen Sie die anderen Teilnehmenden der Ausbildungsstation: Sarah studiert Medizin und Max ist angehende Pflegefachkraft. Nach der Übergabe erzählen Sie, was Sie heute Morgen am Bahnhof gesehen haben. „Oh, das klingt nach einem generalisierten tonisch-klonischen Anfall“, sagt Sarah. „Das ist die häufigste Epilepsieform im Erwachsenenalter und wohl auch die, unter der die meisten Leute das Wort ‚Epilepsie‘ verstehen. Es gibt aber auch fokale Anfälle, atonische Anfälle und auch Absencen. Wenn die Frau noch gekrampft hat und das Rettungsteam versucht hat, einen Zugang zu legen, spricht das dafür, dass der Anfall länger als fünf Minuten gedauert und somit ein **Status epilepticus** vorgelegen hat.“ „Oh, das mit dem Status epilepticus habe ich mir vorsichtshalber am Wochenende noch einmal angesehen“, meint Max, „entweder handelt es sich um einen über 5 Minuten anhaltenden generalisierten tonisch-klonischen Anfall oder einen 20-30-minütigen fokalen Anfall oder Absence oder aber mehrere epileptische Anfälle in kurzer Abfolge, ohne dass eine vollständige Remission zwischen den Anfällen auftritt.“ „Na, das passt dann ja“, freuen Sie sich, „ich habe mir noch mal ein paar Dinge zu Medikamenten durchgelesen.“

7.2 Welche Medikamente gehören zur Initialtherapie (Stufe 1) aller Statusformen?

„Ok, aber wenn sie bei uns eingeliefert wird, geht es ja nicht mehr um die Akutversorgung, sondern um die Anamnese, Diagnostik und die Überprüfung der Medikation", wirft Sarah ein. „Was würde denn alles passieren, wenn die Frau jetzt zu uns kommt?", möchten Sie wissen. „Da gibt es verschiedene Möglichkeiten. Wenn alles darauf hinweist, dass ein epileptischer Anfall vorgelegen hat, wird mittels **EEG** und **CT** die Lokalisation der ursächlichen Hirnregion gesucht. Im Rahmen der Erstdiagnostik dient das EEG vor allem auch zur Einordnung des Anfalls, welcher häufig mit Schlafmangel, Photostimulation (Lichtblitze) und Hyperventilation gezielt ausgelöst werden kann. Ein Labor und eine körperliche Untersuchung werden natürlich auch gemacht. Und dann wird natürlich die entsprechende Art der Epilepsie behandelt und die Patientin bekommt eine Anfallsprophylaxe", erklärt Sarah. „Und was ist, wenn das nicht ihr erster Anfall war, also die Art der Epilepsie schon bekannt ist?", fragen Sie interessiert. „Dann wird ermittelt, ob sie ihre Anfallsprophylaxe noch nimmt, denn diese wird oft nach Jahren ohne Rezidiv ausgeschlichen. Nimmt sie eine Prophylaxe, wäre der nächste Schritt ein Wechsel; eine Dosiserhöhung oder eine Kombinationstherapie mit zwei Wirkstoffen. Es kann natürlich sein, dass es eine neue Ursache gab, die den Anfall ausgelöst hat. Das können Medikamente, Alkohol, Infektionen, Strukturveränderungen oder Ähnliches sein, sodass die Standarddiagnostik und eine ausgiebige Medikamentenanamnese unerlässlich sind." „Verstehe", sagen Sie. „Welche Medikamente stehen denn für die Prophylaxe zur Verfügung?", fragt Sie Sarah. „Oh, da gibt es einige! Allerdings richtet sich die Anwendung der einzelnen Antikonvulsiva nach der Epilepsieform, der weiteren Medikation, dem Alter, UAWs usw. Sie haben unterschiedliche Wirkungsorte und dadurch natürlich auch unterschiedliche Indikationen."

7.3 Ordnen Sie die folgenden Wirkstoffe den korrekten Wirkstoffgruppen zu: Carbamazepin, Ethosuximid, Gabapentin, Lamotrigin, Lorazepam, Midazolam, Phenobarbital, Phenytoin, Tiagabin, Valproat, Vigabatrin

Inaktivierung Ca^{2+}-Kanäle	
Inaktivierung spannungsabhängiger Na^{+}-Kanäle	
Verstärkung GABAerge Hemmung	

„Das sind ja wirklich einige Wirkmechanismen", sagt Max, während sich die beiden einen Kaffee holen. „Oh ja, und das sind noch nicht mal alle. Es gibt noch andere Bindungsstellen, wie der NMDA-Rezeptor bei Felbamat zum Beispiel", erklärt Sarah. „Außerdem haben viele Wirkstoffe auch mehrere Wirkorte. Nehmen wir beispielsweise Valproat. Die Hauptwirkung ist vorwiegend an den Natriumkanälen zu finden, allerdings dürfte es einen Teil seiner antikonvulsiven Effekte über eine Verstärkung der GABAergen Transmissionen erzielen, da es

GABA-abbauende Enzyme hemmt und die Synthese des Transmitters fördert. Dies führt zu einem sehr breiten therapeutischen Spektrum, allerdings auch zu Nebenwirkungen." „Wäre Valproat dann auch als Therapie für den Anfall von heute Morgen geeignet?", möchte Max wissen. „Wenn es ein tonisch-klonischer Anfall war, dann ist es nicht nur geeignet, sondern auch Therapie der 1. Wahl!", antwortet Sarah.

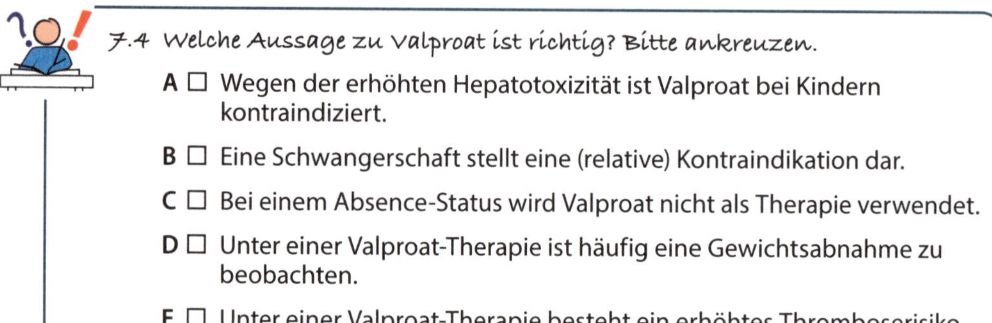

7.4 Welche Aussage zu Valproat ist richtig? Bitte ankreuzen.

A ☐ Wegen der erhöhten Hepatotoxizität ist Valproat bei Kindern kontraindiziert.

B ☐ Eine Schwangerschaft stellt eine (relative) Kontraindikation dar.

C ☐ Bei einem Absence-Status wird Valproat nicht als Therapie verwendet.

D ☐ Unter einer Valproat-Therapie ist häufig eine Gewichtsabnahme zu beobachten.

E ☐ Unter einer Valproat-Therapie besteht ein erhöhtes Thromboserisiko.

„Das mit der teratogenen Wirkung ist ja echt blöd", meint Sarah, „was macht man denn dann, wenn eine Patientin unter Valproat-Therapie schwanger werden möchte?" Können Sie Sarah weiterhelfen?

7.5 Welche Antikonvulsiva können bei Patientinnen mit Kinderwunsch eingesetzt werden?

„Wir haben zurzeit sogar einen Epileptiker auf Station", sagt Max plötzlich und sucht die Akte. Gespannt lesen Sie sich zusammen die Krankengeschichte durch:

Jonas S. ist **17 Jahre alt** und hatte vor einem Tag einen tonisch-klonischen Anfall, nachdem er mit Freunden nach reichlich Alkoholkonsum ein Computerspiel spielte. Da er während des Krampfes mit dem Kopf auf dem Boden aufgeschlagen war, wurde er sofort ins Krankenhaus eingeliefert und ein Schädel-CT veranlasst, um eine Hirnblutung auszuschließen. Anamnestisch hatte Jonas als 12-Jähriger bereits typische Absencen und dann 2 Jahre später tonisch-klonische Anfälle erlitten. Die Anfallssequenz konnte durch die Behandlung mit Carbamazepin deutlich gesenkt werden. Allerdings traten in den letzten Monaten Probleme mit der Compliance auf, Jonas hat aus bisher ungeklärten Gründen seine Tabletten nur noch unregelmäßig eingenommen. Nun wurde eine Bestimmung des Carbamazepin-Spiegels durchgeführt, welche Werte im subtherapeutischen Bereich lieferte.

Als Sie gerade fertig mit dem Durchsehen der Akte sind, gesellt sich Dr. Ehrmann zu ihnen. Gemeinsam mit Ihnen bespricht er den Fall. „Wie wird denn jetzt das weitere Vorgehen aussehen?", möchten Sie wissen. „Wird das Antikonvulsivum gewechselt?" „Nein", antwortet Dr. Ehrmann. „Da die ursprüngliche Therapie ja gut wirksam gewesen ist, und der erneute Krampfanfall auf das Absetzen und auf klar ersichtliche Faktoren zurückzuführen ist, haben wir uns dazu entschlossen, die ursprüngliche Therapie wieder aufzunehmen. Zudem haben wir dem Patienten empfohlen, seine Lebensführung an die Erkrankung anzupassen und Alkohol, Schlafmangel und Computerspiele möglichst zu vermeiden."

7.6 Carbamazepin ist aufgrund zahlreicher Wechselwirkungen für eine Polypharmakotherapie relativ ungeeignet. Welche Ursachen liegen dem zugrunde?

Nach einem langen, anstrengenden und vor allen Dingen spannenden Tag in der Neurologie machen Sie sich auf den Weg nach Hause. Dieses Mal ganz ohne irgendwelche Unterbrechungen.

7.2 Der Fall mit der Schüttellähmung

Sie sitzen gerade mit Ihrem Kommilitonen Max in der U-Bahn auf dem Weg zur Uni, um gemeinsam zu lernen. Sie bemerken eine ältere Dame, die mit kleinen Trippelschritten und nach vorne gebeugtem Körper aus der U-Bahn aussteigt. Als die ältere Dame an Ihrem Fenster vorbeigeht, stellen Sie ihr maskenhaft und emotionslos wirkendes Gesicht fest. „Die sieht aus, als hätte sie **Parkinson**", stellt ihr Kommilitone fest. „Stimmt", bestätigen Sie, „da gibt es doch diese Kardinalsymptome." Sie überlegen gemeinsam, welche Kardinalsymptome und welche weiteren Symptome bei einer Parkinson-Erkrankung auftreten.

7.7 Benennen Sie mindestens zwei Kardinalsymptome und zwei weitere Symptome von Parkinson.

Sie fassen zusammen: „Viele der Symptome betreffen also die Bewegung der Patienten." „ Das haben wir doch erst vor Kurzem in der Uni besprochen", erinnert sich Max, „Wie läuft das noch gleich ab, mit der Ausführung einer Bewegung?".

7.8 Woher kommt der Bewegungsimpuls und wie wird er verarbeitet und weitergeleitet?

„Bei der Dame vorhin war die Erkrankung ja schon ganz deutlich zu sehen, aber kannst du dich noch erinnern, welche Möglichkeiten es generell gibt, eine Erkrankung an Parkinson festzustellen?", fragt Max, während sie beide die U-Bahn verlassen.

7.9 Welche Methoden werden zur Diagnostik eines Morbus Parkinson angewendet?

„Da sind uns ja noch einige Möglichkeiten zur Diagnosefindung eingefallen", freuen Sie sich, als Sie sich mit Max an einen Tisch in der Mensa setzen. Max ergänzt: „Das ist auch wichtig, denn auch andere Erkrankungen können Symptome verursachen, die denen des Morbus Parkinson ähneln. Wird bei einem Patienten Parkinson vermutet, so müssen Diagnosen ausgeschlossen werden, die sich ähnlich äußern können." Sie nehmen einen Block und einen Stift aus Ihrer Tasche: „Dann schreiben wir uns doch jetzt einmal auf, was hierbei noch in Betracht gezogen werden sollte!"

7.10 Welche Erkrankungen sollten als potenzielle Differentialdiagnosen bei einem Patienten mit Parkinson-Symptomatik berücksichtigt werden?

Ihnen fällt ein, dass man einige neurodegenerative Erkrankungen nach ihrer Pathogenese in zwei verschiedene Gruppen ordnen kann. Sie sehen sich die Liste mit den Differentialdiagnosen an. „Schauen wir doch mal, welche der Diagnosen wir in die beiden Gruppen einordnen können und ob uns vielleicht auch noch andere Beispiele einfallen!", schlagen Sie vor.

7.11 Ordnen Sie die folgenden Erkrankungen dem richtigen Begriff zu: Morbus Parkinson, Morbus Alzheimer, Morbus Pick, Neurodegeneration mit Eisenablagerung im Gehirn (NBIA), Multi-System-Atrophie, Progressive supranucleäre Blickparese, Down-Syndrom, Lewy-Körper-Demenz, Kortikobasale Degeneration

Synucleinopathien	
Tauopathien	

„Jetzt müssen wir uns eigentlich nur noch überlegen, wie man Morbus Parkinson therapieren kann, dann haben wir dazu schon eine ganze Menge wiederholt", stellt Max fest.

7.12 Welche Aussagen zur Therapie sind korrekt? Bitte ankreuzen.

A ☐ Bei den Dopaminagonisten kann zwischen Ergolin- und nicht-Ergolinderivaten unterschieden werden.

B ☐ L-Dopa ist weniger effektiv als Dopaminagonisten.

C ☐ L-Dopa darf nicht mit Decarboxylasehemmern kombiniert werden.

D ☐ Nach langjähriger Therapie mit Dopaminagonisten kann es zum L-Dopa-Langzeitsyndrom kommen.

E ☐ Bei stark ausgeprägten Off-Phasen kann eine Tiefenhirnstimulation in Betracht gezogen werden.

F ☐ Eine gängige Alternative bei Nichtansprechen auf L-Dopa ist eine Transplantation.

„Schau mal auf die Uhr", sagt Max plötzlich, „ wir müssen los, sonst kommen wir zu spät zur nächsten Vorlesung!" „Naja, aber wenigstens haben wir jetzt mal das Gröbste über Parkinson gelernt. Gar nicht mal so schlecht für eine schnelle Mittagspause", meinen Sie. „Genau, und die Wirkstoffe lernen wir ja sowieso noch mal genauer in der Pharmako-Vorlesung kennen...", ergänzt Max. Eiligst packen Sie Ihre Taschen und machen sich auf den Weg zum Hörsaal – vielleicht reicht es ja noch für einen Kaffee auf dem Weg dorthin...

7.3 Der Fall mit der Sturzgefahr

Heute geht es zum Unterricht am Krankenbett auf die Unfallchirurgie. Ihnen und zwei Mitstudierenden wird Frau **Elsa Schüttel** zugeteilt. Sie ist **78 Jahre alt** und hat bei einem Sturz eine **Oberschenkelhalsfraktur** erlitten. Im Gespräch mit Ihnen ist Frau Schüttel in der Lage, einen Großteil ihrer Medikamente mit Indikation aufzuzählen. Sie hat keine Probleme mit der Einnahme, ihr Mann hilft ihr zu Hause. Seit ihrer letzten Entlassung aus dem Krankenhaus fühlt sie sich allerdings mit ihrer **Epilepsiemedikation** schlecht eingestellt, sie berichtet Ihnen von mehreren kleinen Anfällen in letzter Zeit. Und seitdem sie **Mirtazapin** einnimmt, schläft sie aufgrund fürchterlicher Albträume gar nicht mehr gut. Während des Gespräches fällt Ihnen das ausgeprägte **Salbengesicht** von Frau Schüttel auf, gerade als diese Ihnen erklärt, dass sie die Einnahme von **Levodopa** vor dem Essen überhaupt nicht vertragen würde, deswegen nimmt sie die Tabletten lieber nach dem Essen ein. Wobei das mit dem Essen gerade relativ schwierig wäre, seitdem sie diese **Antibiotika** bekommen würde, hätte sie gar keinen Appetit mehr, und ihr sei beständig übel. Auf mögliche Schmerzen angesprochen, sagt die Patientin, dass sie grundsätzlich keine Schmerzen hätte, nur manchmal während der Physiotherapie. Auf der Kurve sehen Sie noch eine Allergie auf Ibuprofen/Novalgin® vermerkt. Zusätzlich finden Sie in der Kurve noch ihr Gewicht (76 kg) und ihre Größe (176 cm). In Frage 7.13 ist die aktuelle Medikation im Krankenhaus von Frau Schüttel vermerkt.

Fall 7.3

7.13 Ergänzen Sie die Indikationen.

Medikament im KH	Dosierung	Indikation
Levodopa/Benserazid 100 mg/ 25 mg	½-½-½-½-½-½	
Domperidon 10 mg	1-1-1	
Lamotrigin 50 mg	1-0-1	
Enoxaparin 40 mg	0-0-1	
Dytide H (Triamteren/ HCT) 50 mg/ 25 mg	1-0-0	
Mirtazapin 7,5 mg	0-0-1	
Bisoprolol 5 mg	1-0-0	
Oxycodon/ Naloxon retard 10 mg/5 mg	1-0-1	
Paracetamol 500 mg	1 Tablette bei Bedarf (Schmerzen), bis zu 4 Tabletten in 24 Stunden	
Oxycodon 5 mg	Bei Schmerzen	

7.14 Wie beurteilen Sie die Einnahme von Levodopa nach dem Essen?

7.15 Wie beurteilen Sie die Übelkeit von Frau Schüttel?

7.16 Nebenwirkungen sind immer schwierig, aber könnten die Albträume von einem Medikament kommen? Wenn ja, von welchem?

7.17 Welche Ursachen/Faktoren für eine Sturzgefährdung gibt es bei Frau Schüttel?

7.18 Wie ist Frau Schüttels Medikation laut FORTA-Liste zu beurteilen?

Medikament	FORTA-Klasse/Indikation
Levodopa	
Domperidon	
Lamotrigin	
Triamteren	
HCT	
Bisoprolol	
Mirtazapin	
Oxycodon/Naloxon	
Oxycodon	
Paracetamol	

7.19 Welche nicht-medikamentösen Maßnahmen sollten Sie bei der pharmazeutischen Betreuung ergreifen?

7.4 Der Fall mit den verschiedenen Stimmungen

Sie machen zusammen mit Ihrem Freund Marc das Wahlpflichtpraktikum in Klinischer Pharmazie im Krankenhaus. Sie sind schon ganz aufgeregt, denn zum ersten Mal in Ihrem Leben werden Sie eine **sogenannte „geschlossene" Station** und deren Patienten erleben. Marc macht sich da ganz andere Sorgen: „Oh Mann, was machen wir denn nur, wenn uns der Apotheker so Dinge wie Wirkstoffe und Indikationen abfragt? Ich konnte mir den Kram noch nie gut merken." „Das wird schon alles nicht so schlimm", schmunzelt der Apotheker Hr. Niklas, der Marcs Sorgen mitbekommen hat. „Die Therapie psychiatrischer Erkrankungen ist zwar sehr komplex, da die Medikamente je nach bestehendem Syndrom eingesetzt werden und nicht ursächlich. Dabei kann es sein, dass bei einem Syndrom mehrere unterschiedliche Wirkstoffgruppen zum Einsatz kommen." „Sehen Sie", stöhnt Marc, „wenn Sie das schon als Experte behaupten ...". „Nichts wird so heiß gegessen, ihr kennt doch den Spruch", sagt Herr Niklas. „Wie wäre es, wenn wir uns erst mal die Kurven von ein paar Patienten anschauen und uns darüber Gedanken machen. So kriegen wir vielleicht einen Überblick .... Deswegen hier erst mal eine allgemeine Frage".

7.20 Welche der folgenden Aussagen treffen auf die Pharmakotherapie von psychiatrischen Erkrankungen zu? Bitte ankreuzen.

A ☐ Genetische Ursachen können bei der Entstehung von psychischen Erkrankungen eine Rolle spielen.

B ☐ Zur Diagnosestellung von psychiatrischen Erkrankungen können Laborwerte nicht eingesetzt werden.

C ☐ Nebenwirkungen haben einen großen Einfluss auf die Auswahl der Medikamente.

D ☐ Wirkstoffe, die die gleiche Indikation haben, wirken alle am gleichen Rezeptor.

E ☐ Ob eine medikamentöse Therapie greift, wird ca. alle 6 Monate überprüft.

F ☐ In der Psychopharmakologie wird häufig Off-Label-Use angewandt.

„Oh Mann", sagen Sie, „das fand ich jetzt nicht gerade einfach!" Herr Niklas beruhigt Sie, „Fangen wir doch einfach mal mit einem konkreten Beispiel an. **Herr Anders** hier leidet an einer akuten **psychotischen Störung**. Er hat Symptome einer **Schizophrenie**, ist sehr zurückgezogen, ist gereizt und redet verwirrt. Er hat häufig das Gefühl, von Leuten in der U-Bahn beobachtet zu werden, glaubt auch fest, zu hören, wie sie abfällig über ihn reden. Hier können theoretisch sehr viele verschiedene Wirkstoffe zum Einsatz kommen. Ich nenne euch einfach mal ein paar, und ihr sagt mir, zu welcher Klasse diese gehören."

7.21 Ordnen Sie die folgenden Wirkstoffe den korrekten Wirkstoffgruppen zu: Amisulprid, Aripiprazol, Clozapin, Haloperidol, Lorazepam, Olanzapin.

Benzodiazepin	
Atypisches Neuroleptikum	
Klassisches Neuroleptikum	

„Seht Ihr, so schwer war das doch gar nicht", freut sich Herr Niklas. „Dann machen wir doch mal mit dieser Patientin weiter: **Frau Bäumel** fühlt sich seit Längerem erschöpft, antriebs- und lustlos. Sie ist weinerlich und schläft sehr schlecht. Der Arzt hat bei ihr eine **Depression** diagnostiziert."

7.22 Welche Wirkstoffe könnten bei Frau Bäumel angewandt werden?

„Aber Moment", schaltet sich Marc jetzt ein, „wird Lithium nicht eigentlich bei bipolaren Patienten eingesetzt?" „Sehr gut", freut sich Herr Niklas, „dann schauen wir uns doch jetzt mal einen **bipolaren Patienten** etwas genauer an. Bei **Herrn Clement** kommt es zu diesem typischen Wechsel von manischen und depressiven Phasen. Er leidet an einer bipolaren Störung. Zu seiner Therapie werden Stimmungsstabilisatoren eingesetzt."

7.23 Welche Aussagen sind korrekt? Bitte ankreuzen.

- **A** ☐ Manche Stimmungsstabilisatoren gehören zur Klasse der Antipsychotika.
- **B** ☐ Valproat ist teratogen.
- **C** ☐ Lithium ist auch in hohen Mengen im Trinkwasser enthalten.
- **D** ☐ Manche Stimmungsstabilisatoren gehören zur Klasse der Antiepileptika.
- **E** ☐ Lithium kann zu Hypothyreose und Gewichtsabnahme führen.

„Das mit der teratogenen Wirkung ist ja echt blöd, was machen denn dann junge Patientinnen, die vielleicht Kinder bekommen möchten?", fragen Sie Herrn Niklas. „Das ist eine gute Frage", antwortet dieser. „Wir haben hier zum Beispiel eine Patientin, Frau Jung, die gerne schwanger werden möchte. Sie ist verunsichert, ob sie ihre Therapie nun wie gewohnt fortsetzen kann und war deswegen hier in der Ambulanz. Der behandelnde Arzt hat dann erst mal mit uns in der Apotheke Rücksprache gehalten."

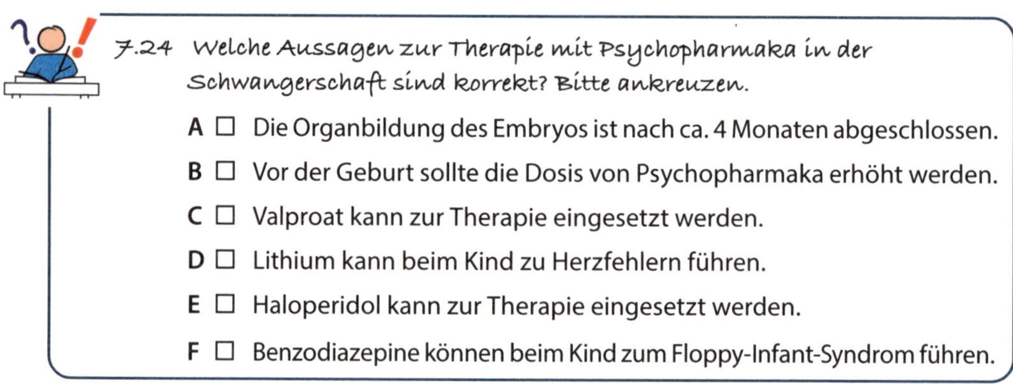

7.24 Welche Aussagen zur Therapie mit Psychopharmaka in der Schwangerschaft sind korrekt? Bitte ankreuzen.

- **A** ☐ Die Organbildung des Embryos ist nach ca. 4 Monaten abgeschlossen.
- **B** ☐ Vor der Geburt sollte die Dosis von Psychopharmaka erhöht werden.
- **C** ☐ Valproat kann zur Therapie eingesetzt werden.
- **D** ☐ Lithium kann beim Kind zu Herzfehlern führen.
- **E** ☐ Haloperidol kann zur Therapie eingesetzt werden.
- **F** ☐ Benzodiazepine können beim Kind zum Floppy-Infant-Syndrom führen.

Über diesen ganzen Besprechungen der Patienten ist der Nachmittag wie im Fluge vergangen. Ihnen und Marc brummt der Kopf. Herr Niklas hat zum Glück ein Einsehen und schickt Sie nach Hause.

7.5 Der Fall mit den vielen Gedanken

Endlich sind Semesterferien und Sie sind auf dem Weg zu Ihrer Schwester Caro und Ihrem Verlobten Markus. Während Sie vom Zug aus die Landschaft genießen, geht Ihnen eine Nachricht von Caro nicht mehr aus dem Kopf: „Kannst Du dich noch an Markus' Schwester **Vreni** erinnern? Markus meint, sie wäre in letzter Zeit total komisch. Er befürchtet, sie könnte eine Psychose haben. Du kennst dich da doch aus, kannst du vielleicht mal mit ihr reden, wenn du hier bist? LG Caro <3" „Psychose oder Neurose", murmeln Sie vor sich hin, „das ist aber doch ein Unterschied." Sie erinnern sich, dass das beides Überbegriffe waren, die jeweils verschiedene psychische Erkrankungen zusammenfassen. Außer den beiden gab es dann noch die Psychopathien bzw. Persönlichkeitsstörungen. Doch wie war das nochmal genau?

7.25 Ordnen Sie die folgenden Begriffe entsprechend zu:
Schizophrenie, paranoide Persönlichkeitsstörung, Bipolare Störung, Zwangsstörung, Depression, somatoforme Störungen.

Psychosen	
Neurosen	

Caro und Markus holen Sie vom Bahnhof ab und gemeinsam setzen Sie sich erst mal in ein Café. Sie beißen gerade ein großes Stück von Ihrer Apfeltasche ab, als Markus auch schon von Vreni zu erzählen beginnt. Er scheint sich wirklich große Sorgen zu machen. „Sie hat sich in letzter Zeit total verändert. Ich erkenne sie gar nicht wieder. Ich habe Angst, dass sie da alleine nicht mehr rauskommt", gesteht er. „Erzähle mir doch mal, was genau an ihr verändert ist und wie sie sich verhält. Wenn ich kann, helfe ich dir natürlich gerne!", versuchen Sie ihn aufzumuntern. Markus schildert, was ihm so an Vreni aufgefallen ist. „Hmm...", überlegen Sie, „das hört sich sehr nach einer Schizophrenie an." Was könnte Sie zu dieser Schlussfolgerung gebracht haben?

Markus´ Schilderung:

„Vreni ist 21 Jahre alt, arbeitet als Mechatronikerin in einer Autowerkstatt und wohnt noch bei unseren Eltern. Seit Monaten schon trifft sie sich nicht mehr mit ihren Freunden und seit drei Wochen geht sie nicht mal mehr zur Arbeit. Auch mit uns will sie nichts mehr machen. Früher saß sie oft mit unseren Eltern abends vor dem Fernseher oder sie haben Brettspiele gespielt. Heute findet sie das zu aufwühlend. Sie sitzt nur noch in ihrem Zimmer rum, oft den ganzen Tag im Schlafanzug. Meine Eltern haben bemerkt, dass sie im Internet viel über religiöse und philosophische Themen recherchiert. Darüber redet sie zwar sehr viel, aber das ist oft so zusammenhanglos, dass unsere Eltern da nicht wirklich schlau draus werden. Ich habe auch oft versucht, mit ihr zu reden, aber das ist wirklich schwierig, weil sie dauernd im Satz das Thema wechselt. Zumindest habe ich rausgehört, dass sie das Gefühl hat, jemand klaut ihre Gedanken und dass sie wohl eine Stimme hört, die ihr sagt, dass es draußen gefährlich ist und sie im Haus bleiben soll. Sie behauptet auch, dass sie draußen kosmische Strahlung sieht."

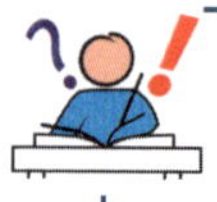

7.26 Ordnen Sie die Beobachtungen in die Kategorien Plus- und Minus-Symptome ein: Wahnideen, Denkstörungen, Sozialer Rückzug, Halluzinationen, Selbst-Vernachlässigung

Bei Caro und Markus angekommen, packen Sie erst einmal in Ruhe Ihr Gepäck aus und wollen sich ein bisschen Ruhe auf der Couch gönnen. Caro musste noch einmal los, da sie für das Abendessen noch frisches Brot kaufen will, da kommt Markus mit beschämtem Blick auf sie zu und setzt sich neben Sie. Er wirkt unsicher, doch dann rückt er mit der Sprache raus: „Da gibt es noch etwas, was ich dich fragen wollte... Aber das war mir jetzt in dem Café zu öffentlich. Ich glaube, dass Vreni ab und zu Cannabis raucht. Kann das der Auslöser für ihre Probleme sein?" Sie merken, dass das Thema für Markus wirklich sehr unangenehm ist und wollen ihm ein paar Fakten zum Cannabis-Konsum geben.

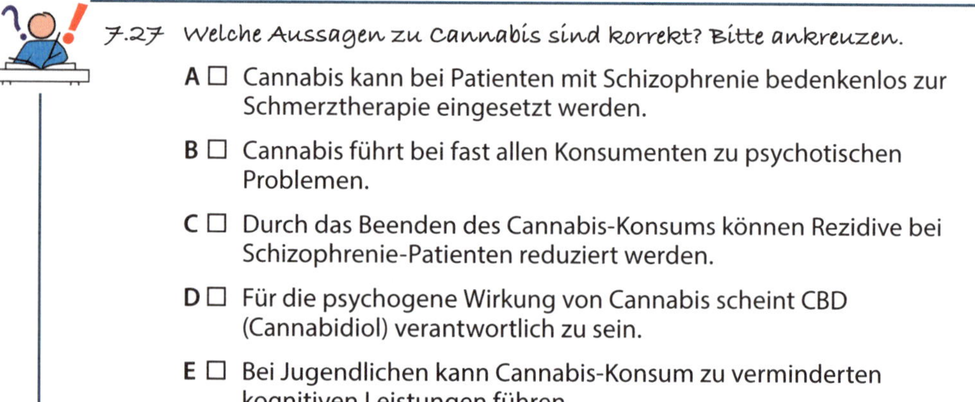

7.27 Welche Aussagen zu Cannabis sind korrekt? Bitte ankreuzen.

A ☐ Cannabis kann bei Patienten mit Schizophrenie bedenkenlos zur Schmerztherapie eingesetzt werden.

B ☐ Cannabis führt bei fast allen Konsumenten zu psychotischen Problemen.

C ☐ Durch das Beenden des Cannabis-Konsums können Rezidive bei Schizophrenie-Patienten reduziert werden.

D ☐ Für die psychogene Wirkung von Cannabis scheint CBD (Cannabidiol) verantwortlich zu sein.

E ☐ Bei Jugendlichen kann Cannabis-Konsum zu verminderten kognitiven Leistungen führen.

Auf Ihr Anraten hin hat Vrenis Familie einen Psychiater kontaktiert, der auch wirklich eine Schizophrenie diagnostiziert.

Ihr Besuch bei Ihrer Schwester ist nun schon einige Monate her, da ruft Caro bei Ihnen an. Sie wirkt aufgelöst: „Du, ich bin gerade mit Markus im Krankenhaus. Vreni wurde hierhergebracht, es geht ihr gar nicht gut!" Sie bitten Caro, erst einmal zu berichten, wie es denn seit Ihrem Besuch mit Vreni weitergegangen ist. Folgendes erfahren Sie von ihr:

Zunächst wurde Vreni mit **4 mg Risperidon täglich** behandelt. Das hat ihr auch anfangs geholfen, doch dann wurde es wieder schlimmer. Als Vreni damit anfing, ihren Schreibtischstuhl zu schlagen, weil sie sich von ihm bedroht fühlte, brachten sie ihre Eltern in eine Klinik, wo sie sich dann auch dem Pflegepersonal gegenüber aggressiv verhielt. Daraufhin erhielt sie **Haloperidol** und **Lorazepam** intramuskulär verabreicht. Kurze Zeit später wurde ihr Blick starr. Sie drehte den Kopf zur Seite, während der Blick nach oben gerichtet verharrte.

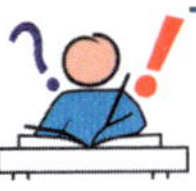

7.28 Welche Aussagen zu Vrenis Medikation treffen zu? Bitte ankreuzen.

A ☐ 4 mg Risperidon sind als Erhaltungsdosis zu niedrig. Diese liegt bei mindestens 16 mg pro Tag.

B ☐ Frauen benötigen häufig geringere Dosierungen antipsychotischer Medikamente als Männer.

C ☐ Haloperidol war ungeeignet zur Behandlung der akuten Psychose.

D ☐ Vreni hat eine okulogyre Krise erlitten.

E ☐ Zur Behandlung des starren Blickes kann Benzatropin eingesetzt werden.

Glücklicherweise erholt sich Vreni gut von dem Zwischenfall. Markus und Caro wundern sich allerdings, warum es überhaupt dazu gekommen ist. Als Vrenis Eltern jedoch in deren Zimmer einige Blister mit Risperidontabletten finden, rechnen sie nach und es stellt sich heraus, dass Vreni ihre Medikamente gar nicht mehr genommen hatte. Alle überlegen, wie Vreni geholfen werden kann und haben unterschiedliche Ideen.

7.29 Welche Maßnahmen können zur Verbesserung der Compliance beitragen?

Als sie nach einigen Monaten mal wieder bei Caro und Markus sind, treffen sie auch Vreni. Es geht ihr inzwischen schon viel besser. Sie hat ihren Cannabis-Konsum eingestellt und durch die Depot-Arzneiform ist sie medikamentös gut eingestellt. Sie versteht inzwischen, dass vieles, was sie erlebt hat, durch ihre Erkrankung kam und hofft, dass sie auch bald wieder arbeiten kann.

8 | Endokrinologie

Die Endokrinologie ist ein sehr vielseitiges Gebiet. Somit gibt es viele verschiedene Erkrankungen und entsprechend viele Medikamente.

8.1 Der Fall mit den vielen Hormonen

Zur Vorbereitung auf den Unterricht am Krankenbett haben Sie Hausaufgaben von der Apothekerin Anna erhalten. Sie gehen nämlich auf die endokrinologische Station und sollen deswegen ein paar grundlegende Dinge vor dem Besuch wiederholen. Zusammen mit Christiane und Felix arbeiten Sie sich durch das Arbeitsblatt:

8.1 Was ist die Aufgabe des endokrinen Systems?

8.2 Was ist die Aufgabe von endokrinen Hormonen?

8.3 Benennen Sie die neun endokrinen Drüsen im menschlichen Körper.

1 ....

2 ....

3 ....

4 ....

5 ....

6 ....

7 ....

8 ....

9 ....

8.4 Sehr schön! Können Sie diese Hormondrüsen in Abbildung I.8.1 auch korrekt verorten?

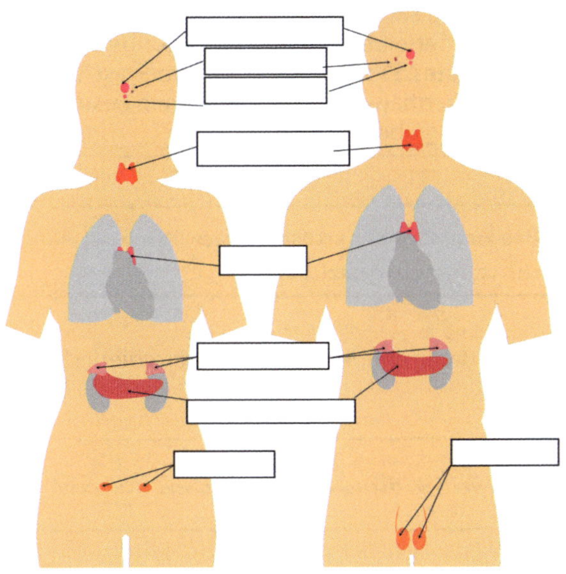

Abbildung I.8.1: *Lokalisation der endokrinen Drüsen im menschlichen Körper. Bitte ergänzen Sie die entsprechenden Namen. © Pixabay/jeftymatricio1*

8.5 Benennen Sie pro endokriner Drüse mindestens zwei der dort sezernierten Hormone. *Ausnahme Zirbeldrüse (hier gibt es nur eins)

Perfekt! Nachdem Sie die Grundlagen wiederholt haben, sind Sie gut gerüstet für die weiteren Fälle.

8.2 Der Fall mit Herrn Zucker

In der letzten Woche gab es ein Seminar zum Thema Diabetes. Henning, Ihr Kommilitone, hat sich nach der Vorlesung auch als Diabetiker geoutet. Sie und Ihre Mitstudentin Christiane beschließen, ihm in der Mittagspause ein wenig auf den Zahn zu fühlen, damit er Ihnen hilft, diesen Patientenfall zu lösen, den Sie als Hausaufgabe bekommen haben. „Also, was wissen wir denn eigentlich über unseren Patienten?“, fragt Christiane. Sie lesen sich alle die Fallkarte durch.

Fallkarte Herr Zucker

Herr Zucker ist ein aktiver, **37 Jahre** alter Mann. Seit der Trennung von seiner Frau ist er alleinerziehend und arbeitet in einer 80 % Anstellung als Verkäufer für einen bekannten Telefonnetzbetreiber. Er fühlt sich leistungsfähig und gesund, abgesehen von seinem **Typ I Diabetes**. Es trifft ihn deshalb überraschend, dass ihn sein Hausarzt nach einem zugegebenermaßen längst überfälligen Besuch direkt ins Krankenhaus zur Blutzuckereinstellung überweist.

8.6 Wie hätte Herr Zucker selbst merken können, dass sein Diabetes nicht ausreichend gut eingestellt ist?

Sie können sich noch vage daran erinnern, dass es unterschiedliche Diabetestypen gibt... und zwar mehr als Typ I und II!

8.7 Wodurch werden die unterschiedlichen Diabetestypen verursacht?

Fortsetzung Fallkarte Herr Zucker

Leider schafft es Herr Zucker oft nicht, die empfohlenen regelmäßigen Mahlzeiten einzuhalten – die Kinder gehen eben vor!

„Das ist aber nicht gut", meint Christiane da, „gerade für ihn als Typ I Diabetiker ist doch eigentlich ein geregelter Lebenswandel besonders wichtig." „Ist ja auch klar, bei Diabetikern kann die Bauchspeicheldrüse nicht ‚eben mal schnell' die Insulinproduktion ankurbeln, sondern der Blutzuckerspiegel muss von außen reguliert werden, ist bei mir ja nicht anders", kann Henning noch hinzusteuern.

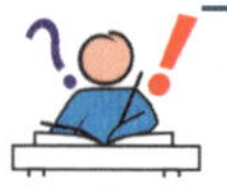

8.8 Welche Wirkstoffklassen werden in der Diabetes-Behandlung eingesetzt? Geben Sie die Wirkstoffklassen und jeweils mindestens ein Beispiel an.

„Lasst uns mal mit unserem Patienten weitermachen", bringen Sie Ihre Mitstudierenden wieder zu Herrn Zucker zurück:

Fortsetzung Fallkarte Herr Zucker

Doch Herr Zucker hat den Warnschuss verstanden – er möchte schließlich nicht wie sein Vater enden, der „Alterdiabetes" hat und nun schon unter einigen Folgeschäden leidet.

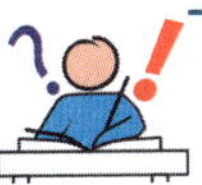

8.9 Welche Folgen kann ein unzureichend eingestellter Diabetes mellitus haben?

„Schaut mal auf die Uhr", sagt Christine plötzlich, „wir müssen los, sonst kommen wir zu spät zur nächsten Vorlesung!" „Naja, aber wenigstens haben wir jetzt mal das Gröbste über Diabetes gelernt. Gar nicht mal so schlecht für eine schnelle Mittagspause", meint Christiane. „Genau, und die Wirkstoffe lernen wir ja sowieso noch mal genauer in der Pharmako-Vorlesung von Professor Pharma kennen...", ergänzt Henning. Eiligst packen Sie Ihre Taschen und machen sich auf den Weg zum Hörsaal-vielleicht reicht es ja noch für einen Kaffee auf dem Weg dorthin, ohne Zucker natürlich.

8.3 Der Fall mit den Cortisontabletten

Nach dem langen anstrengenden Semester sind Sie endlich in Ihrem wohlverdienten Urlaub mit Ihrer Familie auf Sylt angekommen. Beim Auspacken hören Sie plötzlich Ihre Mutter fluchen. „Was ist denn los", fragen Sie. „Ich habe meine Medikamente zu Hause liegen lassen". „Na macht doch nichts", sagt Ihr Vater „du nimmst die doch schon so lange, da wird es doch ok sein, wenn du das Cortison mal zwei Wochen nicht nimmst. Ist doch viel zu stressig, jetzt zum Arzt zu gehen". Sie klinken sich in das Gespräch ein.

8.10 Welche Gefahr besteht, wenn Glucocorticoide plötzlich abgesetzt werden?

„Aber wo ist denn das Problem dabei?", fragt Ihre Mutter, „Es ist jetzt schon fast 5 Jahre her, dass der Arzt mir das alles erklärt hat, ich weiß gar nicht, was das Zeug überhaupt macht." Sie erklären Ihrer Mutter, dass es sich beim Cortison um ein Stresshormon handelt. „Und was macht das sonst noch so?", fragt Ihre Mutter.

8.11 Ordnen Sie zu, ob durch die Wirkung von Glucocorticoiden eine Steigerung oder Reduzierung der folgenden Funktionen stattfindet:

Funktion	Steigerung	Reduzierung
Blutdruck		
Entzündungsreaktion		
Gluconeogenese		
Immunreaktion		
Kalziumretention		
Knochenaufbau		
Muskel- und Gewebeabbau		
Natrium- und Wasserretention		
Thromboseneigung		

„Und weshalb kann ich das jetzt nicht einfach zwei Wochen pausieren? So wie die ganzen Nebenwirkungen klingen, wäre das vielleicht mal eine gute Idee?" „Um das zu verstehen, müssen wir uns den Regulationsmechanismus von Hormonen angucken", erwidern Sie und beginnen zu erklären.

8.12 Überlegen Sie, wie der Feedbackmechanismus funktioniert und unterstreichen Sie die richtigen Wörter.

Glucocorticoide werden, wie die meisten Hormone, durch einen ***negativen/ positiven*** Rückkopplungseffekt reguliert. Als übergeordnetes Hormon dient ***STH/ACTH****, welches in der* ***Hypophyse/Leber*** *produziert wird. Ist wenig Cortison im Blut, wird* ***wenig/viel STH/ACTH*** *ausgeschüttet, welches wiederum zu einer* ***erhöhten/verminderten*** *Ausschüttung von Glucocorticoiden führt.*

Sie haben Ihre Mutter endlich davon überzeugt, mit Ihnen zum Arzt zu gehen. Dr. Reichert empfängt Sie freundlich und beginnt, Ihre Mutter zu ihrer Erkrankung zu befragen. Als er erfährt, dass Sie Pharmazie studieren, beginnt er Sie nebenbei abzufragen: „Nennen Sie mir doch mal ein paar Krankheiten, bei denen man Glucocorticoide verabreicht und erklären Sie, auf welche Arten Glucocorticoide verabreicht werden können."

8.13 Welche Darreichungsformen für Glucocorticoide gibt es? Und bei welchen Erkrankungen kommen sie zum Einsatz?

Nach der Anamnese macht Dr. Reichert noch eine körperliche Untersuchung. „Hmm, ich glaube, Sie haben ein Cushing-Syndrom entwickelt, das heißt Sie haben zu viel Cortison im Blut". „Oh nein", stöhnt Ihre Mutter ängstlich. „Jetzt habe ich auch noch einen Morbus Cushing." „So ganz stimmt das nicht", springen Sie ein, „Außerdem kann man das gut behandeln. Wir sollten das vielleicht nach dem Urlaub mal mit deinem Hausarzt besprechen."

8.14 Was unterscheidet das Cushing-Syndrom vom Morbus Cushing?

Auch Dr. Reichert ist der Meinung, dass ein Termin mit dem Hausarzt nach dem Urlaub völlig reicht. Beruhigt verlassen Sie mit Ihrer Mutter mit dem Rezept in der Hand die Praxis. Als Sie bei der Apotheke auf das Medikament warten, schaut Ihre Mutter sich im Internet Seiten zur Addison-Krise an und fragt Sie daraufhin „Warum wird die Haut eigentlich braun, wenn ich ein Cortisonentzugssyndrom habe?"

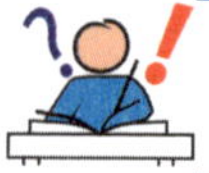

8.15 Wodurch entsteht die Braunfärbung der Haut?

Nach dem langen Tag mit drei Stunden Wartezeit in der Praxis von Dr. Reichert freuen Sie sich endlich mit einem Eis in der Hand in den wohlverdienten Urlaub zu starten und gehen im Kopf noch einmal durch, was Sie heute alles gelernt haben.

8.4 Der Fall mit dem Jod

In der Nähe der Apotheke, in der Sie samstags arbeiten, ist eine endokrinologische Facharztpraxis mit Schwerpunkt Schilddrüsenerkrankungen. Da heute mal nicht so viel los ist, hat die Apothekerin Franzi beschlossen, Sie ein wenig abzufragen. Los geht es eigentlich ganz harmlos:

8.16 Wie viele Iod-Atome sind in einem Molekül Thyroxin?

8.17 Welche Bevölkerungsgruppen sind besonders gefährdet, einen Jodmangel zu entwickeln?

Das hat ja schon mal ganz gut geklappt, jetzt wird es aber pharmakologisch-physiologisch, denn jetzt möchte sie wissen:

8.18 Welchen Effekt hat die Gabe von Levothyroxin auf die TSH-Werte?

8.19 Was sind potenzielle UAW, wenn eine Thyroxintherapie mit zu hohen Dosen begonnen wird? Warum treten diese UAW auf?

„Spannend", schaltet sich der PTA Herr Weiß ins Gespräch ein, „woran erkenne ich denn aber zunächst, ob jemand Probleme mit der Schilddrüse hat?"

8.20 Was sind die Symptome einer Schilddrüsenunter- und einer -überfunktion?

„Ok, eine Unterfunktion wird mit Levothyroxin behandelt, das weiß ich", freut er sich, „aber..."

8.21 Was wird im Rahmen einer Überfunktion der Schilddrüse verordnet?

Und prompt kommt Frau Punkt in die Apotheke, und wie soll es anders sein, auf dem Rezept sind Levothyroxin 100 µg verordnet. Franzi fragt Sie leise:

8.22 Welche Hinweise müssen Sie bei der Abgabe von Levothyroxin geben?

Franzi nickt zufrieden und Sie dürfen vor zu Frau Punkt, um ihr das Levothyroxin mit dem passenden Hinweis zu überreichen. „Puh, ich muss allerdings schon um 6 Uhr aufstehen, damit ich pünktlich zur Arbeit komme. Auf mein Frühstück möchte ich dabei nicht verzichten. Heißt das wirklich, ich muss mir den Wecker auf 5.30 Uhr stellen, um meine Levothyroxin-Tablette einzunehmen?", fragt Frau Punkt.

8.23 Gibt es noch eine weitere (pharmazeutisch korrekte) Einnahmemöglichkeit für Levothyroxin?

„Herzlichen Dank für die nette Beratung", verabschiedet sich Frau Punkt. Und zum Glück ist Ihre Arbeitszeit jetzt auch vorbei und Sie dürfen ins Wochenende.

8.5 Der Fall mit der Prostata

Letzte Woche haben Sie ein Seminar über Männergesundheit gehört. Mit Ihren Kommilitonen Karin und Hannes wollen Sie eine seltene Freistunde dazu nutzen, das Gelernte von letzter Woche zu wiederholen. Dazu benutzen Sie als Fallbeispiel eine Geschichte, die Karins Freund neulich in der Urologie aufgeschnappt hat...

Fallbeispiel Urologie Teil 1

Herr Nordseth war einmal ein guter Sportler, hat zu seiner Zeit regelmäßig an Wettkämpfen teilgenommen und viele Medaillen gewonnen. Darauf ist er noch heute stolz, doch von seinem athletischen Körper ist bei dem **72-jährigen Patienten** nicht mehr allzu viel übrig. Und das liegt leider nicht nur an der sogenannten Andropause: Das **Wasserlassen** hat Herrn Nordseth schon länger Schwierigkeiten bereitet. Sein Urologe hat einmal gesagt, dass viele ältere Männer dabei Probleme bekommen – als Faustregel bereits 50 % im Alter von 50 Jahren und 80 % im Alter von 80 Jahren.

8.24 Sie kennen vermutlich den Begriff der weiblichen Menopause („Wechseljahre"). Welche Veränderungen nehmen Sie analog bei der Andropause des Mannes an? Bitte nennen Sie mindestens drei Punkte.

Sie sind sich alle sicher, dass die typischen Beschwerden beim Wasserlassen für eine gutartige Vergrößerung der Prostata (BPH, benigne Prostatahyperplasie) sprechen.

8.25 Welche spezifischen Symptome zeigt ein Patient bei einer BPH?

Fallbeispiel Urologie Teil 2

Doch bei Herrn Nordseth war das erschwerte Wasserlassen leider nicht das einzige Problem: Sein Urologe hat neben der gewöhnlichen Untersuchung auch regelmäßig den **PSA-Wert** bestimmt. Dieser war zuletzt auffällig im Verlauf. Weil Herr Nordseth dann vor einigen Monaten auch zunehmend über **Rückenschmerzen** geklagt hat, die seine gewohnten sportlichen Aktivitäten nicht mehr zulassen, hat der Urologe einen schwerwiegenden Verdacht auf ein bösartiges Geschehen in der Prostata.

8.26 „Moment", sagt Karin, „für was steht PSA denn noch einmal?"

„Mein Freund hat mir noch erklärt, dass der PSA-Wert allein nicht ausreicht für eine Diagnose, da wurden dann auf jeden Fall noch weitere Tests durchgeführt", berichtet Karin. „Naja, wenn wir vom Worst-Case-Szenario für Herrn Nordseth ausgehen, was für Möglichkeiten gibt es denn für eine Behandlung?", fragt Hannes. „Da gab es auf jeden Fall wieder einmal ein Schema mit verschiedenen Stufen", werfen Sie ein.

8.27 Können Sie verschiedene Behandlungsmöglichkeiten für die verschiedenen Stadien nennen?

Stadium I	
Stadium II	
Stadium III	
Karzinom	

Fall 8.5

Fallbeispiel Urologie Teil 3

Bei Herrn Nordseth wurde im weiteren Verlauf die Diagnose eines **Prostatakarzinomes** bestätigt, und er wurde wegen bereits vorhandener Metastasierung in die Wirbelsäule palliativ, also lediglich symptomlindernd, mit **Antiandrogenen** behandelt. Eine typische Nebenwirkung von Antiandrogenen sind Libido- und Potenzverlust. Diese Symptome können natürlich auch unabhängig von Krebserkrankungen und Alter auftreten.

8.28 Umgangssprachlich ist oft von „Impotenz" die Rede. Dieser Begriff umfasst jedoch verschiedene Funktionsstörungen. Bitte nennen Sie die korrekten Definitionen.

Impotentia coeundi	
Impotentia ejaculandi	
Impotentia generandi	

Nachdem Sie nun die drei Formen der Impotenz kennengelernt haben, ist für die Patienten natürlich vor allem die Therapie von Bedeutung.

8.29 Welche Therapieoptionen bestehen bei „Impotenz"? (medikamentös und nicht-medikamentös)

„Wer hätte gedacht, dass das Thema so komplex ist", sagt Karin. „Komplex oder nicht, wir müssen auf jeden Fall jetzt sofort los, wenn wir nicht zu spät zum Labor kommen wollen", sagt Hannes mit einem Blick auf die Uhr. Eilig packen Sie Ihre Taschen und machen sich auf den Weg.

9 | Bewegungsapparat

Zu den Top 5 der häufigsten Volksleiden in Deutschland gehören unter anderem Rückenschmerzen (18 %) und Rheuma (11 %). Höchste Zeit, sich ein wenig mit Knochen, Muskeln und Gelenken zu beschäftigen.

9.1 Der Fall mit der Arthritis

Unterricht am Krankenbett. Sie sind heute mit Ihrer Gruppe in der **Rheumatologie.** Bevor es losgeht, lässt die Apothekerin Frau Theker Sie zunächst in der Gruppe ein paar Begriffe klären:

9.1 Bitte geben Sie eine kurze Definition und pro Gruppe mindestens zwei Beispiele für Arzneimittel, die in die entsprechenden Gruppen fallen.

NSAR	
DMARD	
Basistherapeutika	

„So gut vorbereitet werden Sie jetzt keine Schwierigkeiten mehr auf Station haben", freut sich Frau Theker und stellt Ihnen ihre Patientin vor: Frau **Jasmin Früh, 58 Jahre alt**. Frau Früh gibt als Grund für die Aufnahme an, dass sie seit vier Wochen unter starken Schmerzen und Schwellungen beider Knie sowie des linken Ellbogens leidet. Bei der Patientin ist seit 2006 eine **rheumatoide Arthritis (RA)** bekannt, die mit Methotrexat behandelt wird. Bei ihren rezidivierenden Kniegelenksergüssen erhält sie normalerweise Glucocorticoid-Injektionen. Die körperliche Untersuchung durch den Stationsarzt ergibt einen reduzierten Allgemeinzustand, einen adipösen Ernährungszustand sowie ein Vollmondgesicht, Stammfettsucht, Stiernacken, Ödeme in den Beinen und Striae rubrae (rötlich verfärbte Dehnungsstreifen). Frau Früh ist Nichtraucherin und trinkt nur gelegentlich Alkohol. Sowohl die Arthrosonographie als auch die nachfolgende Punktion der betroffenen Gelenke zeigt eine starke Entzündung mit Flüssigkeitsansammlungen in den Gelenken. Die körperliche Untersuchung weist eindeutig ein **Cushing-Syndrom** nach. Auch beim erhöhten arteriellen Blutdruck und Diabetes mellitus wird die regelmäßige Steroidgabe als ursächlich angesehen.

Fall 9.1

Medikation	Dosierung
Methotrexat 15 mg	s.c. 1×/Woche
Etanercept 50 mg	s.c. 1×/Woche
Folsäure 5 mg	24 h nach MTX-Gabe
Prednisolon 20 mg	1-0-0
Lodotra® (Prednisolon retard) 5 mg	0-0-0-1
Vitamin D 1000 I.E.	1-0-0
Valsartan comp 160/12,5	1-0-0
Amlodipin 5 mg	1-0-0
Metformin 500 mg	1-0-1
Etoricoxib 90 mg	1-0-0 bei Schmerzen
Pantoprazol 20 mg	1-0-0 bei Sodbrennen

Tabelle I.9.1: *Frau Frühs aktuelle Medikation im Krankenhaus*

Laborergebnisse	Heute
Glucose (mg/dl)	197
Harnstoff (mg/dl)	64
Kreatinin (mg/dl)	0,8
CRP (mg/dl)	0,53
GPT [ALT] (U/l)	42
Gamma-GT (U/l)	43
Leukozyten (g/l)	10,9
Neutrophile Granulozyten (%)	80
Lymphozyten (%)	14

Tabelle I.9.2: *Frau Frühs aktuelle Laborwerte vom Tag der stationären Aufnahme*

9.2 Bitte ordnen Sie die Medikamente aus Tabelle I.9.1 den Diagnosen zu. Was fällt Ihnen auf?

Diagnose	Momentan verordnete Medikamente
Rheumatoide Arthritis	
Diabetes mellitus	
Hypertonie	
Nicht zugeordnet	

9.3 Entspricht die Behandlung der rheumatoiden Arthritis der aktuellen Leitlinie? Auf welcher Stufe befindet sich Frau Früh gerade?

9.4 Wie beurteilen Sie die vorliegenden Laborwerte in Tabelle I.9.2.?

Laborergebnisse	Heute	Kommentar:
Glucose (mg/dl)	197	
Harnstoff (mg/dl)	64	
Kreatinin (mg/dl)	0,8	
CRP (mg/dl)	0,53	
GPT [ALT] (U/l)	42	
Gamma-GT (U/l)	43	
Leukozyten (g/l)	10,9	
Neutrophile Granulozyten (%)	80	
Lymphozyten (%)	14	

9.5 Was ist das Ziel der medikamentösen Behandlung der RA?

9.6 Nennen Sie drei unerwünschte Wirkungen (UAW) von Methotrexat. Auf was sollte noch geachtet werden bei einer Behandlung mit Methotrexat?

9.7 Was sollte bei der Verordnung von NSAR bei rheumatoider Arthritis beachtet werden?

9.8 Erklären Sie das Cushing-Syndrom.
Welche Anzeichen sind bei Frau Früh ersichtlich?

9.9 Liegt bei der Gabe von Prednisolon/Lodotra® eine Doppelverordnung vor? Wie beurteilen Sie die Gabe?

9.2 Der Fall mit dem Schmerz im Zeh

Herr Nodus (71 Jahre) kam wegen **starker Schmerzen in seinem linken Zeh** in die Notaufnahme. Der Zeh schmerzt auch ohne Berührung. In der Überweisung der Notaufnahme an die Rheumatologie steht, dass Herr Nodus laut eigener Aussage bereits öfter Schmerzattacken im Fuß erlitten hat. Bis zu der heutigen Attacke hätte allerdings die Einnahme von Paracetamol ausgereicht, die Schmerzen einzudämmen, deswegen hat er diese Schmerzen auch noch nie mit einem Arzt besprochen. In die Notaufnahme ist er gekommen, da Paracetamol dieses Mal rein gar nicht geholfen hat. Die Ergebnisse der Blutabnahme in der Notaufnahme zeigen einen **erhöhten Harnsäurespiegel** an und wegen der vorherigen Schmerzattacken wurde die Diagnose „**Gichtanfall**" gestellt. Herr Nodus leidet außerdem seit 2011 an Arrhythmien und er erlitt im Jahr 2015 eine TIA. Er hat außerdem einen zu hohen Blutdruck. Anfang des Jahres (2017) starb seine Frau, seitdem erhält er Paroxetin.

9.10 Bitte ergänzen Sie die Indikation in der Tabelle.

Aktuelle Medikamente von Herrn Nodus bei Aufnahme	Dosierung	Indikation – bitte einfügen
Phenprocoumon	Nach INR	
Paroxetin 20 mg	1-0-0	
Metoprolol retard	1-0-0	
Simvastatin 40 mg	0-0-1	
HCT 12,5 mg	1-0-0	
Omeprazol 20 mg	1-0-0	
Paracetamol 500 mg	Bis zu 4 Tbl/Tag	

Laborwerte Herr Nodus	Vor ca. 1 Jahr	Bei Aufnahme
Blutdruck (mmHg)	150/92	148/91
Herzfrequenz (bpm)	92	92
eGFR (ml/min/1,73m^2)	49	49
LDL Cholesterol (mmol/l)	2,4	2,4
Harnsäure (mmol/l)	Nicht bestimmt	0,46
INR	3,1	3,6
BMI (kg/m^2)	27	27

9.11 Welche Risikofaktoren für Gicht kennen Sie? Und welche treffen hier zu?

9.12 Wann wird die Indikation Gicht gestellt? Welche Voraussetzungen sollten erfüllt sein?

Bisher wird die Gicht medikamentös noch nicht behandelt. Die Ärztin möchte Colchicin verordnen und möchte von Ihnen wissen:

9.13 In welcher Dosis wird Colchicin gegeben und was muss bei der Therapie beachtet werden?

Aufgrund Ihrer Antwort entscheidet sich die Ärztin lieber gegen Colchicin und möchte lieber etwas anderes verordnen.

9.14 Welche weiteren Medikamente können zur Behandlung von Gicht eingesetzt werden?

9.15 Sollten aus Ihrer (pharmazeutischen) Sicht bei der Diagnose Gicht noch andere Medikamente des Patienten re-evaluiert werden?

9.16 Und welche nicht-medikamentösen Ratschläge können Sie dem Patienten noch mitgeben?

10 | Blut & Ernährung

Eine Standardfrage in der chirurgischen Arzneimittelanamnese lautet: „Sind bei Ihnen Probleme mit der Blutgerinnung bekannt? Haben Sie mal zu viel oder zu wenig geblutet?" Diese Frage zielt auf Krankheitsbilder ab, bei denen die Hämostase eine Rolle spielt, z. B. Schlaganfall, Thrombose, Embolie oder Herzrhythmusstörungen und noch viele andere.

Seltener von einem Arzt verordnet, aber auch immer sehr beliebt bei Patienten und Patientinnen sind Nahrungsergänzungsmittel (NEM) und Hilfestellungen zum Gewichtabnehmen, aber auch zur kontrollierten Gewichtszunahme (schwieriger als gedacht). Enterale und parenterale Ernährung spielen sowohl in der öffentlichen als auch in Krankenhausapotheken eine wichtige Rolle.

10.1 Der Fall mit dem Marcumar®

Nach einem erfolgreichen Semester sind Sie auf einer WG-Party und stehen in der Küche. Am Kühlschrank unterhalten sich zwei Freunde, die Jura studieren, über einen Fall, den sie in einem Artikel gelesen haben. „... und die hat ihm wirklich jeden Tag dieses Zeug untergemischt?", fragt Ben ungläubig. „Ja, und er wäre beinahe deswegen verblutet! Zum Glück hat der Hausarzt bei der Blutkontrolle gesehen, dass der Wert viel zu hoch war und dann weiter geforscht. Da kann der ja echt froh sein, dass so ein Wert regelmäßig kontrolliert wird", erzählt Tobias weiter und erblickt Sie, als Sie sich gerade ein neues Bier holen. „Hey, du studierst doch Pharmazie, weißt du, was das für ein Medikament ist, das man regelmäßig kontrollieren muss?"

10.1 Welches orale Medikament zur Gerinnungshemmung muss regelmäßig überprüft werden, und wie heißt der Wert, der überprüft wird?

„Ja! Marcumar®, genau so hieß das Zeug! Ich frage mich nur immer noch, wie sie da rangekommen ist, ist ja schließlich echt gefährlich das Medikament", wundert sich Ben. „Naja, vielleicht hatte Sie ja selbst eine Krankheit, die mit Marcumar® behandelt wird", geben Sie zu bedenken.

10.2 Nennen Sie Indikationen zur Phenprocoumon-Therapie.

„Naja", werfen Sie ein, „Er kann ja froh sein, dass er nicht noch gerne Grapefruitsaft trinkt, das hätte die Wirkung zusätzlich noch verstärkt!" „Was, Grapefruitsaft? Das kann doch gar nicht sein", die anderen wollen Ihnen nicht glauben. Dabei gibt es viele pflanzliche Stoffe und Arzneimittel, die mit Vitamin-K-Antagonisten wechselwirken.

10.3 Ordnen Sie die folgenden Arzneistoffe und Pflanzen entsprechend ihrer Wirkung auf VKA ein: NSAR, Goji-Beeren, Orlistat, Johanniskraut, Gingko, Ingwer, Knoblauch, Ginseng, Carbamazepin.

Verstärkung der VKA-Wirkung	
Verminderung der VKA-Wirkung	

Jetzt mischt sich auch Ihre Kommilitonin Yasmin ein: „Ganz schön blöd von ihr, dass sie nicht ASS genommen hat. Das ist immerhin frei verkäuflich und wäre in den INR-Kontrollen nicht aufgefallen..."

10.4 Wieso wird die gerinnungshemmende Wirkung von ASS nicht mit dem INR erfasst?

„...Außerdem würde eine Magenblutung wahrscheinlicher werden, da ASS die Magenschleimhaut angreift", erwähnt sie. „Mensch Lea, du machst mir manchmal echt Angst! Also von dir nehme ich kein Essen mehr an", scherzt Tobias. „Aber ich würde das doch sicher merken, wenn ich von diesem Medikament dauerhaft zu viel in mir drin habe, oder?"

10.5 Welche Symptome können bei einer Salicylatvergiftung auftreten?

Am nächsten Tag sind Sie zum Familienfrühstück bei Ihren Großeltern und erzählen dort von dem Fall, von dem Sie gestern gehört haben. „Also das Marcumar® habe ich früher ja auch immer genommen, aber jetzt bekomme ich Xarelto® ", erwähnt Ihre Oma, sichtlich stolz, dass sie die Medikamentennamen auswendig weiß. „Da muss ich jetzt zum Glück nur noch alle sechs Monate zum Arzt, um mir Blut abnehmen zu lassen. Aber wie das bei uns alten Leuten so ist, muss man ja meistens eh öfter hin."

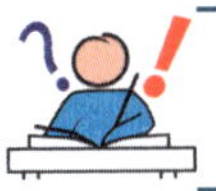

10.6 Welche Laborparameter sind bei der Kontrolle von Rivaroxaban wichtig?

Nach dem Frühstück merken Sie langsam den Schlafmangel der letzten Nacht und freuen sich auf einen entspannten Nachmittag auf der Couch.

10.2 Der Fall mit dem Eisen

Sie machen ihr PJ in einer öffentlichen Apotheke und verabschieden gerade noch die Stammkundin Frau Mile, die regelmäßig kommt, um sich das Apotheken-Kundenmagazin zu holen. Die nächste Kundin, die an den HV-Tisch herantritt, wirkt ein wenig blass. Sie kennen die junge Dame, es ist **Sandra**, die Nachbarin Ihrer Tante. „Hallo Sandra, geht es dir nicht gut?", fragen Sie, da Sandra auch etwas müde erscheint. „Ich war gerade beim Arzt", berichtet Sandra, „ich bin in letzter Zeit immer gleich so erschöpft und jetzt wurde bei mir ein **Eisenmangel** festgestellt. Um das auszugleichen, soll ich vorübergehend Eisentabletten nehmen." Sandra gibt Ihnen das Rezept und Sie suchen das Präparat heraus. Als Sie wieder am HV-Tisch sind, fragt Sandra: „Ich habe beim Arzt gar nicht richtig nachgefragt, kannst du mir vielleicht sagen, warum ich einen Eisenmangel haben könnte?" „Dafür gibt es verschiedene Gründe...", beginnen Sie.

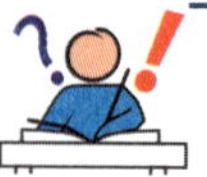

10.7 Was kann einen Eisenmangel begünstigen?

„Aha, na da kommt bei mir ja einiges zusammen", bemerkt Sandra, „ich mache mehrmals die Woche Sport, war vor Kurzem beim Blut spenden, und eine Frau bin ich auch noch. Meine Mutter sagt mir immer, das kommt vom Essen. Ich ernähre mich nämlich vegan. Stimmt es denn, dass in pflanzlichen Lebensmitteln zu wenig Eisen drin ist?" Sie wollen Sandra anhand einiger Beispielen mehr zum Eisengehalt in Lebensmitteln erklären.

10.8 Welches der folgenden Lebensmittel enthält pro 100 g am meisten Eisen?
Rindfleisch, Thymian, Blutwurst, Haferflocken, Knäckebrot.

Sandra ist nun schon einmal ein bisschen beruhigt: „Kann ich denn sonst noch etwas tun, um mehr Eisen aufzunehmen und meinen hohen Bedarf zu decken?" Sie nicken: „Ja, da habe ich auch ein paar Tipps für dich!"

10.9 Wie kann eine gute perorale Aufnahme von Eisen erreicht werden?

Sandra bedankt sich für die vielen Tipps, doch Ihnen fällt da noch etwas ein: „Wie sieht es denn mit Vitamin B12 aus, nimmst du das zusätzlich zu deiner Ernährung ein?" Sandra ist ein wenig verwundert: „Wieso denn Vitamin B12? Könnte ich da etwa auch einen Mangel haben?" Sie erklären ihr, was es mit einem Vitamin B12-Mangel auf sich hat.

10.10 Für was benötigt der menschliche Körper Vitamin B12?

„Ohje, das will ich aber unbedingt vermeiden! Kann ich da auch gleich was mitnehmen oder muss ich da was beachten?", will Sandra wissen. Auch dieses Mal können Sie Sandra einige Infos zu Vitamin B12, insbesondere zur Substitution, geben.

10.11 Wie sollte Vitamin B12 substituiert werden?

Sandra verspricht, gleich morgen noch einmal zu ihrem Arzt zu gehen und ihr Blut auf einen Vitamin-B12-Mangel hin untersuchen zu lassen und bedankt sich für die ausführliche Beratung. Sie haben ihr auch ziemlich viel über Eisen und Vitamin B12 und die jeweiligen Mängel erklärt.

10.3 Der Fall mit dem Zuviel an Kalium

Freiwilliges Praktikum im Klinikum. Heute dürfen Sie mit der Apothekerin Frau Blau auf Station. Soeben haben Sie ein schwieriges Gespräch mit einem älteren Patienten, **Herrn Winter**, mitbekommen. Herr Winter ist bereits **85 Jahre alt** und wurde nach einem Sturz auf dem eisigen Gehweg eingeliefert. Dabei hat er sich leider auch den Kopf angeschlagen. Da er ASS einnimmt, sollte er für mindestens 24 Stunden im Krankenhaus bleiben, um eine Hirnblutung auszuschließen. Begeistert ist er davon nicht, findet es aber nicht so schlimm. Immerhin gibt es hier genügend Abwechslung! Über seine Medikamente spricht er allerdings ungern und es dauert eine geraume Zeit, bis Frau Blau herausbekommt, dass er einen Medikationsplan hat (Medikation in Tabelle I.10.1). Zusammen mit dem Plan funktioniert es dann gut mit dem pharmazeutischen Anamnesegespräch.

Medikament	Dosis	Einnahme
ASS	100 mg	1-0-0
Ramipril	5 mg	1-0-1
Bisoprolol	2,5 mg	1-0-0
Spironolacton	50 mg	1-0-0
Torasemid	10 mg	1-0-0
Atorvastatin	20 mg	0-0-1
Tamsulosin	0,4 mg	1-0-0
Pantoprazol	40 mg	1-0-0
Metamizol	500 mg	1 Tablette bei Schmerzen

Tabelle I.10.1: *Aktuelle Medikation von Herrn Winter bei stationärer Aufnahme*

„Bevor ich mit dem Eintragen der Medikation beginne, schaue ich mir immer erst noch die Laborwerte an, falls vorhanden", informiert Sie Frau Blau. „Wir haben Glück, bei Herrn Winter sind sogar schon einige Werte da." Sie beginnt, einige Werte herauszuschreiben. „Oh weh, das sieht gar nicht gut aus, ich muss mal kurz bei den Ärzten anrufen." Neugierig schauen Sie sich die Werte an, die Frau Blau herausgeschrieben hat.

Fall 10.3

Laborwert (Einheit)	Referenz	Heute (ca. 8.00 Uhr)
Serumkalium (mmol/l)	3,5 – 5,1	6,4
Serumkreatinin (mg/dl)	0,7 – 1,2	1,7
GFR (CKD-EPI) ml/min/1,73 m²	≥ 60	35
Serumcalcium (mmol/l)	2,05 – 2,65	2,36
INR	0,8 – 1,2	1,2
Thrombozyten (G/l)	146 – 328	954

Tabelle I.10.2: *Aktuelle Laborwerte von Herrn Winter bei Aufnahme (Auswahl)*

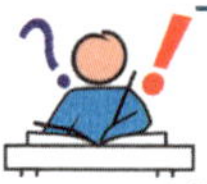

10.12 Was fällt Ihnen bei den Laborwerten auf?

Wow! Frau Blau zeigt Ihnen im Computer auch noch den kompletten Laborbefund. Neben dem Kaliumwert steht ein ‚M': „Das steht für Mehrfachbestimmung", erklärt Frau Blau. „Und schau mal, hier ist noch eine Bemerkung vom Labor: Der Patient hat eine Thrombozytose. Die Kaliumbestimmung aus dem Serum kann einen falsch hohen Wert ergeben, bitte Kalium noch einmal aus Li-Heparinplasma bestimmen! Der Arzt hat mir gerade gesagt, dass sie sich um diese Bestimmung kümmern, aber das wird eine Weile dauern, bis wir diesen Wert haben. Aber nachdem du den hohen Kaliumwert gut erkannt hast:

10.13 Wie wird eine Hyperkaliämie definiert?

„Puh, ganz schön hoch", sagen Sie. Frau Blau stimmt Ihnen zu: „Dazu kommt noch, dass eine Hyperkaliämie häufig asymptomatisch verläuft! Das ist dann häufig so wie hier ein Zufallsbefund."

10.14 Was sind mögliche Ursachen für eine Hyperkaliämie? Und welche könnten hier bei Herrn Winter zutreffen?

10.15 Welche Symptome einer Hyperkaliämie kennen Sie?

„Lassen wir die Thrombozytose mal gerade außen vor und sagen, Herr Winter hat eine Hyperkalämie."

10.16 Wie wird eine akute Hyperkaliämie behandelt?

„Sehr gut", freut sich Frau Blau über Ihre Antwort, „und mit all den Dingen, die wir jetzt besprochen haben, also Ursachen und Behandlung, was könnten Sie denn jetzt den Ärzten spezifisch für Herrn Winter vorschlagen?"

10.17 Was sollte jetzt auf jeden Fall bei Herrn Winter passieren?

„Tolle Vorschläge! Und was würden Sie empfehlen, wenn es sich hier nicht um eine akute Hyperkaliämie handelt, sondern um eine chronische?", will Frau Blau auch noch wissen.

10.18 Wie könnte eine chronische Hyperkaliämie behandelt bzw. vorgebeugt werden?

„Was machen wir denn jetzt mit der Thrombozytose?", möchten Sie von Frau Blau wissen. Die fragt als Erstes zurück:

10.19 Was genau ist denn eine Thrombozytose und wie wird sie verursacht?

„Tja, da müssen wir wohl erst noch den neuen Kalium-Wert mit dem anderen Proberöhrchen abwarten. Und dann vermute ich mal, dass sich die Internisten Herrn Winter vor der Entlassung noch einmal ansehen. Denn zunächst muss ja mal die Ursache für die Thrombozytose festgestellt werden. Da sind noch einige Untersuchungen notwendig. Da kann man mal wieder sehen, es sind eventuell doch nicht immer die Medikamente an allem schuld!" Und damit geht es direkt weiter zum nächsten Patienten.

11 | Immunisierungen

An die ersten Immunisierungen können wir uns meist nicht erinnern – das läuft in der Kinderarztpraxis fast nebenbei mit. Spätestens beim Betriebsarzt oder der Reiseberatung wird dann der Impfpass wieder gesucht!

11.1 Der Fall mit den Hepatitis-Viren

Sie sind aufgeregt. Erst kürzlich haben Sie Ihr Studium beendet und möchte nun in München Ihre erste Stelle in einer öffentlichen Apotheke antreten. Der Chef der Apotheke besteht jedoch darauf, dass Sie einen Termin beim Hausarzt vereinbaren, um sich ein Gesundheitszeugnis ausstellen zu lassen. Am Telefon werden Sie von der Sprechstundenhilfe darauf hingewiesen, doch bitte auch an Ihren Impfausweis zu denken, da gerade in einem medizinischen Beruf einige Impfungen besonders wichtig sind. Nach einer ausgiebigen Suchaktion finden Sie ihren Impfausweis verstaubt in einer Schublade und müssen erschrocken feststellen, dass in den Spalten für Hepatitis A und B noch nichts ausgefüllt wurde. Daraufhin recherchieren Sie erst ein wenig im Internet und stellen fest, dass bei einer Hepatitis die Schädigung und Zerstörung der Hepatozyten, also der Leberzellen, stattfindet. Die Ursachen reichen von physikalischen (z.B. Strahlung) und mechanischen (z.B. Prellungen) Beeinträchtigungen bis hin zu toxischen Substanzen (z.B. Medikamente) und Krankheitserregern (z.B. Viren). Die klassische Virushepatitis wird z.B. verursacht durch die Hepatitisviren A bis E.

11.1 Ordnen Sie die korrekten Übertragungswege für die Hepatitisviren (A-E) zu.

Schmierinfektion (Fäkalien)	
Parenteral, sexuell	

Mhm, Sie machen sich Sorgen. Im Lehrbuch steht, dass sowohl Hepatitis A als auch B eine akute Komponente mit Gelbfärbung der Haut und der Skleren (Lederhaut der Augen), dunklem Urin, Gliederschmerzen, Schmerzen im Oberbauch, Übelkeit, Erbrechen und Durchfall haben. Außerdem kann die Hepatitis B chronifizieren und so zu Leberzirrhose, Leberzellkarzinom und Bewusstseinsveränderungen (Hepatische Enzephalopathie) führen. Sie möchten sich unbedingt impfen lassen. Aber mit welchem Impfstoff?

11.2 Apropos Impfstoff, können Sie die Impfstoffe der Impfstoffart korrekt zuordnen? Es geht um die Impfstoffe gegen folgende Erreger: COVID, FSME, Influenza, Hep A, Hep B, MMR, Polio, Rotaviren, Tetanus, Typhus

Totimpfstoff	
Lebendimpfstoff	
Tot- und Lebendimpfstoff	
mRNA-Impfstoff	

Sie wundern sich. Sie finden viele Informationen über Impfungen zu Hepatitis A und B, aber nicht zu C. Gerade diese Form verunsichert Sie jedoch, da Sie sich neulich ein Tattoo haben stechen lassen und die Übertragung durch verunreinigte Geräte möglich ist. Statt Impfungen finden Sie heraus, dass drei Wirkstoffgruppen zur Therapie der Hepatitis C existieren.

11.3 Können Sie die drei Wirkstoffgruppen zur Behandlung der Hepatitis C benennen?

Nachdem Sie sich jetzt über die eingesetzten Wirkstoffe im Klaren sind, denken Sie an die Uni zurück. In der klinischen Pharmazie ging es oft um Dosisanpassungen an Organdysfunktionen, z.B. bei Niereninsuffizienz. Wo Sie gerade am Recherchieren sind, können Sie genauso gut noch mal überlegen...

11.4 Bei welchen Medikamenten zur Hepatitis-C-Behandlung ist bei Niereninsuffizienz eine Dosisanpassung notwendig?

[Boceprevir, pegyliertes Interferon, Ribavirin, Telaprevir]

Da Sie im Kundengespräch in der Apotheke überzeugen möchten, informieren Sie sich zusätzlich über mögliche Nebenwirkungen und Kontraindikationen der Medikamente in der Hepatitis-C-Behandlung. Ein Blick in die Fachinformation hilft da sicherlich weiter...

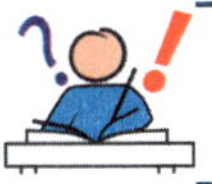

11.5 Was sind mögliche UAW von Ribavirin?

„Boceprevir und Telaprevir sind starke Hemmstoffe des CYP3A-Systems", lesen Sie. Das macht Sie stutzig. Sie erinnern sich dunkel daran, dass sich Medikamente, die im Cytochrom-P-450-Enzymsystem wirksam sind, gegenseitig beeinflussen können. Vielleicht hilft ein Check der Arzneimittelinteraktionen weiter?

11.6 Welche dieser Stoffe interagieren miteinander über das CYP-System bei gleichzeitiger Einnahme:

ASS, Atorvastatin, Bisoprolol, Boceprevir/Telaprevir, Clarithromycin, Dexamethason, Grapefruitsaft, Johanniskraut, Penicillin.

Eigentlich sollten Sie nicht überrascht sein, wie schon scheinbar winzige Änderungen im Medikamentenplan der Patienten gravierende Auswirkungen haben können. Sie hoffen nun, gut vorbereitet in Ihr Berufsleben zu starten und Ihren Kunden mit Ihrem neu dazugewonnenen Wissen helfen zu können.

11.2 Der Fall mit Tropenkrankheiten

Sie machen ein vierwöchiges Praktikum in einer Apotheke. Am dritten Tag kommt eine Kundin herein, welche Herr Aedes, den Apotheker, um Rat fragt. Sie fliegt in einer Woche mit ihrem Mann nach Kambodscha. Ihr Arzt habe bei einem Besuch vor Kurzem eine ganze Menge Krankheiten aufgelistet, von denen ihr eigentlich nur Malaria etwas gesagt habe. Auch Ihnen ist die Tropenkrankheit **Malaria** nicht gänzlich unbekannt. Sie wissen, dass sie über die weibliche Anopheles-Mücke als Vektor übertragen wird und sie von Plasmodien ausgelöst wird.

11.7 Ergänzen Sie den Lückentext.

Plasmodium ________________ ist der Erreger der zumeist benignen Malaria quartana, bei der es alle ____ Stunden zu Fieberschüben kommt. Plasmodien ________________ und ___________ sind die Erreger der zumeist benignen Malaria tertiana, bei der es alle ________ Stunden zu Fieberschüben kommt. Plasmodium ________________ löst die potenziell kompliziert verlaufende Malaria tropica aus, die durch _____________________ Fieberschübe gekennzeichnet ist.

„Ich habe hier dieses Rezept für ein Medikament bekommen, was mein Mann und ich nun einnehmen sollen. Malorone®, heißt das. Wir sollen in fünf Tagen damit beginnen je eine Tablette täglich einzunehmen." Dunkel erinnern Sie sich an Ihre Vorlesung über Malariamittel. Sie wissen, dass in Malorone® die Arzneistoffe Atovaquon und Proguanil in Kombination vorhanden sind. Sie versuchen, sich die Wirkungsorte der einzelnen Malariamittel noch einmal in das Gedächtnis zu rufen.

11.8 Ordnen Sie den einzelnen Mitteln je einen Wirkungsort zu:

Atovaquon	
Artemether	
Chloroquin	
Proguanil	

Nachdem Herr Aedes das Medikament rausgesucht und es auf den HV-Tisch gelegt hat, fragt die Kundin, ob sie bei der Einnahme etwas zu beachten habe. Herr Aedes wendet sich an Sie: „Kannst du weiterhelfen? Was muss man bei der Einnahme von Malarone® beachten?"

11.9 Welche Hinweise zur Einnahme und Behandlung mit Malarone® sollten Sie der Patientin mitgeben?

Nachdem Herr Aedes der Kundin die Einnahme, Risiken und Nebenwirkungen erläutert hat, scheint diese erst einmal beruhigt. Trotzdem hat sie noch ein paar weitere Fragen. Sie und ihr Mann hätten sich beim Arzt gegen die Tropenkrankheiten, die auf der Seite des Tropeninstituts für Kambodscha genannt werden, impfen lassen. „Bin ich denn nun vollständig geschützt? Oder gibt es auch Krankheiten neben Malaria, gegen die ich mich nicht impfen lassen kann?"

11.10 Gegen welche (Reise-) Krankheiten kann man sich aktuell nicht impfen lassen? Geben Sie mindestens drei Beispiele.

„Apropos Zika-Virus", sagt Herr Aedes. „Sind Sie denn schwanger?" „Nein, das bin ich sicher nicht", antwortet die Kundin. „Das hat der Arzt mich auch gefragt. Falls ich es wäre, dürfte ich die Reise ja gar nicht antreten, da Kambodscha offensichtlich ein Zika-Land ist. Allerdings haben mein Mann und ich schon darüber geredet, demnächst ein Kind zu bekommen." Nun lächelt Herr Aedes. „Sehr schön! Allerdings müssen Sie auch nach der Reise erst einmal sicher verhüten."

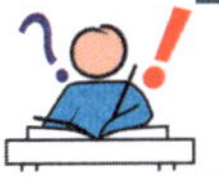

11.11 Wie lange sollten Maßnahmen zur Schwangerschaftsverhütung verwendet werden, um eine Übertragung des Zika-Virus zu vermeiden?

Mit der Menge an Ratschlägen und ihrem Medikament im Gepäck verlässt die Kundin nun die Apotheke.

Etwa anderthalb Wochen später klingelt das Telefon: Es ist die Kundin von neulich, welche sich nun seit vier Tagen mit ihrem Partner in Kambodscha befindet. Ihr Mann wäre direkt am ersten Tag von einer Mücke gestochen worden und hätte plötzlich grippeähnliche Symptome und Fieber. Stark beunruhigt fragt sie nun, ob denn das Medikament nicht gewirkt haben könnte.

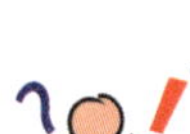

11.12 Ist eine Infektion mit Malaria bei diesem Hergang wahrscheinlich? Begründen Sie Ihre Antwort.

Zwei Wochen später erscheint ein bekanntes Gesicht in der Apotheke: Es ist die Kundin von neulich. Ausgeruht und braun gebrannt bedankt sie sich noch einmal bei Herr Aedes für die außergewöhnlich großzügige Hilfe. Ihr Mann sei tatsächlich nicht an Malaria erkrankt. Nach 1-2 Tagen wäre das Fieber weg gewesen, allerdings dann kurz darauf wieder gekommen zusammen mit einem Ausschlag, der etwas masernähnlich ausgesehen habe. Der Arzt hatte Blut abgenommen und eine Infusion mit Elektrolyten verabreicht. Er meinte, dass eine erhöhte Blutungsneigung bestehe, sie somit auf Acetylsalicylsäure erst einmal verzichten sollten, die Erkrankung aber meistens ohne weitere Komplikationen verläuft. Nach etwa einer Woche wäre dann auch nichts mehr von den Symptomen bemerkbar gewesen.

11.13 Welche Tropenkrankheit ist bei dieser Beschreibung wahrscheinlich?

Ausgesprochen dankbar verlässt die Kundin nach dem Kauf einer Packung Paracetamol endlich die Apotheke. Schmunzelnd gesteht Herr Aedes: „Tja, sowas müssen Sie auch lernen. Manchmal führt außerordentliche Hilfsbereitschaft zu extrem anhänglichen und wissbegierigen Kunden. Aber immerhin scheinen wir uns zu ihrer Lieblingsapotheke entwickelt zu haben."

12 | Schwangerschaft & Stillzeit

Schwangerschaft und Stillzeit sind nicht nur eine aufregende Zeit für die jeweiligen Familien, sondern auch für das Apothekenteam. Die Fachinformation sagt das eine, das Internet etwas anderes, und eigentlich möchten doch einfach nur alle, dass es Mutter und Kind während dieser spannenden Zeit gut geht.

12.1 Der Fall mit der Schwangerschaft (Elise Teil 1)

Sie sind Pharmaziepraktikant in einer öffentlichen Apotheke und aktiv im Handverkauf in die Beratung mit eingebunden. Zusätzlich ist Ihr Chef der Meinung, dass Sie als Praktikant auch kleinere Recherche-Aufgaben für die Apotheker übernehmen können. **Die 26-jährige Elise M.** hat alles genau geplant: Sie befindet sich in einer festen Beziehung, die beiden haben gemeinsam eine Wohnung gekauft und nun **möchte** sie **schwanger werden** – am besten innerhalb der nächsten zwei bis drei Monate. Sie hat nämlich ausgerechnet, dass sie dann noch in einem halbwegs „unbeeinträchtigten" Zustand ihre Abschlussprüfungen absolvieren kann. Deshalb will sie sich in der Apotheke schon einmal mit ein paar Schwangerschaftstests eindecken.

12.1 Welche Empfehlung können Sie Frau M. hinsichtlich ihrer Ernährung im Rahmen der geplanten Schwangerschaft geben?

Kaum zu glauben, es hat geklappt – ein paar Wochen später ist der Schwangerschaftstest positiv! Doch trotz der Freude über die Schwangerschaft geht es Elise nicht sehr gut. Sie ist ziemlich erkältet, möchte aber nun keine Medikamente mehr einnehmen und versucht sich deshalb an pflanzlichen Präparaten und viel Tee. Vorsichtshalber erkundigt sie sich bei Ihnen in der Apotheke, worauf sie denn während ihrer Schwangerschaft achten muss.

12.2 Welche Arzneimittel gegen Erkältungsbeschwerden sollte Elise während der Schwangerschaft unbedingt meiden?

Nach einer Woche mit wenig Schlaf, Kopf- und Brustschmerzen vom vielen Husten geht Elise zum Arzt in der Hoffnung, dass dieser ihr etwas gegen den quälenden Reizhusten verschreiben kann. Ihr Arzt entscheidet sich, Codein-Tropfen zu verschreiben. Sie kommt mit dem Rezept zurück in die Apotheke und wird von Ihrem Chef bedient. Als er nach hinten geht, um die Tropfen zu holen, spricht er Sie an.

12.3 „Angenommen, Elise würde Codein kurz vor der Geburt erhalten: Welche schwerwiegende Auswirkung könnte das auf das Neugeborene haben?"

In der Zwischenzeit ist es Elise und ihrem Freund gut ergangen. Nun nähert sich das Frühjahr und damit eine von Elise eher ungeliebte Zeit. Sie hat Heuschnupfen und ist besorgt, ob sie trotz der Schwangerschaft ihre üblichen Präparate einnehmen kann. Gewöhnlich nimmt Elise gegen ihre allergische Rhinitis und Konjunktivitis Levocabastin-Augentropfen und Nasenspray.

12.4 Kann Elise Levocabastin (lokal) auch während der Schwangerschaft anwenden?

Das Kind – und Elises Bauch – wachsen und alle Prüfungen sind bestanden. Doch bei Elise mischt sich die Vorfreude auf das Baby auch mit ein wenig Angst, ob sie der Situation gerecht werden kann. Die viele Verantwortung für ein Kind und dann ihr Freund, der den Ernst der Lage anscheinend noch nicht so ganz verstanden hat .... Elise ist nicht mehr ausgeglichen und fröhlich wie früher, sondern niedergeschlagen und freudlos. Ihr umsichtiger Gynäkologe bemerkt beim nächsten Kontrollbesuch, dass Elise verändert ist und spricht sie darauf an. Dafür ist sie sehr dankbar, denn nun können beide gemeinsam eine Strategie erarbeiten, wie Elise sich doch noch auf die bevorstehende Zeit freuen kann. Elise und ihr Gynäkologe sind zusammen mit dem hinzugezogenen Psychiater aufgrund der Schwere ihrer depressiven Episode zu der Entscheidung gekommen, ihr das Antidepressivum Sertralin zu verschreiben.

12.5 Welche Risiken gehen von Sertralin in Bezug auf Schwangerschaft und Stillzeit aus?

Und bald war es dann auch so weit. Der kleine Mats erblickt Ende Mai das Licht der Welt. Nach einer komplikationslosen Geburt sind Elise, ihr Freund und Mats nun eine richtige kleine Familie.

12.2 Der Fall mit dem kleinen Patienten (Elise Teil 2)

Normalerweise arbeiten Sie im Kinderkrankenhaus in der Apotheke, aber Sie haben sich diesen Samstag bereit erklärt, für eine Freundin einzuspringen und den Tag über in einer öffentlichen Apotheke zu arbeiten. Und das, obwohl Sie am Sonntag Bereitschaftsdienst im Krankenhaus haben.

Elise, ihr Freund und Mats sind eine kleine Familie geworden (siehe auch Fall 12.1). Bis auf den elterlichen Schlafmangel haben sie die Zeit zu dritt bisher sehr genossen. Doch seit ein paar Tagen machen Elise und ihr Freund sich Sorgen: Der kleine Mats wirkt nicht mehr so fröhlich wie zuvor und trinkt schlecht. Außerdem glaubt Elise bemerkt zu haben, dass Mats wärmer als sonst ist. Auf dem Nachhauseweg vom Spaziergang hält sie deshalb bei der Apotheke an, um sich nach einem Fiebermedikament zu erkundigen.

Sie fragen zunächst mal nach Mats´ Alter, was Elise mit fünf Monaten beantwortet.

12.6 Wie teilt man generell die Altersstufen bei Kindern ein?

Mats fällt mit seinen fünf Monaten noch unter das Säuglingsalter. Sowohl Ibuprofen als auch Paracetamol können im Säuglingsalter eingesetzt werden, allerdings spielt neben dem Alter auch noch das Gewicht des Kindes eine Rolle für die Eignung/Zulassung und die Dosierung. Zusätzlich möchten Sie sich auch rückversichern, dass Mats nicht besser von einem Arzt untersucht wird! Mats reagiert allerdings recht fröhlich auf Ihre Ablenkungsversuche und wirkt auch nicht dehydriert. Die Wangen sind ein wenig gerötet, aber vielleicht kommt ja auch nur der erste Zahn? Sie entscheiden sich, Elise Paracetamol für Mats mitzugeben. Und ein Fieberthermometer. Zusätzlich geben Sie Elise noch die Rufnummer für den ärztlichen Bereitschaftsdienst und ermuntern Elise dort anzurufen, sollte sich der Zustand von Mats verschlechtern. Jetzt haben Sie die Qual der Wahl! Paracetamol gibt es schließlich in vielen Darreichungsformen.

12.7 Welche Darreichungsform ist wohl am besten geeignet für Mats?

Leider verbessert sich der Zustand von Mats nur unzureichend. Nach einer weiteren durchwachten Nacht entschließen sich die Eltern am frühen Morgen, mit Mats in die Notaufnahme zu fahren. Der Kinderarzt dort hat viele Fragen an die beiden Eltern, unter anderem, ob die Eltern rauchen. Mats´ Papa beantwortet die Frage des Arztes ganz kleinlaut mit „Ja". Ihm sei es leider nicht gelungen, das Rauchen aufzugeben. Elise wirft ihrem Freund einen scharfen Blick zu – sie hat schließlich schon vor der Schwangerschaft aufgehört!

12.8 Welche gehäuft auftretenden Erkrankungen gehen mit Passivrauchen bei Kindern und/oder Erwachsenen einher?

Nach einer ausführlichen Anamnese beginnt der Arzt mit der Untersuchung. Weil die Eltern berichtet haben, dass Mats in den letzten Tagen schlecht getrunken hat, überprüft er am Anfang dessen Hydrierungszustand.

12.9 Mit welchen nicht-invasiven Maßnahmen lässt sich der Hydrierungszustand eines Säuglings/Kleinkindes am besten beurteilen?

Der Arzt entscheidet, dass bei Mats wegen eines bakteriellen Atemwegsinfektes ein Antibiotikum zur Anwendung kommen soll. Wegen des eingeschränkten Allgemeinzustandes von Mats soll er zur Flüssigkeitssubstitution und weiteren Beobachtung stationär aufgenommen werden. Mats wird das Antibiotikum intravenös verabreicht.

12.10 Was ist bei Säuglingen bei einer i.v.-Gabe zu beachten?

Mats soll Ampicillin i.v. bekommen. Der behandelnde Arzt ist neu auf Station und ruft vorsichtshalber beim Bereitschaftsdienst der Apotheke an und fragt nach, wie viel er denn geben soll. Auf Ihre Frage, wieviel Mats denn wiegt, antwortet der Arzt mit 6 kg. Sie schauen in der Fachinformation nach, um die geeignete Dosierung für Mats zu berechnen.

12.11 Welche Ampicillin-Dosis sollte gegeben werden?

Schon am nächsten Tag geht es Mats deutlich besser. Nach ein paar Tagen kann er bereits aus dem Krankenhaus entlassen werden. Elise ist froh, dass sie den kleinen Mats wieder bei sich zu Hause hat – und weil der Papa nach eingehender Internetrecherche zum Thema Passivrauchen nun fest entschlossen ist, mit dem Rauchen aufzuhören.

12.3 Der Fall mit der (Mutter-)Milch

Es ist Samstagnachmittag, Sie putzen gerade Ihre Wohnung, als Ihre Freundin Anja bei Ihnen vorbeikommt. Sie erzählt Ihnen, dass sie gerade herausgefunden hat, dass sie schwanger ist. Beim Arzt war sie noch nicht und sie hofft nun, von Ihnen schon einmal ein paar Ratschläge zu bekommen. Sie machen ihr erst einmal einen warmen Kakao und setzen sich mit ihr auf die Couch. Anja nimmt einen Schluck vom Kakao und berichtet Ihnen von ihren Sorgen: „Ich habe doch Asthma und nehme dafür regelmäßig Medikamente! Was, wenn diese Inhalatoren meinem Kind schaden?" Sie versuchen, ihr zunächst einmal die Angst davor zu nehmen.

Im Studium haben Sie auch etwas über das Basisrisiko für grobstrukturelle Fehlbildungen gelernt, können Sie sich noch erinnern?

12.12 Wie groß ist das Basisrisiko für grobstrukturelle Fehlbildungen?

Anja ist nun schon ein wenig beruhigt. So schlimm, wie sie befürchtet hatte, scheint das mit den Medikamenten ja doch nicht zu sein. Allerdings würde sie gerne wissen, ob Sie ihr ein paar Dinge sagen können, auf die sie in jedem Fall besser verzichten sollte.

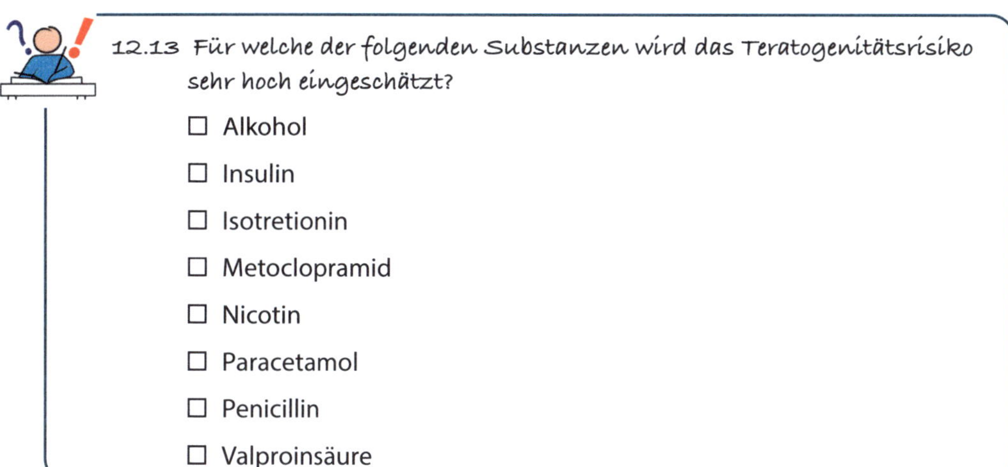

12.13 Für welche der folgenden Substanzen wird das Teratogenitätsrisiko sehr hoch eingeschätzt?

- ☐ Alkohol
- ☐ Insulin
- ☐ Isotretionin
- ☐ Metoclopramid
- ☐ Nicotin
- ☐ Paracetamol
- ☐ Penicillin
- ☐ Valproinsäure

Doch auch über die Zeit nach der Geburt macht sich Ihre Freundin Gedanken, denn nicht nur in der Schwangerschaft, auch in der Stillzeit gibt es ein paar Dinge zu beachten. Auch hier helfen Sie ihr gerne weiter.

12.14 Welche Aussagen zur Medikation der Mutter in der Stillzeit treffen zu? Bitte ankreuzen.

A ☐ Alle Arzneistoffe gehen in die Muttermilch über.
B ☐ Nimmt die Mutter Antibiotika ein, kann das beim Kind zu einer dünneren Stuhlkonsistenz führen.
C ☐ Es gibt Arzneistoffe, die die Milchproduktion senken.
D ☐ Die Einnahme von Analgetika kann beim Kind Übererregbarkeit und Unruhe auslösen.
E ☐ Unter anderem sollte das Alter und das Trinkverhalten des Säuglings beachtet werden.

Bei der Aussage, dass nicht alle Arzneistoffe in die Muttermilch übergehen, wird Anja neugierig: „Das ist ja spannend! Ich arbeite doch auch in einem Labor. Kannst du mir dazu mehr erzählen?“

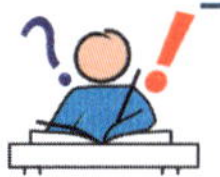

12.15 Welche Parameter beeinflussen die Menge des Arzneistoffs, die ein Baby über die Muttermilch aufnehmen kann?

Daraufhin meint Anja: „Mensch, ich bin doch ständig erkältet! Vielleicht sollte ich besser nicht stillen?“

12.16 In welchen Situationen sollte nicht gestillt werden?

Zum Schluss wollen Sie Ihrer Freundin noch ein paar allgemeine Tipps mit auf den Weg geben.

12.17 Welche generellen Empfehlungen zur Medikation in der Schwangerschaft oder Stillzeit können Sie einer besorgten (werdenden) Mutter geben?

„So, jetzt haben wir aber erst einmal genug über Medikamente in der Schwangerschaft geredet", beginnt Anja, „Danke, dass du mir das alles so genau erklärt hast!" „Das mache ich doch gerne!", erwidern Sie. „Wie geht es dir denn eigentlich jetzt sonst so?", fragen Sie, während Sie eine Kanne Tee aufsetzen und wissen, dass es noch ein langer, gemütlicher Nachmittag mit Ihrer Freundin werden wird.

Und für alle die noch gerne etwas über Medikamente während der Schwangerschaft und Stillzeit nachlesen wollen: www.embryotox.de ist dafür eine gute Adresse! QR-Code siehe Antwort 12.2.

13 | Onkologie

Über vier Millionen Menschen in Deutschland leben mit einer Krebsdiagnose und bei ungefähr zwei Drittel davon liegt die Krebsdiagnose bereits fünf Jahre oder länger zurück. Die Wahrscheinlichkeit ist also groß, dass Sie sich im Rahmen Ihrer apothekerlichen Tätigkeit das eine oder andere Mal mit onkologischen Fragestellungen beschäftigen werden.

13.1 Der Fall mit dem Palliativpatienten

Sie studieren Pharmazie und sind heute zum 80. Geburtstag Ihrer Oma eingeladen. Ein Gast ist Herr Otono und dieser kommt nun auf Sie zu: „Deine Oma hat mir schon viel von dir erzählt, du studierst ja Pharmazie. Meine Frau hat vor Kurzem die Diagnose **Krebs** bekommen, und jetzt wurde uns angeboten, dass da jemand von der **Palliativpflege** vorbeikommen soll. Aber ich weiß gar nicht so genau, was das ist. Kannst du mir das vielleicht erklären?"

Puh, zum Glück hatten Sie gerade ein Praktikum auf der Palliativstation.

13.1 Wie würden Sie Palliativmedizin definieren?

Sie haben versucht, sich bei der Definition kurz zu fassen, um es nicht zu kompliziert werden zu lassen, aber Herr Otono ist an dem Thema sehr interessiert. „Kannst du mir das bitte nochmal genauer erklären, also was denn damit genau bezweckt werden soll?"

13.2 Welche Ziele verfolgt die Palliativmedizin?

„Das finde ich schön, dass die Lebensqualität verbessert werden soll. Meine Frau hat momentan schon sehr viel Angst davor, dass sie große Schmerzen und auch andere Nebenwirkungen haben wird. Denkst du, dass diese Sorgen berechtigt sind?" Sie müssen Herrn Otono leider davor warnen, dass es einige Beschwerden gibt, die sehr häufig bei Palliativpatienten auftreten.

13.3 Welche Symptome gehören zu den häufigsten Aufnahmegründen von Palliativpatienten? Nennen Sie mindestens drei.

Doch Sie können Herrn Otono auch ein wenig Mut machen, denn es gibt inzwischen gute Herangehensweisen, um die Patienten in diesen schwierigen Situationen und mit ihren unterschiedlichen Leiden zu versorgen. Dazu müssen bei der Betreuung einige Punkte beachtet werden.

13.4 Welche Aussagen treffen auf die Betreuung im Rahmen der Palliativmedizin zu? Bitte ankreuzen.

- A ☐ Den Symptomen der Patienten kommt in der Palliativmedizin eine besondere Beachtung zu.
- B ☐ Palliativmedizin beruht auf einem uniprofessionellen Team.
- C ☐ Die chronische Grunderkrankung des Patienten ist immer die Ursache neu aufgetretener Symptome.
- D ☐ Ein Entlassungsplan für Palliativpatienten ist nicht nötig, da sie nicht mehr entlassen werden.
- E ☐ Es werden in der Palliativmedizin ausschließlich Patienten mit onkologischen Erkrankungen versorgt.
- F ☐ Palliativmedizin bietet Angehörigen Unterstützung nur während der Erkrankung der Patienten.
- G ☐ Die Sondenernährung wird in der Palliativmedizin bevorzugt angewendet.
- H ☐ Auch Nebenwirkungen von verabreichten Arzneimitteln können Grund für neue Symptome sein.
- I ☐ Die Betreuung der Patienten erfolgt bis zu deren Tod, nach Wunsch auch zu Hause.

„Das klingt aber sehr aufwendig, wie kann das denn alles bewerkstelligt werden?", will Herr Otono daraufhin wissen. Sie erklären ihm: „Wichtig für die Versorgung der Patienten und damit der Sicherstellung der nötigen Betreuung ist eine Vielzahl an Strukturen, die den Patienten und die Angehörigen in allen Situationen unterstützen können. Um dies zu gewährleisten, gibt es sowohl ambulante als auch stationäre Angebote." Damit sich Herr Otono das besser vorstellen kann, nehmen Sie nun ein Blatt und listen darauf die Möglichkeiten der ambulanten und der stationären Versorgung auf.

13.5 Ordnen Sie die folgenden Strukturen dem entsprechenden Setting (Ambulant/Stationär) zu: SAPV, Konsildienst, Hospiz, AAPV, Palliativstation

Ambulant	
Stationär	

„Das ist ja lieb von dir!", freut sich Herr Otono, „ jetzt habe ich schon einen viel besseren Überblick, was es da so für Möglichkeiten gibt. Allerdings hätte ich noch eine letzte Frage: Du studierst ja Pharmazie, welche Rolle spielen denn eigentlich Apotheker in der Palliativmedizin?" „Da kommt jetzt der Begriff Palliativpharmazie ins Spiel...", beginnen Sie Ihre Erklärung.

13.6 Die Palliativpharmazie umfasst den Beitrag von Apothekern und pharmazeutischem Fachpersonal zur Palliativversorgung. Welche Aufgaben kann ein Apotheker in diesem Rahmen übernehmen?

„Da fällt mir gerade ein, dass ich ja noch ein Rezept von meiner Frau dabeihabe", erinnert sich Herr Otono, „Ich muss ihr das später auf dem Heimweg dann gleich noch mitbringen. Ich zeige es dir mal. Gibt es etwas, was wir bei der Anwendung beachten müssen?" Sie schauen sich das Rezept an, welches Herr Otono Ihnen reicht. Verschrieben wurde das Opioid Morphin. Sie erinnern sich, dass eine häufige behandlungsbedürftige Nebenwirkung von Opioiden die Obstipation ist.

13.7 Welche Hinweise zum Rezept können Sie Herrn Otono mit auf den Weg geben?

Herr Otono bedankt sich bei Ihnen: „Da hast Du mir ja wirklich einiges erklärt! So gut informiert kann ich meine Frau hoffentlich in dieser schweren Zeit besser unterstützen! Jetzt muss ich aber in die Apotheke, das Rezept einlösen und dann nach meiner Frau sehen". Sie wünschen ihm noch einmal alles Gute und bieten ihm an, weiter für Fragen zur Verfügung zu stehen.

13.2 Der Fall mit dem Tumor

Sie besuchen Ihren Opa im Krankenhaus. Er war mit Verdacht auf einen Schlaganfall von seinem Hausarzt eingewiesen worden. Der Verdacht konnte glücklicherweise nicht bestätigt werden, allerdings soll er noch zur Abklärung bleiben und kann noch nicht nach Hause. Mit ihm im Zimmer ist Herr Gambero, ein Krebspatient. Natürlich hat Ihr Opa von Ihrem Wissen geschwärmt und nach einer Weile kann sich **Herr Gambero** zu einer Frage durchringen: „Ich habe gehört, Sie studieren Pharmazie, und vielleicht können Sie mir da ein wenig helfen? Mein Sohn ist gerade im Urlaub, den kann ich momentan nicht fragen und sonst habe ich ja niemanden. Ich habe **Krebs in der Leber und in der Bauchspeicheldrüse**, allerdings verstehe ich die ganzen Abkürzungen nicht. Wissen Sie, was das alles heißt?"

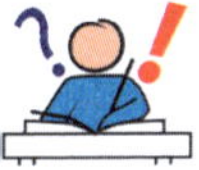

13.8 Können Sie ihm helfen? Was bedeuten denn diese Abkürzungen?

NET	
Ki-67 30 %	
(p)T1	
N0	
G3	
M1	

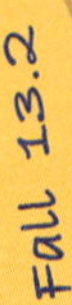

Nachdem Sie Herrn Gambero die Abkürzungen erklärt haben, wird dieser zu einer Untersuchung abgeholt. „Der hat es schon schwer...", seufzt Ihr Großvater, „hoffentlich bekomme ich das mal nicht!". Sie wollen Ihren Opa beruhigen, da es ihm ja gerade eh nicht besonders gut geht: „Du lebst ja gesund, da hast du schon mal einige Risikofaktoren weniger." „Was sind denn Risikofaktoren?", will er daraufhin wissen.

13.9 Nennen Sie mindestens zwei Risikofaktoren für die Entstehung von Tumoren.

Obwohl sie ihn eigentlich beruhigen wollten, ist Ihr Großvater nun noch besorgter: „Da gibt es ja unglaublich viel, was zu Krebs führen kann! Da müsste doch eigentlich jeder Mensch Krebs haben!". Sie erklären ihm, dass es glücklicherweise genügend Gründe gibt, warum Menschen Tumoren nicht schutzlos ausgesetzt sind.

13.10 Warum hat nicht jeder Mensch Tumore?

Als Sie am nächsten Tag Ihren Opa aus dem Krankenhaus abholen können, da sich die Befürchtung des Hausarztes nicht bestätigt hat, gibt es für Herrn Gambero leider weniger erfreuliche Neuigkeiten. Er soll eine **Chemotherapie** bekommen. Sie merken, dass er verunsichert ist, und fragen ihn, ob es etwas gibt, über das er gerne reden würde. „Ja wissen Sie", fängt er an, „am meisten Gedanken mache ich mir im Moment über die ganzen Nebenwirkungen, die mich erwarten. Auf was muss ich mich denn da jetzt alles einstellen?"

13.11 Welche unerwünschten Arzneimittelwirkungen treten häufig unter der Therapie mit Zytostatika auf? Nennen Sie mindestens drei Beispiele.

„Ohje, wenn ich mir das so anhöre, möchte ich das ganze lieber nicht machen!", gibt Herr Gambero ängstlich zu. Sie wollen ihn beruhigen und erklären ihm, dass die Ärzte diese Therapie ja für notwendig erachtet hatten. „Außerdem hat man die meisten Nebenwirkungen, wie zum Beispiel die Übelkeit, heute sehr gut im Griff und kann sie gut eindämmen."

13.12 Welche Wirkstoffe werden bei der Behandlung von Zytostatika-induzierter Übelkeit typischerweise angewendet?

Nachdem Sie die zytostatika-induzierte Übelkeit erklärt haben, erzählt Ihr Opa von seiner Nachbarin. Sie war vor vier Jahren an Brustkrebs erkrankt. Mit einer Chemotherapie konnte ihr geholfen werden und bis jetzt ist auch noch kein Rezidiv aufgetreten. „Sie hat mir damals auch einiges zu der Übelkeit erzählt. Sie meinte, dass es da einige Dinge zu beachten gab", erinnert er sich.

13.13 Welche Besonderheiten gelten bei der antiemetischen Behandlung bei einer Chemotherapie?

Herr Gambero wirkt nun etwas zuversichtlicher. Kurz bevor Sie mit Ihrem Opa das Zimmer verlassen, meldet sich auch endlich Herr Gamberos Sohn aus dem Urlaub zurück und Sie sind beruhigt, dass er nun wieder Unterstützung durch seine Familie bekommen wird, die er in dieser schwierigen Situation sicher nötig hat.

13.3 Der Fall mit den Zytostatika

Endlich ist der Kaffee durchgelaufen. Sie füllen sich eine Tasse, setzen sich und sehen auf die Uhr. Es ist erst 23:24 Uhr. Noch 6,5 Stunden, dann ist Ihre **Sitzwache** vorbei. Sie sind das erste Mal auf der S10, einer **hämato-onkologischen Station**. Sven, der Pfleger, der heute im Nachtdienst eingeteilt ist, hat Sie schon rumgeführt und die Stationsaufteilung und die Aufgaben kurz erklärt. Er ist ein eher ruhiger Mensch, der einen guten Überblick über die Patienten hat. Gerade ist er dabei, die Medikamente für den nächsten Morgen herzurichten. Bis jetzt ist alles ruhig, deswegen holen Sie Ihre Unterlagen hervor, um nicht einzuschlafen: In drei Wochen steht eine Klausur an, u.a. über Zytostatika, da kann es ja nicht schaden, sich vorzubereiten... Und dann passiert es auch schon: In Zimmer 23 klingelt es. Als Sie hineingehen, finden Sie die **58-jährige Frau Folli** mit einer Spucktüte in der Hand auf dem Bett sitzend. Die kachektische Patientin wirkt sehr bleich und berichtet Ihnen direkt von der **immensen Übelkeit**, die sie verspüre. Sie wollte sich zuerst nicht melden, da Sie ja wisse, dass etwas Übelkeit normal sei bei einer Chemotherapie, aber das würde Sie nicht mehr lange durchstehen. Drei Mal habe Sie schon erbrochen. Nachdem Sven ihr **Dimenhydrinat** verabreicht, geht es Frau Folli schnell besser. Mit genug Wasser gegen die Mundtrockenheit auf dem Nachttisch schläft sie auch alsbald ein. „Das kommt leider nur allzu häufig vor", erklärt Ihnen Sven darauf im Stationszimmer. „Sie macht gerade ihren ersten Zyklus der Chemotherapie durch, da wird die Übelkeit oft zu gering eingeschätzt und die Prophylaxe reicht nicht aus. Zum Glück hat der Arzt schon für den Fall der Fälle heute Nachmittag den H_1-Rezeptorantagonisten bei Bedarf angeordnet." „Was hat Frau Folli eigentlich genau?", wollen Sie wissen. „Sie leidet unter einem **B-Zell-Non-Hodgkin-Lymphom (NHL),** genauer gesagt ein generalisiertes follikuläres Lymphom", antwortet der Pfleger. „Dagegen bekommt sie eine palliative Chemotherapie zur Symptomlinderung, nach dem R-CHOP-Schema. Daraufhin müssen Sie kurz überlegen. Sie kennen das **CHOP-Schema**, und wissen, dass die Abkürzungen klassisch für **C**yclophosphamid, **H**ydroxydaunorubicin (Doxorubicin), **O**ncovin (Vincristin) und **P**rednisolon stehen. Doch was hat das ‚R' zu bedeuten?

13.14 Das R in R-CHOP steht für

Bevor Sven mit seiner Arbeit weitermacht, holt er Ihnen noch Frau Follis Akte und die Medikamentenkurve. Wie erwartet finden sich auf dem Therapieplan unter anderem Rituximab, Cyclophosphamid, Doxorubicin, Vincristin und Prednisolon. Die Wirkungen von Rituximab und Prednisolon ist Ihnen bewusst, doch bei den Zytostatika und Antibiotika kommen Sie immer durcheinander. Seufzend schlagen Sie Ihr Buch auf und lesen sie noch einmal nach...

13.15 Benennen Sie bei den folgenden Medikamenten die Substanzklasse und erklären Sie die Wirkung:
Cyclophosphamid, Doxorubicin, Vincristin.

Medikament	Substanzklasse	Wirkung
Cyclophosphamid		
Doxorubicin		
Vincristin		

Beim Blick in die Medikation fällt Ihnen auf, dass Frau Folli zusätzlich **Mesna** bekommt. Mittlerweile hat sich Dr. Klein zu Ihnen gesellt. Er erklärt Ihnen, dass es sich bei Mesna um 2-Mercaptoethansulfonat-Natrium handelt, ein **Zytoprotektor**, welcher während der Chemotherapie **mit Cyclophosphamid** eingesetzt wird, um eine **hämorrhagische Zystitis** zu verhindern. Dies sei eine gefürchtete, spezifische Nebenwirkung des Zytostatikums. „Heute Nacht haben Sie ja schon eine bekannte Nebenwirkung einer Chemotherapie erlebt: zentral induziertes Erbrechen. Andere allgemeine Nebenwirkungen sind unter anderem Haarausfall, Hämatopoese mit Anämie usw. und Schleimhautschädigungen, welche zum Beispiel zur Enteritis und Durchfällen führen. Es gibt allerdings auch substanzspezifische Nebenwirkungen, zu welchen beispielsweise die hämorrhagische Zystitis bei Cyclophosphamid zählt."

13.16 Können Sie den Zytostatika spezifische UAW zuordnen?

Medikament	Spezifische UAW (nennen Sie mindestens ein Beispiel)
Doxorubicin	
Vincristin	
Cisplatin	
Bleomycin	
Methotrexat	

„Über alle Nebenwirkungen müssen die Patienten aufgeklärt werden. Auch über die sehr seltenen", sagt Dr. Klein. „Da eine Behandlung oft durch eine Polychemotherapie erfolgt, kommt da schon einiges zusammen. Das verursacht häufig unvorstellbare Ängste bei den Patienten bis hin zur kompletten Therapieablehnung. Die meisten wissen, dass eine Chemotherapie eben nicht auf die leichte Schulter zu nehmen ist. Allerdings heißt es – wie eigentlich immer in der Medizin: ‚Die Dosis macht das Gift'. Frau Folli wird mit sehr hoher Wahrscheinlichkeit durch das Vincristin ein Kribbeln oder Schmerzen an den Extremitäten bekommen. Hierbei sind die Nebenwirkungen meist dosisabhängig, sodass eine Überdosierung schwerste bis tödliche

Folgen haben kann. Bei **Vincristin** beispielsweise darf die **absolute Dosis 2 mg nicht überschreiten**. Aber laut Protokoll beträgt die Dosierung 1,4 mg/m² bei Frau Folli." „Milligramm pro Quadratmeter?", fragen Sie. „Wird die Dosierung etwa mit der Körperoberfläche ermittelt?" „Ganz genau. Bei Erwachsenen und Kindern mit über 10 kg Körpergewicht erfolgt die Berechnung über die Körperoberfläche. Um diese nach Mosteller zu schätzen, muss folgende Formel benutzt werden." Er schreibt etwas auf ein Papier und reicht es Ihnen. Darauf können Sie lesen

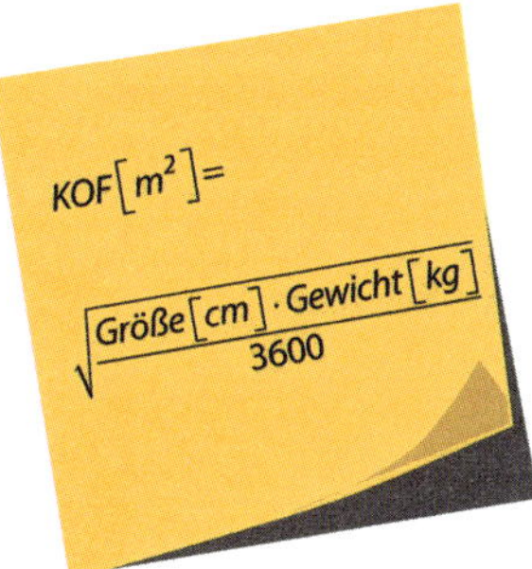

13.17 Frau Folli ist 1,70 m groß und 54 kg schwer. Berechnen Sie ihre KOF und die entsprechende Dosierung für Vincristin.

Während Dr. Klein sich Kaffee einschenkt, blättern Sie noch weiter in den Patientenunterlagen. Da fällt Ihnen auf, dass das NHL gar nicht Frau Follis erster maligner Tumor ist. **Vor etwa 25 Jahren** hatte sie nach einer operativen Tumorentfernung eine Chemotherapie mit einem **Anthracyclin (Epirubicin)** und einem **Taxan (Docetaxel)** erhalten. Zusätzlich bekam sie noch eine Therapie mit **Trastuzumab** über ein Jahr und nach der Chemotherapie additiv eine **Bestrahlung**.

13.18 Unter welcher maligner Erkrankung litt Frau Folli der Therapie nach?

„Sie hat ja wirklich nahezu alle Behandlungsmöglichkeiten bekommen, die es gibt", meldet sich nun auch Sven zu Wort. „Ja, die Therapie ist sehr umfassend", antwortet Dr. Klein. „Zuerst wurden bei ihr der Tumor und ein Wächterlymphknoten operativ entfernt und dann folgte die Chemotherapie mit Beginn der Antikörperbehandlung. Nach Abschluss der Zytostatika-Therapie kam dann noch die Strahlenbehandlung."

13.19 Wie nennt man dieses Therapie-Schema?

Damit Sie sich das Erzählte besser merken können, lesen Sie die Details noch einmal genauer in Frau Follis Akte und in Ihren Unterlagen nach. Ganz schön kompliziert, denken Sie. Sie wollen sich gerade mit dem Kapitel der Pyrimidin-Analoga in Ihren Unterlagen befassen, da ertönt auch schon die Klingel in einem Patientenzimmer...

14 | Anästhesie & Analgesie

Das Fachgebiet der Anästhesie ist stark kliniklastig, eventuell streifen Sie in der Apotheke das Thema am Rande durch Belieferung von ambulanten OP-Praxen für deren Sprechstundenbedarf. Schmerztherapie ist allerdings etwas, dass in Apotheken täglich auftritt, sei es in der Selbstmedikation oder auf Rezept.

14.1 Der Fall im OP

Sie dürfen heute als PhiP einen Tag in der **Anästhesie** hospitieren. Sie begleiten Dr. Schlaf, einen erfahrenen Anästhesisten, bei der alltäglichen Arbeit. „Nun denn", sagt Dr. Schlaf nach der Morgenbesprechung. „Wir sind etwas spät dran, der erste Patient wartet schon." Verwundert schauen Sie auf die Uhr; es ist 7:40 Uhr. „Jaja, bei uns beginnt es immer recht früh, wir sind Frühaufsteher. Kommen Sie mit, ich erkläre Ihnen auf dem Weg ein paar Grundlagen. Zögern Sie nicht, Fragen zu stellen!" Sie beginnen loszulaufen, da beginnt Dr. Schlaf auch schon zu erzählen: „Grundsätzlich muss unterschieden werden, ob ein Patient lediglich sediert werden, eine Regionalanästhesie oder eine Vollnarkose für die entsprechende Operation erhalten soll. Die Sedierung unterscheidet sich von der Vollnarkose in der Hinsicht, dass beim Patienten in der Sedierung die Atmung und die Schutzreflexe erhalten bleiben. Dies ist zum Beispiel bei einer Magenspiegelung der Fall." „Eine Vollnarkose besteht in der Regel aus drei Komponenten", erklärt er weiter. „Diese sind die reversible Ausschaltung des Bewusstseins, auch Hypnose genannt, des Schmerzempfindens, also Analgesie, und der vegetativen Reaktionen. Für die Intubation verabreicht man noch ein Muskelrelaxanz." „Um eine Schlafinduktion zu erreichen, können entweder Injektions- oder Inhalationsanästhetika verwendet werden."

14.1 *Ordnen Sie die verschiedenen Anästhetika den richtigen Gruppen zu:* Etomidat, Halothan, Isofluran, Ketamin, Midazolam, Propofol, Sevofluran, Thiopental, Desfluran.

Inhalationsanästhetika	
Injektionsanästhetika	

„Sehr gut", sagt Dr. Schlaf. „In der Regel erfolgt eine Einleitung zur Vollnarkose heutzutage mit einem Injektionsanästhetikum, da hierdurch schnell eine adäquate Narkosetiefe erreicht wird. Wenn man keinen intravenösen Zugang hat, wie z.B. häufig in der Kinderchirurgie bei unkooperativen oder ängstlichen kleinen Patienten, kann man auch eine inhalative Narkoseeinleitung mit Sevofluran anwenden. Dies ist allerdings das einzige Narkosegas, was sich dafür eignet. Die anderen haben einen stechenden Geruch und reizen die Atemwege zu stark. Im weiteren Verlauf kann eine Narkose als total intravenöse Anästhesie (**TIVA**) oder mit dem

Inhalationsanästhetikum, als **balancierte Narkose**, weiter aufrechterhalten werden. Für die Analgesie während der Operation wird dem Patienten noch ein Opiat verabreicht. Durchaus beliebt zur Narkoseeinleitung ist das alkylierte Phenol **Propofol**. Es wirkt schnell, ist gut steuerbar, macht angenehme Träume. Allerdings ist aufgrund der stark negativen inotropen Wirkung am Herzen bei kardiovaskulär vorerkrankten Personen Vorsicht geboten."

Endlich sind Sie beim Patienten angekommen und begrüßen ihn. Dr. Schlaf liest das Prämedikationsprotokoll und erklärt Ihnen: „Herr Stark hatte bei einer früheren Narkose sehr starkes Erbrechen und Übelkeit, das nennt man auch PONV, post-operative nausea and vomiting. Dieser Punkt wird nachher noch mal wichtig. Jetzt kümmern wir uns erst mal um die Narkoseeinleitung von Herrn Stark". Nach Überprüfung der Patientendaten, Kurzcheck des Narkosegerätes und Anlegen des Überwachungsmonitorings geht es dann auch los mit der Narkose. Nachdem der Patient einige Minuten reinen Sauerstoff eingeatmet hat, wird **Sufentanil**, also das Opiat, über den Venenkatheter gegeben. Für die Narkoseeinleitung verabreicht Dr. Schlaf **2 mg/kg Körpergewicht Propofol**. Dabei wird die Patientenatmung die ganze Zeit über die Maske kontrolliert und sichergestellt, bis eine Beatmung notwendig wird.

Als der Patient eine ausreichende Narkosetiefe erreicht hat und die Überwachungswerte im grünen Bereich stabil bleiben, denken Sie, es ist nun ein guter Zeitpunkt, einige Fragen zu stellen: „Auf dem Narkoseprotokoll steht, dass der Patient letztes Mal unter einem starken PONV gelitten hat. Wie können wir das diesmal vermeiden?" „Das ist eine sehr gute und wichtige Frage", freut sich Dr. Schlaf, „Um das PONV-Risiko zu verringern, würde ich die Narkose jetzt mittels TIVA fortführen und somit die stark emetogenen, volatilen Narkotika vermeiden. Dafür verabreichen wir jetzt dem Patienten das kurzwirksame, gut steuerbare **Remifentanyl** über den Perfusor." Danach geht alles ganz schnell: Die Maskenbeatmung wird noch kurz fortgeführt, Dr. Schlaf injiziert noch **Rocuronium**, ein nicht-polarisierendes Muskelrelaxanz, und so geht auch die Intubation ohne Probleme vonstatten. Dr. Schlaf schließt die Propofol-Infusion an. Nun wird noch eine Braunüle sowie einige Sonden gelegt und der Patient ist bereit für die Operation und wird somit in den Operationsaal gefahren.

14.2 Propofol ist das am meisten eingesetzte i.v. Anästhetikum für die Narkoseeinleitung, da lohnt es sich, die Eckdaten zu kennen! Unterstreichen Sie das richtige Wort im Text, um diesen zu vervollständigen.

Propofol ist als alkyliertes Phenol in Wasser überaus **gut/schlecht** löslich. Es aktiviert den inhibitorischen GABA-Rezeptor und hat **eine/keine** analgetische Wirkung. Die metabolische Inaktivierung erfolgt hauptsächlich über die Leber und die Metaboliten werden vorwiegend renal eliminiert. Bei Leber- und Niereninsuffizienz kann Propofol **problemlos/nicht** angewendet werden. Propofol wirkt am Herzen **positiv/negativ** inotrop und vermittelt in der Lunge eine Atemdepression. Es eignet sich **gut/schlecht** zur dauerhaften Anwendung im Rahmen einer TIVA und zur Langzeitsedierung von Intensivpatienten. Im Allgemeinen ist nach der Anwendung ein **rasches/langsames** Erwachen zu erwarten und nur selten postanästhetische Übelkeit und Erbrechen zu beobachten. Bei Prädisposition für maligne Hyperthermie kann Propofol **gefahrlos/nicht** angewendet werden.

Die Operation ist unglaublich spannend, sodass Sie anfangs mehr auf den Patienten und den Chirurgen schauen als auf die Monitore. Dr. Schlaf ist ein erfahrener Anästhesist, das merken Sie daran, dass er jeden einzelnen Schritt der Operation vor Augen hat und sich gelegentlich mit dem Operateur über die nächsten Schritte und die dafür nötigen Maßnahmen austauscht. „Wie entscheiden Sie denn, welches Anästhetikum bzw. welche Anästhesie der jeweilige Patient bekommt? Geht es immer nur um die Art der Operation und um die Vorerkrankungen und jeweiligen Nebenwirkungen?", wollen Sie wissen. „Um die Frage im Detail zu beantworten, müsste ich Ihnen mein gesamtes Facharztwissen übertragen", lacht Dr. Schlaf. „Ich habe jetzt übrigens auch noch eine Frage an Sie!"

14.3 Aufgrund seiner UAW ist Etomidat als Langzeitanwendung bzw. zur Aufrechterhaltung der Narkose nicht geeignet. Welche Wirkung ist dafür ausschlaggebend?

„Deswegen ist eine genaue Anamnese bei der Anästhesie so wichtig. Vorerkrankungen, Alter, Allergien, Medikamenteneinnahmen und Art der Operation sind bei der Wahl des Anästhesieverfahrens von Bedeutung. Bei Notfällen stellt dies ein Problem dar." „Wie sieht es denn mit solchen Dingen wie Cannabis aus?", fragen Sie, „Ist das ein Problem?" „Das kommt in der Tat vor, dass die Patienten gewisse Substanzen zu sich nehmen und sogar eine Sucht entwickelt haben, ohne dass sie uns das mitteilen. Dies kann postoperativ, aber auch während der OP, zu erheblichen Problemen führen, da viele Drogen unseren Anästhetika ähneln oder diese am selben Rezeptor wirken. Zum Beispiel kann regelmäßiger Cannabis-Konsum die Narkosedauer beeinträchtigen, das wissen die wenigsten. Deswegen ist es wichtig, diese Dinge zu erfragen und zu wissen, welches Medikament welches Organ wie beeinflusst. Manche Anästhetika können zum Beispiel dank Größe und Lipophilie besser die Blut-Hirn-Schranke überqueren als andere."

a) S, HN, NH, O, O, CH_3, H_3C, CH_3

b) Cl, O, NH, CH_3

Abbildung I.14.1 *Anästhetika*

14.4 Welche Substanzen sind in Abbildung I.14.1 abgebildet und welche ist lipophiler?

Die Operation neigt sich dem Ende zu. Dr. Schlaf beginnt mit der Narkoseausleitung und beendet die Applikation von Propofol und Remifentanyl. Da es sich hier um ein Opiat mit einer sehr kurzen Wirkdauer handelt, hat er dem Patienten 30 Minuten vor der Ausleitung bereits eine Kurzinfusion mit einem peripheren Analgetikum, in diesem Fall 1 g Novaminsulfon, verabreicht, um Stress durch starke postoperative Schmerzen zu vermeiden. Nachdem der Patient wieder zur Spontanatmung zurückgekehrt ist und Schutzreflexe aufweist, entfernt Dr. Schlaf den Tubus. Als Herr Stark suffizient atmet und alle Vitalwerte stabil sind und er über keine großen Schmerzen klagt, wird er zur postoperativen Überwachung in den Aufwachraum verlegt. Von dort erfolgt später die Verlegung auf die Normalstation.

Am nächsten Tag sitzt Herr Stark bei der postanästhesielogischen Visite bereits entspannt im Bett. „Ich habe sehr gut geschlafen und meine Angst, etwas mitzubekommen, hat sich nicht bestätigt und auch Übelkeit hatte ich diesmal keine."

14.2 Der Fall mit den Opioiden

Am zweiten Tag Ihrer Hospitation sind Sie der Ärztin Dr. Taub zugeteilt. Sie erklärt Ihnen kurz die Abläufe der Schmerzmedizin. Heute möchte Sie Ihnen vor allem die **Opioide** etwas näherbringen. Dazu führt sie Sie zu einer Patientin auf der Palliativstation, bei welcher das Opioid nach Rotationsplan gewechselt werden soll. „Wissen Sie, welche Rezeptoren bei der Opioidtherapie eine Rolle spielen?", fragt Sie Dr. Taub. Sie überlegen kurz und versuchen, zu rekapitulieren. „Es gibt drei verschiedene Rezeptoren: μ (mü), δ (delta) und κ (kappa). Der wichtigste Rezeptor ist der μ-Opioidrezeptor, oder auch MOR, da über ihn die stärkste Analgesie vermittelt wird", fassen Sie zusammen. „Sehr schön, das stimmt! Allerdings gehen auch die meisten unerwünschten Arzneiwirkungen auf eine Stimulation dieses Rezeptors zurück."

14.5 Ordnen Sie den verschiedenen Opiatrezeptoren ihre Hauptwirkung zu.

μ-Rezeptor (MOR)	
κ-Rezeptor (KOR)	
δ-Rezeptor (DOR)	

„Wir wenden bei der Verordnung der Analgetika das WHO-Stufenschema an. Hierbei bilden die Nicht-Opioidanalgetika die Stufe 1, die Kombination aus einem Nicht-Opioidanalgetikum und einem niedrigpotenten Opioid die Stufe 2 und die Kombination aus einem Nicht-Opioidanalgetikum und einem hochpotenten Opioid die Stufe 3", erläutert Dr. Taub.

14.6 Welches der folgenden Opioide gehört am ehesten zu den schwach wirksamen Opioiden (Stufe 2)?

Hydromorphon, Oxycodon, Pethidin, Piritramid, Tramadol.

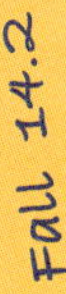

Auf der Palliativstation angekommen, lässt sich Dr. Taub die Patientenakte von dem verantwortlichen Pfleger geben, der die Situation erklärt: „Die Patientin **Frau Hirsch** leidet an einem **Ovarialkarzinom mit Metastasen in der Wirbelsäule**. Eingestellt sind die Schmerzen zurzeit mit **Morphin**, was bisher auch ausreichend war. Allerdings beklagt sie sich neuerdings zunehmend über Schmerzen und auch die Obstipation hat deutlich zugenommen." Frau Dr. Taub schaut in die Akte und sagt daraufhin zu Ihnen: „Die Informationen, die mir mitgeteilt wurden und vorliegen, lassen bei Frau Hirsch auf eine **opioid-induzierte Hyperalgesie** schließen. Hier ist eine sofortige Opioid-Rotation unerlässlich. Beim Wechsel von einem Opioid zum anderen ist stets auf die parenterale Dosis zurückzurechnen und die Dosisanpassung mit Hilfe der äquianalgetischen Skala zu ermitteln."

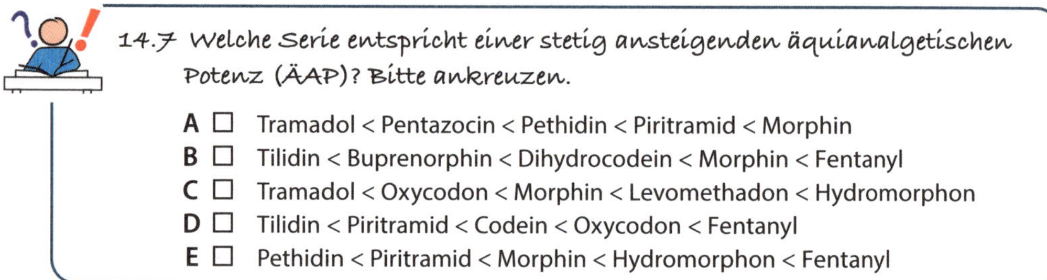

14.7 Welche Serie entspricht einer stetig ansteigenden äquianalgetischen Potenz (ÄAP)? Bitte ankreuzen.

A ☐ Tramadol < Pentazocin < Pethidin < Piritramid < Morphin
B ☐ Tilidin < Buprenorphin < Dihydrocodein < Morphin < Fentanyl
C ☐ Tramadol < Oxycodon < Morphin < Levomethadon < Hydromorphon
D ☐ Tilidin < Piritramid < Codein < Oxycodon < Fentanyl
E ☐ Pethidin < Piritramid < Morphin < Hydromorphon < Fentanyl

Nach reiflicher Überlegung, einem Gespräch mit der Patientin sowie Überprüfung der Krankenvorgeschichte und Nierenfunktion, veranlasst Dr. Taub die Umstellung auf **Hydromorphon**. „Gerade bei Opioiden muss man bei der Verordnung sehr aufpassen. Natürlich haben wir auf der Palliativstation einen viel höheren Bedarf an der Opioid-unterstützten Schmerztherapie, allerdings sollte man im Alltag mit den Verschreibungen sehr vorsichtig sein, da es häufig zu Missbräuchen und auch Sucht kommt. Gerade gestern hatten wir ein junges Mädchen in der Notaufnahme mit einer Morphin-Intoxikation."

14.8 Benennen Sie typische Symptome einer Opioid-Überdosierung.

Am Nachmittag dürfen Sie dann in der Schmerzambulanz zusehen. Dies stellt sich als unglaublich spannend heraus, da hier für Patienten mit chronischen Schmerzkrankheiten ein individuelles Therapieschema erstellt und angepasst wird. Dies erfolgt sehr interdisziplinär, da jeder Patient bei der Erstvorstellung von einem Anästhesisten, einem physikalischen Mediziner, einem Psychologen und gegebenenfalls auch von einem Physiotherapeuten untersucht wird und diese im Anschluss ein Therapiekonzept erarbeiten. Neben Spritzen und Tabletten lernen Sie auch alternative Methoden wie Akupunktur oder Hydrotherapie kennen, um die chronischen Schmerzen zu behandeln. Um 17:00 Uhr ist Ihr Tag dann auch schon zu Ende und Sie sind schon gespannt, was Sie am nächsten Morgen erwartet.

Teil II: Lösungsvorschläge & Kommentare

1 | Pharmazeutische Betreuung

1.1 Welche Informationen werden auf den beiden Formblättern abgefragt?

Das Formblatt „Datenerfassung" dient dazu, die Erwartungen des Patienten an die Medikationsberatung sowie die von ihm formulierten Probleme und Beschwerden im Zusammenhang mit seiner Medikation strukturiert festzuhalten. Die Überschriften helfen, Beschwerden und Probleme ein wenig zu sortieren. Der wichtigste Bestandteil des Formblattes ist die letzte Seite. Hier soll die gesamte Medikation erfasst werden, sofern noch kein Medikationsplan vorliegt (siehe auch Antwort zur folgenden Frage).

Auf dem Dokumentationsbogen für arzneimittelbezogene Probleme können im Rahmen der Medikationsanalyse einzelne ABP notiert werden sowie mögliche Maßnahmen und Lösungen und die Ergebnisse der Kommunikation mit den Ärzten.

1.2 Die letzte Seite des BAK-Formulars „Datenerfassung" ist an den bundeseinheitlichen Medikationsplan (BMP) angelehnt. Was ist darunter zu verstehen?

Patienten, die gesetzlich krankenversichert sind, haben seit dem 1. Oktober 2016 einen Rechtsanspruch auf die Ausstellung ihres **bundeseinheitlichen Medikationsplanes** (BMP), wenn sie drei oder mehr systemisch wirksame, zulasten der GKV-verordnete Medikamente für mindestens 28 Tage einnehmen. In Krankenhäusern ist seit Oktober 2017 die Mitgabe eines Medikationsplanes im Rahmen des Entlassmanagements sogar schon bei nur einem verschriebenen Medikament Pflicht. Spoiler: Inhalatoren und Augentropfen werden oft nicht erfasst, weil diese als nicht systemisch gelten.

Der ausgedruckte BMP ist dabei als Gedächtnisstütze und Information für den Patienten gedacht. Mit dem aufgedruckten QR-Code kann der Plan dann beispielsweise in der Apotheke, beim Facharzt oder im Krankenhaus einfach und schnell digital eingelesen werden (siehe Beispiel Abbildung II.1.1).

Medikationsplan

Seite 1 von 1

für: Dr. **Michaela** Freifrau von **Musterhausen**

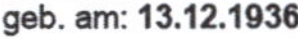

geb. am: **13.12.1936**

ausgedruckt von:
Dr. Manfred Überall
Hauptstraße 55, 01234 Am Ort
Tel: 04562-12345
E-Mail: m.ue@praxis-ueberall.de

Gew.: 85 kg
Geschl.: w
Allerg./Unv.: Penicillin
ausgedruckt: 01.04.2023 12:00

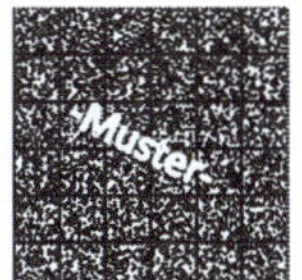

Wirkstoff	Handelsname	Stärke	Form	morgens	mittags	abends	zur Nacht	Einheit	Hinweise	Grund
Ramipril		5 mg	Tabl	1	0	0	0	Stück	während der Mahlzeit	Bluthochdruck
Hydrochlorothiazid	HCT 1A PHARMA 25 MG TABL	25 mg	Tabl	1	0	0	0	Stück	während der Mahlzeit	Bluthochdruck
Clopidogrel	PLAVIX	75 mg	Tabl	0	0	1	0	Stück	während der Mahlzeit	art. Verschluss
Simvastatin	SIMVA BASICS 20 mg	20 mg	Tabl	0	0	1	0	Stück	nach der Mahlzeit	erhöhte Blutfette
Insulin-Isophan	PROTAPHANE PENFILL ZAM	300 IE/3 ml	Ampulle	20	0	10	0	IE	subkutan	Diabetes
Bedarfsmedikation										
Glyceroltrinitrat (Nitroglycerin)	NITROLINGUAL Spray	0,4 mg	Spray	max. 3				Hub	akut	Herzschmerzen
Diphenhydramin	VIVINOX SLEEP SCHLAFTAB ST	50 mg	Tabl	0	0	0	1	Stück	bei Bedarf	Schlaflosigkeit
Kombipräparat	SINUPRET EXTRACT		Tabl	1	1	1	0	Stück		Erkältung/ Nasennebenhöhlen
zeitlich befristet anzuwendende Medikamente										
Cefaclor	CEFACLOR STADA 500 mg	500 mg	Kapsel	1	1	1	0	Stück	alle 8 Stunden einnehmen	Nebenhöhlenentzündung
	Sofort mit Einnahme beginnen, für 10 Tage (bis 10.03.2023)									

Wichtige Angaben

Bitte messen Sie Ihren Blutdruck täglich!

Für Vollständigkeit und Aktualität des Medikationsplans wird keine Gewähr übernommen.
de-DE-Version 2.7

"Medikationsplan-Factory" ihr EDV-Partner

Abb. II.1.1: *Beispiel für einen BMP © KBV*

Da die Patienten idealerweise diesen Plan zur Medikationsanalyse mitbringen, erhalten wir hier Informationen zu den verordneten Medikamenten, den Stärken, der Galenik (beispielsweise retardiert oder nicht retardiert) und den Dosierungen. Auch das Einnahmeschema, Anwendungshinweise und die Indikation sollten angegeben sein. Ausstellende Ärzte können auch noch weitere Hinweise geben – beispielsweise ob Allergien bestehen. Zusätzlich erfahren wir noch den Namen und die Kontaktdaten des ausstellenden Arztes.

Auch wenn der BMP eigentlich **alle** Medikamente eines Patienten inklusive der Selbstmedikation aufführen sollte, kann es natürlich sein, dass Patienten nicht alle selbst eingekauften Medikamente beim Arztbesuch erwähnen, beispielsweise weil sie Magnesium nicht als Medikament ansehen. Auch dürfen Patienten darum bitten, dass Medikamente nicht mit in den BMP aufgenommen werden.

Als Grundlage ist der Medikationsplan in jedem Fall ein guter Startpunkt für die Analyse. Durch das Gespräch können weitere Angaben mit aufgenommen und bestehende aktualisiert werden.

1.3 Schauen Sie sich den Muster-BMP noch einmal genauer an. Fallen Ihnen Beispiele ein, bei denen die vorliegenden Angaben nicht ausreichen, um die Medikation eines Patienten eindeutig wiederzugeben?

Komplexe Applikationsschemata sind nicht ohne Weiteres im Medikationsplan darzustellen. So erfordern beispielsweise ein intensiviertes Insulinschema, eine Parkinsonmedikation mit individuellen Zeitpunkten, eine Phenprocoumon-Therapie mit mehrmals wöchentlich wechselnden Dosierungen oder ein Reduktionsschema für Prednisolon häufig einen zusätzlichen Plan mit weiteren Informationen. Dafür sollte das Hinweisfeld genutzt werden. Daher nicht vergessen, den Patienten auch nach zusätzlichen Plänen zu fragen!

1.4 Frau Sybille Heimberger erhält die folgenden Medikamente: Furosemid 40 mg, Levetiracetam 500 mg, Enalapril 20 mg, Lercanidipin 10 mg, Levothyroxin 25 µg, Trospiumchlorid 45 mg, Pantoprazol 40 mg, Bisacodyl bei Bedarf, Loperamid bei Bedarf.

Wie hoch ist die anticholinerge Belastung für Frau Heimberger? Nehmen Sie für die Berechnung Abbildung I.1.1 (aus Teil I) zur Hilfe.

Anticholinerge Nebenwirkungen können ein erhöhtes Sturzrisiko sein sowie Mundtrockenheit, Miktionsstörung, Tachykardie, Verwirrtheit, Schwindel, Unruhe usw.

Wirkstoff	ACB-Score
Trospium	3
Furosemid	1
Bisacodyl	1
Loperamid	2
Gesamt	7 → Reduktion empfohlen

Bisacodyl und Loperamid werden nur bei Bedarf eingesetzt und entsprechen in diesem Pflegeheim vermutlich dem Standard für die symptomatische Behandlung von Verstopfung bzw. Durchfall. Furosemid könnte gegen Torasemid ausgetauscht werden, was den ACB-Score zumindest leicht reduzieren würde. Bei einem Austausch von Trospium zu Fesoterodin würde sich der ACB-Score stark verringern.

1.5 Vergleichen Sie die Priscus- und die FORTA-Liste am Beispiel der gängigen Arzneistoffgruppen für die chronische Therapie nach einem Herzinfarkt für Patienten > 65 Jahre.

Arzneistoffklasse	Bewertung Priscus	Bewertung FORTA
ASS	Nicht in Liste per se für die Indikation, Alternative zu Prasugrel/Ticlodipin	A
ADP-Rezeptorantagonist	Prasugrel: 2,64 Ticlodipin: 2,32	Clopidogrel 6–12 Monate: A 12 Monate nach akutem Koronarsyndrom: A (bei ASS-Unverträglichkeit)

Arzneistoffklasse	Bewertung Priscus	Bewertung FORTA
Betablocker, frequenzsenkend	Pindolol: 2,42 Propranolol: 2,70 Sotalol: 2,42	A (< 3 Jahre) C (> 3 Jahre)
Calciumkanalblocker	Nifedipin, nicht retardiert: 1,88	Dihydropyridin-Antagonisten: D (wenn kein ↑ RR)
ACE-Hemmer	Nicht in Liste	A
CSE-Hemmer	Nicht in Liste	A (> 85 Jahre: B)

Erklärung zur Bewertung in der Tabelle: In der Priscus-Liste bedeutet ein niedriger Wert, dass das Medikament potenziell inadäquat für die Behandlung von älteren Menschen ist. Der Wert 5 (als höchster möglicher Wert) bedeutet, dass der Arzneistoff ein ähnliches Risiko bei älteren Patienten wie bei jüngeren hat. Die FORTA-Liste unterscheidet vier Kategorien: A bedeutet besonders vorteilhaft, B ist vorteilhaft, Kategorie C steht für fragwürdig und D sollte vermieden werden.

Da die Priscus-Liste eine reine Negativ-Liste ist, also nur Arzneimittel listet, deren Gebrauch NICHT empfohlen wird, sind viele Medikamente nicht zu finden. Die FORTA-Liste stellt eine Positiv- und Negativliste dar. Um die korrekte Bewertung zu finden, muss man die korrekte Indikation nachschlagen. Noch sind nicht alle Indikationen in der FORTA-Liste aufgeführt, prinzipiell liegt der Fokus auf chronischen Erkrankungen.

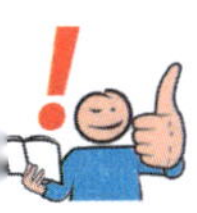

1.6 Überlegen Sie sich zu jedem ABP in dieser Tabelle mindestens ein Beispiel.

Arzneimittelbezogenes Problem (ABP)	Beispiele
(Pseudo-)Doppelmedikation	– Ramipril und Valsartan (echte DV) – Metoprolol und Ramipril (Pseudo-DV)
Anwendungsproblem	– Turbohaler und nicht ausreichendes Atemzugsvolumen – Nicht in der Lage, Augentropffläschchen zu bedienen – Nicht in der Lage, kindergesicherte Verschlüsse zu öffnen oder Tabletten zu teilen
Mangelnde Therapietreue	– Bisoprolol bei bekannter Hypertonie wird nur bei Bedarf eingenommen – Antidepressiva werden nur sporadisch eingenommen – Tabletten werden nach Aufbrauchen der ersten verordneten Packung nicht nachbestellt
Ungeeignetes/unzweckmäßiges Dosierungsintervall	– Retardiertes Morphium wird dreimal täglich statt in einem 12-Stunden-Abstand eingenommen
Ungeeigneter/unzweckmäßiger Anwendungszeitpunkt	– Einnahme Furosemid vor dem Schlafengehen – Einnahme Prednisolon am Abend (Ausnahme: retardierte Präparate)

Arzneimittelbezogenes Problem (ABP)	Beispiele
Ungeeignete/ unzweckmäßige Darreichungsform	– Retardierte Tablette wird bei Schluckproblemen gemörsert – Tablette ohne Bruchkerbe wird geteilt
Interaktion	– Verapamil/Dabigatran – Amlodipin/Simvastatin – Ibuprofen/Torasemid/Ramipril
Nebenwirkung	– Verstopfung bei PPI-Einnahme – Gewichtszunahme/Hunger bei Mirtazapin – Übelkeit bei Methotrexat peroral
Nicht sachgerechte Lagerung	– Lagerung Insulin im Tiefkühlfach – Pulverinhalatoren in der Küche/im Bad
Selbstmedikation ungeeignet	– NSAR bei Bandscheibenvorfall
Präparat der Selbstmedikation für Indikation ungeeignet	– Xylometazolin bei Heuschnupfen
Über- oder Unterdosierung	– Vitamin D 20.000 täglich (Langzeitanwendung)
Kontraindikation	– Glyceroltrinitrat/Sildenafil

1.7 Die 25jährige Lisa kommt zu Ihnen in die Apotheke und möchte eine Packung Felis 450® haben. Im Computer sehen Sie, dass Lisa seit drei Jahren regelmäßig ein Rezept für Lamuna 20® einlöst.

Was machen Sie? Warum?

Felis 450® enthält Johanniskraut. Johanniskraut ist indiziert bei mäßiger Depression und gleichzeitig ein Induktor für CYP3A4, das heißt Lisa würde vermehrt CYP3A4 Isoenzyme exprimieren und damit würde ihre Pille schneller metabolisiert und ausgeschieden werden. Ohne weitere Schutzmaßnahmen ist die Wahrscheinlichkeit sehr hoch, dass Lisa in dieser Kombination schwanger wird!

1.8 Tim Meier, 28 Jahre alt, Student, hat vor drei Wochen mit dem Rauchen aufgehört. Er hat früher 10 bis 12 Zigaretten am Tag geraucht, die erste davon direkt nach dem Aufstehen. Seit drei Wochen nimmt er 10 bis 15 Nikotin-Kaugummis. Heute steht er vor Ihnen und beschwert sich darüber, dass er sehr ruhelos ist, nicht mehr schlafen kann und extrem „hibbelig" ist – er würde am liebsten wieder mit dem Rauchen anfangen!

Können Sie Tim helfen?

Natürlich ist hier nicht der Nikotinkaugummi schuld an Tims Unruhe. Bei Rauchern ist der Metabolismus, bzw. der Abbau, von Coffein um 60–70% gesteigert. Diese Steigerung wird durch die polyzyklischen aromatischen Kohlenwasserstoffe (PAK) im Zigarettenrauch verursacht (siehe Tabelle I.1.6), NICHT durch Nikotin. Jetzt erhält Tim zwar immer noch Nikotin, aber eben nicht mehr diese PAK, und sein Coffein-Metabolismus hat sich in den letzten drei Wochen wieder normalisiert. Die Symptome, die Tim in der Apotheke beschreibt, sind also vermutlich auf seinen Kaffeekonsum zurückzuführen, den er leider nicht eingeschränkt hat. Sie können Tim also in seinem Entschluss bestärken, Nichtraucher zu bleiben, und empfehlen ihm sich entweder auf ein bis zwei Tassen Kaffee am Tag zu beschränken oder auf koffeinfreien Kaffee umzusteigen.

1.9 Ihre Patientin, Erika Müller, knapp 30 Jahre alt, arbeitet als Anwaltsgehilfin. Sie leidet seit ein paar Jahren unter Trigeminusneuralgie und hat mit Carbamazepin endlich ein Medikament gefunden, das ihr gut hilft. Sie nimmt jetzt seit sechs Monaten täglich 200 mg Carbamazepin ein. Heute steht Frau Müller vor Ihnen in der Apotheke mit einem Rezept über 1× täglich 500 mg Clarithromycin für sieben Tage. Hinweis: Das Antibiotikum ist indiziert.

Was fällt Ihnen auf?

Clarithromycin ist (wie auch Erythromycin) ein starker CYP3A4-Hemmer und erhöht somit den Plasmaspiegel des CYP3A4-Substrates Carbamazepin um bis zu 50%: erhöhtes Risiko von Carbamazepin-Toxizität (Schwindel, Verwirrtheit, Ataxie, Sehstörungen). Diese Toxizität wurde z.T. bereits nach einem Tag beobachtet und ist eine gut dokumentierte und klinisch sehr relevante Interaktion. Die gleichzeitige Gabe sollte, wenn möglich, vermieden werden, andernfalls wird eine Spiegelkontrolle und Reduktion der Carbamazepin-Dosis um 30–50% empfohlen (allerdings wurden trotz Dosisreduktion Fälle von Toxizität berichtet). Inwieweit diese Aussagen auch auf die Verwendung von Carbamazepin bei Trigeminus-Neuralgie zutreffen, ist nicht bekannt. Vorsichtshalber könnte man dem Arzt als Alternative Azithromycin vorschlagen, dies hat ein geringes Interaktionspotenzial.

1.10 Frank Schneider ist Mitte 40 und momentan ein wenig gestresst durch seine Arbeit und möchte von Ihnen etwas gegen sein Sodbrennen haben. Sein Kollege hat ihm Maaloxan® (Magnesiumhydroxid) empfohlen. Auf Ihre Frage, was er denn sonst an Medikamenten einnimmt, antwortet er „nur Thyroxin".

Was raten Sie ihm?

Levothyroxin bildet mit mehrwertigen Kationen wie Magnesium schwerlösliche Komplexe und verringert damit die Wirkung des Levothyroxins. Da Maaloxan® ja nur sporadisch eingenommen wird, können Sie dem Kunden empfehlen, die gesamte Tagesdosis L-Thyroxin morgens nüchtern einzunehmen, mindestens eine halbe Stunde vor dem Frühstück – der Zeitabstand zu Maaloxan® sollte mindestens 2–3 Stunden betragen. Sollte Herr Schneider nicht gewusst haben, dass er L-Thyroxin nüchtern einnehmen muss, so soll er seine TSH-Werte in ein paar

Wochen durch den Hausarzt kontrollieren lassen. Maaloxan® wird übrigens nach dem Essen eingenommen! Sollte Herr Schneider Maaloxan® regelmäßig brauchen, sollte er mögliche Ursachen für seine Beschwerden vom Arzt abklären lassen!

1.11 Sie machen ein Praktikum in der Arzneimittelinformation eines Krankenhauses und erhalten am Mittwoch die folgende Anfrage einer Ärztin: „Ich habe eine Patientin mit akutem Nierenversagen seit Montag und wollte wissen, ob ich die regulären Arzneimittel weiterhin geben kann oder ob eines der Arzneimittel für das aktuelle Nierenversagen verantwortlich sein könnte".

Welche Angaben fehlen Ihnen noch? Haben Sie Rückfragen?

Name und Funktion des Fragestellers, Aufnahme der Kontaktdaten, Klärung der Dringlichkeit, Hintergrundinformationen zur Frage. Die Kontaktdaten und Klärung des Fragestellers dienen dazu, Kontaktdaten für eine eventuell notwendige Rücksprache und die Rückübermittlung der Antwort zu haben.

Im vorliegenden Fall sind noch Angaben zur Patientin wichtig (Alter, bestehende Erkrankungen, Grund für die stationäre Aufnahme, Medikation – aktuelle und vor Kurzem abgesetzte – sowie vorhandene Laborwerte).

1.12 *Welche Vor- und Nachteile sehen Sie bei den unterschiedlichen Literaturarten? Bitte füllen Sie die Tabelle aus.*

	Vorteile	Nachteile
Primär (Originalarbeiten, Artikel)	– aktuell – detailliert	– zeitaufwendig – eingeschränkter Zugang – einseitig – Qualität?
Sekundär (zum Beispiel Reviews, Monografien)	– Themenbezogene Auswahl – Schnellerer Zugang – Leichtere Suche	– Wertung und Vorauswahl – Leichte Verzögerung
Tertiär (zum Beispiel Lehrbücher)	– Einfach – Leicht verfügbar	– Nicht aktuell (3–5 Jahre)

1.13 Wo finden Sie Informationen, die Ihnen helfen, diese Fragen zu beantworten?

eGFR	www.dosing.de www.fachinfo.de
Nierenversagen als UAW	Fachinformation: www.fachinfo.de
Informationen zu Scleroderma	pubmed Lehrbücher

Hatten Sie noch weitere Ideen?

1.14 Finden Sie den englischsprachigen Artikel in einer Online-Recherche, der die Erweiterung des CONSORT-Statements beschreibt und schauen Sie sich Tabelle 1 des Artikels genauer an.

Auf https://www.jclinepi.com/article/S0895-4356(10)00103-4/fulltext finden Sie einen Open-Access-Artikel aus dem Journal of Clinical Epidemiology (Moher et al., 2010) zur Erweiterung des Consort Statements. Tabelle 1 listet die Kriterien, die eine RCT erfüllen sollte.

1.15 Formulieren Sie Ihre Antwort an Frau Dr. Neugierig!

Sehr geehrte Frau Dr. Neugierig,

danke für Ihre Anfrage bezüglich eines akuten Nierenversagens der Patientin mit Sklerodermie.

1. **Berechnung der individuellen Nierenfunktion**
   Mit den angegebenen Werten wird eine Kreatinin-Clearance nach Cockcroft-Gault von 17 ml/min erhalten.

2. **Anpassung der gegenwärtigen Medikation an die aktuelle Kreatinin-Clearance**
   Bisoprolol: Dosis sollte ungefähr 50 % der Dosis eines Nierengesunden entsprechen.

   Colecalciferol: wird bei dieser Nierenfunktion nicht mehr zu Calcitriol metabolisiert. Es kann zu einer Vitamin-D-Toxizität einschließlich einer Nephrokalcinose und Nierenversagen kommen. Sollte eine Vitamin-D-Gabe medizinisch notwendig sein, so empfiehlt sich hier alternativ die Gabe von Calcitriol.

   Ramipril: Dosis sollte ungefähr 50 % der Dosis eines Nierengesunden entsprechen [AiD Klinik®, dosing.de]. Bei Sklerodermie-Patienten mit Nierenversagen ist die Behandlung mit einem ACE-Hemmer unerlässlich [Denton & Black, 2004; Bose et al., 2005].

Torasemid: Schleifendiuretika werden aktiv in die Tubuli sezerniert. Bei der vorliegenden Nierenfunktion könnten höhere Dosen notwendig sein, um eine Diuretikawirkung zu erreichen.

Rivaroxaban: kontraindiziert bei der vorliegenden Nierenfunktion (ab GFR < 30 ml/min)

Enoxaparin: Der Hersteller schlägt eine Dosisanpassung bei einer Kreatinin-Clearance von < 30 ml/min vor.

3. **Nierenversagen als mögliche UAW**
   Bei der Bewertung von Nebenwirkungen werden folgende Angaben (BfArM 10/01) zugrunde gelegt: sehr häufig: > 10 %, häufig: 1 % – 10 %, gelegentlich: 0,1 % – 1 %, selten: 0,01 % – 0,1 %, sehr selten: < 0,01 %.

Pantoprazol: Das Auftreten einer interstitiellen Nephritis mit möglichem Fortschreiten bis zum Nierenversagen wurde berichtet (Häufigkeit des Auftretens nicht bekannt).

ASS: sehr selten Nierenfunktionsstörungen und akutes Nierenversagen (laut Drugdex® auch bei niedrigdosiertem ASS).

Metamizol: sehr selten: akute Verschlechterung der Nierenfunktion, wobei sich selten eine Proteinurie, Oligo- oder Anurie bzw. ein akutes Nierenversagen entwickeln kann, akute interstitielle Nephritis.

Ramipril: gelegentlich Nierenfunktionsstörungen einschließlich akuten Nierenversagens, gesteigerte Diurese, hämolytische Anämie.

Enoxaparin: kein direkter Einfluss auf die Nierenfunktion gemeldet bisher. Bei reduzierter Nierenfunktion Akkumulation möglich mit einem gesteigerten Blutungsrisiko als Folge. Die Halbwertszeit kann bei mehrtägiger Gabe bis zu 20 Stunden betragen.

Rivaroxaban: häufig Einschränkung der Nierenfunktion (einschließlich Kreatininanstieg im Blut). NICHT bekannt sind Nierenversagen und akutes Nierenversagen als Folge einer Hypoperfusion.

Ciprofloxacin: gelegentlich: Nierenfunktionsstörungen, selten Nierenversagen, tubulointerstitielle Nephritis. Da die letzte Gabe bereits vor 14 Tagen erfolgt ist, gehen wir bei einer Halbwertszeit von ~4 – 7 Stunden nicht davon aus, dass das akute Nierenversagen am 6/6/16 auf die Gabe von Ciprofloxacin zurückzuführen ist.

Prednisolon: Bei Sklerodermie-Patienten ist der Gebrauch von Prednisolon-Dosen > 20 mg/Tag mit einem akuten Nierenversagen assoziiert (Scleroderma renal crisis, SRC). Zusätzliche Risikofaktoren für die Entwicklung von SRC sind diffuse Hautbeteiligung, schnelle Progression der Hautbeteiligung, Diagnose < 4 Jahre, Anti-RNA polymerase III Antikörper, neue Anämie, neue kardiologische Ereignisse (zum Beispiel Herzinsuffizienz) und vorangegangene Behandlung mit Glucocorticoiden (Bose 2015). Bei Patienten mit SRC können zusätzlich Hyperkreatinämie, mikroangiopathische hämolytische Anämie, Thrombozytopenie und Hyperreninämie auftreten. Frühzeitige Behandlung mit ACE-Hemmern verbessert die Prognose, allerdings braucht zwischen 40 – 50 % der Patienten trotzdem eine Dialyse. Patienten erholen sich im Schnitt innerhalb eines Jahres (median) (Denton 2004).

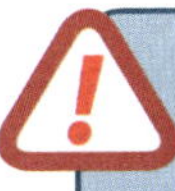

Fazit: Am wahrscheinlichsten für das akute Nierenversagen ist die Grunderkrankung Sklerodermie, exazerbiert durch die Gabe von Prednisolon. Da Nierenversagen häufig multifaktoriell ist, können andere Faktoren nicht ausgeschlossen werden.

1.16 Sie arbeiten in der Arzneimittelinformation im Klinikum und erhalten folgende Anfrage: 24-jährige Patientin mit hypertensiver Krise stationär aufgenommen. Nimmt als einziges Medikament Velafee® (Ethinylestradiol 0,3 mg/Dienogest 2 mg).

Kann der hohe Blutdruck durch die Einnahme der Pille hervorgerufen worden sein?

Bei der Bewertung von Nebenwirkungen werden folgende Angaben (BfArM 10/01) zugrunde gelegt: sehr häufig: > 10 %, häufig: 1 % – 10 %, gelegentlich: 0,1 % – 1 %, selten: 0,01 % – 0,1 %, sehr selten: < 0,01 %

Laut Fachinformation ist die Gabe von Velafee® bei schwerer Hypertonie kontraindiziert. Als häufige Nebenwirkung wird Hypertonie, als seltene Nebenwirkungen kardiovaskuläre Störungen, Tachykardie, diastolische Hypertonie und orthostatische Dysregulation aufgeführt. Die Angaben zur Erhöhung des Blutdruckes beruhen auf älteren Studien mit höheren Estradiol-Gaben und bei Frauen über 35 Jahren. Der genaue Mechanismus der Blutdruckerhöhung ist nicht geklärt. Eine Beeinflussung des Renin-Angiotensin-Systems wurde vermutet, allerdings sind ACE-Hemmer nicht immer wirksam in der Blutdruckbehandlung betroffener Patientinnen. Die Durchsicht der Literatur lässt vermuten, dass sich der höhere Blutdruck über die Zeit entwickelt und nicht sofort auftritt.

Fazit: Zumindest solange der Bluthochdruck unkontrolliert ist, empfehle ich, die Pille abzusetzen und der Patientin alternative Methoden zu empfehlen. Sollte eine andere (organische) Ursache für den Bluthochdruck gefunden werden bzw. sollte die neu angesetzte antihypertensive Therapie den Blutdruck in den Normalbereich senken, könnte die Patientin die Pille wieder ausprobieren. Sollte dann erneut eine Bluthochdruckkrise auftreten, ist die Pille höchstwahrscheinlich als Ursache dafür anzusehen.

1.17 Der Rheumatologe nebenan ruft in Ihrer Apotheke an: Die 67-jährige Patientin mit bestehender Dermatomyositis (behandelt mit Azathioprin) hat eine schwere Herpes-Simplex-Infektion entwickelt mit großen Läsionen im Mund. Er möchte sie gerne mit Aciclovir behandeln.

Kann Aciclovir zusammen mit Azathioprin gegeben werden? Gibt es in dieser Kombination ein erhöhtes Risiko für eine Knochenmarkssuppression?

Es ist keine direkte Interaktion zwischen Azathioprin und Aciclovir zu finden. Es sind auch keine Rote-Hand-Briefe oder Drug Safety Mail zu dieser Thematik für einen der beiden Wirkstoffe veröffentlicht worden (https://www.akdae.de/arzneimittelsicherheit/rote-hand-briefe). Eine Suche auf pubmed (aciclovir, azathioprine, myelosuppression) ergab keine Treffer.

Azathioprin allein kann bereits myelotoxisch wirken, deswegen sollten die entsprechenden Laborwerte in den ersten acht Wochen der Therapie und danach in regelmäßigen Abständen (maximal vierteljährlich) überprüft werden.

Es gibt allerdings einen Warnhinweis zu Varicella-Zoster-Virus-Infektionen für Azathioprin. Bei einer Infektion sollten geeignete Maßnahmen ergriffen werden, die eine antivirale Therapie, eine Unterbrechung der Azathioprin-Therapie und eine unterstützende Behandlung einschließen können.

Fazit: Eine Behandlung einer Herpes-Simplex-Virus-Infektion mit Aciclovir ist möglich, eine Wechselwirkung zwischen den beiden Stoffen ist nicht zu erwarten. Sollte es der Behandlungsstand der Dermatomyositis zulassen, könnte man darüber nachdenken, die Azathioprin-Dosis während der Aciclovir-Therapie zu verringern.

1.18 Sie arbeiten in der Arzneimittelinformation im Klinikum und erhalten folgende Anfrage:

Unkontrollierter Bluthochdruck (besonders nachmittags/abends) bei 74-jähriger Patientin mit hypertropher Kardiomyopathie. Momentan behandelt mit Moxonidin 0,3 mg 0-0-1, Ramipril 5 mg 1-0-1, Amlodipin 5 mg 1-0-1, Bisoprolol 10 mg 1-0-0, Doxazosin 1 mg 1-0-0, Clonidin bei Bedarf (Doxazosin und Clonidin neu angesetzt, ursprünglich HCT, welches aufgrund zu niedriger Kaliumwerte abgesetzt wurde).

Stationär in Behandlung für Pyoderma gangränosum, seit ca. drei Wochen mit Ciclosporin 75 mg 1-0-1 behandelt (vorher MTX). Weitere Medikamente Prednisolon 15 mg 1-0-0, Vitamin D 1× wöchentlich 20000 IE, Tramadol ret 100 mg 1-0-1, Pantoprazol 40 mg 1-0-0, Metamizol 30 Tropfen 4× tgl., Apixaban 5 mg 1-0-1 (vor Ciclosporin Dabigatran 110 mg 1-0-1) und alle zwei Wochen Adalimumab. Schmerzmedikation bei Bedarf zusätzlich Tramadol Tropfen und Piritramid i.v.

Frage 1) Kann der unkontrollierte Bluthochdruck durch eine Wechselwirkung/Nebenwirkung zustande kommen?

Frage 2) Ist eine Optimierung der bestehenden Blutdruckmedikation möglich?

1) Die Blutdruckerhöhung tritt zumeist innerhalb weniger Tage/Wochen nach Therapiebeginn mit Ciclosporin bei 13–53 % aller Patienten auf. Der genaue Wirkmechanismus, der zum erhöhten Blutdruck führt, ist nicht vollständig bekannt. Ciclosporin ist bei unkontrolliertem Bluthochdruck kontraindiziert und es wird die Einleitung geeigneter Maßnahmen zur Blutdrucksenkung bzw. eine Ciclosporin-Dosisreduktion empfohlen. Die Dosisreduktion

sollte bei RA-Patienten 25 % bei einem Blutdruck >140/90 und 50 % bei einem Blutdruck >160/100 betragen, sofern KEINE medikamentöse Behandlung des Bluthochdrucks geplant ist. Zur medikamentösen Behandlung des erhöhten Blutdrucks werden Antihypertensiva empfohlen mit Ausnahme von kaliumsparenden Diuretika, da die Kombination mit Ciclosporin zu erhöhten Kaliumwerten führen kann. Bei einer Kombination von Ciclosporin und Amlodipin kann es zu erhöhten Ciclosporin-Spiegeln kommen und eine Reduktion der Ciclosporin-Dosis notwendig werden.

Unter Adalimumab-Behandlung kommt es häufig (> 1/100 – <1/10) zu einer Blutdruckerhöhung. Bei der Kombination von Amlodipin und Ciclosporin kommt es neben der oben beschriebenen Erhöhung des Ciclosporinspiegels auch noch zu einer Abschwächung der blutdrucksenkenden Wirkung des Amlodipins. In der Kombination Ramipril/Ciclosporin sind erhöhte Kaliumspiegel möglich. Clonidin kann den Ciclosporinspiegel erhöhen und damit unerwünschte Nebenwirkungen wie zum Beispiel Bluthochdruck verursachen.

2) Für die Optimierung der blutdrucksenkenden Therapie könnte eine Umstellung von Amlodipin (Abschwächung der blutdrucksenkenden Wirkung durch Ciclosporin) auf einen anderen Calcium-Kanal-Blocker überlegt werden, zum Beispiel Nifedipin retardiert (keine Wechselwirkung mit Ciclosporin), sofern es aus ärztlicher Sicht keine weiteren Kontraindikationen gibt.

Sollte Moxonidin abgesetzt werden, sollte laut Hersteller der begleitende Betablocker zuvor über einige Tage ausgeschlichen werden, da es ansonsten zu einer Rebound-Hypertonie kommen kann. Gleiches gilt für Clonidin. Das Rebound-Phänomen ist allerdings für Moxonidin nicht in der Literatur belegt.

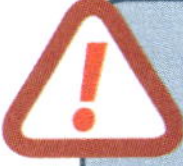

Fazit: Die beschriebene Blutdruckerhöhung kann durch die Gabe von Ciclosporin verursacht sein. Wenn auf Ciclosporin nicht verzichtet werden möchte, sollte eine Dosisreduktion in Betracht gezogen werden. Sollte die antihypertensive Therapie geändert werden, kann bei Absetzen einiger Medikamente (Clonidin, Amlodipin) der Ciclosporin-Spiegel beeinflusst werden.

1.19 Welche subjektiven Angaben können Sie zu Frau Fröhlich erheben?

- Krampfanfall (wenige Minuten lang laut Ehemann)
- Erster Anfall laut Ehemann
- Desorientiert nach Anfall (laut RTW-Besatzung)

1.20 Welche objektiven Angaben können Sie zu Frau Fröhlich erheben?

- Gewicht 80 kg, Größe 157 cm, BMI 32,7 (adipös)
- Leicht erhöhter Blutdruck (bei bekannter Hypertonie)
- Unregelmäßiger Puls
- Wundinfektion nach Vorderfuß-Amputation (durchnässter Verband, CRP erhöht), Staph. Aureus nachgewiesen (kein MRGN/MRSA)
- Bekannte Vorerkrankungen sind Vorhofflimmern, KHK, arterielle Hypertonie, Hyperlipidämie/Hyperlipoproteinämie, Diabetes mellitus 2 (behandelt mit Tabletten und Insulin, kein HbA1c vorliegend)
- Hüft-TEP 2009
- Keine Medikamentenallergien vorliegen, aber allergische Reaktion auf Erdbeeren und Fleisch

1.21 Ordnen Sie die verordneten Medikamente von Frau Fröhlich den bekannten Diagnosen zu. Bitte ergänzen Sie die Tabelle:

Indikation	Verordnete Medikamente
Vorhofflimmern	Clopidogrel? Enoxaparin? Metoprolol?
KHK	Metoprolol, Valsartan, Simvastatin, Lercanidipin, Amlodipin, Clopidogrel?
Diabetes mellitus Typ 2	Metformin, Insuline Levemir und Novorapid
Arterielle Hypertonie	Amlodipin, Lercanidipin, Metoprolol, Valsartan, HCT
Hyperlipidämie	Simvastatin
Hüft-TEP 2009	–
Aktuell: Krampfanfall	Levetiracetam
Aktuell: Wundinfektion	Amoxicillin/Clavulansäure
Keine Indikation	Dimetinden, Pantoprazol, Lormetazepam, Metamizol

Einige Medikamente sind sicherlich mehrfach eingetragen, so kann natürlich ein Betablocker bei KHK genauso eingesetzt werden wie bei einer arteriellen Hypertonie. Bei einigen Indikationen ist es eventuell noch nicht klar und entweder brauchen Sie noch weitere Informationen und/oder Sie fragen einfach bei dem zuständigen Ärzteteam nach!

Patienten mit Vorhofflimmern werden normalerweise mit Antikoagulantien behandelt, ggf. zusätzlich zu einer medikamentösen Frequenzkontrolle. Diese Abwägung kann mit Hilfe des CHA_2DS_2-VASc-Scores (Score zur Berechnung des Schlaganfallrisikos bei Menschen mit Vorhofflimmern) getroffen werden (siehe auch Tabelle II.1.1). Eine TAH-Therapie allein wird als Schlaganfallprävention bei Vorhofflimmern nicht empfohlen (ESC Pocket Guidelines, Diagnose und Behandlung von Vorhofflimmern).

Bei einem bestehenden Vorhofflimmern ist laut Leitlinie ab einem CHA_2DS_2-VASc-Score ≥ 2 eine orale Antikoagulation mittels NOAK oder VKA indiziert (Näheres dazu siehe auch Kapitel 4, Antwort 4.23). Frau Fröhlich kommt auf mindestens 5 Punkte, eventuell 6, wenn die Vorderfußamputation als Folgeerkrankung des Diabetes mellitus und einer eventuellen pAVK geschuldet ist. Zusätzlich sollte zum Risiko-Score für das Schlaganfallrisiko auch noch das Blutungsrisiko berechnet werden mit Hilfe des HASBLED-Scores (siehe auch Kapitel 4), der würde bei Frau Fröhlich um die 3 liegen (nicht alle Parameter sind bekannt) und damit hätte sie ein hohes Risiko für Blutungen. Das ist per se kein Ausschluss-Kriterium für eine Antikoagulation, allerdings sollte sich der Arzt jetzt zunächst anschauen, ob das Blutungsrisiko weiter verringert werden kann, zum Beispiel durch eine gute Einstellung des Blutdrucks, ggf. Absetzen des Clopidogrel bzw. des Enoxaparins bei Entlassung aus dem stationären Bereich.

CHA_2DS_2-VASc	Punkte	Frau Fröhlich
C (Herzinsuffizienz = **C**ongestive heart failure)	1	
H (**H**ypertonie)	1	1
A (**Al**ter) > 75 Jahre	2	2
D (**D**iabetes)	1	1
S (früherer **S**chlaganfall oder TIA)	2	
V (**V**askuläre Erkrankungen)	1	(1) Amputation/pAVK
A (**Al**ter) 65 – 74 Jahre	1	
Sc (Frauen = **S**ex **c**ategory)	1	1
Gesamt		5 – 6

Tabelle II.1.1: *Berechnung CHA_2DS_2-VASc-Scores für Frau Fröhlich*

Ein erster Punkt für das P in SOAP könnte also sein: Rücksprache mit Arzt und Klärung der Indikation für Dimetinden, Pantoprazol, Lormetazepam, Metamizol. Beispiel Metamizol: Schmerzen – auch wenn sie bei einer Wundinfektion vorstellbar wären – wurden in der Anamnese nicht genannt, sodass für Metamizol hier keine Indikation besteht, zumal es nicht entzündungshemmend wirkt.

Des Weiteren ist eine Rücksprache über eine geeignete Schlaganfallprophylaxe bei bekanntem Vorhofflimmern erforderlich.

1.22 Sind die verordneten Medikamente effektiv? Bei welchen haben Sie Bedenken?

Im fortgeschrittenen Alter kommt es zu physiologischen Veränderungen. So kann es über eine erhöhte Rezeptorsensibilität zentral wirksamer Arzneimittel zu einer verstärkten Sedierung kommen oder aufgrund einer geringeren Rezeptorsensibilität bei β-Rezeptoren zu einer abgeschwächten Blutdrucksenkung. Nachdem Frau Fröhlich bereits vier Antihypertensiva erhält, sollte zunächst mit der Patientin abgeklärt werden, ob Compliance vorhanden ist und sie die Tabletten korrekt einnimmt. Mit dem Arzt sollte besprochen werden, ob eine Neueinstellung des Blutdruckes mit weniger Antihypertensiva sinnvoll ist.

Bei stationären Aufenthalten ist das Antibiogramm zu überprüfen, ob das verordnete Antibiotikum wirksam ist.

1.23 Stimmen die Dosierungen? Bitte ergänzen Sie die Tabelle:

Wirkstoff	Normale Dosis laut Fachinformation	Aktuell
Clopidogrel	75 mg 1× tgl.	75 mg
Valsartan (↑ RR)	80 mg 1× tgl; TMD 320 mg/Tag	80 mg
Amlodipin	5 mg/Tag; TMD 10 mg/Tag	5 mg
Lercanidipin	10 mg/Tag; TMD 20 mg/Tag	10 mg
Metoprolol (↑ RR)	47,5/95/190 mg/Tag	95 mg
HCT (↑ RR)	Initial 12,5 – 25 mg; Erhaltungsdosis 12,5 mg	25 mg
Simvastatin	Anfangsdosis 10 – 20 mg/Tag; Kardiovaskuläre Prävention 20 – 40 mg/Tag; TMD 80 mg	40 mg
Metformin	Initial 500/850 2 – 3×/Tag; TMD 3000 mg	2000 mg
Levetiracetam	Anfangsdosis 2*500 mg, TMD 2*1500 mg	1000 mg
Enoxaparin	Gewichtsadaptiert; Prophylaxe 1×/Tag; Behandlung 2×/Tag	120 mg

Die Erhaltungsdosis von HCT scheint etwas hoch zu sein. Ansonsten sieht das doch eigentlich ganz gut aus, oder etwa nicht? Mal sehen, was passiert, wenn wir die Nierenfunktion von Frau Fröhlich berücksichtigen.

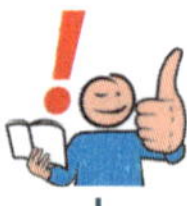

1.24 Rechnen Sie bitte die eGFR nach Cockcroft Gault aus! Einmal für das aktuelle Körpergewicht und einmal für das maximale Körpergewicht. Die Formeln dazu finden Sie zu Beginn des Lösungsteils von Kapitel 3.

Cockcroft-Gault-Formel zur Berechnung der glomerulären Filtrationsrate:

Cockcroft-Gault-Formel

$$\text{eGFR}[\text{ml/min}] = \frac{(140\text{-Alter}[\text{Jahre}] \times \text{KG}[\text{kg}])}{\text{Serumkreatin}[\text{mg/dl}] \times 72}$$

bei Frauen × 0,85

Notwendige Daten zur Berechnung:

- Alter: 83 Jahre
- Größe: 157 cm
- Gewicht: 80 kg (ABW), 59,6 kg (MBW)
- Kreatinin: 0,8 mg/dl

Damit ergäbe sich eine GFR der Patientin von **67,29 ml/min**. Wenn man jedoch das maximale Körpergewicht (MBW) verwendet, um das Übergewicht auszugleichen, kommt man auf eine GFR von nur **49,63 ml/min**.

1.25 Schauen Sie nach, welche Dosen bei der vorliegenden eGFR angepasst werden müssen!

Wirkstoff	Angepasste Dosis nach GFR/Hinweis zur Anpassung	Aktuelle Tagesdosis
Clopidogrel	Keine Angaben	75 mg
Valsartan (↑ RR)	GFR < 10 ml/min: keine Erfahrung	80 mg
Amlodipin	Keine Anpassung notwendig	5 mg
Lercanidipin	Anwendung bei GFR < 30 ml/min nicht empfohlen	10 mg
Metoprolol (↑ RR)	Keine Angaben	95 mg
HCT (↑ RR)	Kontraindiziert ab GFR < 30 ml/min	25 mg
Simvastatin	TMD 10 mg ab GFR < 30 ml/min	40 mg
Metformin	Dosisreduktion ab GFR < 60 ml/min (TMD 2000 mg) & < 45 ml/min (TMD 1000 mg)	2000 mg
Levetiracetam	Aktuelle GFR 250 – 750 mg 2× tgl	1000 mg
Enoxaparin	Dosisreduktion ab GFR < 50 ml/min empfohlen	120 mg

Sofortige Anpassungen sind nicht notwendig, eventuell eine engmaschigere Blutzuckerkontrolle empfehlen, da Metformin jetzt in Tagesmaximaldosis gegeben wird.

1.26 Gibt es Interaktionen zwischen den verordneten Arzneimitteln? Nutzen Sie zur Beantwortung gerne die genannten freiverfügbaren Quellen.

Welche davon sind klinisch relevant? Wie würden Sie ein eventuelles Problem lösen wollen?

AM 1	AM 2	Potenzielles Problem
Enoxaparin	Clopidogrel	Erhöhte Blutungsrate
Pantoprazol	Clopidogrel	Abschwächung TAH
Amlodipin	Clopidogrel	Vermehrte kardiovaskuläre Ereignisse, Amlodipin vermeiden
Amlodipin	Simvastatin	Erhöhte Simvastatinexposition; zeitlicher Einnahmeabstand 4 h, maximale Tagesdosis Simvastatin 20 mg
Amlodipin	Metoprolol	Verstärkte Blutdrucksenkung; Auftreten von Herzinsuffizienz möglich (Verschlechterung Pumpfunktion)

Wichtig anzusprechen ist hier die Überdosierung von Simvastatin, die Dosis sollte auf 20 mg gesenkt werden. Der Effekt zwischen PPI und Clopidogrel wurde bisher nur in vitro, nicht aber in vivo nachgewiesen und kann hier vernachlässigt werden.

1.27 Gibt es Interaktionen zwischen verordneten Arzneimitteln und bestehenden Erkrankungen? Muss gehandelt werden? Wenn ja, von wem?

Betablocker können bei Diabetikern die Gegenregulation einer Hypoglykämie durch Glucagon verlangsamen und die autonomen Symptome einer Hypoglykämie (Schweißausbruch, Herzklopfen, Unruhe) verschleiern. Es ist eine relative Kontraindikation, solange Frau Fröhlich keine Probleme mit Hypoglykämien hat, ist der Betablocker ok. Das neu angesetzte Levetiracetam hat als häufige Nebenwirkungen (1 – 10 %) Schwindel und Gleichgewichtsstörungen, das sollte bei einer älteren Dame in Betracht gezogen werden, da ihre Sturzgefahr per se schon erhöht ist. Allerdings ist Levetiracetam in der FORTA-Liste als das Mittel der Wahl bei älteren Patienten zur Behandlung der Epilepsie aufgeführt. Auch wenn Alter keine Krankheit ist, lohnt es sich, die FORTA-Liste bei der Medikationsanalyse zu Rate zu ziehen. Bei Frau Fröhlich fällt auf, dass sie keine Osteoporoseprophylaxe mit Vitamin D erhält, die in der FORTA-Liste ab 65 Jahre empfohlen wird. Und Lormetazepam ist mit der Kategorie D sehr schlecht bewertet. Hier lohnt sich eine Rücksprache mit dem verordnenden Arzt: Seit wann wird es eingenommen? Wofür wird es eingenommen? Bei Schlafstörungen könnte man ersatzweise lieber Mirtazapin 7,5 mg zur Nacht verwenden. Wenn Lormetazepam bereits seit über zwei Wochen eingenommen wird, sollte es schrittweise reduziert werden. Auch die anticholinerge Belastung sollte bei älteren Patienten mit in Betracht gezogen werden, schließlich können anticholinerge Nebenwirkungen das Sturzrisiko erhöhen, für Mundtrockenheit, Miktionsstörungen, Tachykardie, Verwirrtheit, Schindel und vieles mehr sorgen. Bei Frau Fröhlich liegt die ACB bei 3 (jeweils 1 Punkt für Metformin, Metoprolol und Dimetinden). Eine Reduktion wäre empfehlenswert. In diesem Fall könnte man in Rücksprache mit dem Arzt sicherlich Dimetinden gegen Cetirizin (ACB-Score 0) ersetzen.

1.28 Liegen Doppelverordnungen vor? Wenn ja, welche sind sinnvoll, welche nicht?

Lercanidipin und Amlodipin ist eine klassische Doppelverordnung, die in diesem Fall allerdings nur auf dem Papier besteht, da das Krankenhaus Amlodipin als Calciumkanalblocker verwendet und eine äquivalente Dosis verwendet. Die Lercanidipin-Verordnung sollte allerdings aus dem aktuellen Medikationsplan gestrichen werden, damit nicht aus Versehen – zum Beispiel weil die Patientin eigene Tabletten dabei hat – doch eine Doppelgabe erfolgt. Die Verwendung von vier unterschiedlichen Antihypertensiva ist per se nicht falsch, es lohnt jedoch über ein Gespräch mit der Patientin etwas mehr über ihre Compliance/Adhärenz herauszufinden. Und eventuell nach Entlassung einen Termin beim Kardiologen vorschlagen zur Therapieoptimierung.

1.29 Wie beurteilen Sie die vorliegenden Verordnungen? Bei welchen Arzneimitteln sollte die Therapiedauer geklärt werden und warum?

Zu den neu angesetzten Antibiotika sollte eine Kontrolle der Mikrobiologie und Sensitivitäten in ein paar Tagen erfolgen mit einer Anpassung der Antibiose durch die Ärzte bzw. das ABS-Team, falls notwendig. Hilfreich ist auch immer entweder ein Termin zur erneuten Besprechung der Antibiose oder die Festlegung der Behandlungsdauer, um zu lange Therapiezyklen zu vermeiden. Lormetazepam wurde bereits unter 1.27 besprochen, für Benzodiazepine als Schlafmittel gibt es eine maximale Behandlungsdauer von zwei Wochen. Bei Dimetinden lohnt eine Rückfrage, seit wann es verwendet wird. Neu angesetzte Antihistaminika können immer auch ein Hinweis auf eine neu aufgetretene allergische Reaktion sein.

1.30 Welche Medikationsfehler könnten an den einzelnen Positionen dieses Prozesses auftreten? Bitte ergänzen Sie die Tabelle.

Verordnung	Nichtbeachtung von Allergien/Kontraindikationen
Aufklärung	Therapiedauer nicht mitgeteilt
Informationsübertragung	Fehlerhafte Übertragung von einer Verordnung auf die nächste oder von Verordnung auf Entlassbrief
Abgabe	Falsches Medikament, zum Beispiel „Look-Alike"
Einnahme/Anwendung	Falscher Applikationsweg
Monitoring	Fehlende/unzureichende Laborkontrollen
Selbstmedikation	Nichtbeachtung einer Interaktion

Und sind Ihnen noch mehr Beispiele eingefallen? Bestimmt!

1.31 Der Fall mit dem Paracetamol

Die Menge ist viel zu hoch für therapeutische Zwecke. Allein eine Packung enthält hier 50 g Wirkstoff, ohne Rezept ist nach AMVV (Arzneimittelverschreibungsverordnung) nur die Abgabe von 10 g pro Packung zulässig. Die Abgabe sollte zunächst verweigert, der Hintergrund für die verlangte Menge erfragt werden. Ggf. Hilfe anbieten. Zwei Beispiele aus dem echten Leben: einmal ein Kunde, der für seine Mutter und seine Tante den Jahresvorrat aufgefüllt hat, einmal die Pflegeleitung aus dem Heim, die Paracetamol-Tabletten plus entsprechende Placebos für eine schmerzmittelabhängige Patientin benötigt hat (hier den Quartalsbedarf).

1.32 Der Fall mit der Pille danach

Handlungsempfehlungen der BAK folgen: Abgabe nur an Frau persönlich, keine Abgabe auf Vorrat, Klärung der aktuellen Medikation (Wirksamkeit der Pille bei CYP-Induktoren vermindert), Grenzen der Selbstmedikation einhalten (weniger als 120 Stunden), weitere Hinweise zu Arztbesuch (u. a. Abklärung eventuell sexuell übertragbarer Krankheiten). Telefonnummern und Adressen von entsprechenden Beratungsstellen mitgeben können.

Alter 14 – 16: Abgabe möglich auch ohne Einverständnis Sorgeberechtigter. Empfehlung BAK: gute Dokumentation! Alter < 14: Abgabe ohne Einverständnis Erziehungsberechtigter in der Apotheke nicht möglich, muss an Arztpraxis verwiesen werden.

Eigene Überlegungen bei Frauen < 16 Jahre: Kann hier ggf. ein Missbrauch vorliegen? Jugendschutz? An Klinik oder Gynäkologen verweisen – sicherstellen, dass das Mädchen weiß, an wen es sich wenden kann! Adressen/Telefonnummern zur Hand haben.

1.33 Der Fall mit der HIV-Infektion

Hinweis auf Schweigepflicht, im Anschluss Gespräch mit dem Patienten suchen (Aufklärung zum Schutz der Familie/Partner notwendig?).

1.34 Der Fall mit dem tierischen Medikament

Entschuldigen, da Abgabe auf ärztliche Verordnung erfolgt ist und angenommen wurde, dass Aufklärung durch den Arzt erfolgt ist bzw. religiöser Hintergrund nicht bekannt war. Pflanzliche Alternative existiert (Nortase®), Kosten werden bei bestehender Diagnose einer Pankreasinsuffizienz auch übernommen. Anbieten, das mit dem Arzt zu besprechen (eventuell möchte der Patient das selbst?).

Bei einem Vegetarier/Veganer würde ich die gleiche Lösung verwenden.

2 | Gastroenterologie

2.1 Der Fall mit dem ständigen Sodbrennen

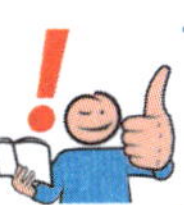

2.1 Was sind Symptome einer Refluxkrankheit?

Refluxkrankheit, auf Englisch gastro-oesophageal reflux disease (GERD), entsteht durch den Rückfluss von Magenflüssigkeit in den Ösophagus. Symptome sind Sodbrennen, Druckgefühl hinter dem Sternum (Brustbein), Schluckbeschwerden, saures Aufstoßen (ohne Übelkeit) und als extraösophageale Symptome Reizhusten und Heiserkeit.

Aus der Refluxkrankheit kann sich eine Refluxösophagitis entwickeln.

2.2 Was ist Helicobacter pylori? Und wieso verursacht eine Infektion damit Sodbrennen?

Helicobacter pylori ist ein gram-negatives Bakterium mit Affinität zum Oberflächenepithel des Magens. Die Infektion erfolgt von Mensch zu Mensch (oral-oral, fäkal-oral). Ungefähr die Hälfte der Weltbevölkerung ist infiziert, allerdings ist die Verteilung abhängig vom sozio-ökonomischen Status, dem Alter und der ethnischen Zugehörigkeit. Auch ein genetischer Polymorphismus wird diskutiert. In Deutschland liegt die Prävalenz zwischen 3 % (Kinder) und 48 % (Erwachsene). Helicobacter pylori gilt als ein Hauptverursacher der Antrumgastritis (Typ B), der häufigsten Art der chronischen Gastritis, es ist außerdem ein wesentlicher Risikofaktor für die Entwicklung eines Magenkarzinoms. Die Bakterien siedeln sich in der Nähe der Mukosa an und versuchen von dort die Schleimhaut zu besiedeln. Da das Bakterium in der Lage ist, in großen Mengen Urease zu produzieren, werden basische Ammoniumionen gebildet. Diese neutralisieren die das Bakterium umgebende Magensäure. Dies versucht der Magen natürlich durch eine verstärkte Säurebildung auszugleichen, wenn notwendig, so auch bei Mahlzeiten. Wenn jetzt zum Beispiel nach einer größeren Mahlzeit Mageninhalt zurück in die Speiseröhre fließt, kann der niedrige pH-Wert Sodbrennen verursachen.

2.3 Wie wird eine Infektion mit Helicobacter pylori behandelt?

Prinzipiell sollte vor der Einleitung einer medikamentösen Eradikationstherapie der Nachweis einer Infektion geführt werden. Die verschiedenen Therapieschemata unterscheiden sich in ihrer Zusammensetzung (siehe Tabelle II.2.1). Seit 2021 besteht die Therapie der Wahl aus einer Bismuth-haltigen Quadrupeltherapie (=Vierfach-Therapie) für mindestens zehn Tage. Die frühere Standard-Tripeltherapie mit Clarithromycin wird aufgrund einer primären Clarithromycin-Resistenz nicht mehr bevorzugt. Abhängig von Allergien oder bestehenden Resistenzen kann auch ein anderes Schema ausgewählt werden. Eine Überprüfung des Therapieerfolges sollte nach acht Wochen erfolgen.

Name Schema	AM	Dosierung	Dauer (Tage)
Standard-Tripel (Italienisch)	PPI* Clarithromycin 250 – 500 mg Metronidazol 400 – 500 mg	1-0-1 1-0-1 1-0-1	7 – 14
Standard-Tripel (französisch)	PPI* Clarithromycin 500 mg Amoxicillin 100 0 mg } Δ	1-0-1 1-0-1 1-0-1	7 – 14
Vierfach-Therapie mit Bismut	PPI* Bismut-Kalium-Salz 140 mg Tetracyclin 125 mg Metronidazol 125 mg } #	1-0-1 1-1-1-1 1-1-1-1 1-1-1-1	10
Kombinierte Vierfachtherapie	PPI* Clarithromycin 500 mg Amoxicillin 1000 mg Metronidazol 400 – 500 mg	1-0-1 1-0-1 1-0-1 1-0-1	7
Tripel mit Fluorchinolon	PPI* Levofloxacin 500 mg ODER Moxifloxacin 400 mg Amoxicillin 1000 mg	1-0-1 1-0-1 1-0-1	10

Tabelle II.2.1: *Übersicht über geeignete Protokolle zur Therapie der H. pylori Infektion bei Erwachsenen.*
* *Omeprazol 20 mg, Pantoprazol 40 mg, Lansoprazol 30 mg, Rabeprazol 20 mg.*
Δ *fixe Kombination ZacPac®, enthält Pantoprazol 40 mg.*
\# *fixe Kombination Pylera®, angewendet in Kombination mit Omeprazol 20 mg;*
Quelle: S2k-Leitlinie Helicobacter pylori und gastroduodenale Ulkuskrankheit, 2022.

2.4 ZacPac®: Welche Hinweise müssen Sie bei Abgabe dieses Medikamentes dem Patienten mitgeben?

Die Packung ZacPac® (französische Tripel-Therapie; Pantoprazol+Clarithromycin+Amoxicillin, siehe Tabelle II.2.1) enthält sieben Blister mit jeweils sechs Tabletten unterteilt in morgens und abends (jeweils drei Tabletten). Herr Schulz muss also jeden Morgen und Abend jeweils drei Tabletten einnehmen. Die Einnahme der Tabletten sollte jeweils eine Stunde vor dem Frühstück bzw. Abendessen erfolgen. Normalerweise dauert die Behandlung eine Woche, kann aber auf maximal zwei Wochen verlängert werden.

2.5 Welche nicht-medikamentösen Tipps können Sie Herrn Schulz noch mit auf den Weg geben, um das Auftreten von Sodbrennen einzuschränken?

Bei bestehendem Sodbrennen und dem Ausschluss einer Helicobacter-pylori-Infektion und/oder Magengeschwürs wird eine Stressreduktion empfohlen (oft leichter gesagt als getan!). Raucher sollten idealerweise damit aufhören. Ansonsten können Kaffee, Alkohol, sehr fette, sehr scharfe und süße Speisen Sodbrennen auslösen. Wenn Betroffene wissen, wann Sodbrennen auftritt, sollten diese Speisen nach Möglichkeit gemieden werden.

2.2 Der Fall mit der CED

2.6 Was sind die Unterschiede bzw. Gemeinsamkeiten zwischen Morbus Crohn und Colitis ulcerosa?

Sowohl Morbus Crohn als auch Colitis ulcerosa werden unter dem Oberbegriff chronisch entzündliche Darmerkrankungen (CED) zusammengefasst. Die Unterscheidung zwischen den beiden Krankheitsbildern kann sehr schwierig sein. Die beiden Krankheitsbilder unterscheiden sich hauptsächlich in den betroffenen Bereichen des Gastrointestinaltraktes (GIT) und der Ausbreitung sowie der betroffenen Darmschichten. Ein paar Gemeinsamkeiten und Unterschiede sind in Tabelle II.2.2 dargestellt.

Morbus Crohn	Colitis ulcerosa
Junges Erkrankungsalter (< 40 Jahre)	
Häufigkeitsgipfel: 15.–35. Lebensjahr	
Multifaktorielle Ursachen (Genetik, Bakterien, Umweltfaktoren)	
Meist schubweise verlaufende Erkrankung	
Gleichmäßige Geschlechterverteilung	Eher Frauen
Diskontinuierlicher Befall	Kontinuierlicher Befall

Fortsetzung Tabelle auf nächster Seite

Fortsetzung Tabelle

Morbus Crohn	Colitis ulcerosa
Gesamter Gastrointestinaltrakt (meist Ileum/Caecum)	Nur Colon betroffen (Rektum)
Segmentale Ausbreitung der Entzündung (abwechselnd entzündete & gesunde Abschnitte)	Entzündung beginnend im Enddarm und Ausbreitung Richtung Dünndarm
Entzündung aller Schichten der Darmwand	Entzündung der Mukosa und Submukosa
Komplikationen: Stenosen, Fisteln, Abszesse	Komplikationen: Stenosen, toxisches Megacolon
Keine Karzinomentwicklung	Karzinomentwicklung möglich
Rauchen als Risikofaktor	
Extraintestinale Manifestationen möglich: Erythema nodosum, Pyoderma gangränosum, Arthralgie, Uveitis	

Tabelle II.2.2: *Vergleich von Morbus Crohn (MC) und Colitis ulcerosa (CU), nach Gastro-Liga e. V.*

2.7 Welche Symptome treten bei den beiden Krankheiten auf?

Morbus Crohn	Colitis ulcerosa
Breiige/flüssige Durchfälle meist ohne Blut	Kleinvolumige, blutige, schleimige Durchfälle
Bauchschmerzen, oft krampfartig, häufig im rechten Unterbauch	Bauchschmerzen, krampfartig, oft mit Stuhlentleerung, oft im linken Unterbauch
	Blutungen aus dem After
Symptome einer Mangelversorgung mit Nährstoffen (MC > CU)	
Gewichtsverlust (MC > CU)	
Blutarmut, Müdigkeit, Abgeschlagenheit	

Tabelle II.2.3: *Vergleich von Symptomen bei Morbus Crohn (MC) und Colitis ulcerosa (CU), nach Gastro-Liga e. V.*

2.8 Was ist das Therapieziel bei der Behandlung von CED?

Eine Heilung von Morbus Crohn ist weder mit Medikamenten noch mit chirurgischen Maßnahmen möglich. Ziel der Therapie ist eine Verbesserung der klinischen Symptomatik durch eine Reduktion der Entzündungsaktivität.

2.9 Wie wird Morbus Crohn behandelt?

Es gibt einige Therapiemöglichkeiten bei Morbus Crohn, abhängig von den betroffenen Stellen im GIT und dem Verlauf. Bei einem akuten Schub (egal welcher Bereich betroffen ist) wird zunächst eine Stoßtherapie mit Prednisolon gestartet (1 mg/kg KG) für maximal 14 Tage, dann muss mit der Reduktion der Dosis begonnen werden. Parallel zur Steroidtherapie sollte auch immer an eine Osteoporoseprophylaxe mit Colecalciferol und ggf. Calcium gedacht werden. Bei einem mild ausgeprägten ileocoecalen (Übergangsregion Dünndarm Dickdarm) Befall kann in der Akutbehandlung alternativ auch Budesonid eingesetzt werden (9 mg/d) oder bei Vorbehalten gegen eine Steroidtherapie auch Mesalazin. Erfolgt nur ein unzureichendes Ansprechen auf systemische Steroide, wird die Therapie eskaliert. Mögliche Alternativen sind:

- Methotrexat s. c.
- Infliximab i. v.
- Adalimumab s. c.
- Vedolizumab i. v.
- Ustekinumab i. v.
- Oder eine Kombination von Infliximab oder Adalimumab mit MTX oder Azathioprin

Die Dauer der medikamentösen Therapie wird kontrovers diskutiert und patientenindividuell festgelegt. Ein chirurgischer Eingriff (Resektion) ist nur bei Komplikationen wie zum Beispiel einer Peritonitis (Bauchfellentzündung) oder einem Ileus indiziert und sollte so minimal wie möglich ausfallen, um weitere Komplikationen durch Darmverlust zu minimieren, wie zum Beispiel ein Kurzdarmsyndrom bei größeren Dünndarmverlusten.

2.10 Was sollte beim Einsatz von Infliximab und Corticosteroiden beachtet werden?

Die Wahl des Medikamentes ist unter anderem davon abhängig, wie schwer der akute Schub ist. Bei schweren akuten Verläufen von Morbus Crohn ist Prednisolon i. v. das Mittel der ersten Wahl. Innerhalb weniger Tage sollte sich die Symptomatik verbessern. Ist dies nach fünf Tagen nicht der Fall, kann Infliximab gegeben werden (zum Beispiel Induktion 5 mg/kg i. v. Woche 0,2,6; Erhaltung 5 mg/kg i. v. alle acht Wochen). Alternativen hier wären auch eine Kombination aus Infliximab und Azathioprin oder die Gabe von Ciclosporin oder Tacrolimus. Eine weitere Option, insbesondere wenn die Medikamente keine Wirkung zeigen, wäre eine OP, um die befallenen Darmabschnitte zu entfernen oder zu umgehen (Atreya, Keiner, 2017). In diesem Fall sollte Infliximab aufgrund der immunsuppressiven Wirkung erst post-OP gegeben werden, wenn die OP gut verlaufen und der Darm geheilt ist.

2.11 Was sind mögliche UAW von Linezolid und was davon können Sie in den Laborwerten in Tabelle 1.2.3 (Teil 1) erkennen?

Linezolid ist ein synthetischer antibakterieller Wirkstoff, der zu den Oxazolidinonen gehört, und wirkt nur gegen gram-positive Erreger. Eine potenzielle UAW ist die Myelosuppression inklusive Anämie, Leukopenie und Thrombozytopenie, die bei einigen Patienten auftreten kann. In der Regel normalisieren sich die Werte innerhalb weniger Tage nach dem Absetzen der Medikation. Da das Risiko vermutlich mit steigender Behandlungsdauer steigt, sollte das Blutbild während der Therapie engmaschig überwacht werden. Der Hämoglobin-Wert bei Frau Sommer ist zwar noch in Ordnung, aber die Leukozyten haben im Verlauf der letzten vier Tage stark abgenommen. Wegen der aufgetretenen Neutropenie und dem Fieber wurde beschlossen, Linezolid abzusetzen.

2.12 Welche Medikamente können eingesetzt werden, um die folgenden Symptome zu lindern?

Schmerzen: Butylscopolamin, Paracetamol (Körpergewicht beachten, wenn < 50 kg); ggf. interdisziplinäres Schmerzmanagement; KEINE NSAR

Diarrhoe: Loperamid, bei chologener Diarrhoe oder Steatorrhoe auch Gabe von Colestyramin oder Colesevelam (off-label); Vermeiden: Quellmittel wie Flohsamen

2.13 Welche nicht-medikamentösen Tipps können Sie Frau Sommer noch mitgeben?

Eine Ernährungsberatung ist sicherlich für alle CED-Patienten sinnvoll, zum einen, um Lebensmittel zu vermeiden, die einen Schub auslösen können. Zudem hat Frau Sommer sehr viel Gewicht verloren, hier könnte eine Beratung geeigneter Lebensmittel bzw. geeigneter Formula-Diäten (wie zum Beispiel Modulen®) helfen, das Gewicht zu normalisieren. Abhängig vom Krankheitsstadium bzw. wie viel Darmfläche betroffen ist, kann auch eine parenterale Ernährung zeitweise notwendig sein. Raucher sollten wenn möglich das Rauchen aufgeben (eigenständiger Risikofaktor bei MC). Mittlerweile gibt es für CED sehr viele Apps auf dem Markt, die Patienten helfen können, ein Symptomtagebuch zu führen oder Medikamente einzunehmen (mit Tablettenwecker).

2.3 Der Fall mit der Kinetik

2.14 Welche Aussagen zur Resorption oral applizierter AM sind korrekt? Bitte ankreuzen.

Oral applizierte Pharmaka oder mit der Nahrung zugeführte Nährstoffe werden über den Magen-Darm-Trakt, größtenteils im Dünndarm, resorbiert und anschließend über die Blutbahn bzw. über die Lymphe (Fettsäuren) weiter transportiert. Die Beschaffenheit des Magen-Darm-Traktes hat deshalb entscheidenden Einfluss auf die Resorption. Eine große und gut durchblutete Oberfläche bietet dabei bessere Voraussetzungen als eine kleinere oder geringer durchblutete. Bei Herrn August liegt genau hier die Ursache für seine Mangelernährung. Ihm fehlt ein Abschnitt des Dünndarms und damit ein Teil des wichtigsten Resorptionsgebiets → **Aussage A korrekt.** Der Dünndarm hat mit ca. 100 – 200 m^2 eine bedeutend größere Fläche als etwa der Dickdarm mit 0,5 – 1 m^2 oder der Magen mit nur 0,1 – 0,2 m^2 → **Aussage C und F**

falsch. Vitamine und Nährstoffe werden deshalb von ihm nur unzureichend aufgenommen. Auch galenische Parameter haben Einfluss auf die Pharmakokinetik → **Aussage D korrekt**. So ist beispielsweise die Zerfallszeit der Arzneiform relevant, welche durch gezielten Einsatz von Hilfsstoffen modifiziert werden kann. Die Zerfallszeit gehört allerdings streng genommen in den Bereich der Liberation, also der Freisetzung des Wirkstoffes, die vor der Resorption erfolgt. Die Liberation wird hier jedoch nicht gesondert besprochen. Das Wirkstoffmolekül selbst bestimmt durch seine Eigenschaften wie Lipophilie und damit Membrangängigkeit, seiner Größe (kleinere werden prinzipiell besser resorbiert → **Aussage B falsch**) und seiner Acidität bzw. Basizität die Resorbierbarkeit. So liegt beispielsweise ein basischer Wirkstoff im basischen Milieu des Dünndarms ungeladen vor, ist somit lipophiler als im sauren (dort geladenen Zustand) und kann dadurch die lipophile Membran des Darms besser passieren → **Aussage G korrekt**. Schließlich können auch Interaktionen von Arzneistoffen untereinander oder Arzneistoffen und Nahrungsmitteln die Resorption beeinflussen. Als Beispiel wird hier Levothyroxin genannt, welches nicht zeitgleich mit mehrwertigen Kationen wie Eisen oder eben Calcium (Milch) eingenommen werden sollte → **Aussage E korrekt**.

Dieser scheinbar triviale pharmakologische Vorgang der Freisetzung und Aufnahme veranschaulicht gut, wie wichtig ein breites Verständnis in den Disziplinen Physiologie, Technologie, Chemie und klinischer Pharmazie ist, um den Vorgang in all seinen Facetten zu verstehen und gegebenenfalls modifizieren zu können.

2.15 Welche Faktoren können die Magenentleerung verlangsamen und welche können sie beschleunigen?

Die Nahrungszufuhr kann die Geschwindigkeit, mit der der Magen entleert wird, beeinflussen. So wird sie durch fettreiche, feste oder sehr warme Nahrung verlangsamt, wohingegen größere Flüssigkeitsmengen sie beschleunigen. Da der Übergang vom Magen in den Darm von links nach rechts verläuft, kann das Liegen auf der rechten Seite die Magenentleerung beschleunigen, wohingegen das Liegen auf der linken Seite sie eher verzögert. Durch bestimmte Erkrankungen kann die Magenentleerung vermindert werden. Im akuten Migräneanfall ist beispielsweise die Motilität im Gastrointestinaltrakt herabgesetzt. Im Falle eines vorliegenden Diabetes mellitus können Neuropathien die Peristaltik des Magens verschlechtern. Medikamente, welche die Magenentleerung beschleunigen, sind unter anderem Parasympathomimetika, welche über M3-Rezeptoren die glatte Muskulatur des Darms stimulieren, oder auch Prokinetika, wie der 5-HT_4-Rezeptoragonist Metoclopramid. Dies macht man sich beispielsweise im Migränefall zunutze. Hier werden Prokinetika zur Anregung der herabgesetzten Motilität eingesetzt und fördern dadurch die Aufnahme der gegen die Kopfschmerzen eingesetzten Analgetika. Gehemmt wird die Magenentleerung unter anderem durch die erwähnten Opioide, hier Tilidin, nach Stimulation peripherer Opioid-Rezeptoren und durch Parasympatholytika, auch Anticholinergika genannt, welche antagonistisch zu den Parasympathomimetika wirken. Zu ihnen zählen Naturstoffe wie Atropin und synthetische Stoffe wie Butylscopolamin. Auch trizyklische Antidepressiva wirken antagonistisch an muskarinergen Rezeptoren und damit motilitätssenkend.

2.16 Erklären Sie den Begriff Ionenfalle.

Im Körper herrscht nicht überall der gleiche pH-Wert. Im Magen ist es mit einem pH von ca. 1 – 3 am sauersten. Die Säure wird dann im Verlauf des Duodenums neutralisiert, sodass schließlich der Dünndarm mit einem pH von etwa 8 leicht basisch ist. Im Blut wird ein ziemlich konstanter pH von 7,4 durch ein gut funktionierendes Puffersystem aufrechterhalten. Bei Entzündungen kommt es zu einer lokalen Acidose. Der pH-Wert im Extrazellularraum kann dabei von ursprünglich ca. 7 auf ca. 5 abfallen. Die sauren NSAR liegen im gesunden „neutralen" Gewebe deprotoniert vor und können aufgrund der negativen Ladung schlecht die Zellmembranen passieren. Erst im Entzündungsbereich, wenn es sauer genug ist, dass die Moleküle (oder zumindest manche davon) nicht mehr deprotoniert vorliegen, reicht ihre nun vorliegende Lipophilie aus, um in ihre Zielzellen zu gelangen. Da dort unabhängig von Entzündungen immer ein neutrales Milieu besteht, werden die Wirkstoffmoleküle hier deprotoniert und ihre Diffusion zurück in den Extrazellularraum erschwert. Dieses „Festhalten" der Wirkstoffe in den Zellen nennt man Ionenfalle. Ein Nachteil dieses Mechanismus ist, dass NSAR auch im sauren Magen in protonierter Form vorliegen, also lipophil genug sind, um in die Zellen der Magenschleimhaut einzudringen. Dort dissoziieren sie wieder in ihre anionische Form und geben dabei ein Proton ab, was die Schleimhaut schädigen kann. Der Hauptgrund für die ulzerogene Wirkung von NSAR ist jedoch nicht diese Deprotonierung, sondern die Hemmung der Prostaglandinsynthese.

2.17 Welche Faktoren beeinflussen die Verteilung von Pharmaka?

Nach der Resorption von Pharmaka, bei denen unter anderem die verabreichte Arzneiform und die Beschaffenheit des Gastrointestinaltrakts eine Rolle spielen (siehe auch Antwort 2.15),

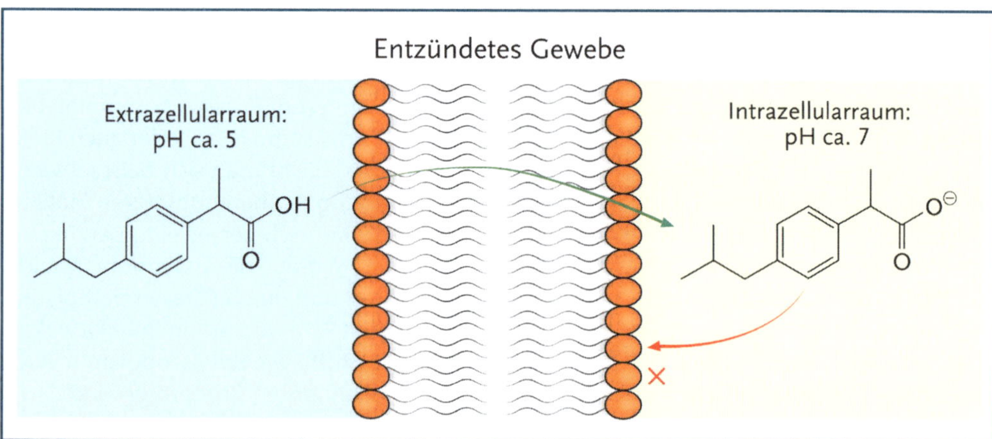

Abbildung II.2.1: *Ionenfalle*

müssen diese nun im Körper verteilt werden und sollen dabei zu ihrem Wirkort gelangen. Der Transport erfolgt dabei über die Blutbahn. Die Substanzen werden meist aber nicht frei im Blut verteilt, ihr Transport erfolgt vielmehr reversibel gebunden an Plasmaproteine. Zu diesen gehört zum Beispiel Albumin, welches vor allem saure Wirkstoffe transportiert, während lipophile basische Pharmaka durch bestimmte Globuline befördert werden. Um zu erfassen, wo sich ein Pharmakon im Körper befindet, gibt es das Modell der Verteilungsräume. Je nach chemischen Eigenschaften reichern sich Wirkstoffe in unterschiedlichen Körperflüssigkeiten, wie dem Blutkreislauf oder in Geweben oder Organen an und können von dort auch wieder in den Kreislauf freigesetzt werden. Zudem ist die Durchblutung der jeweiligen Organe und gegebenenfalls die Speicherung darin relevant. In gut durchbluteten Organe kann ein Arzneistoff mit dem Blutstrom einerseits schnell hinein transportiert werden und andererseits aber auch schnell wieder abtransportiert werden. Je nach chemischen Eigenschaften kann ein Wirkstoff dann in diesem Organ mehr oder weniger gut gebunden werden. Zum Beispiel gelangen lipophile Narkotika nach der intravenösen Gabe zunächst in gut durchblutete Organe wie etwa das Gehirn, was für die schnell eintretende narkotisierende Wirkung sorgt. Die gute Durchblutung führt allerdings im Umkehrschluss auch dazu, dass der Wirkstoff aus diesen Organen wieder heraus transportiert wird und sich mit der Zeit auch in weniger gut durchbluteten Bereichen, wie etwa der Muskulatur, nachweisen lässt. Schließlich gelangt er in das wenig durchblutete Fettgewebe und reichert sich aufgrund seiner Lipophilie dort an. Je mehr Fettgewebe ein Patient hat, umso mehr Narkotikum kann hier gespeichert werden. Nach einer Narkose wird dieses erst langsam wieder freigesetzt, was dazu führt, dass Patienten mit höherem Fettanteil noch längere Zeit die Wirkung des Narkotikums spüren als Patienten mit weniger Fettgewebe. Die Metabolisierung der Arzneistoffe wird gesondert betrachtet und zählt nicht zur Verteilung. (siehe auch Abschnitt I.1.4, Interaktionen)

2.18 Welche Aussagen sind korrekt? Bitte ankreuzen.

Richtige Aussagen sind: **B, D, E, F**. Es gibt verschiedene Arten von Endothel: In Organen, die stark durchblutet sind und eine hohe Stoffwechselaktivität haben, ist dieses diskontinuierlich: Endothel und Basalmembran sind lückenhaft und für hydrophile Substanzen leicht durchlässig. Dies kommt beispielsweise in Leber, Milz und rotem Knochenmark vor. In der Niere und im Gastrointestinaltrakt liegt fenestriertes Endothel vor. Hier sind die Lücken im Endothel zwar durch eine Membran verschlossen, für hydrophile Moleküle ist es aber dennoch gut durchlässig. Das kontinuierliche Endothel ist mit sogenannten ‚tight junctions' abgedichtet, sodass es nur noch wenig durchlässig für hydrophile Moleküle ist. Beispiele für das Vorkommen sind Herz-, Skelett- und glatte Muskeln. Noch dichter wird das Ganze in der Blut-Hirn-Schranke. Auch hier bilden die ‚tight junctions' des kontinuierlichen Endothels den wesentlichen Baustein, unterstützt werden sie allerdings noch durch hier vorkommende Gliazellen. Für das Gehirn wichtige Moleküle wie Aminosäuren oder Glucose werden hier aktiv hindurch transportiert. Sehr kleine lipophile Substanzen, wie manche Narkotika, aber auch Alkohol und Nikotin, können diese Barriere allerdings auch überwinden. Eine weitere physiologische Schranke ist die Blut-Plazenta-Schranke. Hier können zwar sowohl hydrophile als auch lipophile Substanzen passieren, allerdings nur bis zu einer Molekülmasse von ca. 1000 Dalton. Insulin ist mit einer

Molekülmasse von ca. 6000 Dalton zu groß, um zu passieren. Es kann also, im Gegensatz zu oralen Antidiabetika, zur Diabetes-Therapie von Schwangeren eingesetzt werden, ohne dass die Gefahr besteht, dass es zum Fetus gelangt.

2.19 Welche Aussagen sind korrekt? Bitte ankreuzen.

Richtige Antworten sind: **C, D, F**. Die **Metabolisierung** erfolgt hauptsächlich in der Leber enzymatisch und kann in zwei Phasen eingeteilt werden. Das Ziel ist dabei, die Moleküle hydrophiler und damit besser ausscheidbar zu machen. In Phase I finden vor allem Oxidationen, Reduktionen und Hydrolysen statt, wobei viele dieser Reaktionen durch die Klasse der CYP-Enzyme erfolgt. In Phase II werden dann noch weitere Gruppen, wie Glucuronsäure oder Aminosäuren angehängt. In der Ausstattung und Aktivität der Enzyme kann es zu starken Unterschieden zwischen ethnischen Gruppen oder einzelnen Individuen kommen, die den Metabolismus entscheidend beeinflussen können. Als Beispiel kann hier das depolarisierende Muskelrelaxans Suxamethonium genannt werden. Es wird normalerweise durch das Enzym Butyrylcholinesterase, auch Pseudocholinesterase genannt, abgebaut. Bei Patienten, die zu wenig von diesem Enzym besitzen, würde es zu einer verlängerten Wirkung des Medikaments kommen. Doch nicht nur die genetische Veranlagung kann einen Einfluss auf die Metabolisierung haben, auch Arzneistoffe oder Bestandteile von Nahrungsmitteln können hier durch Hemmung oder Aktivierung von Enzymen eingreifen. Die anschließende **Exkretion** erfolgt für kleinere Moleküle meist über die Niere, wobei die Moleküle entweder aus dem Blut über die Glomeruli der Niere gefiltert oder aktiv sekretiert werden können. Ausgeschieden wird das Konzentrat dann als Harn. Vor allem größere Moleküle werden über Leber und Galle in den Darm abgegeben und von dort aus mit den Faeces ausgeschieden. Vom Darm aus können die Substanzen allerdings auch wieder resorbiert und über das Pfortadersystem erneut in die Leber gelangen, sodass sich ein Kreislauf ergibt, den man als enterohepatischen Kreislauf bezeichnet.

2.4 Der Fall mit dem Gelbstich

2.20 Was sind die Aufgaben der Leber? Nennen Sie mindestens drei.

Die menschliche Leber hat eine Vielzahl von Aufgaben. Hier ist eine Liste der wichtigsten Funktionen:

- Metabolisierung von Hormonen, Arzneistoffen, Toxinen und anderen Substanzen
- Gallenproduktion zur Ausscheidung überschüssiger Fette und Resorption von fetten und fettlöslichen Vitaminen
- Enterohepatische Zirkulation von Gallensalzen

- Produktion von Plasmaproteinen
- Synthese von Gerinnungsfaktoren
- Regulation der Blutspiegel von Aminosäuren (Proteinstoffwechsel)
- Umwandlung von toxischen NH_4^+ zu Harnstoff
- Umwandlung überschüssiger Glucose in Glykogen und umgekehrt
- Synthese und Metabolisierung von Cholesterin, Phospholipiden, Triglyceriden und Lipoproteinen
- Konjugation und Ausscheidung toxischen Bilirubins
- Immunbarriere für Bakterien und Antigene aus dem Darm

2.21 Welche Probleme können sich aus einer Leberinsuffizienz ergeben? Nennen Sie mindeststens zwei.

Einige Folgen einer Leberinsuffizienz sind zum Beispiel

- Gelbsucht
- Koagulopathien
- Hypoalbuminämie
- Aszites
- Hepatische Enzephalopathie
- Pfortaderhochdruck
- Veränderter Arzneimittel-Metabolismus

2.22 Wie verändert sich die Pharmakokinetik bei Leberinsuffizienz?

Bei einer Leberinsuffizienz verändert sich auch einiges in der Pharmakokinetik von Arzneistoffen. Aufgrund von Pfortaderhochdruck kann es zu einer verminderten Magen-Darm-Motilität kommen und damit zu einer verzögerten Resorption. Wenn die Leber schlechter durchblutet wird, kommt es zu einem reduzierten First-Pass-Effekt und damit zu einer höheren oralen Bioverfügbarkeit. Durch die verminderte Gallenproduktion kommt es zu einer schlechteren Adsorption von fettlöslichen oralen Arzneistoffen, einer gestörten enterohepatischen Zirkulation und verminderten Serumspiegeln. Das Verteilungsvolumen kann sich verändern, insbesondere bei Aszites und Ödemen, das führt zu einem erhöhten Verteilungsvolumen und damit niedrigeren Serumspiegeln. Aufgrund der verminderten Proteinsynthese und der möglichen Hypoalbuminämie kommt es zu einer verringerten Proteinbindung und damit zu erhöhten

Konzentrationen freier Substanz. Eine verminderte CYP-Aktivität kann zu einer Veränderung der Serumspiegel führen. Reduzierte Glutathion-Speicher führen zu einer erhöhten Toxizität von bestimmten Arzneistoffen wie zum Beispiel Paracetamol. Durch eine Veränderung der Transporteraktivität kommt es zu einer verminderten Arzneistoffkonzentration im Hepatozyten, dadurch wird die Metabolisierung dieser Arzneistoffe verringert. Die biliäre Exkretion kann eingeschränkt sein, was zu Akkumulationen führen kann. Bei einer verminderten Nierendurchblutung und GFR sowie dem hepato-renalen Syndrom kann es zu einer verringerten renalen Elimination kommen und als Folge zu erhöhten Serumspiegeln.

2.23 Was ist der Unterschied zwischen einer Hepatitis und einer Leberzirrhose?

Die **Hepatitis** ist eine Entzündung der Leber, die durch verschiedene Viren verursacht werden kann. Es gibt akute und chronische Verläufe. Akute Verläufe dauern je nach auslösendem Virus zwischen vier und acht Wochen. Alles über sechs Monate wird als chronisch bezeichnet. In Deutschland wird aktiv gegen Hepatitis A und B geimpft, ansonsten gibt es auch die Möglichkeit einer Postexpositionsprophylaxe mit Immunglobulinen. Bei akuten Verläufen reicht körperliche Schonung und das Vermeiden von Noxen wie Alkohol oder lebertoxischer Medikamente. Antivirale Medikamente werden bei Hepatitis C eingesetzt und nur bedingt bei Hepatitis B/D (nur bei bereits eingeschränkter Leberfunktion) und Hepatitis E (bei immunsupprimierten Patienten). Bei chronischer Hepatitis (also Patienten, die nach mehr als sechs Monaten immer noch Antigene haben) werden je nach Virustyp und Vorerkrankungen verschiedene antivirale Therapien eingesetzt.

Die **Leberzirrhose** ist eine Spätfolge verschiedener Lebererkrankungen, u. a. auch von Hepatitis oder langjährigem Alkoholmissbrauch. Bei der Zirrhose stirbt funktionsfähiges Lebergewebe ab und wird durch Bindegewebe ersetzt. Das Bindegewebe kann dann keine Funktion mehr übernehmen, wodurch die Leberleistung eingeschränkt wird. Auch können Bindegewebsknoten entstehen, die die vorhandenen Strukturen stören. So kann zum Beispiel auch der Gallefluss eingeschränkt werden, die Durchblutung der Leber wird eingeschränkt, und die normale Funktion der Leber, das Entgiften, massiv reduziert.

2.24 Welche Arzneistoffe sollen Patienten mit Leberinsuffizienz/-erkrankungen vermeiden?

Stammschulte et al. (2020) haben eine Übersicht ausgewählter Arzneimittel nach Indikationsgebiet veröffentlicht. Diese gilt zwar für Patienten mit bestehender Leberzirrhose, kann aber eine Richtlinie für Patienten mit bekannter Leberinsuffizienz sein.

Beitrag „Niederländische Empfehlung zur sicheren Anwendung von Arzneimittel bei Leberzirrhose"
https://www.akdae.de/Arzneimitteltherapie/AVP/vorab/20200127-Leberzirrhose.pdf

Aufgrund der Leberinsuffizienz kann sich die Pharmakokinetik oder -dynamik verschiedener Arzneistoffe ändern. Auch die Physiologie spielt eine Rolle: Aufgrund der verminderten Wirkung von Gerinnungsfaktoren in der Leber ergibt sich ein erhöhtes Blutungsrisiko bei der Anwendung von Antikoagulantien oder NSAR. Nicht-selektive Betablocker werden bewusst bei Leberzirrhose eingesetzt zur Verhinderung von Varizenblutungen, Nebivolol und Nitrendipin gelten hingegen als nicht sicher. Bei ACE-Hemmern, Sartanen, Lercanidipin und Verapamil ist ein Einsatz abhängig vom Grad der Zirrhose. Lansoprazol und Pantoprazol sollten NICHT eingesetzt werden, Esomeprazol wäre hier eine bessere Wahl. Bei den Diuretika gelten Furosemid und Spironolacton als sicher, Triamteren sollte nicht eingesetzt werden (Strobach 2020; Stammschulte 2020).

2.25 Welche Medikamente sind ein Hinweis auf eine bestehende Lebererkrankung von Patienten? Nennen Sie mindestens zwei.

Mögliche Medikamente: **Propranolol, Lactulose (hohe Dosen), Rifaximin, Colestyramin**. Die ‚typischen' Medikamente, die einen Hinweis auf eine potenzielle Lebererkrankung geben, haben viel mit den Begleit- und Folgeerkrankungen einer Leberinsuffizienz zu tun. Da wäre zum einen die portale Hypertonie, die dadurch entsteht, dass der Durchfluss der Portalvene durch eine Portalvenenthrombose oder durch den erhöhten Widerstand des Gewebes bei einer Leberzirrhose behindert wird. Patienten mit einer portalen Hypertonie erhalten häufig nicht-selektive Betablocker (Propranolol, Carvedilol oder Nadolol), um den Ruhepuls auf 55 bpm oder um mindestens 25 % zu senken. Im Unterschied zur Behandlung von kardiovaskulären Erkrankungen liegt die Zieldosis hier viel niedriger! Auch Aszites ist eine häufige Folgeerkrankung von Leberzirrhose (jeder zweite Patient mit Leberzirrhose entwickelt einen Aszites innerhalb von zehn Jahren). Ein Eiweißmangel kann die Aszitesbildung begünstigen, das ist eventuell ein Grund, warum Internisten gerne Humanalbumin geben. Bei Patienten mit Leberzirrhose können auch Neurotoxine akkumulieren, ein wichtiges davon ist Ammoniak. Dies kann eine hepatische Enzephalopathie auslösen. Um den Ammoniakspiegel zu senken, kann die Ammoniakausscheidung im GIT gefördert und die Synthese gemindert werden. Mit Lactulose kann die Ammoniakausscheidung gesteigert werden, dafür werden 3–4× tgl. 20–30 ml Lactulose verordnet, mit dem Ziel, 2–4 weiche Stühle pro Tag zu erhalten. Auch ein Einlauf bei nicht möglicher oraler Zufuhr oder mangelnder oraler Wirkung ist möglich. Als UAW können Flatulenz, Diarrhöe und Übelkeit auftreten. Reicht Lactulose nicht aus, um den Ammoniakspiegel zu senken, kann stattdessen Rifaximin gegeben werden (550 mg 1-0-1). Rifaximin ist ein nicht aus dem Darm resorbierbares Antibiotikum, das die Entstehung Ammoniak-bildender Bakterien hemmt. Häufig erhalten Patienten mit Leberinsuffizienz auch einen PPI, da Ösophagusvarizen mit einem hohen Risiko an Geschwüren einhergehen. Der prophylaktische Einsatz ist umstritten, allerdings häufig. Der bei Cholestase auftretende Juckreiz kann mit Colestyramin behandelt werden.

2.26 Welche Laborwerte sind wichtig zur Beurteilung der Leberfunktion?

Es gibt leider nicht den einen Parameter, der die Leberfunktion widerspiegelt. Die „klassischen" Leberfunktionsparameter sind die Transaminasen:

- Alanin-Aminotransferase (ALT)
- Aspartat-Aminotransferase (AST)
- Gamma-Glutamyltransferase (γ-GT)
- Alkalische Phosphatase (AP)

Hier ist eine Erhöhung ein Hinweis auf eine Leberschädigung.
Die folgenden Parameter hingegen sind Marker hepatozellulärer Funktionen:

- Bilirubin (Bili)
- Albumin (Alb)
- International Normalized Ratio (INR)

Von einer klinisch relevanten Erhöhung wird allerdings erst ab dem 2-3fachen Normwert gesprochen. Übrigens: Leichte und vorübergehende Veränderungen dieser Werte treten auch bei gesunden Menschen auf!

2.27 Was ist der MELD-Score und wie wird er berechnet?

MELD steht für ‚Model of Endstage Liver Disease'. Der MELD-Score wurde entwickelt, um die 3-Monatsmortalität nach einer TIPS-Anlage (transjugulärer portosystemischer Shunt) vorherzusagen. Zur Berechnung werden benötigt: Serumbilirubin, Serumkreatinin und INR. Die Formel lautet

MELD = 3,8 [ln Bili (mg/dl)] + 11,2 [ln INR] + 9,6 [ln Crea (mg/dl)] + 6.4

Online sind diverse Webseiten zu finden, in denen man nur die Werte eintragen muss und der entsprechende Score dann ausgerechnet wird. Dabei gilt, dass ‚1' der kleinste Wert für alle Parameter ist, Serumkreatinin bei höchstens 4 mg/dl liegen darf, und die Patienten mindestens 12 Jahre alt sind (für Jüngere wird der PELD verwendet). Der MELD-Score kann maximal 40 betragen. Es gibt noch zwei weitere Modifikationen des MELD-Scores. MELD-Na: hier wird zusätzlich noch das Serumnatrium mitberücksichtigt. Der MELD-Na ist sensitiver als der MELD-Score und wird zur Priorisierung von Lebertransplantationspatienten verwendet. MELD-Xi wird ohne den INR-Wert berechnet und wird vor allem in der Kardiologie bei Patienten mit VKA und in der Herzchirurgie eingesetzt.

2.28 Child-Pugh-Score

Der Child-Pugh-Score wurde entwickelt, um Aussagen zur Mortalität von Leberpatienten nach einer OP treffen zu können. Die Einteilung erfolgt in drei Schweregrade (A, B, C) nach Punkten, die für die Ausprägung bestimmter Parameter vergeben werden (siehe auch Tabelle II.2.4). Der Score korreliert gut mit der Prognose, allerdings kann er sich auch ändern und sollte deswegen regelmäßig überprüft werden.

Parameter	1 Punkt	2 Punkte	3 Punkte
Azites	Nicht vorhanden	Leicht	Moderat
Bilirubin	< 2 mg/dl (< 34,2µmol/l)	2 – 3 mg/dL (34,2 – 51,3 µmol/l)	> 3 mg/dL (> 51,3 µmol/l)
Albumin	> 3,5 g/dL (35 g/Liter)	2,8 – 3,5 g/dL (28 – 35 g/Liter)	< 2,8 g/dL (28 g/Liter)
INR	< 1,7	1,7 – 2,3	> 2,3
Enzephalopathie	Keine	Grad 1 – 2	Grad 3 – 4
Punktezahl	**Stadium**	**Leberfunktion**	**1-Jahresüberlebensrate**
5 – 6 Punkte	A	Gute Leberfunktion (Child A)	Ca. 100 %
7 – 9 Punkte	B	Mäßige Leberfunktion (Child B)	Ca. 85 %
> 10 Punkte	C	Geringe Leberfunktion (Child C)	Ca. 35 %

Tabelle II.2.4: *Berechnung Child-Pugh-Score und 1-Jahresüberlebensrate (Goldberg, Chopra, 2021)*

2.29 Wo finden Sie Informationen zum Einsatz von Medikamenten bei bestehenden Lebererkrankungen?

Der erste Stopp ist wie immer die Fachinformation, allerdings ist diese in Bezug auf Informationen zu Lebererkrankungen häufig ungenau, falls die Angaben nicht komplett fehlen. Der nächste Versuch könnten die englischsprachigen Fachinformationen sein (Summary of product characteristics). Stammschulte et al. haben 2020 einen Artikel in der Arzneiverordnung in der Praxis (AvP) mit dem Titel „Niederländische Empfehlungen zur sicheren Anwendung von Arzneimitteln bei Leberzirrhose" veröffentlicht (frei zugänglich, Link siehe Kasten unter Antwort 2.24). Hier wird für die weitere Recherche auf die niederländische Online-Datenbank ‚Geneesmiddelen bij Levercirrose' hingewiesen (alles auf Niederländisch, www.geneesmiddelenbijlevercirrose.nl) sowie eine englische Seite (www.drugsinlivercirrhosis.org/healthcare-professionals), auf der auch einige Medikamente in englischer Sprache abgerufen werden können. Auch frei zugänglich ist die LiverTox Datenbank des amerikanischen National Institute of Health (https://www.ncbi.nlm.nih.gov/books/NBK547852), hier erhalten Sie detaillierte Informationen zu Lebertoxizität. Da es sich um eine amerikanische Datenbank handelt, sind eventuell nicht alle in Deutschland eingesetzten Wirkstoffe enthalten.

Alle Links siehe auch Einbandseite bzw. Govi-Downloadportal. (https://download.govi.de/297-408-712)

2.30 Wie entsteht der „Gelbstich" der Haut?

Die Gelbfärbung der Haut beim Ikterus (Gelbsucht) kommt durch Bilirubin zustande. Ab einem Gesamtbilirubin im Serum von > 2 mg/dl kann man die Gelbfärbung insbesondere an den helleren Hautabschnitten und Skleren erkennen. Je nach Ursache des Bilirubin-Anstiegs wird der Ikterus in drei Formen eingeteilt: hämolytisch, hepatisch und cholestatisch. Am bekanntesten ist vermutlich der hepatische Ikterus, hierbei kommt es zum Beispiel durch eine Hepatitis oder Leberzirrhose, aber auch bei Stauungsleber oder durch Medikamente bedingt zu einer Hyperbilirubinämie. Info: Es gibt auch einen sogenannten Pseudoikterus, da entsteht die Gelbfärbung der Haut in der Tat durch Farbstoffablagerungen zum Beispiel nach zu viel Möhren. Der Unterschied: Beim Pseudoikterus wird nur die Haut eingefärbt, nicht die Skleren.

3 | Nephrologie

3.1 Der Fall mit der Niere

3.1 Welche Aufgaben haben die Nieren?

Die Nieren erfüllen sehr vielfältige Aufgaben, als Erstes kommt einem natürlich die Ausscheidung von Stoffwechselprodukten (zum Beispiel die Eliminierung von Arzneistoffen) und der Abbau von Plasmaproteinen in den Sinn. Des Weiteren sind sie auch für die Kontrolle und Regulation des Elektrolyt- und Wasserhaushaltes verantwortlich, mit verantwortlich für die Kontrolle des Säure-Basen-Haushaltes und die langfristige Blutdruckregulation. Mit der Nebennierenrinde sind die Nieren auch noch an der Hormonproduktion beteiligt (mehr dazu im Kapitel 8 Endokrinologie).

3.2 Wie sieht der ideale Stoff zur Bestimmung der Nierenfunktion aus?

Der ideale Stoff zur Bestimmung der Nierenfunktion sollte

- komplett filtriert werden,
- keiner tubulären Sekretion, Reabsorption, oder extrarenalen Exkretion oder Beeinflussung unterliegen,
- eine konstante Bildungsrate aufweisen,
- eine schnelle Bestimmung ermöglichen und
- kostengünstig und allgemein verfügbar sein.

3.3 Wie kann die Nierenfunktion bestimmt werden? Geben Sie mindestens zwei Beispiele und benennen Sie Vor- und Nachteile.

Die Nierenleistung lässt sich mithilfe der GFR berechnen (Glomeruläre Filtrationsrate). Dabei handelt es sich um das pro Zeiteinheit von den Glomeruli filtrierte Volumen. Zur Berechnung der GFR benötigt man wiederum die Clearance eines Stoffes, beispielsweise Kreatinin. Die Clearance entspricht dem Plasmavolumen, welches pro Zeiteinheit von einem bestimmten Stoff geklärt wurde (Einheit jeweils ml/min).

Da der ideale Stoff zur Bestimmung der Nierenfunktion (noch?) nicht existiert, werden andere Methoden verwendet, um die Nierenfunktion zu bestimmen.

Man kann zum Beispiel die Clearance im 24-h-Sammelurin bestimmen. Dabei kann die Kreatinin-Clearance und die Harnstoff-Clearance bestimmt werden. Die Kreatinin-Clearance überschätzt die GFR aufgrund der tubulären Sekretion, die Harnstoff-Clearance unterschätzt die GFR aufgrund der tubulären Rückresorption gekoppelt mit dem Na-Transport. Der Mittelwert aus beiden Werten, also der Kreatinin- UND der Harnstoff-Clearance ergibt dann eine gute Annäherung an die GFR bei reduzierter Nierenfunktion. Nachteile des 24-h-Sammelurins ist der Zeitaufwand und die Logistik. Selbst im Krankenhaus wird nicht immer die gesamte Menge Urin in 24 Stunden erfasst! Und auch wenn Kreatinin relativ einfach bestimmt werden kann, so ist der Biomarker zum Beispiel von der Muskelmasse abhängig. Eine untergewichtige Person mit wenig Muskelmasse wird daher auch nur wenig Kreatinin ausscheiden und damit eine bessere GFR vortäuschen, als eigentlich vorhanden ist. Außerdem gibt es Arzneistoffe, die renale Kreatinin-Transporter in der Niere hemmen können, wie zum Beispiel Trimethoprim.

Des Weiteren gibt es noch verschiedene mathematische (Schätz-)Formeln, mit deren Hilfe man die GFR schätzen kann (eGFR = estimated GFR). Diese Formeln berücksichtigen neben dem Serumkreatinin-Wert noch weitere Parameter wie Geschlecht, Alter, Körpergewicht. Im folgenden Kasten sind die Formeln aufgelistet. Einige Labore geben die GFR direkt mittels einer dieser Formeln an, dies wird dann im Laborbericht entsprechend gekennzeichnet. Zum „Selberrechnen" eignet sich am ehesten die Cockcroft-Gault-Formel, dafür reicht ein einfacher Taschenrechner. MDRD und CKD-EPI werden von den Laboren angegeben, dort darauf achten, ob die relative (ml/min/1,73m^2) oder die absolute (ml/min) Nierenfunktion angegeben wird.

Schätzformeln zur Bestimmung der eGFR

Cockcroft-Gault-Formel

eGFR [ml/min] = ((140-Alter [Jahre]) × KG [kg])) / (Serumkreatinin [mg/dl] × 72)

- bei Frauen × 0,85

Abgekürzte MDRD-Formel (MDRD abb)

eGFR [ml/min] = 186 * (Serumkreatinin [mg/dl])$^{-1,154}$ * (Alter [Jahre])$^{-0,203}$

- bei Frauen * 0,742, bei Afroamerikanern * 1,212

Vollständige MDRD-Formel

$$eGFR\ [ml/min] = 170 * (Serumkreatinin\ [mg/dl])^{-0,999} * (Alter\ [Jahre])^{-0,176} * (Harnstoff\ [mg/dl]/2,144)^{-0,170} * Albumin\ [g/dl]^{0,318}$$

- bei Frauen * 0,762, bei Afroamerikanern * 1,180

CKD-EPI-Formel

$$CKD\text{-}EPI\ GFR = 141 * \min(Serumkreatinin/k,1)^{a} * \max(Serumkreatinin/k,1)^{-1,209} * 0,993^{Alter\ [Jahre]}$$

- bei Frauen * 1,08; bei Afroamerikanern * 1,159
- Serumkreatinin in mg/dl
- a = −0,329 bei Frauen und −0,4111 bei Männern
- k = 0,7 (Frau) bzw. 0,9 (Mann)
- min bedeutet Minimum des Serumkreatinins/k oder 1, max bedeutet Maximum des Serumkreatinins/k oder 1

Nachteil der Schätzformeln ist im Allgemeinen, dass es eben eine Schätzung der GFR ist. Dazu kommt, dass die zugrundeliegenden Studien dieser Formeln teilweise sehr alt sind und auf kleinen, selektiven Patientenkollektiven beruhen (in der Studie zu Cockcroft-Gault zum Beispiel waren weniger als 250 Teilnehmer eingeschlossen). Alle Formeln benutzen Serumkreatinin, und wie bereits erwähnt, ist dies aufgrund der Abhängigkeit von der Muskelmasse ein Problem bei Über- oder Untergewicht, hohem Lebensalter oder Amputationen.

Während ein kachektischer Mensch mit wenig Muskelmasse natürlich auch viel weniger Kreatinin im Labor zeigt (hier besser Cystatin C messen), hat ein übergewichtiger Mensch häufig eine leicht höhere Muskelmasse (irgendwie muss ja die größere Fettmasse bewegt werden). Da der Kreatininwert sich proportional zur Muskelmasse verhält, sollte man das Gewicht bei der Interpretation erhöhter Werte berücksichtigen. Eine Möglichkeit wäre, das maximale Körpergewicht (maximum body weight, MBW) in die Cockcroft-Gault-Formel einzusetzen anstelle des tatsächlichen Körpergewichtes. Das MBW errechnet man aus dem idealen Körpergewicht plus 20 Prozent.

Berechnung ideales und maximales Körpergewicht

IBW = 45,5 + [0,91 × (Größe (cm) – 152,4)] (+ 4,5 für Männer)

MBW = IBW + 20 %

Medizinisch nicht ganz so genau, aber einfacher im Kopf zu überschlagen, ist diese Faustformel:

Faustformel zum groben (!) Abschätzen des Körpergewichts

Körpergröße (cm) – 100 = Normalgewicht

Normalgewicht – 10 % = Idealgewicht

3.4 Was kann eine Reduktion der Nierenfunktion hervorrufen?

Mögliche Ursachen für eine Reduktion der Nierenfunktion können prä-, intra- oder postrenal sein. Zum prärenalen akuten Nierenversagen kommt es am häufigsten durch einen Volumenmangel, der zum Beispiel durch Blutverluste, Sepsis oder kardiale Insuffizienz entstanden ist. Beim renalen akuten Nierenversagen ist die Niere selbst betroffen, zum Beispiel durch Entzündungen (Glomerulonephritis, Pyelonephritis) oder durch nephrotoxische Medikamente (zum Beispiel Aminoglykoside, Röntgenkontrastmittel). Postrenal kann ein Nierenversagen ausgelöst werden durch mechanische Blockaden, sodass der Abfluss aus der Niere nicht mehr gewährleistet ist. Das wäre der Fall zum Beispiel bei einer BPH oder Tumoren.

3.5 Wie genau ist eine Niereninsuffizienz definiert?

Zunächst wird zwischen der akuten und der chronischen Niereninsuffizienz unterschieden. Von einer akuten Nierenschädigung, abgekürzt AKI (von Englisch ‚acute kidney injury/insufficiency'), wird gesprochen, wenn die Nierenfunktion sehr stark über einen kurzen Zeitraum (< 48 h) abnimmt. Tabelle II.3.1 zeigt die Schweregradeinteilung bei AKI. Die chronische Niereninsuffizienz wird über die Nierenfunktion definiert. Tabelle II.3.2 zeigt die entsprechenden GFR-Stadien.

AKI-Stadium (KDIGO)	Serumkreatinin	Diurese
1	Anstieg um ≥ 0,3 mg/dl ODER Anstieg auf das 1,5 – 1,9-Fache des Ausgangswertes	< 0,5 ml/kg KG/h für 6 – 12 h
2	Anstieg auf das 2,0 – 2,9-Fache des Ausgangswertes	< 0,5 ml/kg KG/h für ≥ 12 h
3	Anstieg ≥ 3,0-Fache des Ausgangswertes ODER Anstieg ≥ 4 mg/dl ODER Beginn einer Nierenersatztherapie	< 0,3 ml/kg KG/h für ≥ 24 h ODER Anurie für ≥ 12 h

Tabelle II.3.1: *Einteilung der verschiedenen Stadien bei akuter Nierenschädigung (KDIGO, 2012)*

GFR-Stadium	GFR (ml/min/1,73m^2)	Bezeichnung
G1	≥ 90	Normal oder hoch*
G2	60 – 89	Leichtgradig eingeschränkt*
G3a	45 – 59	Leicht- bis mäßiggradig eingeschränkt
G3b	30 – 44	Mäßig- bis hochgradig eingeschränkt
G4	15 – 29	Hochgradig eingeschränkt
G5	< 15	Terminale Niereninsuffizienz

Tabelle II.3.2: *GFR-Stadien der chronischen Niereninsuffizienz.*
* *im Vergleich zu Jungerwachsenen, GFR – glomeruläre Filtrationsrate. CAVE: Zur abschließenden Risikobewertung wird zusätzlich die Albuminurie bestimmt. Bei fehlenden Anhaltspunkten für eine Nierenschädigung reicht G1 und G2 NICHT aus für das Vorliegen einer Nierenerkrankung! (DEGAM Nr 22, 2019)*

3.6 Was sind mögliche Symptome einer Niereninsuffizienz?

Zunächst fällt eine langsame Verschlechterung der Nierenfunktion gar nicht auf. Patienten können jahrelang ohne Symptome mit einer Niereninsuffizienz unterwegs sein. Häufig ist eine symptomlose Verschlechterung der Nierenfunktion ein Zufallsbefund, weil der Hausarzt sich an die Empfehlungen der DEGAM hält. So sollte bei der Erstdiagnose eines Bluthochdrucks die Nierenfunktion bestimmt werden, genauso wie vor und nach der Gabe von bestimmten Kontrastmitteln, bei bekannter Einnahme von nephrotoxischen Stoffen empfiehlt sich eine regelmäßige Kontrolle genauso wie bei bekanntem Diabetes, in dem Fall sollte sogar vierteljährlich die GFR bestimmt werden.

3.7 Welche weiteren Probleme können sich aus einer chronischen Niereninsuffizienz ergeben? Nennen Sie mindestens drei Beispiele und Behandlungsziele beziehungsweise -möglichkeiten.

Problem	Behandlungsmöglichkeit
Verschlechterung Nifu	Je nach Ursache zum Beispiel nephrotoxische Substanzen absetzen/reduzieren, bei Volumenmangel Flüssigkeit zuführen (ggf. i. v.), ACE-Hemmer können den Verlust an Nierenfunktion verzögern, insbesondere bei Diabetikern (auf Anzeichen Hyperkaliämie achten)
Oligurie	Schleifendiuretika in hohen Dosen, um den Urin-Output zu erhöhen
Urämie	Zunächst Optimierung Dialyse, dann symptomatische Behandlung, zum Beispiel Antihistaminika/Mirtazapin bei Juckreiz, Levodopa/Benserazid bei RLS, Metoclopramid/Domperidon bei Übelkeit
Bluthochdruck	Einstellung des Blutdrucks nach den entsprechenden kardiologischen Standards, bis auf Thiazide alle Antihypertensiva möglich (ggf. UAW berücksichtigen, insbesondere Hyperkaliämie bei ACE-Hemmern/Sartanen)

Problem	Behandlungsmöglichkeit
Anämie	Bei Verdacht auf renale Anämie den Eisenstatus überprüfen und ggf. den Mangel i.v. oder p.o. ausgleichen. In schweren Fällen (Hb < 10 g/dl) Erythropoeitin/Darbopoeitin einsetzen, bis sich der Hb-Wert normalisiert hat.
Hyperphosphatämie	Reduktion erhöhter Phosphatwerte auf max. 1,78 mmol/l. Dafür Hypocalciämie kontrollieren (ggf. durch aktivierte Vitamin-D-Gabe) und Phosphatzufuhr übers Essen reduzieren, zum Beispiel durch Gabe von Phosphatbindern wie Calciumcarbonat oder Sevelamer. Kontrolle Serumelektrolyte wichtig!
Hypocalciämie/Hyperparathyreodismus	Gabe von Alfacalcidiol oder Calcitriol zur Normalisierung der Serumcalciumwerte
Azidose	Kontrolle über Natriumbikarbonatspiegel, Gabe von Natriumbikarbonat entweder in Tabletten oder Kapselform; bei Start Dialyse neu einstellen
Gicht	Verhinderung von Gichtanfällen, Gabe von Allopurinol, Dosis angepasst an aktuelle Nierenfunktion

3.2 Der Fall mit dem Triple Whammy

3.8 Wie beeinflussen ACE-Hemmer beziehungsweise Sartane die Nierenfunktion?

ACE-Hemmer bzw. Sartane reduzieren den glomerulären Perfusionsdruck post-renal, da sie die Angiotensin-II-vermittelte Vasokonstriktion verhindern. Durch die ausgelöste Vasodilatation der hinter dem Glomerulus liegenden Gefäße kann es zu einem GFR-Abfall kommen.

3.9 Was ist ein Triple Whammy (im pharmakologischen Sinn)?

Ein Triple Whammy bezeichnet die Kombination aus einem ACE-Hemmer oder Sartan plus Diuretikum plus ein NSAR (COX-1 und COX-2!).

3.10 Wie beeinflussen NSAR die Nierenfunktion?

Prostaglandine sind für die Vasodilatation prä-renal verantwortlich und können so die Nierendurchblutung erhöhen. NSAR hemmen diese prostaglandin-vermittelte Vasodilatation durch eine Hemmung von COX-1 und COX-2.

3.11 Warum ist die Triple-Kombination aus ACE/Sartan + NSAR + Diuretikum so gefährlich?

Das Risiko des Triple Whammy besteht darin, dass die Blutzufuhr zur Niere durch die NSAR gedrosselt wird, die Diuretika das Gefäßvolumen reduzieren und die ACE-Hemmer/Sartane post-renal weitstellen. Dies kann zu einer Minderdurchblutung der Niere und einem Abfall der GFR führen. Abbildung II.3.1 zeigt den Triple Whammy schematisch.

3.12 Was raten Sie dem Arzt?

Die Kombination ACE-Hemmer und Diuretikum ist bei kardiovaskulären Indikationen häufig gegeben. Chirurgen werden diese Kombination nicht ohne gewichtigen Grund ändern. Es kommt jetzt darauf an, wie hoch der Schmerzmittelbedarf der Patientin ist. Während des stationären Aufenthaltes kann die GFR und die Nierenfunktion engmaschig kontrolliert werden, dann kann ein NSAR bei Bedarf ausprobiert werden. Ist eine Dauergabe geplant oder die Entlassung steht bevor, sollte auf ein alternatives Schmerzmittel ausgewichen werden. Wenn Paracetamol nicht ausreicht, könnte ggf. auch ein schwaches Opioid verordnet werden.

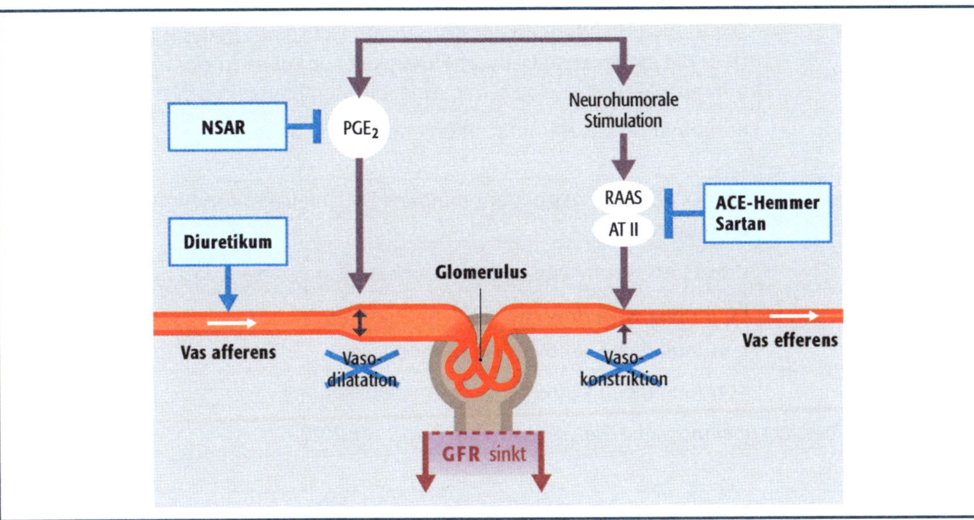

Abbildung II.3.1: *Einfluss der Trias ACE-Hemmer/Sartan, Diuretika und NSAR auf die Nierenfunktion (Seiberth, Strobach 2017). © Grafik: Stephan Spitzer/*medizillu.de

3.3 Der Fall mit dem Filter

3.13 Was ist eigentlich Dialyse? Was passiert da?

Dialyse oder auch Nierenersatzverfahren bezeichnet in der Medizin die unterschiedlichen Methoden, mit denen harnpflichtige Substanzen und Toxine aus dem Blut entfernt werden. Bei einer nicht ausreichenden eigenen Nierenfunktion kann so die Arbeit der Niere unterstützt werden. Keines der bisher etablierten Verfahren kann die menschliche Niere komplett ersetzen!

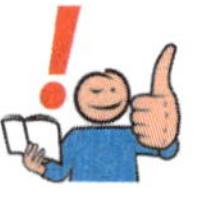

3.14 Benennen Sie zwei unterschiedliche Arten der Dialyse.

Es werden verschiedene Verfahren eingesetzt. Tabelle II.3.3 zählt verschiedene Methoden auf.

Intermittierend	**Ein- bis mehrmals die Woche für 3–5 Stunden**
Hämofiltration (HF)	Das Blut wird mit Hilfe einer Filtermembran (Hämofilter) filtriert. Bei der Filtration erfolgt ein konvektiver Stofftransport: Es kommt durch die Verschiebung von Wasser zu einem Druckgefälle, das Substanzen mitreißt. Die Porengröße des verwendeten Filters definiert, welche Substanzen ausgewaschen werden können.
Hämodialyse (HD)	Das Blut wird außerhalb des Körpers mit Hilfe eines Dialysators gereinigt. Über die eingesetzte Dialysat-Flüssigkeit kommt es zu einem Konzentrationsausgleich über eine semipermeable Membran durch passive Diffusion.
Hämodiafiltration (HDF)	Kombination aus Hämofiltration und Hämodialyse.
Peritonealdialyse (PD/CAPD)	Bei der PD dient das patienteneigene Bauchfell (Peritoneum) als Dialysemembran.
Kontinuierlich	**diese Verfahren werden über mehrere Tage 24 h am Tag durchgeführt**
CVVHF	Kontinuierliche venovenöse Hämofiltration
CVVHD	Kontinuierliche venovenöse Hämodialyse
CVVHDF	Kontinuierliche venovenöse Hämodiafiltration

Tabelle II.3.3: *Übersicht über mögliche Dialyseverfahren (DocCheck 2022)*

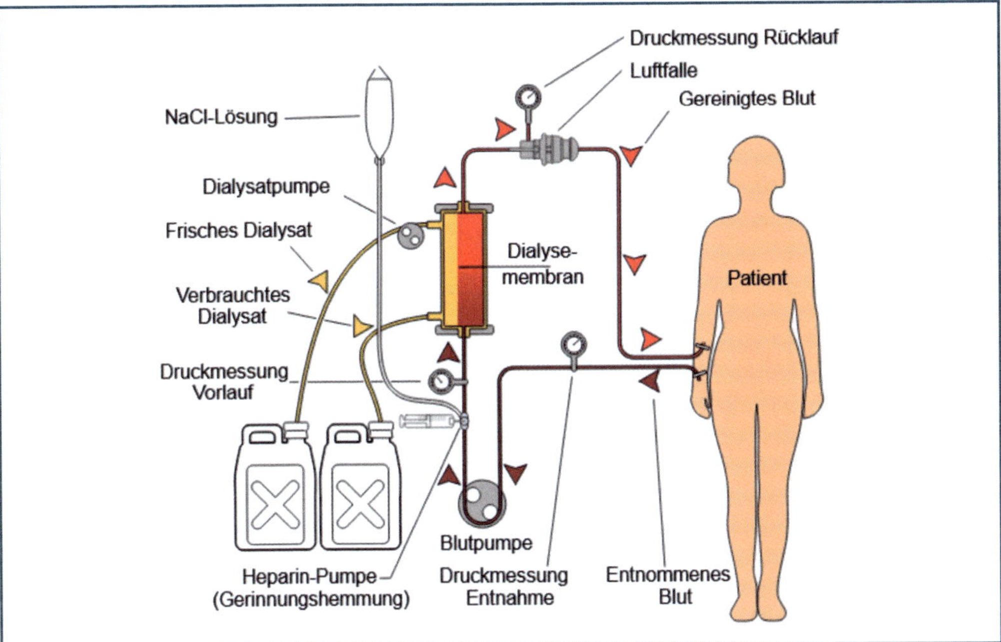

Abbildung II.3.2: *Schematische Darstellung Hämodialyse. © YassineMrabet; Cjesch – Hemodialysis-en.svg, CC BY 3.0, https://commons.wikimedia.org/w/index.php?curid=21928753*

3.15 Welchen Effekt hat die Dialyse auf die Dosierung von Arzneistoffen? Geben Sie drei Beispiele!

Die Dialyse hat hauptsächlich Einfluss auf die Elimination von Arzneistoffen. Arzneistoffspezifische Faktoren, die einen Einfluss auf die Elimination haben, sind zum Beispiel die Proteinbindung, das Verteilungsvolumen, das Molekulargewicht, die elektrische Ladung, die Wasser- bzw. Fettlöslichkeit und die Gewebegängigkeit. Auch das Dialyseverfahren nimmt Einfluss auf die Dialysierbarkeit von Arzneistoffen: Hier spielen zum Beispiel die Membrangöße der Filter, der Blutfluss, die ausgewählte Dialysatflüssigkeit und auch die zeitliche Länge der Dialyse eine Rolle (Högger et al. 2010). Informationen zur Dialysierbarkeit von Arzneistoffen sind häufig in den Fachinformationen zu finden – manchmal unter dem Punkt Überdosierung– oder auch in relevanten Fachbüchern.

Tool/Website	Links	Kommentar
Fach-informationen	www.fachinfo.de www.rote-liste.de	DocCheck Zugang erforderlich
Nieren-insuffizienz und Dialyse	www.dosing.de	Dosisanpassung bei Niereninsuffizienz, auf Deutsch
	www.thecaddy.de	Kalkulator zur Abschätzung der AM-Dosierung unter Dialyse

Fortsetzung Tabelle auf nächster Seite

Fortsetzung Tabelle

Tool/Website	Links	Kommentar
Renal Drug Handbook	http://www.gicu.sgul.ac.uk/resources-for-current-staff/supplementary-inpatient-prescription-charts/renalbook.pdf	/

3.16 Welche Medikamente in Tabelle I.3.1 weisen auf eine schwere Niereninsuffizienz bzw. Dialysepflicht hin? Begründen Sie Ihre Antwort.

Bei Herrn Brandner weisen die folgenden Medikamente zumindest auf eine sehr schlechte Nierenfunktion hin: **Calciumdiacetat, Torasemid 200 mg, Calcitriol, Sevelamer, Epoeitin**. Sevelamer und Calciumdiacetat sind Phosphatbinder, die Phosphat aus der Nahrung direkt im Darm binden sollen. Deswegen werden diese Tabletten auch immer zu den Mahlzeiten eingenommen. Um UAW zu vermeiden oder zumindest zu reduzieren, werden auch wie hier bei Herrn Brandner verschiedene Präparate kombiniert, abhängig vom Elektrolythaushalt der Patienten: Sevelamer ist Calcium-frei und Calciumdiacetat augenscheinlich Calcium-haltig. Bei Niereninsuffizienz ist die nierenvermittelte Hydroxylierung von Colecalciferol eingeschränkt, deswegen empfiehlt es sich, hier die bereits aktive Form des Vitamin D, das bereits dreifach hydroxylierte Calcitriol, zu geben. Torasemid 200 mg Tabletten sind ausschließlich für erwachsene Patienten mit stark verminderter Nierenfunktion (Kreatin-Clearance < 20 ml/min oder Serum-Kreatinin > 6 mg/dl) zugelassen bzw. zur Aufrechterhaltung einer Rest-Diurese bei schwerer Niereninsuffizienz, wenn Ödeme, Ergüsse und/oder Bluthochdruck bestehen. Erythropoetin wird zur Behandlung der symptomatischen Anämie bei chronischer Niereninsuffizienz bei Erwachsenen unter Hämodialyse- und Peritonealdialysebehandlung eingesetzt. Dosis und Gabe ist abhängig vom Hämoglobinwert.

3.17 Wie beurteilen Sie die aktuellen Laborwerte in Tabelle I.3.2?

Viele der Laborwerte weisen auf eine schwere Niereninsuffizienz hin und dass die Blutprobe in einem zeitlichen Abstand nach einer Dialyse erfolgt ist. Dies trifft auf Kalium, Harnstoff, Kreatinin zu. Der niedrige Hämoglobin-, Hämatokrit- und Erythrozytenwert hingegen ist ein Hinweis auf Blutarmut (evtl. Renale Anämie). Der erhöhte CRP-Wert ist ein Anzeichen für eine akute entzündliche Reaktion, allerdings relativ unspezifisch. Hier ist die Erhöhung eventuell ein Hinweis auf die Entzündung im Kniegelenksbereich.

Es fehlen der Calciumwert (erhöhtes Risiko für eine Hyperkalzämie durch Kombination von Calciumdiacetat und Calcitriol) und allgemeine Leberwerte.

3.18 Sind die Dosierungen der Medikamente in Tabelle 1.3.1 an die Niereninsuffizienz/Dialyse von Herrn Brandner angepasst?

Medikament	Renal Handbook (UK)*	Fachinformation (D)#
Pantoprazol	Nicht dialysiert, Dosis wie bei normaler Nierenfunktion.	Pantoprazol wird nur in sehr geringem Ausmaß dialysiert. Bei Gabe von Pantoprazol (auch an Dialyse-Patienten) ist keine Dosisreduktion erforderlich.
Ramipril	Dialysierbarkeit unbekannt (CAPD) bzw. nicht dialysiert (HD). Dosis wie bei GFR <10ml/min (Anfangsdosis 1,25mg täglich, dann langsam auftitrieren).	Ramipril ist kaum dialysierbar, die Anfangsdosis beträgt 1,25 mg/Tag, die Tageshöchstdosis 5 mg; das Arzneimittel sollte wenige Stunden nach Abschluss der Hämodialyse verabreicht werden.
Madopar® (Levodopa/ Benserazid)	Nicht gelistet.	Keine Angaben gefunden.
Quetiapin	Dialysierbarkeit unbekannt. Dosis wie bei GFR <10ml/min (Anfangsdosis 25 mg/Tag, dann um 25 – 50 mg/Tag steigern bis zur gewünschten Antwort).	Keine Angaben gefunden.
Simvastatin	Höchstwahrscheinlich nicht dialysiert, bei GFR >10ml/min Dosis wie bei normaler Nierenfunktion, ab GFR < 10 ml/min sollte die Dosis 10 mg nicht überschreiten.	GFR<30ml/min Dosisreduktion von Simvastatin auf maximal 10 mg/Tag empfohlen.
Torasemid	Höchstwahrscheinlich nicht dialysiert, Dosis wie bei normaler Nierenfunktion	Torasemid und seine Metaboliten werden nicht nennenswert mittels Hämodialyse oder Hämofiltration entfernt.
Thyronajod® (Levothyroxin/ Kaliumjodid)	L-Thyroxin: Nicht dialysiert, Dosis wie bei normaler Nierenfunktion. Kalium: nicht gelistet.	Wegen der hohen Proteinbindung ist Levothyroxin weder der Hämodialyse noch der Hämoperfusion zugänglich.
Calcitriol	Höchstwahrscheinlich nicht dialysiert, Dosis wie bei normaler Nierenfunktion. Anpassung der Dosis nach klinischem Ansprechen.	Sollte am Ende der Dialyse eingenommen werden. CAVE: Es sollten Dialyseflüssigkeiten mit einem niedrigen Calciumgehalt verwendet werden, da es ansonsten zu einer Hyperkalziämie kommen kann.
Sevelamer	Höchstwahrscheinlich nicht dialysiert, Dosis wie bei normaler Nierenfunktion.	Keine Resorption aus dem Gastrointestinaltrakt.
Epoetin alfa	Nicht dialysiert, Dosis wie bei normaler Nierenfunktion.	Sollte im Anschluss an die Dialysebehandlung appliziert werden.
Dalteparin	Nicht dialysiert, Dosis wie bei GFR < 10 ml/min (nur prophylaktische Dosierung, da Dalteparin ansonsten akkumuliert.)	Keine Angaben gefunden.

Medikament	Renal Handbook (UK)*	Fachinformation (D)#
Paracetamol	Nicht dialysiert bei CAPD. Dialysiert bei HD, Dosis wie bei GFR < 10 ml/min (500 – 1000mg alle 6 – 8 Stunden).	Durch Dialyse kann die Plasmakonzentration von Paracetamol abgesenkt werden.
Targin® (Oxycodon/ Naloxon)	Oxycodon: Dialysierbarkeit unbekannt. Dosis wie bei GFR <10ml/min (mit kleiner Dosis beginnen, zum Beispiel 50 % der normalen Dosis). Naloxon: Dialysierbarkeit unbekannt. Dosis wie bei normaler Nierenfunktion.	Keine Angaben gefunden.
Clindamycin	Wird nicht dialysiert, Dosis wie bei normaler Nierenfunktion.	Keine Angaben gefunden.
Cefuroxim	Dialysierbar, Dosis bei CAPD, HD, HDF/ High flux wie bei GFR < 10 ml/min, Dosis bei CAV/VVHD wie bei GFR 10 – 20 ml/min; Achtung: In Kombination mit starken Diuretika oder Aminoglykosiden kann sich die Nierenfunktion verschlechtern.	Keine Angaben gefunden.
Rifampicin	Nicht dialysiert via CAPD, HD, HDF/High flux, Dosis wie bei GFR < 10 ml/min; Dialysierbarkeit bei CAV/VVHD unbekannt, Dosis wie bei normaler Nierenfunktion.	Keine Angaben gefunden.
ASS	Dialysierbar, Dosis wie bei normaler Nierenfunktion. In analgetisch wirksamen Dosen wenn möglich vermeiden.	Keine Angaben gefunden
Calcium-diacetat	Nicht aufgeführt.	Keine Angaben gefunden.
Vitamin-B-Komplex	Dialysierbar, Dosis wie bei normaler Nierenfunktion.	Keine Angaben gefunden.
Melperon	Nicht aufgeführt.	Keine Angaben gefunden.
Metoprolol	Nicht dialysiert via CAPD, HD, Dosis wie bei GFR < 10 ml/min; dialysierbar via HDF/ High flux, Dosis wie bei GFR < 10 ml/min; möglicherweise dialysierbar via CAV/ VVHD, Dosis wie bei GFR 10 – 20 ml/min.	Keine Angaben gefunden.

* Angaben zur Dialyse beziehen sich auf CAPD und HD; # Angaben zur Dialyse teilweise unter pharmakokinetischen Eigenschaften, teilweise unter Überdosierung zu finden.

Für diese Übung hilft in der Tat nur Fleißarbeit und das Nachschlagen der entsprechenden Dosierungen in der Fachinformation oder relevanten Textbüchern.

3.19 + 3.20 Zuordnung der Indikationen und FORTA-Klassifizierung

Medikament	Indikation	FORTA
Clindamycin	Infektion, Akutbehandlung	–
Cefuroxim	Infektion, Akutbehandlung	–
Rifampicin	Infektion, Akutbehandlung	–
Acetylsalicylsäure	Vorhofflimmern	D
Calciumdiacetat	Phosphatbinder, Niereninsuffizienz	–
Vitamin-B-Komplex	Wasserlösliche Vitamine bei Niereninsuffizienz	–
Melperon	?	C
Metoprololsuccinat	Arterielle Hypertonie	C
Pantoprazol	Begleittherapie NSAR?	B
Ramipril	Arterielle Hypertonie	A
Levodopa/Benserazid	M.Parkinson ? RLS	A –
Quetiapin	?	B–C
Simvastatin	Nicht gelistet für Indikation Hyperlipidämie	–
Torasemid	(arterielle Hypertonie) Nicht gelistet für Indikation Dialyse	B –
Levothyroxin	Hypothyreose	A
Calcitriol	Osteoporoseprophylaxe	(A)
Sevelamer	Phosphatbinder, Niereninsuffizienz	–
Epoetin alfa	Anämie	A
Dalteparin	Thromboseprophylaxe	–
Paracetamol	Chronischer Schmerz	A
Oxycodon/Naloxon	Chronischer Schmerz	C

Einige Indikationen sind mit den vorhandenen Informationen noch unklar, hier empfiehlt sich eine Rücksprache mit den behandelnden Ärzten bzw. dem Hausarzt. Die Einzelgabe von Levodopa/Benserazid am Abend lässt die Indikation Restless-Leg-Syndrom (RLS, siehe auch Antwort 3.21) vermuten. In der FORTA-Liste gibt es keinen Abschnitt zur Dialyse. Calcitriol könnte noch unter Vitamin-D-Supplement bei Osteoporose-Prophylaxe fallen.

3.21 Bestimmen Sie die anticholinerge Belastung von Herrn Brandner. Gibt es eine Möglichkeit, diese zu reduzieren?

Da der Patient bereits gestürzt ist und Apotheker gerne medikamentöse Ursachen vermuten, lohnt sich eine Berechnung der anticholinergen Belastung (Anleitung dazu siehe Teil 1, Kapitel 1) von Herrn Brandner.

Wirkstoff	ACB
Clindamycin	1
Metoprolol	1
Quetiapin	2
Levodopa	1
Oxycodon	1
	Gesamt 6, Reduktion empfohlen

Der ACB-Score ist > 3, das heißt eine Reduktion, wenn möglich, ist empfohlen. Es lohnt sich, durch Rücksprache mit dem Hausarzt und dem Patienten die Indikation und Notwendigkeit der Therapiefortführung für Quetiapin und Levodopa/Benserazid zu klären. Sollte der Patient an Restless-Legs-Syndrom (RLS) leiden, sollte der Eisenspiegel getestet werden, ein Auffüllen des Eisenspeichers kann bei RLS auch helfen (Trenkwalder, 2009). Aber nicht immer ist eine Reduktion des ACB möglich!

4 | Kardiologie

4.1 Der Fall mit den Kopfschmerzen

4.1 Welche Symptome und Ursachen von Bluthochdruck kennen Sie?

Eine leichte Hypertonie verläuft meist asymptomatisch. Ab einer mittelschweren Hypertonie können folgende Symptome auftreten:

- Häufige Kopfschmerzen
- Schwindel, Ohrensausen
- Vermehrtes Nasenbluten
- Atemnot

Symptome treten **meist morgens und/oder unter Belastung** auf!

Bei Bluthochdruck werden zwei unterschiedliche Formen unterschieden, die **primäre Hypertonie** (betrifft ca. 90 % aller Fälle) und die **sekundäre Hypertonie**. Einfach gesagt wird von einer primären Hypertonie ausgegangen, wenn ein erhöhter Blutdruck vorliegt UND sekundäre Ursachen ausgeschlossen werden können. Viele Faktoren wie beispielsweise Übergewicht oder das Alter tragen zur Entwicklung einer primären Hypertonie bei (siehe auch Antwort zu Frage 4.3, Risikofaktoren Bluthochdruck).

Beispiele für sekundäre Hypertonieformen sind zum Beispiel das obstruktive Schlafapnoe-Syndrom, Nierenerkrankungen (renale Hypertonie), Hyperthyreose oder Hyperaldosteronismus (endokrine Hypertonie), oder auch hypertensive Schwangerschaftserkrankungen (häufig bei Schwangeren über 40 Jahren und/oder Mehrlingsgeburten). Zusätzlich gibt es auch viele Arzneimittel, die den Blutdruck steigern können. Tabelle II.4.1 nennt ein paar.

Arzneimittel, die den Blutdruck steigern können (Auswahl)
β2-Sympathomimetika, zum Beispiel Antiasthmatika
Indirekte Sympathomimetika
NSAR, zum Beispiel Ibuprofen
Trizyklische Antidepressiva
MAO-Hemmer
Glucocorticoide
Ovulationshemmer („Pille")
Androgene Anabolika
Schilddrüsenhormone
Erythropoetin
Ciclosporin, Tacrolimus

Tabelle II.4.1: *Beispiele für Medikamente, die den Blutdruck steigern können.*

4.2 Wie lautet die Definition von Bluthochdruck?

Die Definition für Bluthochdruck regelmäßig wieder angepasst. Hier bitte also immer darauf achten, dass aktuelle Daten vorliegen. Die aktuellen Leitlinien (Stand 2018 und 2023) sind in Tabelle II.4.2 dargestellt.

Von Bluthochdruck wird also ab einem systolischen Wert von ≥ **140 mmHg** und/oder einem diastolischen Wert von ≥ **90 mmHg** gesprochen (Stand 2023). Eine weitere mögliche Definition von Bluthochdruck ist anhand bestehender Komorbiditäten und des Alters möglich.

Kategorie	Systolisch (mmHg)		Diastolisch (mmHg)
Optimal	< 120	und	< 80
Normal	120 – 129	und/oder	80 – 84
Hochnormal	130 – 139	und/oder	85 – 89
Hypertonie Grad 1	140 – 159	und/oder	90 – 99
Hypertonie Grad 2	160 – 179	und/oder	100 – 109
Hypertonie Grad 3	≥ 180	und/oder	≥ 110
Isolierter systolischer Hochdruck	≥ 140	und	< 90

Tabelle II.4.2: *Übersicht über die Klassifikation von Blutdruck und die entsprechende Einteilung in Bluthochdruckklassen (ESC Leitlinie Arterielle Hypertonie 2018 und Nationale Versorgungsleitlinie Hypertonie 2023).*

Alter (Jahre)	Praxis-SBP-Behandlungsgrenzwerte (mmHg)					Praxis-DBP-Grenzwerte (mmHg)
	Hypertonie	+ Diabetes	+ CKD	+ KHK	+ Schlaganfall/TIA	
18 – 65	≥ 140					≥ 90
65 – 79						
≥ 80	≥ 160					≥ 90
Praxis-DBP-Behandlungsgrenzwerte (mmHg)	≥ 90					

Tabelle II.4.3: *Übersicht der Praxis-Blutdruck-Grenzwerte für die Behandlung (ESC Leitlinie Arterielle Hypertonie 2018)*

Fall 4.1

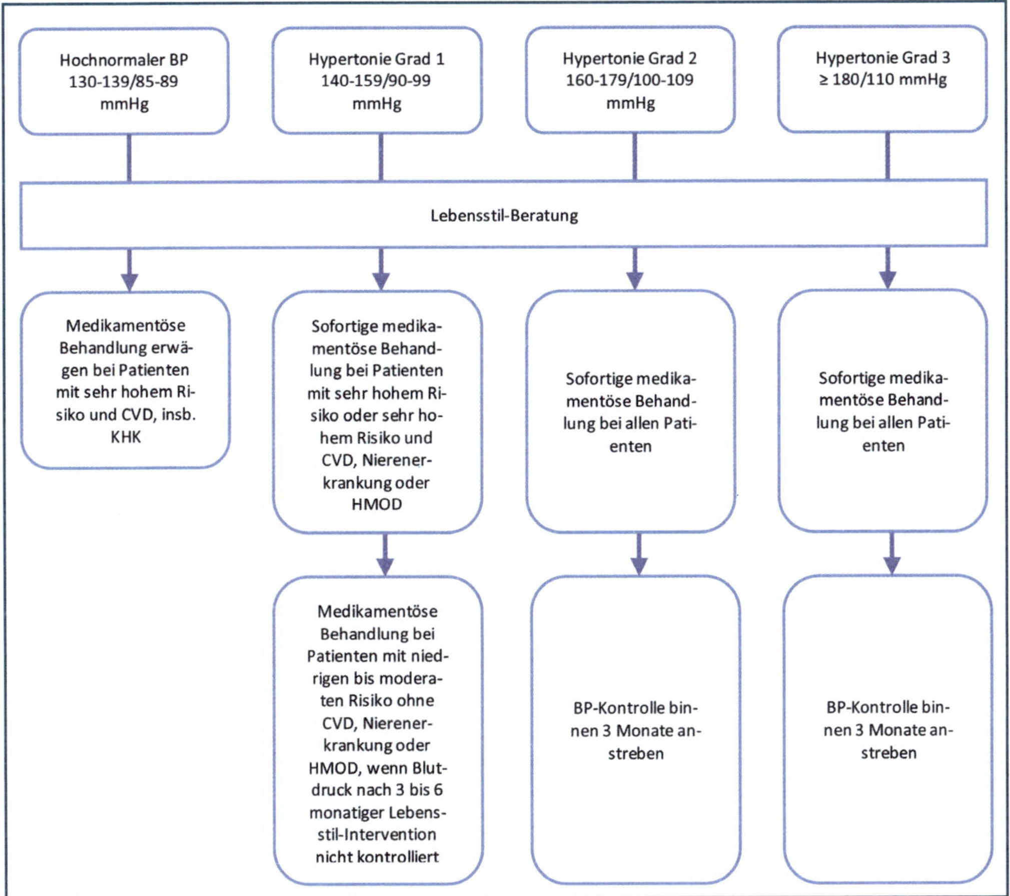

Abbildung II.4.1: *Einleitung einer blutdrucksenkenden Behandlung (Lebensstil-Änderungen und Medikamente) bei verschiedenen Praxis-BP-Ausgangswerten. KHK = Koronare Herzkrankheit, HMOD = Hypertonie-bedingter Organschaden, CVD = Cardiovascular disease (nach ESC Leitlinie Arterielle Hypertonie 2018)*

4.3 Fallen Ihnen noch andere Risikofaktoren für Bluthochdruck ein?

Zu den Risikofaktoren für arterielle Hypertonie gehören (ESC-Leitlinie Arterielle Hypertonie 2018):

- Männliches Geschlecht
- Alter (Männer ≥ 55 Jahre; Frauen ≥ 65 Jahre)
- Raucher
- Dyslipidämie
- Nüchternglucose 5,6 – 6,9 mmol/l (102 – 125 mg/dl)
- Pathologischer Glucose-Toleranztest
- Mangel an körperlicher Betätigung/sitzender Lebensstil
- Adipositas (BMI ≥ 30 kg/m^2)
- Taillenumfang: Männer ≥ 102 cm; Frauen ≥ 88 cm (Kaukasier)
- Positive Familienanamnese (Männer < 55 Jahre; Frauen < 65 Jahre)
- Hypertonie, CVD, Schlaganfall, Nierenerkrankung

4.4 Was sind mögliche Konsequenzen eines unbehandelten Bluthochdrucks?

Bluthochdruck ist häufig eine Zufallsdiagnose, da die meisten Patienten keinerlei ernste Symptome verspüren. Folgen eines unbehandelten Bluthochdruckes können eine Arteriosklerose sein (früher und häufiger als bei Normotonikern). Eine Zunahme von 5 mmHg des diastolischen Blutdruckes erhöht die Wahrscheinlichkeit, einen Schlaganfall zu erleiden, um ca. 33 % und das Risiko für einen Myokardinfarkt um ca. 20 – 25 % (Sudano et al. 2014). Auch das Risiko für andere kardiovaskuläre Erkrankungen wie die KHK, pAVK oder Herzinsuffizienz sind bei Bluthochdruck erhöht. Ab wann sollte dann ein erhöhter Blutdruck behandelt werden? Und wie? Unabhängig vom Schweregrad der Hypertonie sollten alle Patienten eine Lebensstil-Beratung erhalten (siehe dazu auch Antwort 4.2 und Abbildung II.4.1). Ansonsten bestimmt der Schweregrad der Hypertonie und eventuell vorhandene Begleiterkrankungen, ob bereits ab hochnormalem Blutdruck eine medikamentöse Behandlung begonnen wird oder erst ab einer leichten Hypertonie (Grad 1) mit Begleiterkrankungen. Ab Grad 1 Hypertonie sollte der Blutdruck der Patienten regelmäßig ärztlich überprüft und die Behandlung entsprechend angepasst werden.

4.5 Wie wird Bluthochdruck medikamentös behandelt?

Ähnlich zur Definition für Bluthochdruck werden die Empfehlungen für die medikamentöse Behandlung von Bluthochdruck regelmäßig den neu gewonnenen Erkenntnissen in der Medizin und Epidemiologie angepasst. Es gibt viele medikamentöse Möglichkeiten, den Blutdruck zu senken. Abbildung II.4.2 zeigt eine Übersicht von gebräuchlichen Blutdruckmitteln und üblichen Kombinationen.

Die Empfehlung der europäischen Leitlinie zur Behandlung der arteriellen Hypertonie (veröffentlicht 2018) sieht insgesamt drei Stufen der medikamentösen Behandlung vor (in Abbildung II.4.3 dargestellt). Bereits zu Beginn sieht die Leitlinie eine Zweifachkombination vor aus einem ACE-Hemmer oder Angiotensin-Rezeptorblocker in Kombination mit einem Calciumantagonisten oder Diuretikum. Idealerweise sollte diese Kombination nach Einstellung in Form einer einzelnen Tablette gegeben werden können. Nach der nationalen Versorgungsleitlinie (NVL) 2023 wird bei Hypertonie Grad 1 zunächst eine Monotherapie empfohlen, wenn der Patient gebrechlich ist oder ein geringes kardiovaskuläres Risiko aufweist. Eine zusätzliche abendliche Medikation ist bei Patienten mit fehlender nächtlicher Blutdrucksenkung (non-dipper) im Sinne einer Chronotherapie in Erwägung zu ziehen.

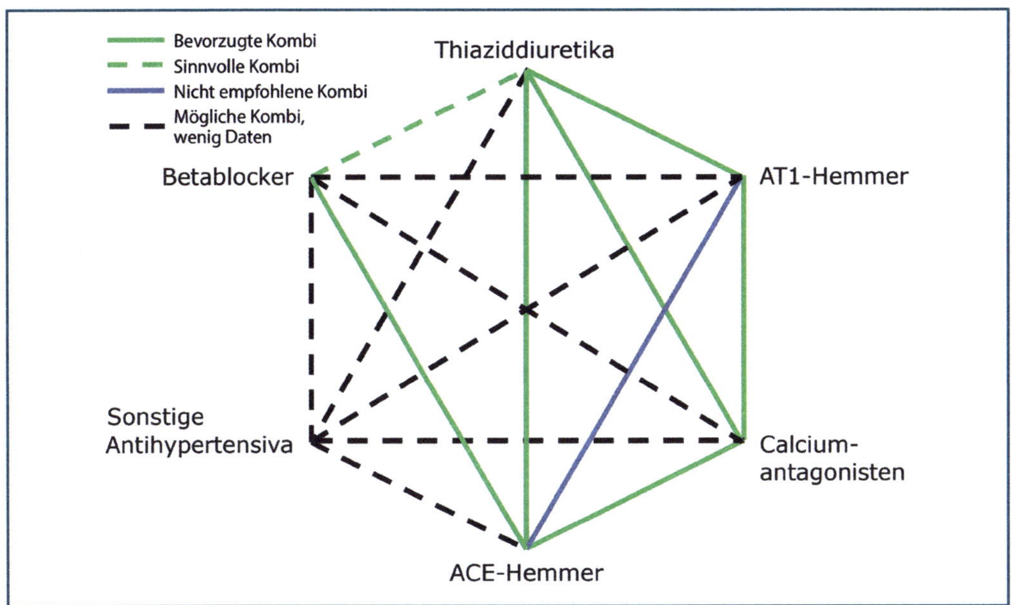

Abbildung II.4.2: *Übersicht über gebräuchliche Blutdruckmittel und übliche Kombinationen für die Behandlung von Bluthochdruck.*

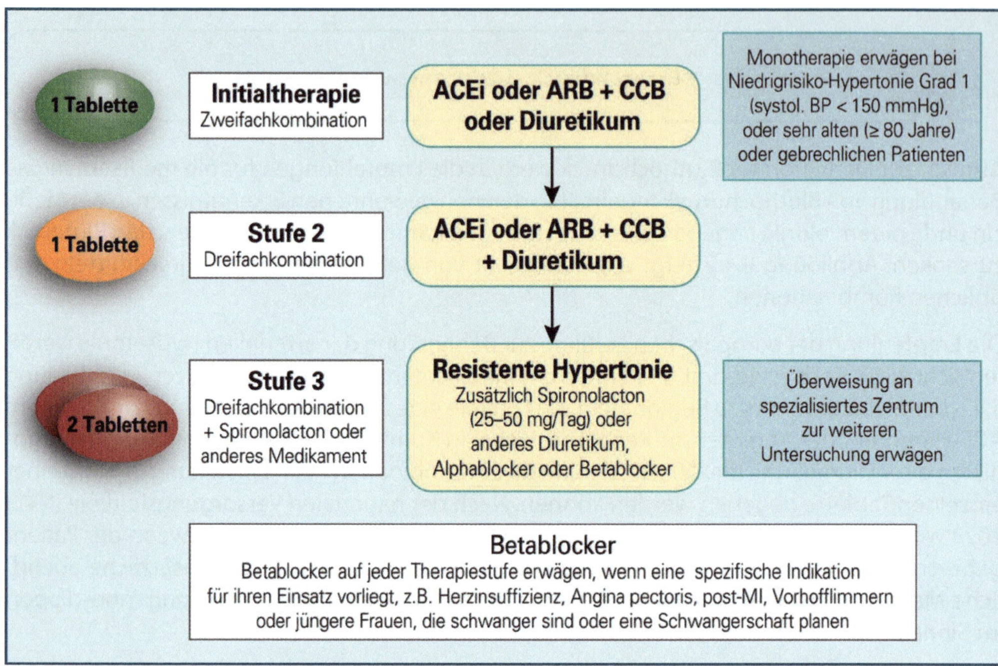

Abbildung II.4.3: *Medikamentöse Basisstrategie bei unkomplizierter Hypertonie. Dieser Algorithmus eignet sich auch für die meisten Patienten mit Hypertonie-bedingten Organschäden (HMOD), zerebrovaskulärer Erkrankung, Diabetes oder periphere arterieller Erkrankung (PAE). ACEi = ACE-Hemmer, ARB = Angiotensin Rezeptorblocker, CCB = Calciumantagonist. Übernommen aus der ESC-Leitlinie Arterielle Hypertonie 2018. Langtext der Quellenangabe: siehe Anhang*

Je nach vorhandenen Begleiterkrankungen bzw. Risikofaktoren kann dann die passende Medikation ausgewählt werden. Tabelle II.4.4 zeigt eine Auswahl an Begleiterkrankungen bei Hypertonikern und empfohlene Arzneistoffgruppen.

Begleiterkrankung (Bsp.)	Günstig (+)/ ungünstig (-)	Erklärung
Herzinsuffizienz	(+) ACEH, ARB (+) Metoprolol, Bisoprolol, Carvedilol	Vor- u. Nachlastsenkung Prognoseverbessernd
	(+) Diuretika	Vorlastsenkung
	(–) Verapamil	Negativ inotrope Wirkung
KHK	(+) kardioselektive β-Blocker	Antianginöse Wirkung Prognoseverbessernd
Z.n. Myokardinfarkt	(+)β-Blocker (+) ACEH, ARB	Prognoseverbessernd
AVK	(–)β-Blocker	Verschlechterung der AVK (KI!)
Lipidstoffwechselstörungen	(–)β-Blocker (–) Thiazide	Trigylceride & VLDL ↑

Fortsetzung Tabelle auf nächster Seite

Fortsetzung Tabelle

Begleiterkrankung (Bsp.)	Günstig (+)/ ungünstig (-)	Erklärung
Metabolisches Syndrom/ Diabetes mellitus	(+) ACEH, ARB	Nephroprotektiv, stoffwechsel-neutral
	(-)β-Blocker, Diuretika	Erhöhtes Diabetesrisiko
Asthma	[(–)β-Blocker]	[Bronchospastische UAW]
Niereninsuffizienz	(–) kaliumsparende Diuretika	Gefahr der Hyperkaliämie
	(+) Schleifendiuretika	

Tabelle II.4.4: *Übersicht über ausgewählte Befunde bzw. Begleiterkrankungen und die Konsequenzen für die Auswahl von geeigneten Arzneimitteln. ACE-H = ACE-Hemmer, ARB = Angiotensinrezeptorblocker*

4.6 Können Sie noch weitere (nicht-medikamentöse) Vorschläge zur Behandlung von Bluthochdruck machen?

Für Patienten mit Bluthochdruck gibt es eine Vielzahl an empfohlenen **Lebensstiländerungen**. Auch hier gilt wieder, dass die angegebenen Empfehlungen und speziell die genannten Grenzen immer wieder Anpassungen unterliegen. Die Kochsalzzufuhr sollte auf 5 – 6 g/Tag beschränkt und der Konsum von Gemüse, Früchten und Milchprodukten erhöht werden. Das Körpergewicht sollte normalisiert werden: Ziel ist ein BMI ≤ 25 kg/m^2 und ein Taillenumfang von < 102 cm für Männer bzw. < 88 cm für Frauen. Auf Rauchen und Nikotin sollte verzichtet werden, dafür sollten Patienten auf regelmäßige Bewegung von mindestens 30 Minuten an fünf bis sieben Tagen in der Woche achten. Auch der Alkoholkonsum sollte eingeschränkt werden: Männer sollten nicht mehr als 10 – 20 g, Frauen nicht mehr als 10 g Alkohol am Tag zu sich nehmen. An zwei Tagen die Woche sollte gar kein Alkohol konsumiert werden. Wie viel Gramm Alkohol enthält zum Beispiel ein Glas Rotwein? Über die Webseite https://www.kenn-dein-limit.de/ der BZgA ist dies schnell ausgerechnet.

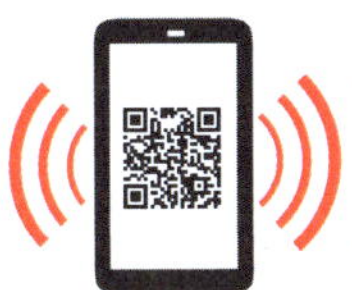

Alkohol? Kenn dein Limit (BZgA)
https://www.kenn-dein-limit.de/

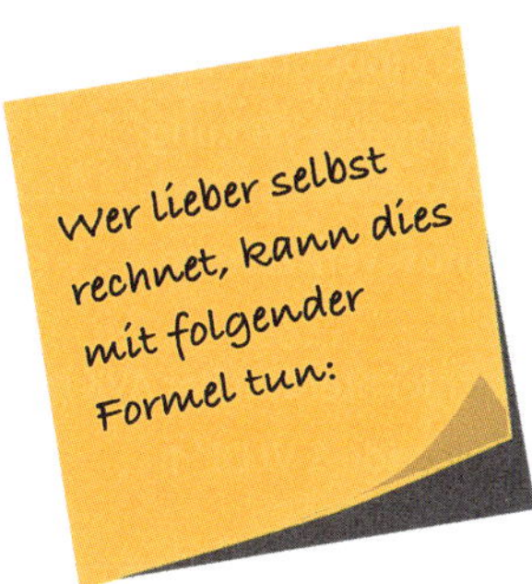

$$Menge\ in\ ml * \frac{Vol.\%}{100} * 0,8 = Gramm\ reiner\ Alkohol$$

4.7 Was sollten Sie bei der Blutdruckmessung beachten?

Die BAK hat eine SOP zur Blutdruckmessung in der Apotheke:

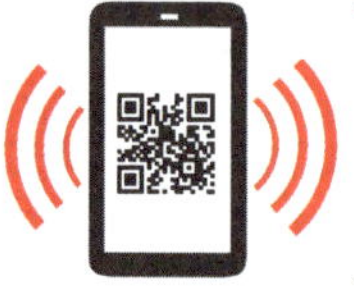

SOP der BAK zur Blutdruckmessung
https://www.abda.de/fuer-apotheker/qualitaetssicherung/leitlinien/leitlinien-und-arbeitshilfen/
→Blutdruckmessung

Im Allgemeinen sollte eine Blutdruckmessung in der Apotheke am sitzenden Patienten, nach 3 – 5 Minuten Ruhepause vor der Messung, durchgeführt werden. Es sollten mindestens zwei Messungen durchgeführt werden, mit einem Abstand von 1 – 2 Minuten dazwischen. Weitere Messungen können notwendig werden, wenn die ersten beiden Messungen stark voneinander abweichen oder der Patient bekannte Arrhythmien hat. Normalerweise wird eine Standardmanschette zur Messung verwendet (12 – 13 cm breit, 35 cm lang), bei Armumfängen > 32 cm oder sehr dünnen Armen sollte bei einer Messung am Oberarm eine angepasste Manschette verwendet werden (häufig nicht im Lieferumfang enthalten!). Die Manschette sollte auf Herzhöhe liegen (Oberarmmanschette) bzw. gehalten werden (Messung am Handgelenk). Bei einer ersten Messung an beiden Armen messen, dabei wird der höhere Wert der Referenzwert. Bei Verdacht auf orthostatische Hypotension sollten die Messungen im Stehen wiederholt werden. Prinzipiell ist die Oberarmmessung zu bevorzugen, da diese grundsätzlich weniger fehlerbehaftet ist. Messungen am Handgelenk sind bis zu einem Handgelenksumfang von ca. 19,5 cm möglich. Weitere Ausschlusskriterien für eine Messung am Handgelenk sind Herzrhythmusstörungen (werden durch das oszillometrische Messprinzip der Handgelenkgeräte nicht erkannt), Tragen eines Herzschrittmachers oder eine Schwangerschaft (der 2. Herzschlag des ungeborenen Kindes kann das Messergebnis verfälschen). In diesen Fällen sollte die Messung mit einem geeigneten Oberarmgerät oder mit Manschette und Stethoskop durchgeführt werden.

Wichtig für die Messung am Handgelenk ist, dass die Pulsarterie und die Ellenbogenarterie frei und flexibel sind. Wenn diese Gefäße durch arteriosklerotische Veränderungen zu unflexibel werden, dann werden die Druckwellen nicht mehr korrekt weitergeleitet und die Messung verfälscht.

4.2 Der Fall mit dem Schmerz in der Brust

4.8 Beschreiben Sie die führende klinische Symptomatik einer Angina pectoris.

Schmerzen in der Brust eröffnen zunächst eine Vielzahl von möglichen Diagnosen, angefangen bei Sodbrennen oder Muskelkater hin zu schwerwiegenden Krankheitsbildern wie Myokardinfarkt oder Myokarditis. Tabelle II.4.5 zeigt hilfreiche Kriterien für die Einschätzung, ob die Brustschmerzen eher eine stenosierende koronare Herzerkrankung (KHK) als Ursache haben.

Kriterien zur Beurteilung einer KHK	
Geschlecht und Alter (Männer ≥ 55 Jahre & Frauen ≥ 65 Jahre)	+
Bekannte vaskuläre Erkrankung (KHK, pAVK, CVA/TIA)	+
Bekannte Herzinsuffizienz	+
Bekannter Diabetes mellitus	+
Beschwerden sind abhängig von körperlicher Belastung	+
Keine Druckempfindlichkeit/Schmerz durch Palpation nicht reproduzierbar	+
Der Patient denkt, der Schmerz kommt vom Herzen	+
Stechender Schmerz	–
Husten	–
Schmerzdauer zwischen 1 – 60 Minuten	+
Substernaler Schmerz	+
Ängstlichkeit (Herzangst) zum Zeitpunkt der Diagnostik	+

Tabelle II.4.5: *Hilfreiche Kriterien zur Einschätzung einer stenosierenden KHK als Ursache von Brustschmerzen (hausärztliche Versorgungsebene) bei Patienten mit und ohne vorbekannte KHK. Ein (+) erhöht und ein (–) reduziert die Wahrscheinlichkeit einer stenosierenden KHK als Ursache des Brustschmerzes. Keines der Kriterien besitzt für sich allein eine ausreichende Aussagekraft. Grundsätzlich müssen mehrere Kriterien in Kombination berücksichtigt werden (NVL, 2019). KHK = koronare Herzkrankheit, pAVK = periphere arterielle Verschlusskrankheit, CVA = Schlaganfall, TIA = transiente ischämische Attacke*

Bei Oma Elsa sprechen einige Punkte für die KHK: das Alter; zudem sind die Beschwerden bei körperlicher Belastung aufgetreten (Treppensteigen), die Schmerzdauer war zeitlich begrenzt, und in Ruhe oder durch die Gabe von Nitraten konnte der Schmerz aufgelöst werden. Für die weitergehende Diagnostik wurde sie aber in das nächste Krankenhaus gebracht. Dazu gehören unter anderem ein 12-Punkt-EKG und ein Echokardiogramm, eventuell noch ein Stresstest.

4.9 Wie würden Sie aufgrund der vorliegenden Informationen die Schwere der KHK bewerten?

Es gibt bei der stabilen KHK eine Klassifizierung nach dem Schweregrad der Beschwerden (Angina pectoris), diese ist in Tabelle II.4.6 dargestellt.

Belastungstoleranz	Schweregrad
Keine Angina pectoris bei Alltagsbelastung (Laufen, Treppensteigen), jedoch bei plötzlicher oder längerer physischer Belastung	CCS 1
Angina pectoris bei stärkerer Anstrengung (schnelles Laufen, Bergaufgehen, Treppensteigen nach dem Essen, bei Kälte, Wind oder psychischer Belastung)	CCS 2
Angina pectoris bei leichter körperlicher Anstrengung (normales Gehen, Ankleiden)	CCS 3
Ruhebeschwerden oder Beschwerden bei geringster körperlicher Anstrengung	CCS 4

Tabelle II.4.6 : *Einteilung der Schweregrade der stabilen Angina pectoris nach der Canadian Cardiovascular Society (CCS) (NVL 2019)*

Oma Elsa hatte ihren Angina-pectoris-Anfall nach dem Mittagessen beim Treppensteigen in den 2. Stock. Mit diesen Angaben könnten wir Schweregrad CCS 2 klassifizieren.

4.10 Welche Therapieziele sollten bei Oma Elsa im Vordergrund stehen?

Die Ziele in der Behandlung der KHK sind zum einen die Verbesserung der krankheitsbezogenen Lebensqualität durch die Verminderung der Angina-pectoris-Häufigkeit und -Intensität sowie der Verbesserung der Belastungsfähigkeit; zum anderen die Reduktion der kardiovaskulären Mortalität durch die Vermeidung von Herzinfarkten und die Vermeidung der Entwicklung einer Herzinsuffizienz. In der Nationalen Versorgungsleitlinie zur Chronischen KHK wird angeregt, dass die Patienten individuelle Therapieziele formulieren und schriftlich festhalten sollen.

4.11 Wie wird eine (chronische) KHK medikamentös behandelt?

Gehen wir mal davon aus, dass im Krankenhaus die endgültige Diagnose einer stabilen KHK gestellt wird. Es war keine kardiologische Intervention notwendig. Oma Elsas Blutdruck hat sich nach der ersten Aufregung im Einkaufszentrum und der Notaufnahme wieder beruhigt und ist jetzt mit Werten um die 140/90 im hochnormalen Bereich für ihr Alter.

Empfehlung NVL Chronische KHK medikamentös
Allen Patienten mit stabiler KHK sollen 100 mg **Acetylsalicylsäure (ASS)** empfohlen werden.
Allen Patienten mit KHK sollen unabhängig vom Ausgangswert der Blutfettwerte zur Reduktion der Morbidität und der Sterblichkeit dauerhaft ein **Statin** als Mittel der ersten Wahl angeboten werden.
Patienten mit stabiler Angina pectoris sollen über ein schnellwirksames **Nitrat** zur Kupierung von Anfällen verfügen (Cave: orthostatische Nebenwirkungen)
Die Wahl der antianginösen Medikation soll sich an den Komorbiditäten des Patienten und den möglichen unerwünschten Wirkungen orientieren.
Patienten mit KHK sollten eine jährliche **Grippeschutzimpfung** empfohlen werden.
Komplementäre und alternative Therapien (zum Beispiel Chelattherapie, Phytotherapie, Vitaminsupplementierung und Omega-3-Fettsäuren) sollen zur Behandlung der KHK **NICHT** angewendet werden.

Tabelle II.4.7: *Zusammenfassung der Empfehlungen der NVL Chronische KHK zur medikamentösen Behandlung der stabilen Angina pectoris (NVL 2019)*

Oma Elsa wird mit einem Rezept über ASS 100 mg 1-0-0, einem Glyceroltrinitratspray zur sublingualen Anwendung bei Bedarf sowie der Bitte, sich bei ihrem Hausarzt für eine Kontrolle ihres Blutdruckes zu melden, entlassen.

4.3 Der Fall mit dem Herzinfarkt

4.12 Die Werte aus dem Labor liegen jetzt vor (siehe Teil I. Tabelle I.4.1). Was sagen Ihnen die einzelnen Werte eigentlich?

Es gibt mehrere Parameter, die innerhalb weniger Stunden im Blut nachweisbar sind und gerade bei der Diagnose eines Nicht-ST-Hebungs-Infarktes (Myokardinfarkt ohne klassische EKG-Veränderungen) die Diagnose erleichtern. Wichtig ist daher zu wissen, wann der Schmerzbeginn (Angina pectoris) war und wann das Blut abgenommen wurde. Einmalig erhobene Blutparameter sind nicht zwingend ausschlaggebend für die Diagnosestellung, vielmehr ist der zeitliche Verlauf dieser Parameter zu unterschiedlichen Zeitpunkten nach Herzinfarktbeginn wichtig.

Troponin und **Creatinkinase (CK)** steigen erst ein bzw. drei Stunden nach Koronarverschluss an. Daher schließen negative kardiale Marker bei einer frühen Bestimmung einen Myokardinfarkt nicht aus. Die zweite CK-/Troponinkontrolle muss daher in einem Abstand von drei Stunden erfolgen, um eine Myokardnekrose auszuschließen. Troponin ist ein spezifischer Myokardmarker bei Herzinfarkt und instabiler Angina pectoris. Es kann in der ersten Stunden nach dem Infarkt im Serum nachgewiesen werden. Das CK-Isoenzym CK-MB ist spezifischer für den Herzmuskel als die Gesamt-CK, welche auch in der Skelettmuskulatur gebildet wird.

D-Dimer ist ein unspezifischer Test, eine Erhöhung sieht man unter anderem bei thromboembolischen Erkrankungen wie einer tiefen Venenthrombose (TVT) oder einer Lungenembolie

(LE), aber auch nach Traumen, bei Sepsis, Pneumonie oder während der Schwangerschaft. Der nicht-erhöhte Wert bei Herrn Theker lässt in Kombination mit dem normalen Röntgen-Thorax eine LE ausschließen. Mit dem normalen INR-Wert kann auf eine normale Gerinnung bei Herrn Theker geschlossen werden (Surrogatparameter), in Zusammenhang mit den Werten für Hämoglobin und Thrombozyten hilft dieser bei der Risikostratifizierung für einen möglichen Herzkatheter-Eingriff.

Für weitere Informationen zu Laborparametern siehe Abschnitt I.1.5.

Europäische und internationale Leitlinien definieren den akuten Myokardinfarkt als eine Kombination aus einer Erhöhung des hochsensitiven Troponins zusammen mit mindestens einem der folgenden Kriterien:

- Angina/Brustschmerz
- EKG-Veränderungen (zum Beispiel neue ST-Streckenveränderungen, Linksschenkelblock, oder Ausbildung pathologischer Q-Wellen im EKG)

Deswegen erhält Herr Theker jetzt einen Herzkatheter- Eingriff. Das betroffene Herzkranzgefäß kann mittels Ballon und eines DES (drug eluting stent) im Rahmen einer PCI (percutanous coronary intervention) wieder eröffnet werden.

4.13 Diese Medikamente hat Herr Theker jetzt post-PCI verordnet bekommen. Wofür werden die einzelnen Arzneimittel eingesetzt? Und wie lang wird Herr Theker sie einnehmen müssen? Bitte ergänzen Sie die Tabelle.

Tabelle II.4.8 zeigt eine Übersicht der gängigsten verordneten Arzneimittel nach Myokardinfarkt.
Abhängig von der Lokalisierung des Herzinfarktes, der Schwere der Ischämie und der gelungen Revaskularisation werden Dosis und Auswahl angepasst. **Acetylsalicylsäure (ASS)** wird zur Thrombozytenaggregationshemmung (TAH) eingesetzt. Die Gabe erfolgt nach

Wirkstoff	Gabe	Indikation; Ziel	Einnahmedauer
ASS 100 mg	1-0-0	TAH; ↓Sterblichkeit, ↓ Reinfarktrate	Dauertherapie
Clopidogrel 75 mg	1-0-0	TAH/DAPT	BMS: mind. 4 Wochen; DES: 3 – 6 Monate
Ramipril 2,5 mg	1-0-1	Reduzierte LVF, Senkung Nachlast	Dauertherapie
Bisoprolol 2,5 mg	1-0-1	Sekundärprävention; ↓ Sterblichkeit um 25 %, Zielwert HF 60/min	Dauertherapie
Simvastatin 40 mg	0-0-1	Sekundärprävention; LDL-Cholesterin < 70 mg/dl	Dauertherapie

Tabelle II.4.8: *Zusammenfassung der verwendeten Arzneimittel nach Myokardinfarkt. ASS = Acetylsalicylsäure, DAPT = Duale Antiplättchen-Therapie, TAH = Thrombozytenaggregationshemmung, BMS = bare metal stent, DES = Drug eluting stent, LVF = Linksventrikuläre Fraktion; HF = Herzfrequenz*

einem Myokardinfarkt lebenslang, sofern keine Kontraindikationen oder Unverträglichkeiten vorliegen. **ADP-Rezeptorenblocker** (Clopidogrel, Prasugrel, Ticagrelor) senken, auch in Kombination mit ASS, weitere koronare Ereignisse und führen zu einer Verminderung der Restenoserate nach einer PCI. Die Dauer der Therapie beträgt bei einem Bare Metal Stent (BMS) mindestens vier Wochen, bei einem Drug Eluting Stent (DES) der neuen Generation drei bis sechs Monate. Studien laufen aktuell, um einen Algorithmus zu finden, welche Patienten von einer längeren Gabe profitieren. Bis dahin wird die Dauer der DAPT vom behandelnden Kardiologen festgelegt. **ACE-Hemmer** senken die Frühletalität bei Herzinfarkt, wenn sie innerhalb von 24 Stunden gegeben werden. Außerdem halten sie das sogenannte Remodelling auf. Mit Remodelling wird der strukturelle Umbau und die Anpassungsvorgänge des Herzens nach einem Herzinfarkt beschrieben, welche im ungünstigsten Fall zu einer Vergrößerung der Infarktnarbe und damit zu einer verminderten Herzleistung führen können. Zusätzlich senken sie die Gesamtmortalität (Herold, 2018; HOPE study investigators, 2000). **Betablocker** ohne intrinsische Aktivität (ISA) senken die Häufigkeit arrhythmiebedingter plötzlicher Todesfälle und das Reinfarktrisiko bei Postinfarktpatienten. Die frühzeitige Gabe von Betablockern nach Myokardinfarkt kann das Risiko von Kammerflimmern vermindern und somit die Gesamtletalität senken (Herold, 2018). In Studien hat sich kein Betablocker effizienter als ein anderer in der Sekundärprävention erwiesen, von daher sollte ein Betablocker eingesetzt werden, der vom Patienten gut vertragen wird und der idealerweise nur einmal, maximal zweimal täglich eingenommen werden muss. Atenolol, Bisoprolol und Metoprolol wären hier gute Möglichkeiten, wobei nur Metoprolol zur Langzeitbehandlung nach Herzinfarkt zugelassen ist. CSE-Hemmer, sogenannte **Statine**, werden zur medikamentösen Cholesterinsenkung eingesetzt. Mehrere Studien (4S, CARE, LIPID, LCAS) haben bewiesen, dass eine aggressive Cholesterinsenkung die Infarkthäufigkeit und die Gesamtmortalität bei Postinfarkt-Patienten gesenkt hat (~30 %). Interessanterweise profitieren auch Patienten mit normalen LDL-Werten von Statinen (Heart Protection Study, 2007).

4.14 Welche Schritte sollten Sie für die Entlassung in die Wege leiten?

Herr Theker muss jetzt zum ersten Mal in seinem Leben regelmäßig Medikamente einnehmen. Hier empfiehlt es sich, ein Gespräch mit dem Patienten zu vereinbaren und die einzelnen Medikamente durchzusprechen. Herr Theker sollte bei seiner Entlassung einen Medikationsplan (siehe auch Abschnitt I.1.2.2) erhalten, der auch den Namen und die Telefonnummer des Stationsapothekers enthält, sollten noch weitere Fragen auftreten.

Wichtige Punkte, die bei der Entlassung angesprochen werden sollten, sind:

- Die Dauer der Medikamenteneinnahme
- Veränderungen in der Medikation in den nächsten Wochen (abhängig vom Blutdruck)
- Nachsorgetermine beim Hausarzt
- Mögliche UAW der Medikamente
- Raucherentwöhnung

4.4 Der Fall mit der Kurzatmigkeit

4.15 Zählen Sie die verschiedenen Symptome der Patientin auf. Was wäre eine für Sie denkbare Diagnose?

Als Symptome treten bei Frau Schnauf Atemlosigkeit bzw. **Kurzatmigkeit**, insbesondere beim Treppensteigen auf; ferner **verminderte Belastungstoleranz, Bluthochdruck** und **Beinödeme**. Die Atemnot der Patientin könnte ein Hinweis auf Asthma oder COPD sein. Nächtliches Wasserlassen könnte auch auf eine Blasenerkrankung hinweisen, die Ödembildung auf eine Nierenerkrankung. Diese Symptome treten aber auch bei **Herzinsuffizienz (HI)** auf. Die Diagnose HI wird nicht nur anhand klinischer Symptome gestellt, sondern erfordert auch den objektiven Nachweis von ursächlichen Funktionsstörungen, wie zum Beispiel die Störung der Ejektionsfraktion des Herzens, Hinweis auf Rhythmusstörungen (unauffälliges EKG hat eine hohe negative Aussagekraft), erhöhte Laborwerte: BNP = brain natriuretic peptide und NT-pro-BNP (Herold 2018). Für eine vollständige Auflistung bitte ein Lehrbuch konsultieren. Bei der Vielzahl der möglichen Symptome kommt auch eine Vielzahl weiterer Diagnosen in Betracht.

4.16 Wie genau ist eine Herzinsuffizienz definiert?

Bei einer HI ist das Herz nicht mehr in der Lage, den Organismus mit ausreichend Blut und damit mit genügend Sauerstoff zu versorgen, um den Stoffwechsel unter Ruhe- sowie unter Belastungsbedingungen zu gewährleisten.

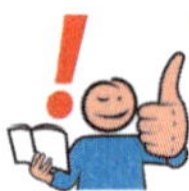

4.17 In welche Stadien wird eine Herzinsuffizienz denn bisher normalerweise eingeteilt?

HI kann unterschiedlich eingeteilt werden, zum Beispiel

- Nach Lokalisation: Links-, Rechts-, Global- Herzinsuffizienz
- Nach Verlauf: Chronisch oder akut
- Nach Ursache der funktionellen Störung: systolisch (Reduktion Pumpfunktion, Reduktion Ejektionsfraktion) oder diastolisch (gestörte Ventrikelfüllung bei Erhalt der systolischen Funktion)

Die Schwere der Erkrankung wird häufig nach der Einteilung der New York Heart Assoziation (NYHA) in vier unterschiedliche Klassen eingeteilt (in Tabelle II.4.9 dargestellt).

NYHA Stadium	Befunde/subjektive Beschwerden	AHA/ACC-Stadien
	Keine Beschwerden, keine strukturellen Schäden, keine RF für HI (zum Beispiel Hypertonie, KHK, toxische Medikamente)	A
I	Beschwerdefreiheit (unter Therapie), normale körperliche Belastbarkeit	B
II	Beschwerden bei stärkerer körperlicher Belastung (ca. 2 Etagen Treppensteigen, ~ 1 – 1,5 W/kg)	C
III	Beschwerden schon bei leichter körperlicher Belastung (ca. bis 1 Etage Treppensteigen, ~ 1 W/kg)	C
IV	Beschwerden in Ruhe oder bei geringen Tätigkeiten (Sprechen/Zähneputzen)	D

Tabelle II.4.9: *Einteilung der Herzinsuffizienz anhand subjektiver Beschwerden/Befunde und Gegenüberstellung der NYHA-Stadien und AHA/ACC-Stadien. ACC/AHA = American Heart Association, HI = Herzinsuffizienz, NYHA = New York Heart Association, RF = Risikofaktoren, W/kg=Watt pro kg, Gewichtsbezogene Leistung (Herold 2018)*

4.18 Welche Medikamente werden in der Behandlung der Herzinsuffizienz eingesetzt? Und was hat sich 2021 geändert?

Bei der medikamentösen Behandlung der HI hat sich in den letzten Jahrzehnten sehr viel getan. Aufgrund der steigenden Inzidenz von HI ist zu erwarten, dass auf diesem Gebiet auch weiterhin sehr aktiv geforscht wird und die Behandlungsleitlinien dementsprechend angepasst werden. Also bitte regelmäßig nachsehen, ob sich die Empfehlungen geändert haben (zuletzt in 2021). Deswegen zeigt die Tabelle II.4.10 die bisher gültige Übersicht der verwendeten Arzneimittelklassen in der Behandlung von HI in Abhängigkeit der NHYA Klassifizierung und möglichen Komorbiditäten. Prinzipiell beginnt die Basistherapie mit einem ACE-Hemmer bzw. ARB bei ACEH-Unverträglichkeit plus Betablocker bei Hypertonie oder nach Infarkt und Diuretika bei Hypertonie und Ödemen. In der neuen Leitlinie von 2021 ist dieser Algorithmus aufgehoben: Alle diese Arzneimittel (ACEH/ARB, ARNI, Betablocker, MRA, Gliflozine, Schleifendiuretika) können nach ärztlichem Ermessen bei Patienten mit diagnostizierter Herzinsuffizienz eingesetzt werden (ESC Guideline 2021).

Komorbidität/klinische Marker	NYHA I	NYHA II	NYHA III	NYHA IV	Bis 2021
	ACE-Hemmer oder ARB				Basis-Therapie
	Nach MI, bei Hypertonie[1]	Betablocker			
Bei Hypertonie, Ödemen			Diuretika (Thiazide)		
Bei Ödemen			(Schleifen-)Diuretika		
Nach Infarkt, Hypokaliämie		Aldosteron-Antagonisten (MRA)			
EF < 35 %		Sacubitril/Valsartan (ARNI)			Add-on-Therapie
EF < 35 %, LSB		CRT-D			
SR, HF > 70/min		Ivrabadin			
Typ II DM		Dapaglifozin/Empaglifozin			

Tabelle II.4.10: *Übersicht über die verwendeten Arzneimittelklassen in der Behandlung von Herzinsuffizienz in Abhängigkeit von der NYHA-Klassifizierung und weiteren Komorbiditäten.*
Bis zur neuen Leitlinie wurde in eine Basis-Therapie abhängig von der NYHA-Klassifizierung und Komorbidität sowie eine Add-on-Therapie in Abhängigkeit von klinischen Markern unterschieden. Seit der neuen Leitlinie von 2021 (REF) gilt die Empfehlung für die Verordnung von vier Schlüsselsubstanzen (siehe Schlüsselsymbol, weißer Schlüssel bedeutet entweder die eine Zeile oder die andere) unabhängig von der NYHA-Klassifizierung.
ACE – Angiotensin converting enzyme, ARB – Angiotensinrezeptorblocker, ARNI – Angiotensin Rezeptor Neprilysin Inhibitor, CRT-D - cardiales Resynchronisationstherapie-Device, DM – Diabetes mellitus, EF – Ejektionsfraktion, HF – Herzfrequenz, LSB – Linksschenkelblock, MI – Myokardinfarkt, MRA – Mineralocorticoidrezeptorantagonist, NYHA – New York Heart Association, SR – Sinusrhythmus.
1 Betablocker laut vorheriger Leitlinie bei NYHA I nur in diesen Fällen indiziert

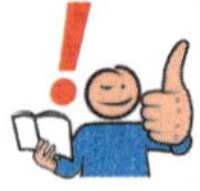

4.19 Was ist für die aktuelle Beratung von Frau Schnauf bezüglich Entresto® (Sacubitril/Valsartan) wichtig?

Entresto® (Sacubitril/Valsartan) ist ein **Angiotensin-Rezeptor-Neprilysin-Inhibitor (ARNI)**. ARNI sind indiziert ab einem NYHA-Stadium II und einer EF ≤ 40 %. Eine wichtige Frage, die vor der Erstabgabe geklärt werden muss: Von welchem Medikament wird geswitcht? Die Kombination wird nicht first-line eingesetzt, die Patienten nehmen häufig bereits einen ACE-Hemmer oder einen ARB ein. Da Sacubitril in Kombination mit einem ACE-Hemmer eine zu starke Blutdrucksenkung verursacht, muss eine Auswaschperiode von 36 Stunden eingehalten werden. Bei einem Wechsel von einem ARB zu einem ARNI muss dagegen KEINE Auswaschperiode eingehalten werden. Die Einnahme des Medikamentes erfolgt zweimal täglich (grob morgens und abends) und kann unabhängig von Mahlzeiten eingenommen werden. Die Dosis wird generell eintitriert, die Zieldosis (= Tagesmaximaldosis) beträgt 2× 97/103 mg. Begonnen wird mit 2× 49/51 mg, nach zwei bis vier Wochen kann die Dosis dann erhöht werden. Für Patienten mit einem SBP von 100 – 110 mmHg bzw. einer verringerten Nierenfunktion (GFR 30 – 60 ml/min) gibt es auch eine Tablette mit 24/26 mg als Anfangsdosis. Der betreuende Arzt muss bei der Verlaufskontrolle der HI zusätzlich beachten, dass aufgrund der pharmakologischen Wirkweise des ARNI BNP als Messwert nicht mehr herangezogen werden kann, da der BNP-Spiegel unter Sacubitril-Gabe ansteigt.

4.5 Der Fall mit dem Rhythmus

4.20 Welche Medikamente erwarten Sie bei einer VHF-Diagnose?

Nach der neuesten Leitlinie (ESC 2020) wird allen Patienten mit VHF und einem CHA2DS2-VASc ≥ 2 für Männer bzw. ≥ 3 für Frauen eine **orale Antikoagulation** empfohlen. Dabei sind die NOAK (ursprünglich: **N**eue orale Antikoagulantien, heute: **n**icht-Vitamin-K-Antagonist/**d**irekte orale Antikoagulanzien, auch DOAK; zum Beispiel Apixaban) den VKA (Vitamin-K-Antagonisten, zum Beispiel Phenprocoumon) vorzuziehen, wenn möglich (siehe auch Antworten 4.23 & 4.24). Zur Frequenzkontrolle sind **Betablocker**, **Diltiazem** oder **Verapamil** Medikamente der ersten Wahl bei Patienten mit VHF und einer linksventrikulären Ejektionsfraktion (LVEF) ≥ 40 %. Ab einer LVEF < 35 % sind Betablocker und/oder **Digoxin** empfohlen. **Flecainid** oder **Propafenon** werden zur langfristigen Rhythmuskontrolle bei Patienten mit VHF und normaler LV-Funktion und ohne strukturelle Herzerkrankung eingesetzt. **Dronaderon** wird bei leicht beeinträchtigter, aber stabiler linksventrikulären Funktion mit bekannter ischämischer Herzerkrankung oder Herzklappenerkrankung verwendet. **Amiodaron** wird aufgrund der bekannten UAW und extrakardialen Toxizität erst eingesetzt, wenn keines der anderen Antiarrhythmika in Frage kommt.

4.21 Bei Herzrhythmusstörungen denken Sie automatisch an Antiarrhythmika? Welche fallen Ihnen ein und wie werden diese eingeteilt?

Antiarrhythmika sind nach wie vor Therapie der ersten Wahl, wenn betroffene Patienten für eine Ablation nicht in Frage kommen. Das Ziel der Behandlung mit Antiarrhythmika ist die Wiederherstellung und Erhaltung eines Sinusrhythmus. Leider können Antiarrhythmika die zugrundliegenden Ursachen nicht heilen und es kommt nach dem Absetzen häufig zu Rezidiven. Häufig sind Dosissteigerungen bei einer Dauertherapie notwendig, um den Therapieerfolg zu gewährleisten. Oder das Antiarrhythmikum muss gewechselt oder mit einem weiteren kombiniert werden. Zudem haben die Substanzen eine geringe therapeutische Breite, weswegen Patienten alle drei Monate durch Kardiologen überwacht werden müssen.

Klasse	Wirkprinzip	Vertreter
I	Na-Kanalblocker	Ia: Chinidin, Procainamid, Ajmalin, Disopyramid Ib: Lidocain, Phenytoin, Aprinidin, Tocainid Ic: *Propafenon, Flecainid*, Lorcainid
II	β-Rezeptorenblocker	***Bisoprolol, Carvedilol, Metoprolol, Nebivolol, Esmolol,*** *(Sotalol)* (NICHT empfohlen für Frequenzkontrolle: Atenolol, Propranolol, Labetolol)
III	K-Kanalblocker	**Amiodaron,** Ibutilid, *Sotalol*, Dronedaron, Vernakalant
IV	Ca-Antagonisten	Diltiazem, Verapamil
Andere	–	Digitalisglykoside (**Digoxin, Digitoxin**), Adenosin, Magnesium, Atropin, Ivrabadin

Tabelle II.4.11: *Übersicht über Antiarrhythmika. Fettgedruckt sind die Substanzen, die in der aktuellen ESC-Leitlinie zum Vorhofflimmern aufgeführt sind (ESC 2020). Kursiv gedruckt sind die Substanzen zur Behandlung von Supraventrikulärer Tachykardie (ESC 2019).*

4.22 Welchen Nutzen hat eine Antikoagulation bei VHF?

Ein Viertel bis zu 30 % aller Schlaganfälle entsteht durch Vorhofflimmern. Im Vorhofohr kann es leicht zur Bildung von intrakardialen Thromben kommen, die ihrerseits Thromboembolien auslösen können. Deswegen sind orale Antikoagulantien zur Prophylaxe von Schlaganfällen bei VHF indiziert. Siehe dazu auch Antwort auf Frage 4.24.

4.23 Welche Entscheidungshilfe (ob er antikoaguliert) kann der Arzt denn nutzen?

Der **CHA2DS2-VASc-Score** wird zur Risikoklassifikation für Hirnembolien verwendet. Dazu werden sieben Risikofaktoren bewertet. Mit dem erreichten Score kann man das Risiko einer zu erwartenden Thromboembolie ablesen. Bei einem CHA2DS2-VASc-Score von 2 haben Patienten ein 2,1 % erhöhtes Risiko für ein thromboembolisches Ereignis, dies entspricht einem absoluten Einjahresrisiko von 4 %. Deswegen empfehlen die Leitlinien ab einem CHA2DS2-VASc-Score ≥ 2 für Männer bzw. ≥ 3 für Frauen eine Antikoagulation. Tabelle II.4.12 zeigt die allgemeine Berechnung des Scores.

CHA2DS2-VASc	Punkte	Opa
C (Herzinsuffizienz=**C**ongestive heart failure)	1	
H (**H**ypertonie)	1	1
A (**A**lter) > 75 Jahre	2	
D (**D**iabetes)	1	
S (früherer **S**chlaganfall oder TIA)	2	2
V (**V**askuläre Erkrankungen)	1	
A (**A**lter) 65 – 74 Jahre	1	1
Sc (Frauen=**S**ex **c**ategory)	2	
Gesamt		4

Tabelle II.4.12: *Berechnung des CHA2DS2-VASc-Scores*

Mit dem **HASBLED-Score** können Ärzte das Blutungsrisiko unter Antikoagualtion einschätzen. HASBLED 0-2 = geringes Blutungrisiko bei oraler Antikoagulation, HASBLED > 2 = erhöhtes Blutungsrisiko bei oraler Antikoagulation. Bitte beachten: viele Punkte sind ähnlich zum CHA2DS2-VASc-Score, das heißt ein hoher Wert dort wird auch zu einem hohem HASBLED-Score führen.

HASBLED-Score	Punkte
Hypertonie (sys > 160 mmHg)	1
Abnorme Nieren- u. Leberfunktion	Je 1
Schlaganfall	1
Blutungsneigung	1
Labile INR-Werte	1
Elderly (Alter > 65 Jahre)	1
Drogen oder Alkohol	Je 1

Tabelle II.4.13: *Berechnung des HASBLED-Scores*

4.24 Welche Medikamente kennen Sie, die zur Antikoagulation bei VHF eingesetzt werden können? Gibt es Vor- oder Nachteile?

Tabelle II.4.14 zeigt eine Übersicht über einige Eckdaten von in Deutschland zugelassenen NOAK und VKA. Alle diese Wirkstoffe können zur Schlaganfallprophylaxe bei Patienten mit VHF verordnet werden.

Vorteile der **NOAK** sind die festen Einnahmeschemata. Nachteil ist die doch eher komplizierte Dosierung, abhängig vom Tag der Therapie (höhere Dosis in den ersten Tagen/Wochen und anschließende Reduktion) und der Nierenfunktion und Komedikation. Während die Aufgabe von Ärzten und Apothekern ist, dafür zu sorgen, dass die richtige Dosis für den individuellen Patienten ausgewählt wird, können diese unterschiedlichen Dosierungen sehr verwirrend für die Patienten sein – hier gerne bei Abgabe noch einmal rückversichern, dass die Einnahme bekannt und die Dosis korrekt ist. Außerdem gilt: Parameter wie Alter, Gewicht und Nierenfunktion können sich ändern und sollten deswegen regelmäßig kontrolliert werden. Bei Veränderungen der Gesamtmedikation sollte sowieso immer ein kurzer Check durchgeführt werden, ob sich Wechselwirkungen mit anderen Medikamenten ergeben.

Vor- und Nachteil der **VKA** ist die Kontrolle des Therapiezieles mittels INR-Messung. So ist bekannt, dass nur grob die Hälfte der VKA-Patienten im therapeutischen Bereich liegt, allerdings können wir das bei der NOAK-Einnahme nur hoffen, denn dort gibt es keinen schnellen Test zur Überprüfung der Compliance. Wenn Patienten die individuelle Dosisfindung bei den VKA verstanden haben und ggf. sogar im Selbstmonitoring durchführen können, spricht wenig gegen VKA. Ist der INR-Wert allerdings stark schwankend und gibt es keine Kontraindikationen, so ist ein Wechsel auf ein NOAK empfehlenswert. Neueinstellungen bei VHF erfolgen mittlerweile eigentlich nur noch mit NOAK. Nicht ausgetauscht werden VKA bei Patienten mit künstlichen mechanischen Herzklappen, dort sind die NOAK absolut kontraindiziert, da es unter NOAK-Therapie in klinischen Studien zu einer erhöhten Mortalität kam (Rote-Hand-Brief 2018).

Antidote liegen mittlerweile für alle Produkte vor, allerdings sind die Gaben bis auf Vitamin K aufgrund der Preise und zu erwartenden UAW nur stationär verfügbar. Wichtig ist die strenge Indikationsstellung: „Welcher Blutverdünner wurde eingesetzt?“, damit das korrekte Antidot gegeben wird. Zu den UAW bei Aufhebung der Antikoagulation gehört das erhöhte Risiko für thromboembolische Ereignisse wie TVT (tiefe Venenthrombose), LE (Lungenembolie), Schlaganfall oder Herzinfarkt – quasi die Indikationen, zu deren Behandlung bzw. Prophylaxe diese Medikamente ursprünglich eingesetzt wurden. Bei geplanten Operationen oder größeren zahnärztlichen Eingriffen erhalten Patienten genaue Hinweise von den Chirurgen und Ärzten, ab wann ein Medikament pausiert wird und ob und was stattdessen eingenommen werden soll. So werden VKA gerne mit NMH (niedermolekulare Heparine) überbrückt, um sowohl das Blutungsrisiko als auch das Risiko für ein thromboembolisches Ereignis besser zu kontrollieren.

	Apixaban	**Dabigatran**	**Edoxaban**	**Rivaroxaban**	**VKA (Phenprocoumon, Warfarin)**
Wirkmechanismus	Direkter Faktor-Xa-Inhibitor	Direkter Thrombin-Inhibitor	Direkter Faktor-Xa-Inhibitor	Direkter Faktor-Xa-Inhibitor	Vitamin-K-Antagonist
Orale Bioverfügbarkeit	~ 50 %	~ 6,5 %	~ 62 %	80 – 100 %	hoch
Einfluss durch Mahlzeiten	Nein	Nein	Nein	Ja (15 bzw. 20 mg MIT einer Mahlzeit)	Reduzierte Wirkung durch Vitamin-K-Gehalt
Einnahme	2× tgl.	2× tgl.	1× tgl.	1× tgl.	1× tgl.
Renale Elimination	~ 27 %	85 %	50 %	~ 33 % unverändert, ~ 33 % metabolisiert	< 15 %

Fortsetzung Tabelle auf nächster Seite

Fortsetzung Tabelle

	Apixaban	Dabigatran	Edoxaban	Rivaroxaban	VKA (Phen-procoumon, Warfarin)
t 1/2	~ 12 h	12 – 14 h	10 – 14 h	5 – 9 h (Jüngere) bzw. 11 – 13 h (Ältere)	6,5 Tage
Metabolismus	CYP3A4, P-gp	P-gp	P-gp	CYP3A4, P-gp	CYP 3A4, 2C9
Antidot	Andexanet-alfa, PPSB	Idaricizumab, PPSB	PPSB 50 IE/kg	Andexanet-alfa, PPSB	Vitamin K
CVA Prophylaxe	2*5 mg	2*150 mg	1*60 mg	1*20 mg	INR 2 – 3
Behandlung & Prophylaxe rez. TVT/LE	Tag 1 – 7: 2* 10 mg Ab Tag 8: 2*5 mg mind. 3 Monate, ab Monat 7: 2* 2,5 mg	2*150 mg nach mind. 5d NMH/UFH	60 mg nach mind. 5d parenteraler Antikoagulation	Tag 1 – 21: 2*15 mg Ab Tag 22: 1*20 mg mind. 3 Monate Ab Monat 7: 10 bzw. 20 mg je nach Risiko	INR 2 – 3
Dosisanpassung notwendig, wenn	VHF plus 2 Faktoren (Alter > 80 Jahre, < 60 kG, Krea > 1,5 mg/dl)	> 80 Jahre ODER Verapamil-Gabe; CrCL > 50 ml/min + < 75 Jahre + erhöhtes Risiko ODER CrCL 30 – 50 ml/min Risikobewertung	CrCl 15 – 50 ml/min oder < 60 kgKG oder P-gp Inhibitoren: 30 mg tgl	CrCl 15 – 49 ml/min: NVAF 15 mg tgl TVT/LE (ab Tag 22) 15 – 20 mg (risikoadaptiert)	n/a
Kontraindikationen	Künstliche Herzklappen, Schwere Leberfunktionsstörungen, Behandlung mit anderen Antikoagulanzien				Leberinsuffizienz Manifeste NI Thrombozytopenie

Tabelle II.4.14: *Übersicht von oralen Antikoagulantien mit einigen Eckdaten zur Anwendung. NI=Niereninsuffizienz, CrCl= Creatinin Clearance, CVA=Cerebrovascular event, PPSB=Prothrombinkomplexkonzentrat, NVAF=Non valvular atrial fibrillation (Quellen: jeweilige Fachinformationen)*

Fall 4.5

4.6 Der Fall mit dem Bluthochdruck

4.25 Nennen Sie die Kernziele der kardiovaskulären Prävention.

Eine Zusammenfassung der Kernziele zur Prävention kardiovaskulärer Erkrankungen ist in Tabelle II.4.15 dargestellt.

Bereich	Ziele
Rauchen	– Keine Tabakwaren jeglicher Art
Ernährung	– Niedriger Gehalt gesättigter Fettsäuren – Bevorzugung von Vollkornprodukten, Gemüse, Früchten und Fisch
Körperliche Aktivität/ Sport	– Mind. 150 – 300 Minuten in der Woche mit moderater Intensität ODER – 75 – 150 Minuten/Woche intensiver Intensität ODER – Eine Mischung aus beidem
Körpergewicht	– BMI 20 – 25 kg/m² [CAVE: Adaption an Alter nicht vergessen!] – Taillenumfang Männer < 94 cm, Frauen < 80 cm
Blutdruck	– < 140/90 mmHg plus Abschätzung des kardiovaskulären 10-Jahres-Risikos
Diabetes	– HbA1c < 7 % (< 53 mmol/ml)
Blutfette	
– LDL	– Primärer Zielparameter – **Sehr hohes Risiko: < 1,4 mmol/l (< 55 mg/dl)** oder eine Senkung um mind. 50 % des Ausgangswerts in Patienten < 70 Jahren – **Hohes Risiko: < 1,8 mmol/l (< 70 mg/dl)** oder eine Senkung um mind. 50 % des Ausgangswerts in Patienten < 70 Jahren – **Mittleres bis niedriges Risiko: < 2,6 mmol/l (< 100 mg/dl)**
– HDL	– Kein Zielparameter, aber > 1 mmol/ (> 40md/dl) bei Männern bzw. > 1,2 mmol/l (> 45 mg/dl) bei Frauen ist ein Hinweis auf ein niedriges Risiko
– Triglyceride	– Kein Zielparameter, aber < 1,7 mmol/l (< 150 mg/dl) ist ein Hinweis auf ein niedriges Risiko. Bei erhöhten Werten empfiehlt sich das Überprüfen weiterer Risikofaktoren.

Tabelle II.4.15: *Kernziele der kardiovaskulären Prävention (European Heart Journal, 2021). Bei vielen Zielen können Apotheken Unterstützung anbieten.*

4.26 Was ist dabei die Rolle des Apothekers/ der Apothekerin?

Neben der fachkundigen Beratung bei der Abgabe von rezeptpflichtigen Arzneimitteln können Apotheker ihre Patienten auch in anderen Bereichen der kardiovaskulären Prävention unterstützen. Das kann niederschwellig in Form von entsprechenden Broschüren und Flyern sein oder aber auch durch Aktionen zum Thema (herzgesunde) Ernährung. Im Rahmen der

Medikationsanalyse kann man Dinge wie Ernährung, Rauchen oder mangelnde Bewegung ganz gezielt ansprechen und so Patienten für nicht-medikamentöse Maßnahmen sensibilisieren.

4.27 Wie ist es denn mit dem Gewicht? Welche Angaben brauchen Sie noch von Herrn Meyer?

Bei einer Reduktion des Körpergewichts um 1 Kilogramm lässt sich der Blutdruck um ca. 2–3 mmHg systolisch und ca. 1–2 mmHg diastolisch senken. Ab einer Gewichtsreduktion von 5 Kilogramm erzielt man eine klinisch relevante Senkung des Blutdrucks! Wünschenswert ist bei Patienten zwischen 18–75 Jahren ein BMI < 25 als Zielwert.

Zur weiteren Abschätzung des kardiovaskulären Risikos können noch weitere Parameter herangezogen werden:

- Taillenumfang
- Waist-to-hip-Ratio
- Waist-to-height-Ratio

Bei Menschen mit einer hauptsächlichen Verteilung des Körperfettes auf der Taille, dem „Apfeltyp", besteht ein erhöhtes Risiko für kardiovaskuläre Ereignisse. Um den **Taillenumfang** zu messen, sollte das Maßband in der Mitte zwischen dem unteren Rand der ersten Rippe und dem Beckenkamm (ungefähr auf Nabelhöhe) angelegt werden. Das kardiovaskuläre Risiko ist erhöht ab einem Taillenumfang ≥ 80 cm für Frauen bzw. ≥ 94 cm für Männer.

Das Verhältnis von Taillen- zu Hüftumfang, die **Waist-to-hip-Ration (WHR),** wird berechnet, indem der Taillenumfang in cm durch den Hüftumfang (ebenfalls in cm) geteilt wird. Der Hüftumfang wird gemessen, indem das Maßband am oberen Ende des Oberschenkelknochens bzw. auf der Höhe der größten Breite über dem Gesäß angelegt wird. Ab einer WHR > 0.85 (Frauen) bzw. > 1,0 (Männer) gilt das kardiovaskuläre Risiko als erhöht.

$$WHR = \frac{Taillenumfang\ (cm)}{Hüftumfang\ (cm)}$$

Das Verhältnis Taillenumfang zu Körpergröße, die **Waist-to-height-Ratio (WHtR),** wird analog berechnet, indem der Taillenumfang (cm) durch die Körpergröße in cm geteilt wird. Diese Berechnung berücksichtigt die Fettverteilung und liefert zuverlässigere Werte als die WHR. Das kardiovaskuläre Risiko gilt je nach Alter ab unterschiedlichen Werten als erhöht (aufgeführt in Tabelle II.4.16).

$$WHtR = \frac{Taillenumfang\ (cm)}{Körpergröße\ (cm)}$$

Alter (Jahre)	Erhöhtes kardiovaskuläres Risiko bei einer WHtR von
18–39	> 0,5
40–50	Grenzwert ergibt sich aus 0,5 plus 0,01 für jedes zusätzliche Jahr ab 40, zum Beispiel 45 Jahre: Grenzwert > 0,55
Ab 51	> 0,6

Tabelle II.4.16: *Abschätzung des kardiovaskulären Risikos mit Hilfe der Waist-to-height-Ratio.*

4.28 Welche Hinweise zur Ernährung sollten Sie Herrn Meyer geben?

Eines der Kernziele in der Ernährung zur Prävention kardiovaskulärer Erkrankungen ist bei übergewichtigen Patienten eine Reduzierung der aufgenommenen **Kalorienmenge**, mit einer Einschränkung des **Kochsalzkonsums** sowie einer Reduzierung der **Gesamtfettzufuhr** im Rahmen einer ausgewogenen, abwechslungsreichen und **ballaststoffreichen Ernährung**. Die Deutsche Gesellschaft für Ernährung empfiehlt allgemein maximal 6 g Salzzufuhr pro Tag. In der Realität nehmen aber die meisten Männer pro Kopf ~ 10 g und die Frauen ~ 8,4 g pro Tag zu sich! Durch eine Senkung der täglichen Kochsalzzufuhr kann der Blutdruck gesenkt werden: Etwa 50 % der Hypertoniker sind salzsensitiv, das heißt eine Einschränkung auf 6 g Salz/Tag kann den Blutdruck um 2–4 mmHg senken. Als Alternative sind mittlerweile viele unterschiedliche Produkte erhältlich. Diese enthalten oft Kalium-, Magnesium- oder Calciumsalze statt Natrium. CAVE: Hier sind unbedingt Wechselwirkungen mit Arzneimitteln zu beachten, wie zum Beispiel Digitalispräparate, ACE-Hemmer, ARB oder Diuretika. Eine Verschiebung des Elektrolythaushaltes beeinflusst die Wirkung dieser Arzneimittel!

Tipp: Arbeitsmaterialien zur Ernährungsberatung und zu den unterschiedlichen Messungen und Abschätzungen stehen auf der Webseite der ABDA zum Download bereit.

4.29 Haben Sie eventuell einen einfachen Tipp für Herrn Meyer, wie er mehr Bewegung in seinen Alltag bringen kann?

Es gibt viele Möglichkeiten, ein wenig Bewegung in den Alltag einzubauen. Wenn Radfahren oder zu Fuß gehen zur Arbeit keine Alternative zu Bus/Bahn oder Auto sind (wegen des Wetters, der Distanz oder Ähnlichem), dann können Patienten vielleicht eine Haltestelle früher aussteigen oder etwas weiter entfernt parken. Treppensteigen statt Aufzugfahren verschafft nicht nur Bewegung, sondern senkt zusätzlich auch noch den Cholesterinspiegel! Es muss auch nicht direkt ein Marathon sein, für den trainiert wird. Spazierengehen wird maßlos unterschätzt. Fünfeinhalb Stunden Spazierengehen in der Woche senken das Körpergewicht um bis zu 2,2 kg, den Bauchumfang um bis zu 3,8 cm. Der systolische Blutdruck kann bis zu 5,5 mmHg niedriger werden, der diastolische 4,8 mmHg. Und das kardiovaskuläre Risiko sinkt um bis zu 3,7 %. Positive Effekte treten ab 4 Stunden Spazierengehen in der Woche auf.

5 | Pneumologie

5.1 Der Fall mit der Lungenfunktion

5.1 Benennen Sie die anatomischen Strukturen im Respirationstrakt in Abbildung I.5.1.

5.2 Welche Aufgaben hat der Respirationstrakt?

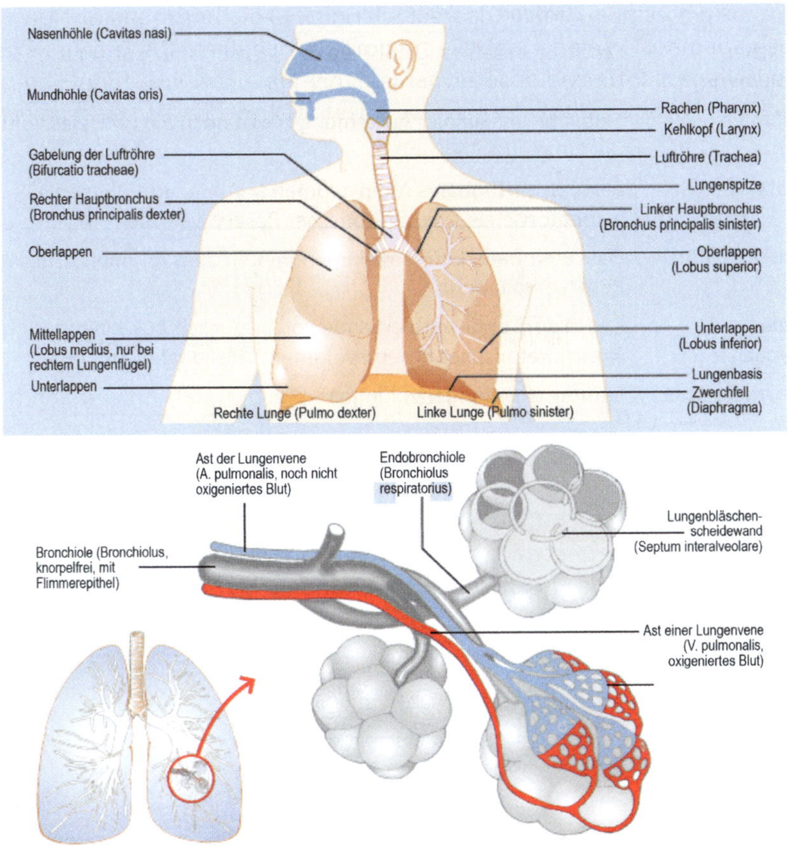

Fall 5.1

Nasenhöhle (Cavitas nasi)
Mundhöhle (Cavitas oris)
Gabelung der Luftröhre (Bifurcatio tracheae)
Rechter Hauptbronchus (Bronchus principalis dexter)
Oberlappen
Mittellappen (Lobus medius, nur bei rechtem Lungenflügel)
Unterlappen
Rechte Lunge (Pulmo dexter)
Linke Lunge (Pulmo sinister)
Rachen (Pharynx)
Kehlkopf (Larynx)
Luftröhre (Trachea)
Lungenspitze
Linker Hauptbronchus (Bronchus principalis sinister)
Oberlappen (Lobus superior)
Unterlappen (Lobus inferior)
Lungenbasis
Zwerchfell (Diaphragma)
Ast der Lungenvene (A. pulmonalis, noch nicht oxigeniertes Blut)
Endobronchiole (Bronchiolus respiratorius)
Lungenbläschen-scheidewand (Septum interalveolare)
Bronchiole (Bronchiolus, knorpelfrei, mit Flimmerepithel)
Ast einer Lungenvene (V. pulmonalis, oxigeniertes Blut)

Abbildung II.5.1: *Schematische Darstellung der Atemwege und der Bronchien*
© Wosczyna

Der Respirationstrakt hat viele Aufgaben. Es beginnt mit dem Anwärmen und Anfeuchten der Einatmungsluft, der Filterung der Einatmungsluft von groben Partikeln zum Gasaustausch in der Lunge. Er dient auch der Geruchswahrnehmung und der Regulation des Säure-Basen-Haushaltes.

5.3 Bringen Sie Licht ins Dunkel, fangen wir mal mit den verschiedenen Definitionen an. Können Sie diese ergänzen?

Atemvolumina	Die Volumina, die bei Ein- und Ausatmung bewegt werden
Lungenvolumina	In der Lunge vorhandene Gasvolumina, die an der Atmung nicht direkt teilnehmen
Atemzugvolumen	Das bei normaler Einatmung bewegte Volumen (ca. 500 ml)
Inspiratorisches Reservevolumen	Das weitere Volumen, wenn am Ende der normalen Einatmung bewusst weiter eingeatmet wird (ca. 3000 ml)
Exspiratorisches Residualvolumen	Forcierte Ausatmung mit Hilfe der Atemhilfsmuskulatur (ca. 1500 ml)
Reservevolumen	Selbst bei maximaler Ausatmung bleibt noch ein gewisses Volumen in der Lunge (ca. 1500 ml)
Vitalkapazität	Bewusst verfügbares Atemvolumen (= Atemzugsvolumen + inspiratorisches + exspiratorisches Reservevolumen)
Inspirationskapazität	Das „atembare" Lungenvolumen (= Atemzugsvolumen + inspiratorisches Reservervolumen)
Funktionelle Residualkapazität	Das in der Lunge verbleibende Volumen nach Ausatmung (= exspiratorisches Reservevolumen + Residualvolumen)
Totale Lungenkapazität	Summe aller Lungenvolumina

5.4 Fertigen Sie eine grafische Übersicht zu den Atemvolumina und -kapazitäten an.

Abbildung II.5.2 zeigt eine Übersicht der Atemvolumina und -kapazitäten bei Erwachsenen.

Inspirationskapazität (3500 ml)

Inspiratorisches Reservevolumen (2100-3100 ml)

Atemzugvolumen (ca. 500 ml)

Exspiratorisches Reservevolumen (800-1200 ml)

Residualvolumen (1000-1200 ml)

Funktionelle Residualkapazität (3500 ml)

Vitalkapazität (3400-4800 ml)

Totale Lungenkapazität (4400-6400 ml)

Abbildung II.5.2 *Atemvolumina und -kapazitäten in der Übersicht (nach Werntz, Greiner, 2023).*

5.5 Können Sie helfen? Was ist Spirometrie und was bezeichnet man mit Peak Flow?

Spirometrie ist die Messung und Aufzeichnung von verschiedenen Parametern der Lungenfunktion. Damit können zum Beispiel Lungenvolumina dargestellt werden. Mit **Peak Flow** wird die maximale Atemstromstärke bei forcierter Ausatmung bezeichnet. Gemessen wird in Liter pro Sekunde.

Mit einem Peak-Flow-Meter kann zu Hause die Lungenfunktion getestet werden, das wird gerne in der Kontrolle der Asthmatherapie insbesondere bei Kindern genutzt. Für die Diagnostik werden die gemessenen Werte mit allgemeinen Populationswerten verglichen (Geschlecht, Größe und Ethnie werden dabei berücksichtigt). Bei der Kontrolle der Therapie werden die Peak-Flow-Werte über die Zeit verglichen, als Prozent vom besten Wert. Zur einfacheren Überprüfung werden dazu Peak-Flow-Tagebücher verwendet. Beispiele findet man zum Beispiel hier:

Asthmatagebuch für Erwachsene
https://www.asthma.de/alltag/asthma-tagebuch

Bei COPD bringt die Peak-Flow-Messung leider keine reliablen Ergebnisse, da der Peak Flow nach 0,1 Sekunde gemessen wird, bei COPD die strukturellen Veränderungen der Alveolen diese erst nach 0,2 Sekunden kollabieren lassen. Das heißt Peak-Flow-Messungen können auch bei stark eingeschränkter Lungenfunktion durch eine COPD noch sehr hoch sein.

Die Spirometrie wird in aller Regel in Arztpraxen oder im Krankenhaus durchgeführt, da die Geräte größer und wesentlich teurer sind. Und sie wird meistens zur Diagnostik von obstruktiven Lungenerkrankungen eingesetzt.

5.6 Ergänzen Sie die Tabelle:

Abk.	Erklärung
FEV	Forcierte Vitalkapazität
FEV1	Forciertes exspiratorisches Volumen in der ersten Sekunde
FEV1/FEV	Einsekundenkapazität/forcierte Vitalkapazität (Tiffeneau-Index)
TLC	Totale Lungenkapazität

5.2 Der Fall mit dem Spacer

5.7 Was ist ein Peak-Flow-Meter und wozu wird es angewendet?

Das Peak-Flow-Meter dient der Überprüfung der Lungenfunktion, hauptsächlich durch den Patienten selbst. Im Endeffekt wird gemessen, wie schnell ausgeatmet wird; der Messwert ist die maximale Atemstromstärke bei forcierter Ausatmung (L/min).

In der Asthma-Behandlung wird die Messung sowohl von Erwachsenen als auch von Kindern genutzt, um die Asthma-Medikation auf Effektivität zu überprüfen. Die gemessenen Werte können auch genutzt werden, um zu überprüfen, ob ein Asthma-Anfall bevorsteht. Sind die Werte niedrig, ist dies ein Anzeichen, dass die Ausatmungsgeschwindigkeit sich verringert hat, aufgrund verengter Bronchien. Die Messung erfolgt im Idealfall täglich in speziellen Peak-Flow-Tagebüchern, in denen die Werte dann ein Ampelschema bilden: Im grünen Bereich befindet sich der Patient zu 80 – 100 % im persönlichen Bestbereich, das Asthma ist gut kontrolliert. Sind es nur 50 – 80 %, befindet man sich im mittleren Bereich, hier könnte ein Asthmaanfall bevorstehen und das Notfallmedikament sollte eingenommen werden. Im roten Bereich liegt man unter 50 % des Bestwertes, das ist ein Zeichen für einen schweren Asthmaanfall, die Notfallmedikamente sollten eingenommen und ein Arzttermin zeitnah ausgemacht werden. Bei Kindern könnte zum Beispiel eine Messung vor dem Sport oder dem Ausflug auf den Spielplatz stattfinden und durch die rechtzeitige Anwendung eine Asthmaattacke verhindert werden. Das Gleiche gilt natürlich auch für Erwachsene und zum Beispiel Sport! Die Peak-Flow-Messungen werden sowohl bei Kindern als auch bei Erwachsenen gleich durchgeführt, allerdings gibt es unterschiedliche Geräte, da Kinder aufgrund des kleineren Lungenvolumens prinzipiell niedrigere Peak-Flow-Werte haben und somit andere Skalen benötigen. Und je nach Alter des Kindes benötigen die kleineren Patienten Hilfestellung von den Eltern bei der Durchführung. Die ABDA hat eine SOP für die Patientenberatung im Rahmen der Peak-Flow-Messung auf ihrer Webseite veröffentlicht, die auf alle relevanten Punkte eingeht:

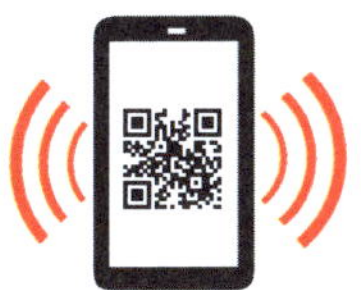

Leitlinien und Arbeitshilfen der BAK
https://www.abda.de/fuer-apotheker/qualitaetssicherung/leitlinien/leitlinien-und-arbeitshilfen/
→ Asthma
→ Arbeitshilfe: SOP Patientenberatung im Rahmen der Peak-Flow-Messung

Wichtig ist die Anwendung bei aufrechtem Oberkörper (also im Stehen oder Sitzen), der Messzeiger muss VOR der Anwendung auf Null gestellt werden, es werden drei Messungen durchgeführt, der beste der drei Werte wird im Tagebuch festgehalten.

5.8 Was ist ein Spacer?

Spacer sind Inhalierhilfen, die bei Dosieraerosolen (DA) zum Einsatz kommen. Bei DA kommt es zunächst auf eine gute Hand-Atem-Koordination an, da der Inhalator ja beim Einatmen ausgelöst werden muss. Zusätzlich sollte beim DA möglichst langsam inhaliert werden, um einen Verlust von großen Partikeln bereits im Mundraum zu vermeiden. Beides ist bei Kindern schwierig, deswegen werden Spacer eingesetzt und sind zwischen DA und Mund „geschaltet". Das DA wird am Spacer eingesetzt und ein Sprühstoß in die Inhalierhilfe abgegeben. Auf der anderen Seite am Mundstück bzw. an der Gesichtsmaske kann das Kind jetzt mit ruhigen Atemzügen 5 – 10-mal tief ein- und ausatmen. Im Anschluss können DA und Spacer wieder auseinandergebaut und der Spacer gereinigt werden. Übrigens gibt es auch Spacer für Erwachsene, die Probleme bei der Anwendung von DA haben! Auch bei cortisonhaltigen Sprays werden gerne Inhalierhilfen eingesetzt, da durch den Spacer weniger Probleme mit Mundsoor durch impaktierte Cortisonpartikel entstehen.

Auf der Webseite der Deutschen Atemwegsliga e.V. sind gute Videos zu finden, in denen unter anderem die Anwendung von Spacern erklärt wird:

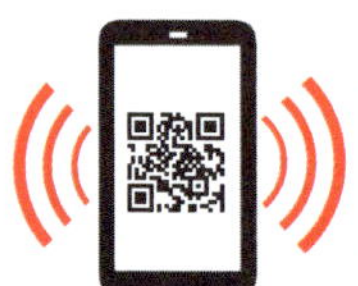

Deutsche Atemwegsliga e.V.
https://www.atemwegsliga.de/dosieraerosol-spacer.html

5.9 Warum sollten Kinder einen Spacer bei der Anwendung von (Dosier-) Aerosolen benutzen?

Da viele Inhalatoren für die Anwendung für Kinder bzw. von Kindern nicht geeignet bzw. zu komplex sind, empfiehlt die Leitlinie (BÄK, 2020) die Verwendung von Spacern für Kinder bis zu fünf Jahren mit Beta-2-Sympathomimetika oder Corticosteroiden. Für Babys und Kleinkinder gibt es spezielle Spacer mit Gesichtsmasken, allerdings sollte die Umstellung von Gesichtsmaske auf Mundstück vom Spacer so früh wie möglich erfolgen, da die Nasenatmung über die Gesichtsmaske die Inhalation ineffektiver macht.

5.10 Wie sollten Kinder mit Asthma eigentlich behandelt werden? Stichwort Stufenschema.

Im Stufenschema zur medikamentösen Behandlung von Asthma bei Kindern und Jugendlichen wird in insgesamt 6 Stufen zwischen Bedarfs- und Langzeittherapie unterschieden. Abbildung II.5.3 zeigt eine Übersicht mit Stand 2020. Teilweise sind die eingesetzten Substanzen im off-label-Gebrauch (für weitere Informationen dazu bitte in die Leitlinie schauen; BÄK 2020). Die Therapiestufe wird anhand der Asthmakontrolle festgelegt und regelmäßig kontrolliert – Stufen können erhöht, allerdings auch erniedrigt werden bei guter Einstellung. Vor einer Reduktion der Therapiestufe sollte das Asthma mindestens drei Monate kontrolliert gewesen sein.

	Stufe 1	Stufe 2	Stufe 3	Stufe 4	Stufe 5	Stufe 6
Langzeittherapie		ICS niedrigdosiert (1. Wahl) *oder* LTRA	ICS mitteldosiert	ICS mitteldosiert + LABA *oder* ICS mitteldosiert + LTRA *oder* ICS mitteldosiert + LABA + LTRA ***Bei unzureichender Kontrolle:*** **ICS mitteldosiert + LABA + LTRA + LAMA**	ICS hochdosiert + LABA *oder* ICS hochdosiert + LTRA *oder* ICS hochdosiert + LABA + LTRA *oder* ICS hochdosiert + LABA + LAMA *oder* ICS hochdosiert + LABA + LTRA + LAMA	*Zusätzlich zu Stufe 5* Anti-IgE-Antikörper *oder* Anti-IL-4-R-Antikörper *oder* Anti-IL-5-Antikörper
Bedarfstherapie	SABA *oder ab 12 Jahren:* Fix-Kombination aus ICS niedrigdosiert und Formoterol	SABA *oder ab 12 Jahren:* Fix-Kombination aus ICS niedrigdosiert und Formoterol	SABA	SABA *oder ab 12 Jahren:* Fix-Kombination aus ICS und Formoterol, wenn diese auch die Langzeittherapie darstellt		

***Alternativ in begründeten Fällen:* Zusätzlich oder alternativ Ipratropiumbromid**

Asthmaschulung, Allergie-/Umweltkontrolle, Beachtung von Komorbiditäten; spezifische Immuntherapie (bei gegebener Indikation)

Abbildung II.5.3: *Medikamentöses Stufenschema zur Behandlung von Asthma bei Kindern und Jugendlichen.*
ICS: Inhalative Corticosteroide, IgE: Immunglobulin E; IL: Interleukin; LABA: Langwirkende Beta-2-Sympathomimetika; LAMA: langwirkende Anticholinergika; LTRA: Leukotrienrezeptorantagonisten; OCS: orale Corticosteroide; SABA: kurzwirkende Beta-2-Sympathomimetika (nach NVL Asthma Langfassung, 4. Auflage 2020 Version 1).

5.11 Wie sieht das Stufenschema Asthma bei Erwachsenen aus?

Beim Stufenschema Asthma für Erwachsene werden fast die gleichen Substanzen eingesetzt, allerdings gibt es insgesamt nur 5 Stufen. Abbildung II.5.4 zeigt eine Übersicht über die einzelnen Stufen. Spätestens ab Stufe 5 sollten Patienten von erfahrenen Pneumologen behandelt werden.

Stufe 1	Stufe 2	Stufe 3	Stufe 4	Stufe 5
Bedarfstherapie Fix-Kombination aus ICS niedrigdosiert und Formoterol *oder* SABA *Alternativ mit Begründung:* Langzeittherapie mit ICS niedrigdosiert *und* Bedarfstherapie mit SABA	**Langzeittherapie** mit ICS niedrigdosiert *und* **Bedarfstherapie** mit SABA *ODER* ausschließlich **Bedarfstherapie** mit Fix-Kombination aus ICS niedrigdosiert und Formoterol *Alternativ* Langzeittherapie mit LTRA + Bedarfstherapie mit SABA	**Langzeittherapie** ICS niedrigdosiert; + LABA (1. Wahl) *oder* ICS mitteldosiert	**Langzeittherapie** ICS mittel- bis hochdosiert + LABA (1. Wahl) *oder* ICS mittel- bis hochdosiert + LABA + LAMA	Langzeittherapie ICS in Höchstdosis + LABA + LAMA Vorstellung bei Facharzt mit Erfahrung in Behandlung von schwerem Asthma und
		Alternativen zur Langzeittherapie in begründeten Fällen		
		ICS niedrigdosiert + LAMA *oder* ICS niedrigdosiert + LTRA	ICS mittel- bis hochdosiert + LABA + LAMA *oder* ICS mittel- bis hochdosiert + LAMA	OCS (zusätzlich oder alternativ)
		Zusätzliche **Bedarfstherapie** SABA *oder* Fix-Kombination aus ICS und Formoterol, wenn diese auch die Langzeittherapie darstellt		
Asthmaschulung, Allergie-/Umweltkontrolle, Beachtung von Komorbiditäten; spezifische Immuntherapie (bei gegebener Indikation)				

Abbildung II.5.4: *Medikamentöses Stufenschema zur Behandlung von Asthma bei Erwachsenen. ICS: Inhalative Corticosteroide, IgE: Immunglobulin E; IL: Interleukin; LABA: Langwirkende Beta-2-Sympathomimetika; LAMA: langwirkende Anticholinergika; LTRA: Leukotrienrezeptorantagonisten; OCS: orale Corticosteroide; SABA: kurzwirkende Beta-2-Sympathomimetika (nach NVL Asthma Langfassung, 4. Auflage 2020 Version 1).*

5.3 Der Fall mit der COPD

5.12 Wofür steht die Abkürzung COPD?

COPD ist die Abkürzung für den englischen Ausdruck „chronic obstructive pulmonary disease“, der im Deutschen mit „chronisch-obstruktiver Lungenerkrankung“ wiedergegeben wird.

„Chronic obstructive lung disease“ oder auch COLD, sowie „chronic obstructive airway disease“ (COAD), sind ältere englische Ausdrücke, die ggf. noch in alten Veröffentlichungen verwendet werden, meinen aber dasselbe Krankheitsbild.

5.13 Benennen Sie Risikofaktoren für eine COPD.

Exogene Risikofaktoren für die Entwicklung einer COPD sind Zigarettenrauch (auch Passivrauchen!) und die berufsbedingte Exposition gegenüber Stäuben (zum Beispiel Asbest), Dämpfen und/oder Rauch aus industriellen Verbrennungsprozessen. Asthma und die damit einhergehende bronchiale Hyperreaktivität gehört zu den sogenannten genuinen Faktoren. Weitere Risikofaktoren sind genetische Prädisposition, angeborener Mangel an α1-Antitrypsin, Alter und Geschlecht, bronchiale Überempfindlichkeit, chronische Bronchitis, Störung des Lungenwachstums und der -entwicklung, Luftverschmutzung, häufige Atemwegsinfektion in der Kindheit, und sozioökonomischer Status (Rose, Friedland, 2015).

5.14 Ergänzen Sie die Tabelle zu den typischen Merkmalen von Asthma und COPD.

Typische Merkmale	Asthma	COPD
Alter bei Erstdiagnose	Häufig: Kindheit, Jugend	Meist nicht vor dem 60. Lebensjahr
Tabakrauchen	Kein direkter Kausalzusammenhang; Verschlechterung durch Tabakrauch möglich	Typisch
Hauptbeschwerden	Anfallartig auftretende Atemnot	Atemnot bei Belastung
Verlauf	Variabel, episodisch	Meist progredient
Allergie	Häufig	Kein direkter Kausalzusammenhang
Atemwegsobstruktion	Variabel, reversibel, oft aktuell nicht vorhanden	Immer nachweisbar
FeNO (Fraktion des exhalierten Stickstoffmonoxids)	Oft erhöht	Normal bis niedrig
Bluteosinophilie	Häufig erhöht	Meist normal
Reversibilität der Obstruktion	oft voll reversibel	Nie voll reversibel
Bronchiale Hyperreagibilität	Meist vorhanden	Selten
Ansprechen der Obstruktion auf Corticosteroide	Regelhaft vorhanden	Selten

5.15 Wie sieht das COPD-Schema vollständig aus, können Sie die Abbildung I.5.2 ergänzen?

Die Abbildung II.5.5 zeigt das aktuelle Schema der medikamentösen Langzeitbehandlung von COPD. Vor einer Eskalation sollte zunächst die Adhärenz und Inhalationstechnik überprüft werden.

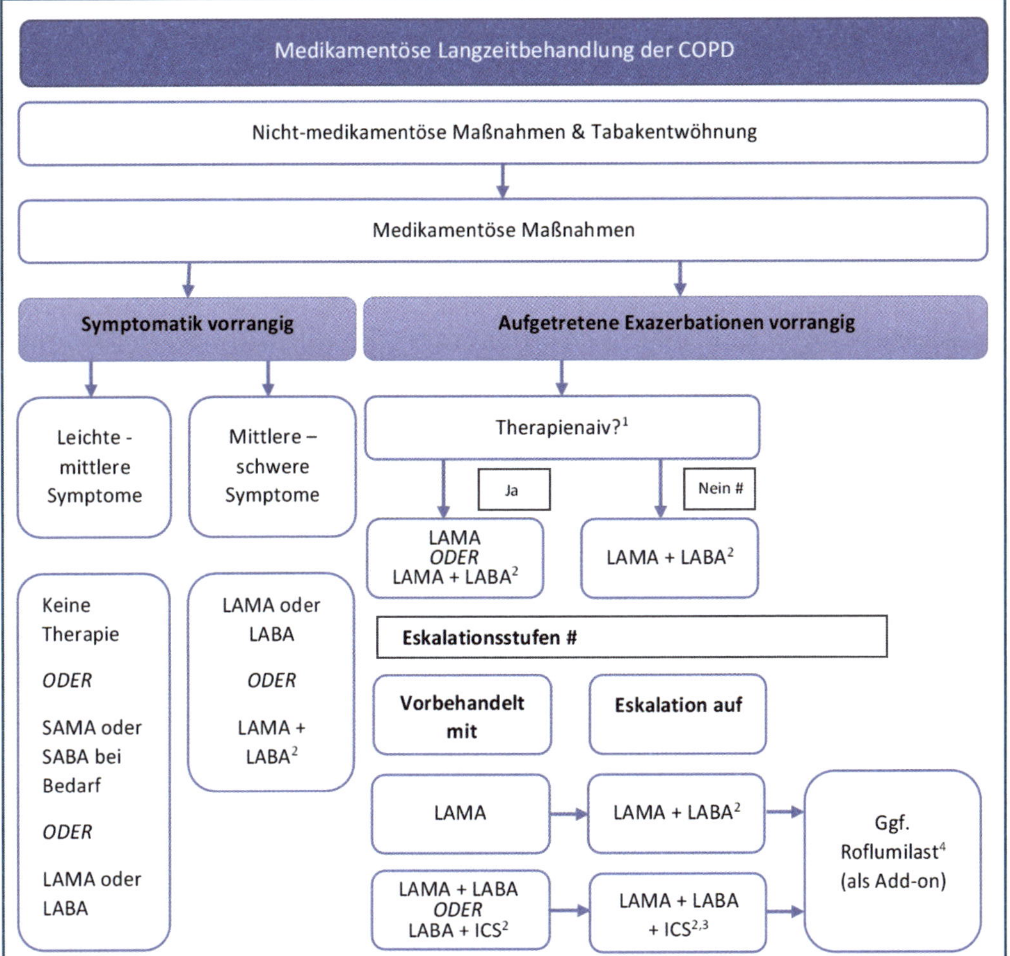

Abbildung II.5.5: Medikamentöse Langzeitbehandlung bei COPD nach der NVL COPD (Stand 2021).
1 Bei bereits mit der Kombination LABA/ICS vorbehandelten Patienten ist die Überprüfung der Indikation für eine ICS-Gabe zu prüfen; 2 Wenn Patienten mit COPD über einen längeren Zeitraum beschwerdearm oder beschwerdefrei sind, von einer Eskalation nicht profitieren oder UAW aufgetreten sind, ist die Möglichkeit einer Deeskalation medikamentöser Therapiemaßnahmen unter engmaschiger Kontrolle zu prüfen; 3 Die Kombination LAMA/LABA/ICS kann bei höheren Eosinophilenwerten zum Einsatz kommen. Vor Eskalation ist generell die Indikation für ein ICS zu prüfen; 4 Die Gabe von Roflumilast ist bei Patienten mit COPD möglich, die trotz Therapie wiederholt exazerbieren, dem chronische Bronchitis-Phänotyp zuzuordnen sind und eine FEV1 < 50 % haben. Roflumilast kann hierbei als Add-on sowohl zusätzlich zu LABA/LAMA als auch LABA/LAMA/ICS gegeben werden.

LAMA: langwirkende Anticholinergika (long-acting muscarinic antagonists); LABA: langwirkende Beta-2-Sympathomimetika (long-acting beta-2-agonists); ICS: inhalatives Corticosteroid; SABA: kurzwirksames Beta-2-Sympathomimetikum; SAMA: kurzwirkende Anticholinergika.

#: Vor jeder Eskalation ist die Adhärenz zur medikamentösen Therapie sowie die Inhalationstechnik zu prüfen.

5.16 Was fällt Ihnen zu nicht-medikamentösen Maßnahmen in der Behandlung der COPD ein und bei welchen können Sie zukünftig in der Apotheke unterstützen?

Eine der Hauptmaßnahmen in der nicht-medikamentösen Therapie der COPD ist die **Vermeidung von Risikofaktoren!** Da die meisten Patienten mit COPD Raucher sind, können Sie hier im Rahmen der individuellen Beratung eine **Raucherentwöhnung** ansprechen. Wie Sie bereits gesehen haben, ist die Behandlung von COPD äußerst komplex, und Patienten müssen lernen, mit unterschiedlichen Inhalatoren zurechtzukommen und diese korrekt anzuwenden. **Patientenschulungen** können hierbei große Unterstützung leisten: Es lohnt sich, bei Abgabe des Medikamentes immer zu fragen, ob der Inhalator dem Patienten bekannt vorkommt und den Patienten zu bitten, die Einnahme einmal vorzuführen. Auch können Sie in Absprache mit dem örtlichen Internisten vielleicht allgemeine Schulungen anbieten, um den Patienten Grundkenntnisse zu vermitteln, die ihnen helfen, den Verlauf der Krankheit einzuschätzen und Verschlechterungen frühzeitig zu erkennen und zu behandeln. Gerade bei untergewichtigen Patienten ist die Prognose recht schlecht, zusätzlich erhalten COPD-Patienten häufig Corticosteroide, das heißt hier müssten Sie patientenindividuell entscheiden, ob eine **Ernährungsberatung** hilfreich wäre. Als **Langzeitsauerstofftherapie (LTOT)** bezeichnet man eine Sauerstoffapplikation von mindestens 16 Stunden pro Tag, mit einer täglichen Sauerstoffapplikation unter Belastung über mehrere Monate. Den Sauerstoff erhalten die Patienten meistens über spezialisierte Händler, ggf. über eine Apotheke mit Schwerpunkt COPD. Wichtige Hinweise an Ihre Patienten, die Sauerstoff erhalten: a) diese dürfen NICHT mehr rauchen und b) die Ventile der Sauerstoffflaschen dürfen nur mit fettfreien Händen gehandhabt werden (ohne Cremes, Lotionen etc.). Beides hat mit einer erhöhten Brandgefahr zu tun. Ungesättigte Fette und Öle können durch den Sauerstoff oxidiert werden, das ist eine exotherme Reaktion und kann dadurch zu Bränden führen. **Körperliches Training** und **Physiotherapie** können die Belastbarkeit des Patienten nachgewiesenermaßen verbessern, aber sind nun einmal nicht durch ein Apothekenteam durchführbar. Allerdings können Sie Ihre Patienten darauf hinweisen (halten Sie ruhig ein paar Infobroschüren bereit). Weitere Maßnahmen sind zum Beispiel **Grippeimpfungen** für alle COPD-Patienten, da dies das Auftreten schwerer und teilweise tödlicher Exazerbationen um bis zu 50 % senken kann. Eine Pneumokokkenimpfung sollte allen COPD-Patienten über 60 Jahren, mit Komorbiditäten und einer FEV1 < 40 % angeboten werden, um ambulant erworbene Pneumonien zu reduzieren. Antibiotika werden häufig bei infektiösen Exazerbationen eingesetzt, bisher gibt es aber noch keine Beweise, dass eine dauerhafte Antibiotikaprophylaxe bei COPD-Patienten von Nutzen ist. Wie bereits im Aufgabenteil erwähnt, gibt es seit 2022 auch die Möglichkeit, bestimmte pharmazeutische Dienstleistungen (pDL) über den Not- und Nachtdienstfond abzurechnen. Dazu gehört unter anderem auch eine erweiterte Einweisung in die korrekte Arzneimittelanwendung mit Üben der Inhalationstechnik, zum Beispiel für Patienten mit COPD. Weitere Informationen dazu finden Sie online:

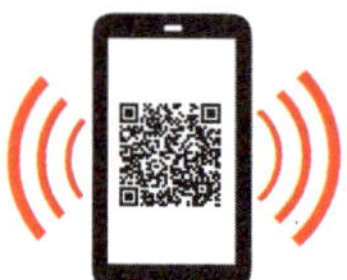

Pharmazeutische Dienstleistung zu Inhalativa
https://www.abda.de/pharmazeutische-dienstleistungen/inhalativa/

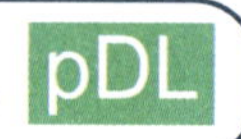

Antitussiva werden NICHT eingesetzt: Der beim COPD auftretende Husten (oft das erste Symptom) ist ein wichtiger Schutzreflex der Lunge und sollte nicht medikamentös eingeschränkt werden. Im Gegenteil: Durch Physiotherapieunterstützung lernen COPD-Patienten, richtig abzuhusten. Zusätzlich könnten noch Mukolytika eingesetzt werden bei Patienten, die viel Schleim produzieren.

5.17 Was wird mit „pack-years" bezeichnet und warum ist das wichtig?

Raucherjahre werden in sogenannten „pack-years", auf Deutsch „Packungsjahre", angegeben. Diese Einheit gibt an, wie hoch die inhalierte Rauchdosis eines Rauchers ist. Packungsjahre können entweder nach Anzahl der gerauchten Zigarettenpackungen oder nach Anzahl der gerauchten Zigaretten berechnet werden:

Berechnung Packungsjahre
Anzahl Packungsjahre = (Pro Tag gerauchte Zigarettenpackungen) × (Anzahl Raucherjahre)
ODER
Anzahl Packungsjahre = (Pro Tag gerauchte Zigaretten/20) × (Anzahl Raucherjahre)

Die Anzahl der Packungsjahre sind in der Anamnese wichtig für die Einschätzung des Risikos, ein Bronchialkarzinom oder eine COPD zu entwickeln.

5.4 Der Fall mit der Transplantation

5.18 Wie viele pack-years hat Herr Morgen?

Herr Morgen hat 29 Jahre lang eine Schachtel am Tag geraucht, dies entspricht 29 Packungsjahren.

5.19 Welche Medikamente erwarten Sie bei Herrn Morgen?

Bei diesen Indikationen sollten Sie auf der Kurve Arzneistoffe aus den folgenden Gruppen erwarten:

- Immunsuppressiva (Ciclosporin, Tacrolimus, Mycophenolat mofetil, Prednisolon...)
- Antibiotika, Antivirustatika, Antimykotika zur Prophylaxe (zum Beispiel Cotrimoxazol, Aciclovir, Itraconazol)
- Nystatin
- einen PPI (zum Beispiel Pantoprazol)
- eventuell Lorazepam oder sogar Mirtazapin

5.20 Ordnen Sie den verschiedenen Medikamenten die entsprechenden Indikationen zu. Zu welchen Medikamenten finden Sie in der Anamnese keine Informationen?

Indikation	Medikament
Verhinderung Transplantat-abstoßung	Tacrolimus, Mycophenolat, Prednisolon
Infektprophylaxe	Valganciclovir, Itraconazol, Cotrimoxazol, Ciprofloxacin, Amphothericin B
Magenschutz	Pantoprazol
Angst und Depression	Citalopram
Keine Indikation (auf die Anamnese bezogen)	ASS, Pravastatin, Metoprolol, Calcium und Vitamin D, Tramadol, Enoxaparin, Zopiclon

Und, entsprachen die Medikamente Ihren ersten Überlegungen? Haben Sie Medikamente identifiziert, die zwar verschrieben sind, aber irgendwie nicht in der Anamnese erwähnt wurden? Bei der ersten Überlegung haben Sie ja nur die Indikationen in der Anamnese berücksichtigt. Patienten wie Herr Morgen leiden meist nicht isoliert unter COPD. Durch die COPD-Belastung wird das Herz höchstwahrscheinlich auch nicht mehr taufrisch sein. Rein von den Medikamenten ist es sehr wahrscheinlich, dass Herr Müller in der Vergangenheit bereits einen Herzinfarkt hatte (ASS, Metoprolol, Pravastatin), obwohl dazu eigentlich auch noch ein ACE-Hemmer gehören würde. Enoxaparin erhält Herr Morgen als Thromboprophylaxe für die Dauer des stationären Aufenthaltes.

5.21 Welche arzneimittelbezogenen Probleme können auftreten?

Sowohl Ciprofloxacin als auch Citalopram können die QT-Zeit verlängern. Die Kombination ist mit einem erhöhten Risiko für Arrhythmien verbunden und sollte vermieden werden. Weitere Arzneistoffe, die ein erhöhtes Risiko für eine QTc-Zeit-Verlängerung tragen, sind Tramadol, Tacrolimus und Pantoprazol. Wenn diese Arzneistoffe gegeben werden müssen, sollte eine engmaschige EKG-Kontrolle sowie Kontrolle der Serumkalium-Werte stattfinden. Die Kombination aus Tramadol und Citalopram kann ein serotonerges Syndrom auslösen und es besteht eine Zunahme des Risikos für Krampfanfälle. Diese Kombination sollte vermieden werden. Pantoprazol *verringert* die AUC von Mycophenolat auf ca. 75 %, insbesondere bei nicht magensaftresistenten Formulierungen. Die Konzentration von Mycophenolat sollte engmaschig überwacht werden, eventuell auf einen nicht-interagierenden PPI wie Rabeprazol umstellen. PPI sollten prinzipiell auf nüchternen Magen eingenommen werden, das heißt 30 Minuten vor dem Frühstück bzw. zwei Stunden nach einer Mahlzeit *und* 30 Minuten vor einer weiteren Mahlzeit. Die Anzahl an aktiven Protonenpumpen ist nach einer längeren Nüchternphase am höchsten, deswegen empfiehlt sich die morgendliche Einnahme auf nüchternen Magen, um möglichst viele Protonenpumpen zu hemmen. Die Kombination aus Acetylsalicylsäure und Prednsiolon verdoppelt das Risiko für gastrointestinale Blutungen, Enoxaparin verlängert dann noch die Blutungszeit. Bei der gleichzeitigen Anwendung von Azolantimykotika (Itraconazol) und Tacrolimus kommt es zu erhöhten Tacrolimus-Spiegeln und damit eventuell zu einer Toxizität, weshalb hier eine engmaschige Kontrolle erfolgen sollte (siehe auch Antwort 5.22.) Diese Wechselwirkung ist für die einzelnen Azolantimykotika und auch die Darreichungsformen unterschiedlich, deswegen sollten Wechsel von Wirkstoffen oder auch der Wechsel zwischen Saft und Kapsel vom gleichen Wirkstoff nur unter ärztlicher Kontrolle erfolgen.

Das ist jetzt nur eine Auswahl an arzneimittelbezogenen Problemen. Außerdem sollte auch ein erhöhtes Osteoporoserisiko bedacht werden durch die Langzeitgabe von Prednisolon und einem PPI, aber Herr Morgen erhält zum Glück zumindest Calcium und Vitamin D. Zopiclon sollte nicht länger als 14 Tage eingesetzt werden, damit keine Gewöhnung entsteht, eventuell kann man hier auch schon mal einen Auslassversuch starten bzw. Herrn Morgen bitten, das Medikament wirklich nur bei Bedarf und nicht jeden Abend einzunehmen. Die Tramadol-Einnahme ist auch kritisch zu hinterfragen, zum einen sollten Retardformulierungen nur 2× täglich eingenommen werden, zum anderen ist die Tagesmaximaldosis bereits erreicht. Was genau ist die Indikation für das Tramadol? Braucht der Patient wirklich noch so viel? Und gibt es eventuell ein geeigneteres Schmerzmittel als Tramadol (auch mit Blick auf die Interaktionen)?

5.22 „Moment", fragt Pius, „TDM? Was ist das denn?"

Therapeutisches Drug Monitoring (TDM) wird unter anderem dazu eingesetzt, um Medikamente mit geringer therapeutischer Breite wie zum Beispiel Tacrolimus individuell anhand der Wirkstoffspiegel auf die richtige Therapiedosis einzustellen. Darüber hinaus wird TDM dazu verwendet, um bei ausbleibender Wirkung von therapeutischen Effekten Patienten-Compliance bzw. Adhärenz und Wirkspiegel zu überprüfen. Gemessen werden die Konzentrationen im Blut oder in Blutbestandteilen (zum Beispiel Plasma).

5.23 Von welchem weiteren Medikament von Herrn Morgen wird die Dosis auch über TDM eingestellt?

Bei unserem Patienten sollte Mycophenolat auch mit Hilfe von TDM kontrolliert werden, da der korrekte Wirkspiegel aufgrund zahlreicher Interaktionen mit anderen Medikamenten wie zum Beispiel Ciprofloxacin (Erniedrigung Mycophenolat Spiegel) oder Tacrolimus (Erhöhung beider Konzentrationen möglich) ohne TDM nicht sichergestellt werden kann, das Medikament jedoch essenziell für die nach der Transplantation gewünschte Immunsuppression ist.

5.24 Was raten Sie Herrn Morgen hinsichtlich Grapefruitsaft-Konsumes?

Grapefruit(-Saft) kann durch CYP3A4-Inhibition (siehe dazu auch Abschnitt I.1.4.2.3 zu Metabolismus) die Tacrolimus-Verfügbarkeit erhöhen. Diese Wechselwirkung ist bewiesen und klinisch relevant. Patienten, die Tacrolimus einnehmen müssen, sollen auf Grapefruitsaft verzichten (erhöhte Gefahr von Nierenschädigungen durch erhöhte Tacrolimus-Konzentration). Eine Studie hat gezeigt, dass Patienten, die Tacrolimus und roten Traubensaft konsumiert hatten, erniedrigte Tacrolimus-Werte aufwiesen (Mechanismus unbekannt) – es lohnt sich, bei Tacrolimus-Patienten mit wechselnden Tacrolimus-Konzentrationen nach Veränderungen in der Ernährung zu fragen. Weitere, häufig mit Grapefruit interagierende Arzneimittel sind folgende:

Interaktion mit	Management
Ciclosporin	Für Ciclosporin gilt das Gleiche wie für Tacrolimus (Text zur Antwort 5.24)
Amiodaron	Grapefruit-Saft hemmt den Metabolismus von oral eingenommenen Amiodaron. Obwohl die Interaktion bekannt ist, ist die klinische Relevanz noch nicht gesichert. In den USA, in Großbritannien und auch in Deutschland empfehlen Hersteller Amiodaron-Patienten Grapefruit-Saft zu vermeiden
Calcium-Kanal-Blocker	Die Einnahme von Grapefruit-Saft kann die Serumkonzentration von Felodipin erhöhen. Interaktion ist bekannt und die Einnahme von Grapefruit-Saft oder auch ganzen Früchten **kontraindiziert.** Im Gegensatz zu Empfehlungen in Großbritannien, wird auch für alle anderen Dihydropyridine, zum Beispiel Nifedipin, Nimodipin, Lercanidipin, empfohlen, die Einnahme von Grapefruit-Saft zu vermeiden.
Statine	Bei oraler Einnahme großer Mengen Grapefruit-Saftes (>1 L) wurde in klinischen Studien eine Erhöhung der Simvastatin-Konzentration nachgewiesen. Die Wechselwirkung kann minimiert werden, indem Simvastatin am Abend eingenommen wird, und nur ein kleines Glas Grapefruit-Saft zum Frühstück konsumiert wird. Auch Atorvastatin könnte von dieser Wechselwirkung betroffen sein, aber UK-Hersteller beschränken die erlaubte Menge von Grapefruit-Saft auf ≤ 1,2 L, in der deutschen Fachinformation liegt die Menge unter 250ml. Es sind keine Wechselwirkungen zwischen Grapefruit-Saft und Fluvastatin, Rosuvastatin oder Pravastatin bekannt.

Tabelle II.5.1: *Häufige Wechselwirkungen mit Grapefruitsaft (entnommen von Jones et al, 2014 und angepasst an deutsche Fachinformationen).*

Obwohl Grapefruit-Saft bestimmt das klassische Beispiel ist, können auch andere Fruchtsäfte mit Medikamenten interagieren. Bisher sind drei Wege bekannt, über die Fruchtsäfte mit Medikamenten interagieren können:

- Über CYP-Wechselwirkungen
- über p-Glykoproteine (p-GP)
- und über organische Anionen-Transport-Polypeptide (OATPs).

Viele Früchte enthalten Flavonoide. Einige davon, wie zum Beispiel Naringin, Bergamottin oder 6´-7´-Dihydroxybergamottin, können CYP3A4 hemmen und damit den aktiven Anteil von CYP3A4-Substraten erhöhen. Die Beeinflussung des Enzyms ist allerdings sehr unterschiedlich und nicht quantifizierbar. Interessanterweise ist die Beeinflussung von schlecht bioverfügbaren CYP3A4-Substraten, wie zum Beispiel Felodipin, am höchsten. Es wird vermutet, dass Preiselbeersaft (Cranberry Juice) ein Inhibitor für CYP2C9 ist und damit eventuell den Stoffwechsel von Warfarin beeinflusst. Der Effekt konnte in klinischen Studien bisher nicht nachgewiesen werden, aber es sind Einzelfallberichte von erhöhten INR-Werten bei Patienten bekannt, die Preiselbeerenprodukte eingenommen hatten. In der deutschen Fachinformation wird darauf hingewiesen, große Mengen an Preiselbeeren zu vermeiden.

Furanocumarine, zum Beispiel aus dem Waldmeisterkraut, welches als aromatischer Zusatz in Kräutermischungen vorkommen kann, sind vermutlich für die Hemmung des p-GPs verantwortlich. P-GP befinden sich im Darmtrakt und können dort bereits absorbierte Arzneistoffe, zum Beispiel Fexofenadin, wieder in den Darm zurück transportieren. Eine Hemmung des p-GP hat demnach zur Folge, dass die Konzentration des betroffenen Arzneistoffes (und damit das Potenzial für Nebenwirkungen) ansteigt.

OATPs sind Membrantransportproteine und unter anderem im Magen-Darm-Trakt für die Aufnahme von Arzneistoffen zuständig. OATPs können zum Beispiel durch Grapefruit-, Apfel- oder Orangensaft gehemmt werden und damit die systemische Konzentration von Arzneistoffen erniedrigen. Es wird vermutet, dass die Reduktion von verfügbaren Aliskiren bei gleichzeitiger Einnahme von Apfel-, Grapefruit- oder Orangensaft mit der Hemmung von OATPs im Darmtrakt zusammenhängt. In der deutschen Fachinformation von Rasilez® (Aliskiren) wird darauf hingewiesen, dass „die gleichzeitige Gabe von Aliskiren mit Fruchtsäften oder Getränken, die Pflanzenextrakte enthalten, einschließlich Kräutertees, vermieden werden sollte".

5.5 Der Fall mit Mukovisi-was?

5.25 Was bedeutet Mukoviszidose?

Mukoviszidose, auch zystische Fibrose (im Englischen cystic fibrosis, CF) genannt, ist eine autosomale-rezessive Erbkrankheit, bei der die Epithelzellmembranen defekte Chlorid-Kanäle aufweisen. Diese defekten Chlorid-Kanäle sorgen in vielen Geweben und v.a. allen exokrinen Drüsen zu einem Ungleichgewicht im Salz-Wasser-Haushalt, und es kommt zur Bildung zäher Schleimsekrete in den betroffenen Geweben, zum Beispiel im Pankreas, Bronchialsystem, Gallenwege, Gonaden und im Dünndarm. Je nach Mutation können Krankheitsverläufe unterschiedlich schwer ausgeprägt sein! Die durchschnittliche Lebenserwartung der Patienten beträgt 32 Jahre. Die Krankheit selbst ist noch nicht wirklich ursächlich therapierbar, allerdings können die Symptome behandelt werden. Seit 2012 ist in Europa Ivacaftor zugelassen, ein erster Ansatz der personalisierten Medizin in der Behandlung von Mukoviszidose. Die Zulassung hat (Stand 2021) noch ein Orphan-Drug-Status für Kinder von 6 – 12 Jahren mit spezifischen Genmutationen (Fachinformation Kalydeco, EMA). Je nach betroffenem Organ und Gesamtzustand des Patienten können auch Organtransplantationen in Betracht gezogen werden.

5.26 Ordnen Sie den Medikamenten von Herrn Schneider eine Indikation zu.

Medikament	Indikation
Insulin aspart	Diabetes/CF, Kurzzeitinsulin
NPH Human Insulin	Diabetes/CF, Langzeitinsulin
Tacrolimus	Calcineurininhibitor, Immunsuppression, Lungentransplantation (LTx)
Mycophenolat mofetil	Purinynthese-Inhibitor, Immunsuppression, LTx
Prednisolon	Corticosteroid, Immunsuppression, LTx
Cotrimoxazol	Diaminopyrimidin, Antibiotikum, Prophylaxe nach LTx
Voriconazol	Triazol, antifungale Prophylaxe nach LTx
Aciclovir	Nukleosidanalogon, Virusprophylaxe nach LTx
Amphotericin B vernebelt	Polyen-Antimykotikum, Prophylaxe nach LTx
Salbutamol vernebelt	Beta-Sympathomimetikum, CF/LTx
Ipratropium vernebelt	Anticholinergikum, CF/LTx
Kochsalzlösung vernebelt	CF/LTx
Acetylcystein	Schleimlösung (off-label)
Calcium/Vitamin D	Osteoporoseprophylaxe (Prednisolon-Langzeiteinnahme), Vitamin-D-Substitution*
Retinol	Vitamin-A-Substitution*
Alpha-Tocopherol	Vitamin-E-Substitution*
Magnesiumoxid	Magnesium-Substitution
Pantoprazol	Eventuell Stress-Ulkus-Prophylaxe (keine gesicherte Indikation)

** bei Mucoviszidose besteht häufig ein Mangel an fettlöslichen Vitaminen.*

5.27 Was könnte eventuell noch fehlen?

Dabei ist die Liste doch schon so lang! Da bei Mukoviszidose verschiedene Gewebe und Organfunktionen beeinträchtigt sein können, gibt es patientenindividuelle Unterschiede bei der Medikation. So werden bei Patienten mit eingeschränkter Bauchspeicheldrüse (Diabetes!) auch häufig **Pankreasenzyme** substituiert.

5.28 Können Sie erklären, warum die aktuelle Dosierung der Immunsuppressiva von der Fachinformation abweicht?

Die abweichenden Dosierungen von der Fachinformation hängen viel mit den Interaktionen zusammen: Laut Fachinformation wäre die Initialdosis für **Tacrolimus** 0,1 – 0,15 mg/kg/Tag in zwei getrennten Dosen. Bei einem Gewicht von ca. 60 kg würde das also einer Gesamtdosis von 6 – 9 mg entsprechen. Der Patient erhält allerdings nur 2 mg! Da der Einfluss von Voriconazol recht schwer einzuschätzen ist und die Wirksamkeit von Tacrolimus für den Patienten lebenswichtig ist, wird die Dosierung von Tacrolimus über regelmäßige Blutspiegelmessungen, also mit TDM, bestimmt. Die Richtwerte für diesen Spiegel sind indikationsabhängig: Bei einer Herztransplantation sollte der Talspiegel zwischen 5 – 15 ng/ml liegen (Lungentransplantationen werden in der Fachinformation gar nicht gelistet!).

Für **Mycophenolat** gibt es auch keine direkten Informationen zur Dosierung bei Lungentransplantation. Bei Herztransplantationen beträgt die empfohlene Dosis in der Fachinformation zweimal täglich 1,5 g. Laut uptodate.com beträgt die Initialdosis 250 mg zweimal täglich, dann wird langsam auf bis zu maximal 500 – 1000 mg zweimal täglich gesteigert. Ein TDM wird für Mycophenolat nicht routinemäßig durchgeführt, da einzelne Laborwerte nicht zur Effektivitätsbestimmung beitragen können.

6 | Infektiologie

6.1 Der Fall mit den Antibiotic Stewards

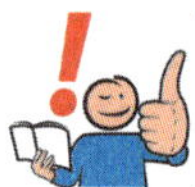

6.1 Was sind die Ziele und Bestandteile von Antibiotic Stewardship?

Mit Antibiotic Stewardship (ABS) ist ein programmatisches, nachhaltiges Bemühen einer medizinischen Institution um Verbesserung und Sicherstellung einer rationalen Antiinfektiva-Verordnungspraxis gemeint. Darunter werden Strategien bzw. Maßnahmen verstanden, die die Qualität der Antiinfektiva-Behandlung bezüglich Auswahl, Dosierung, Applikation und Anwendungsdauer sichern, um das beste klinische Behandlungsergebnis unter Beachtung einer minimalen Toxizität für den Patienten zu erreichen. ABS-Programme, die mehrere ABS-Maßnahmen bündeln, haben einen günstigen Einfluss auf Resistenz-, Kosten- und Verbrauchsentwicklung.

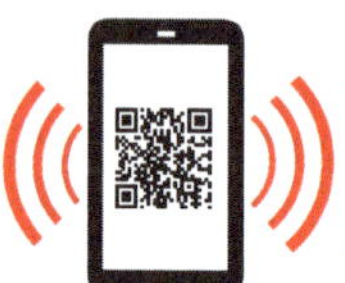

Antibiotic Stewardship
http://www.antibiotic-stewardship.de

6.2 Geben Sie Beispiele für systemische Entzündungszeichen.

Bei einer lokalen Entzündung treten am Ort der entzündlichen Reaktion folgende Kardinalsymptome auf: Rötung (Rubor), Schwellung (Tumor), Überwärmung (Calor), Schmerz (Dolor), gestörte Funktion (Functio laesa). Zusätzlich können aber auch mit zunehmender Schwere der Entzündung Allgemeinreaktionen des Körpers auftreten. Dabei kommt es vor allem zu **Fieber, Abgeschlagenheit und nächtlichem Schwitzen**.

6.3 Geben Sie in der Tabelle an, ob folgende Parameter bei einer Entzündung erhöht, erniedrigt oder normal vorliegen.

Parameter	Erhöht/normal/erniedrigt
Erythrozyten	Normal
Leukozyten	Erhöht
C-reaktives Protein	Hoch
Procalcitonin	Erhöht
Blutsenkungsgeschwindigkeit	Erhöht
HDL-Cholesterin	Normal

Auf eine **Entzündung** deuten vor allem folgende Veränderungen im Blutbild hin: Es kommt zum Anstieg der **Leukozytenzahl**, was man als Leukozytose bezeichnet. Zudem ist die Menge an Akut-Phase-Proteinen erhöht, dazu gehören neben dem **C-reaktiven Protein**, kurz CRP, auch Fibrinogen und Haptoglobin. **Procalcitonin** ist ein Marker für systemische bakterielle Infektionen und kann zum Beispiel auch zur Abgrenzung zwischen einer viralen und bakteriellen Infektion dienen. Die **Blutsenkungsgeschwindigkeit**, BSG, auch als Erythrozytensedimentationsrate, kurz ESR, bezeichnet, gibt an, wie schnell Erythrozyten in einer Säule nach unten sinken. Verwendet werden dafür beispielsweise Citrat- oder EDTA-Lösungen, um eine Gerinnung zu verhindern. Bei Entzündungen kann die BSG erhöht sein.

Was die Erythrozytenkonzentration im Blut betrifft, so kann diese sinken, wenn es im Rahmen einer chronischen Entzündung zu einer Anämie kommt. Bei einer akuten Entzündung ist dies aber nicht typisch.

Die Anteile von HDL- und LDL-Cholesterin geben keinen Hinweis auf eine ablaufende Entzündung.

6.4 Wie sollten Antibiotika ausgewählt werden?

Option 1: Es wurde noch **kein Erreger nachgewiesen**. Da die Kultur der Erreger einige Tage dauern kann, sollte bei einem schweren Verlauf sofort mit einer **empirischen** bzw. **kalkulierten** Therapie begonnen werden, um ein Fortschreiten der Infektion zu verhindern. Dabei sollte berücksichtigt werden, welche Erreger für die vorliegende Infektion wahrscheinlich sind. Insbesondere muss hierbei differenziert werden, ob die Infektion ambulant oder nosokomial, also im Krankenhaus, erworben wurde. Des Weiteren muss das Antibiotikum für die Infektion geeignet sein. Bei einer Infektion von Gelenken sind beispielsweise gut gewebegängige Wirkstoffe zu bevorzugen. Eine weitere Einschränkung kommt vom Patienten selbst. So muss auf Wirkstoffe, welche beim Patienten allergische Reaktionen auslösen, verzichtet werden.

Option 2: Der **Erreger ist bekannt**. In diesem Fall kann **gezielt** ein Antibiotikum eingesetzt werden, auf welches das Bakterium sensibel reagiert. Um die übliche, nicht-pathologische Keimbesiedelung des Patienten nicht unnötig zu beeinflussen, sollte ein Antibiotikum mit einem möglichst schmalen Spektrum ausgewählt werden.

Argumente, die im vorliegenden Fall für die gewählte Therapie sprechen, sind, dass es sich bei Ceftriaxon um ein Breitspektrum-Antibiotikum handelt. Clindamycin eignet sich für Gelenksinfektionen, da es gut gewebegängig ist.

6.5 Nennen Sie mindestens zwei Beispiele für sekundäre Resistenzmechanismen von Bakterien gegen Antibiotika.

Es gibt einige Mechanismen, durch die Bakterien dem Angriff durch Antibiotika entgehen können. Dazu gehören beispielsweise:

- **Inaktivierende Enzyme**: Proteine zerstören das Antibiotikum (zum Beispiel spalten β-Laktamasen den β-Laktamring von β-Laktamantibiotika). Besonders problematisch sind dabei β-Laktamasen mit erweitertem Spektrum (ESBL) und Carbapenemasen.
- **Effluxpumen**: Transportproteine schleusen das Antibiotikum aktiv aus der Zelle (zum Beispiel Chinolone).
- **Veränderte Zielstruktur**: Das Antibiotikum kann nicht mehr an seinen Angriffspunkt binden.
- **Neuer Stoffwechselweg**: Das Bakterium nutzt einen anderen Weg, um ein Stoffwechselprodukt zu erhalten, dessen Synthese eigentlich durch ein Antibiotikum gehemmt wird.

6.2 Der Fall mit der Blase

6.6 Welche Erreger verursachen denn häufig einen HWI?

Harnwegsinfekte sind durch Bakterien verursachte Infektionen der ableitenden Harnwege. Häufigster Erreger der unkomplizierten Harnwegsinfekte ist mit **76,7 % Escherichia coli**, gefolgt von Staphylococcus saprophyticus, Klebsiella pneumoniae und Proteus mirabilis.

6.7 Unkomplizierte und komplizierte Harnwegsinfekte

HWI	
Unkompliziert	Häufig bei Frauen Keine prädispositionierenden Faktoren Keine funktionellen oder anatomischen Anomalien
Kompliziert	Häufiger bei Männern (altersabhängig) Obstruktionen der Harnröhre Beteiligung der Nieren Begünstigende Begleiterkrankungen (zum Beispiel Diabetes)
Nosokominal	Häufig in Pflegeeinrichtungen, da mit Manipulationen verbunden, zum Beispiel Blasendauerkatheter Auftreten von multiresistenten Keimen

Patientengruppen mit unkomplizierten Harnwegsinfektionen sollten hinsichtlich Diagnostik, Therapie und Prävention unterschieden werden in

- nicht schwangere Frauen in der Prämenopause ohne sonstige relevante Begleiterkrankungen (Standardgruppe)
- Schwangere ohne sonstige relevante Begleiterkrankungen
- Frauen in der Postmenopause ohne sonstige relevante Begleiterkrankungen
- Jüngere Männer ohne sonstige relevante Begleiterkrankungen
- Patienten mit Diabetes mellitus und stabiler Stoffwechsellage ohne sonstige relevante Begleiterkrankungen.

6.8 Begründen Sie, warum Frauen häufiger von HWI betroffen sind als Männer.

Harnwegsinfektionen gehören bei Frauen zu den drei häufigsten nosokomialen Infektionen nach Wundinfektion und Pneumonie: 50 % der Frauen erkranken einmal im Leben an einer Zystitis (Blasenentzündung). Die Prävalenz nimmt bei Frauen mit dem Alter zu. Die Häufigkeit von HWI bei Frauen hat anatomische Ursachen: Die anatomisch kürzere Harnröhre in unmittelbarer Nähe der kontaminierten Analregion führt zu häufigeren Erkrankungen.

6.9 Welche Diagnostik wäre hilfreich?

Mit bestimmten Teststäbchen kann getestet werden, ob im Urin Nitrit nachgewiesen werden kann. Beim gesunden Menschen findet man nur Nitrat im Urin. Manche Bakterien können allerdings Nitrat zu Nitrit umwandeln, das heißt ein positiver Nitrit-Nachweis könnte ein Hinweis auf eine bakterielle Infektion sein. Aufgrund eines positiven Ergebnisses können Sie dann weitere Tests in Auftrag geben. Eine Urinkultur wäre dann sinnvoll, wenn Sie feststellen wollen, welche Keime vorhanden sind und gegen welche Antibiotika diese Keime sensitiv sind. Mikroskopische Untersuchungen, Blutuntersuchung, Sonographie und CT können Auskunft über den Zustand der Nieren geben. Eine Blasenpunktion wird zur Gewinnung eines nichtkontaminierten Urins herangezogen.

6.10 Welche Antibiotika kommen generell bei HWI in Frage?

Fosfomycin wird beim unkomplizierten Harnwegsinfekt gegeben. Ebenso **Nitrofurantoin**, das allerdings starke NW hervorrufen kann, insbesondere bei einer Behandlungsdauer über sechs Monate. Von daher ist hier auch nur eine maximale Behandlungsdauer von sechs Monaten zur Prophylaxe zugelassen.

Gyrasehemmer bzw. Fluorchinolone, zum Beispiel Ciprofloxacin, können eingesetzt werden, sind allerdings in 15 % der Fälle bereits unwirksam. Diese Antibiotika sollten nicht als Mittel der ersten Wahl bei Kindern oder Schwangeren eingesetzt werden (Knorpelwachstumsschäden).

Cephalosporine, zum Beispiel Ceftriaxon, sowie **Betalaktame** und **Aminopenicillin**, zum Beispiel Pivmecillinam oder Amoxicillin können auch bei Schwangerschaft eingesetzt werden.

Carbapeneme, wie zum Beispiel Meropenem, sollten NUR für komplizierte Infektionen der Nieren und ableitenden Harnwege mit resistenten Erregern eingesetzt werden.

Tetracyclin und **Doxycyclin** sollten bei HWI überhaupt nicht eingesetzt werden.

Da grundsätzlich mit Antibiotikaresistenzen zu rechnen ist, sollte IMMER ein Antibiogramm der Urinkultur angefordert werden! Ausnahme stellen Patientinnen dar, die sich zum ersten Mal bei ihrem Hausarzt mit einer HWI vorstellen. HWI bei älteren Männern sind in der Regel immer als kompliziert anzusehen.

Für die Auswahl des Antibiotikums ist ausschlaggebend, wie schwerwiegend die Infektion ist, welche Resistenzen vorliegen/vermutet werden, ob Allergien beim Patienten bestehen (zum Beispiel Penicillin), das Alter der Patienten (ab wann zugelassen), Komorbiditäten (cave: Nierenfunktion).

6.11 Was könnte in einer Apotheke Patientinnen mit einem HWI zusätzlich empfohlen werden?

Junge Frauen mit einem ersten, unkomplizierten HWI ohne weitere Risikofaktoren müssen nicht unbedingt ein Antibiotikum einnehmen. NSAR und eine ausreichende Flüssigkeitszufuhr können für eine schnelle Linderung und Besserung sorgen. Auch Mannose, Cranberryextrakte und Blasen-und Nierentee werden gerne empfohlen, die Datenlage dazu ist teilweise widersprüchlich.

Dazu kommen auch ggf. patientenindividuelle Faktoren, die eine Rücksprache mit dem Arzt erforderlich machen können, zum Beispiel Ausschalten von prädispositionierenden Faktoren/Medikamenten wie zum Beispiel SGLT 2-Hemmern („Glifozine").

6.3 Der Fall mit der Lungenentzündung

6.12 Ordnen Sie den Medikamenten auf dem Zettel die entsprechenden Wirkstoffgruppen zu.

Medikament	Wirkstoffklasse
Acetylsalicylsäure	Thrombozytenaggregationshemmer
Ramipril	ACE-Hemmer
Bisoprolol	Betablocker
Tamsulosin	Alpha-Blocker
Pantoprazol	Protonenpumpeninhibitor
Simvastatin	HMG-CoA-Reduktasehemmer

6.13 Welche weiteren Fragen würden Sie Herrn Berger im Rahmen der Anamnese noch stellen? Nutzen Sie dazu gerne Ihre Ideen aus dem Abschnitt zu Anamnese-Erfassungsbögen in Kapitel 1.

Normalerweise stellt man neben Fragen zu den Medikamenten (verordnet, Selbstmedikation etc.) auch noch ein paar Fragen, die darauf abzielen, den Metabolismus und andere arzneimittelbezogene Probleme abschätzen zu können:

„Trinken Sie Alkohol? Rauchen Sie?": Die Frage nach Alkohol und Zigaretten zielt nicht nur auf pharmakodynamische Interaktionen ab (mehr dazu in Kapitel I.1.4), sondern auch auf das zu erwartende Verhalten des Patienten auf Station, sodass sich die Pflege vorbereiten kann.

„Sind Allergien oder Unverträglichkeiten bekannt?": Neben Allergien fragen wir am Klinikum auch immer noch Unverträglichkeiten ab, immer in Kombination mit der Nachfrage, was denn genau bei der letzten Einnahme passiert sei.

„Wie groß sind Sie? Wie viel wiegen Sie?“: Größe und Gewicht sind wichtig zur Berechnung der KOF, des BMI, und damit auch für die Einschätzung der Laborwerte wie die Nierenfunktion. Auch gibt es einige Medikamente, die erst ab einem bestimmten Gewicht zugelassen sind.

„Haben Sie Vorerkrankungen an Leber oder Niere?“: Meist sind Ihnen Vorerkrankungen ja nicht bekannt, da ist es immer ganz sinnvoll, den Patienten danach zu fragen.

„Trinken Sie häufig Grapefruit-Saft?“: Auch der Hintergrund zu dieser Frage sollte Ihnen bekannt sein, es geht um potenzielle CYP3A4-Interaktionen.

6.14 Was sind häufige Erreger einer ambulant erworbenen Pneumonie (CAP, community acquired pneumonia)?

Haemophilus influenzae, Streptococcus pneumoniae und Streptococcus pyogenes sind häufige Erreger einer alveolären ambulant erworbenen Pneumonie. Weitere häufige Erreger sind: Legionella pneumophilia (Legionellen-Pneumonie), Moraxella catarrhalis, Staphylococcus aureus und Pseudomonas aeruginosa. Bei einer Pneumonie, die sich ein Patient erst im Krankenhaus, also nosokomial, zugezogen hat, muss hingegen auch von anderen Erregern ausgegangen werden. Hier sind vermehrt gram-negative Erreger, beispielsweise Pseudomonas aeruginosa, für die Infektion verantwortlich.

Dieses Wissen ist wichtig, um ein passendes Antibiotikum auswählen zu können.

6.15 Welches Medikament von Herrn Berger ist bei der Gabe von Clarithromycin kontraindiziert?

Simvastatin ist zusammen mit Clarithromycin kontraindiziert.

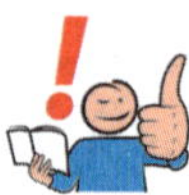

6.16 Warum ist diese Kombination kontraindiziert? Und welche Folgen könnte eine gemeinsame Gabe haben?

Clarithromycin ist ein **Inhibitor** der CYP3A4-Enzyme. Auch Statine werden durch CYP3A4-Enzyme metabolisiert. Somit **steigt** die AUC und Cmax von Simvastatin stark **an**. Es kann durch verstärkte Rhabdomyolyse zum **Nierenversagen** kommen.

6.17 Was ist der Unterschied zwischen einer ambulant erworbenen und einer stationär erworbenen Pneumonie?

Der angegebene Zeitrahmen bis zum Auftreten der ersten Symptome ist hier wichtig, da so zwischen einer ambulant erworbenen und einer nosokominal erworbenen Pneumonie (= Krankenhaus- oder stationär erworbene Pneumonie) unterschieden werden kann. Der Hauptunterschied zwischen den beiden ist das vermutete **Erregerspektrum** (siehe auch Antwort 6.14), und damit auch die empirische Behandlung. Wären die Symptome bei unserem Patienten bereits in der Woche nach der Entlassung aufgetreten, hätte der Hausarzt eher eine nosokomial erworbene Pneumonie vermutet. Nach einem Aufenthalt im Krankenhaus würde man dann sogenannte Krankenhauskeime wie zum Beispiel Pseudomonas aeruginosa als Verursacher der Pneumonie vermuten und dementsprechend andere Antibiotika zur Behandlung wählen.

Ausschlaggebend für die Wahl des Antibiotikums sind der Gesamtzustand des Patienten (über den CRB65-Wert ableitbar; siehe folgende Antwort) und im Falle einer nosokomial erworbenen Pneumonie das Erregerspektrum des Krankenhauses, in dem der Patient behandelt wurde.

6.18 Wie kann der Schweregrad einer ambulant erworbenen Pneumonie abgeschätzt werden? Und wie sieht dieser im Fall von Herrn Berger aus?

Der CRB65-Wert ist eine Möglichkeit, den Schweregrad einer ambulant erworbenen Pneumonie zu ermitteln. Die meisten ABS-Leitlinien arbeiten mit dem CRB oder auch CRB65-Wert, um den weiteren Verlauf der Therapie zu bestimmen (ambulant versus stationär).
Der CRB65-Wert wird wie folgt ermittelt: Für jeden Wert aus Tabelle II.6.1, der zutrifft, erhält der Patient einen Punkt. Am Ende werden die Punkte zusammengezählt und den entsprechenden Therapieempfehlungen gefolgt. Im stationären Bereich kann ein erweiterter Wert ermittelt werden, der C**U**RB65. Bei diesem Test kommt noch der gemessene Harnstoff (Urea) zu dem Testergebnis hinzu. Im ambulanten Bereich oder auch in der Notaufnahme macht CRB65 allerdings mehr Sinn, da der Arzt diesen Wert ohne weitere Laboruntersuchungen ermitteln kann.

C	Confusion (Verwirrtheit)		1 Punkt
R	Respiratory (Atemfrequenz)	≥ 30	1 Punkt
B	Blood pressure (Blutdruck)	RR_{dias} ≤ 60 mm Hg oder RR_{sys} ≤90 mm Hg	1 Punkt
65	Lebensalter	≥ 65 Jahre	1 Punkt

Tabelle II.6.1: *Ermittlung des CRB65-Wertes. Für jede zutreffende Zeile wird ein Punkt berechnet.*

Im Fall von Herrn Berger, der eine ambulant erworbene Pneumonie mit CRB65 Null hat (64 Jahre, keine Verwirrtheit, Blutdruck und Atemfrequenz unauffällig), gäbe es bei einer Penicillinallergie zum Beispiel Doxycyclin (p. o.) mit 200 mg als Loadingdose, gefolgt von 100 mg alle 12 Stunden oder Azithromycin (p. o.) 500 mg alle 24 Stunden (Ewig et al., 2021).

6.4 Der Fall mit dem HIV-Schwerpunkt

6.19 Stimmt diese Aussage?

Nicht so ganz! HIV steht schon für das humane Immundefizienz-Virus. Das Virus kann unbehandelt zu einer Schwächung des Immunsystems und nach einer meist mehrjährigen Latenzphase zu dem Vollbild AIDS führen. AIDS steht für „acquired immune deficiency syndrom", also eine erworbene Immunschwäche.

6.20 Was ist im Allgemeinen bei der HIV-Therapie zu beachten?

Nach aktuellem Wissensstand sollte eine antivirale Therapie lebenslang erfolgen. Hierbei ist es wichtig zu wissen, dass ein früher Therapiebeginn die Nebenwirkungsrate verringert und zusätzlich das Auftreten klinischer Komplikationen, wie HIV-assoziierte Infektionen, verringert wird. Problematisch ist hierbei allerdings, dass alle antiviralen Medikamente gastrointestinale Nebenwirkungen verursachen, wobei Übelkeit und Erbrechen häufig die Patienten zum Abbruch der Therapie bewegen. Zusätzlich gibt es momentan auch nur begrenzte Erfahrung mit Langzeittoxizitäten (2014/15: 18 Jahre). Da jetzt aber die Patienten immer älter werden, könnten diese demnächst eine Rolle bei der Medikationsauswahl spielen.

Eine effektive medikamentöse Therapie senkt zusätzlich die Infektiosität. Ein Therapieziel ist die Reduktion der Virenlast auf unter 50 Kopien/mL, da die Ansteckungsgefahr mit steigender Virenlast ansteigt.

6.21 Zu welchen Viren zählt das HI-Virus und wie infiziert es seinen Wirt?

HI-Viren sind **Retroviren**, welche ihre genetische Information in Form von **RNA** speichern. Mit seinem Oberflächenprotein gp120 bindet das Virus an die CD4-Oberflächenproteine der Zielzellen (siehe Abbildung II.6.1). Somit können unter Beteiligung von Co-Rezeptoren (CCR5, CXCR4) Virushülle und Zellmembran fusionieren. Die Reverse-Transkriptase bildet daraufhin aus viraler RNA DNA, die von der Integrase ins humane Genom inkorporiert wird und dort lebenslang verbleibt. Die virusbefallenen Zellen produzieren nun virale RNA und Virusproteine, die durch die HIV-Protease aus den Vorläuferproteinen abgespalten werden.

Interessant ist, dass die HI-Viren vor allem T-Helferzellen und Makrophagen befallen. Dies ist dadurch zu erklären, dass diese Zellen überwiegend CD4-Moleküle exprimieren. Da das Virus dort mit Hilfe des gp120-Proteins andockt, werden diese Zellen stark befallen und somit geschädigt. Das erklärt auch den Einbruch des körpereigenen Immunsystems, da diese Zellen wichtige Aufgaben im Bereich der Immunabwehr leisten.

6.22 Geben Sie Wirkstoffbeispiele zu den genannten Wirkmechanismen der antiretroviralen Therapie.

Wirkmechanismus	Beispiele
Protease-Inhibitoren (PI)	Atazanavir, Tipranavir, Darunavir, Fosamprenavir, Saquinavir, Lopinavir jeweils +/Ritonavir[1] oder Cobicistat
Nukleosidische bzw. Nukleotidische Reverse-Transkriptase-Inhibitoren (NRTI)	Emtricitabin, Lamivudin, Zidovudin, Didanosin, Tenofovir, Abacavir
Nicht-nukleosidische Reverse-Transkriptase-Inhibitoren (NNRTI)	Rilpivirin, Etravirin, Doravirin, Efavirenz, Nevirapin
Entry-Inhibitoren	Maraviroc, Enfuvirtid, Ibalizumab
Integrase-Stangtransfer-Inhibitoren (INSTI)	Raltegravir, Dolutegravir [nur in Kombinationspräparataen: Elvitegravir, Bictegravir]

[1] Ritonavir ist zwar ein eigenständiger Proteaseinhibitor, wird aber ausschließlich zum Boostern verwendet (HIV-Buch.de)

Stand Januar 2020 gibt es 30 zugelassene Wirkstoffe in Deutschland, die sich auf fünf Wirkstoffklassen aufteilen (Hoffmann, Rockstroh, 2020). Diese greifen an unterschiedlichen Punkten des viralen Replikationszyklus an (Abbildung II.6.1):

Die CXCR4- und CCR5-Co-Rezeptoren und das virale Fusionsprotein spielen eine wichtige Rolle bei der Aufnahme des Virus in die Zielzelle. Durch Blockade einer der genannten Strukturen oder durch Verhinderung der Fusion von Virus- und Wirtszelle wird der Eintritt in die Zielzelle verhindert; die entsprechenden Wirkstoffe werden demnach als **Entry-Inhibitoren** bezeichnet.

Bei den **Nukleosidischen Reverse-Transkriptase-Inhibitoren (NRTI)** kommt es zuerst zur Phosphorylierung des Nukleosidanalogons zum Triphosphat. Dieses wird im Zuge der reversen Transkription als falscher DNA-Baustein eingebaut, welchem das 3`OH-Ende fehlt, sodass es zu einem Kettenabbruch kommt. Die Reverse-Transkriptase wird also kompetitiv gehemmt. Im Gegensatz dazu hemmen die **NNRTI** die Reverse-Transkriptase allosterisch. Sie binden in der Nähe des aktiven Zentrums an das Enzym und das Substrat findet keinen Zugang mehr, da es zur strukturellen Veränderung kommt.

Integrase-Inhibitoren wiederum verhindern den Einbau der viralen DNA ins Wirtsgenom.

HIV-Proteasen sind wichtig für die Reifung des HI-Virus durch die Spaltung viraler Vorläuferproteine. Die Spaltung verläuft bevorzugt zwischen der Phenylalanin-Prolin-Bindungen. Die **Proteaseninhibitoren (PI)** besitzen eine Strukturähnlichkeit zu diesem Dipeptid und hemmen dadurch spezifisch die HIV-Protease.

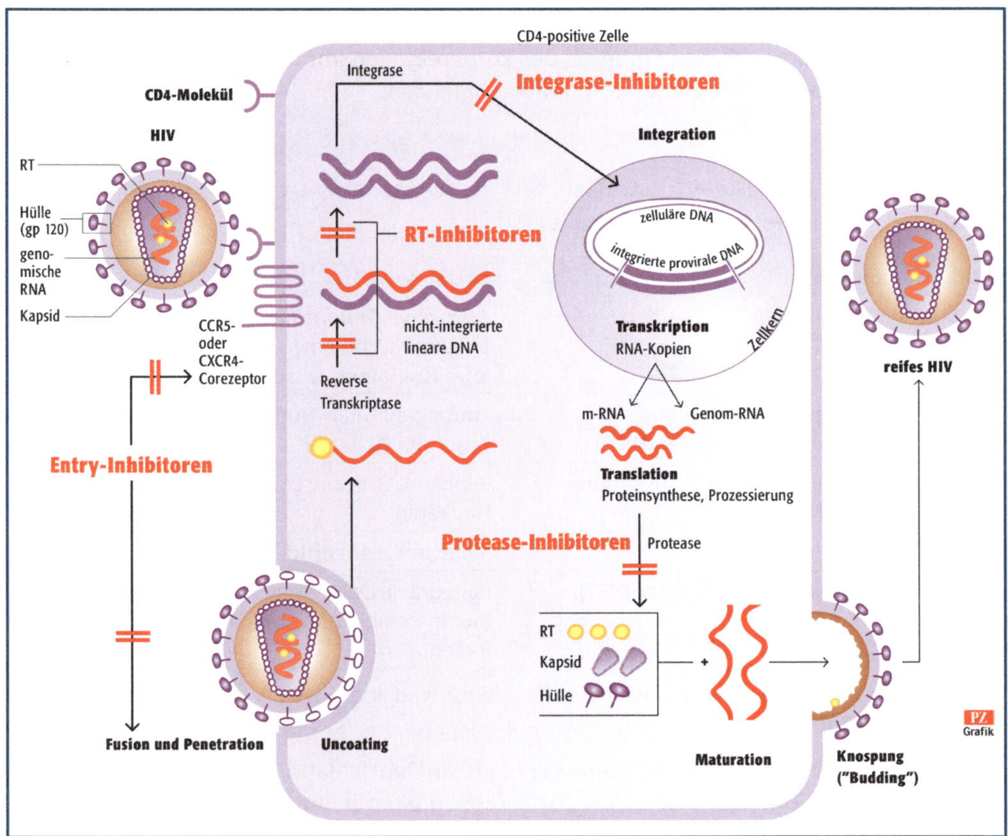

Abbildung II.6.1: *Replikationszyklus des HI-Virus und Angriffspunkte antiretroviraler Arzneistoffe (© PZ-Grafik/Wosczyna)*

6.23 Ordnen Sie den Nebenwirkungen die entsprechenden Wirkstoffe bzw. Wirkstoffklassen zu.

UAW	Wirkstoff/Arzneimittelgruppe
Persistierende Diarrhoen	Lopinavir, Darunavir (weniger ausgeprägt auch andere PI), Elvitegravir, Dolutegravir
Schwere Übelkeit	Am ehesten zu Beginn von Zidovudin, selten Tenofovir-DF[1]
Persistierende Schlafstörungen und andere neuropsychiatrische Ereignisse	Efavirenz, Dolutegravir, Bictegravir
Polyneuropathien	Früher Stavudin, Didanosin, Zalcitabin[2]
Schwere Anämien	Zidovudin
Progrediente Muskelschwäche, Pankreatitis	Zidovudin
Laktatazidose	Früher Stavudin+Didanosin, heute sehr selten
Schwere Allergien	Am ehesten Abacavir, NNRTI, seltener auch Fosamprenavir, Darunavir
Niereninsuffizienz	Tenovofir-DF
Schwere Osteoporose, Osteomalazie	Tenovofir-DF, alle PI
QT-Verlängerung	Saquinavir, auch Rilpivirin, prinzipiell auch viele andere
Hepatotoxizität mit Transaminase >100 U/l	Nevirapin, Tipranavir
Manifester Ikterus	Nevirapin, Atazanavir, Tipranavir
Rhabdomyolyse	Raltegravir
Depression, Psychosen	Efavirenz, evtl. auch Dolutegravir

1 Tenofovir-DF = Tenofovir-Disoproxilfumarat, das oral bioverfügbare Prodrug von Tenofovir
2 Die sogenannten D-Drugs, Stavudin und Zalcitabin, sind in Europa nicht mehr zugelassen

Nach Beginn der Therapie wird innerhalb des ersten Jahres die Medikation aufgrund der **Nebenwirkungen** oft umgestellt bzw. individuell auf den Patienten eingestellt. Die **Abbruchrate der Therapie** ist gerade zu Beginn einer ART aufgrund der GI-Störungen assoziiert mit Übelkeit und Erbrechen am größten.

Unter der **Lipodystrophie** versteht man die irreversible Änderung des Fettgewebes bei HIV-Patienten in Form der symmetrischen Lipatrophie der Wangen (auch Wangenfettkörper) und Extremitäten sowie Liphypertrophie des Nackens (Stiernacken). Es tritt bei 30-50 % aller Patienten auf, die sich in einer Therapie befinden.

Informationen zu den einzelnen Nebenwirkungen und weitere praxisrelevante Informationen zur Erkrankung und Therapie finden Sie im HIV-Buch 2020/2021 (kostenfreier Download möglich, wird jährlich aktualisiert).

HIV-Buch 2020/2021
www.hivbuch.de

6.24 Was sollten HIV-Patienten bei ihrer Ernährung beachten?

Eine ausgewogene Ernährung wirkt sich nicht nur positiv auf die Psyche und Lebensqualität des Patienten aus, sondern stärkt auch das an sich geschwächte Immunsystem. Gerade zu Beginn der Therapie kann es durch Erbrechen und Übelkeit und Störungen im GI-Trakt zu Gewichtsverlust bzw. Untergewicht kommen (Wasting-Syndrom). Daher ist es wichtig, die Freude am Essen durch eine abwechslungsreiche Ernährung zu fördern. Ebenfalls sollte der Verzicht auf rohe Lebensmittel eingehalten werden, da sich dort Keime, Bakterien etc. vermehrt befinden.

7 | Neurologie & Psychiatrie

7.1 Der Fall mit dem Krampfanfall

7.1 Welche „Art" von Epilepsie kommt in diesem Fall in Frage?

Für einen Anfall, der mit einem Sturz auf den Boden und einer tonischen, klonischen (zuckenden) Krampfphase beginnt, gibt es zwei Varianten:

Bei den **primär generalisierten tonisch-klonischen Anfällen** verlieren Betroffene plötzlich das Bewusstsein, es folgt eine tonische Phase (heftige Tonuserhöhung aller Muskeln, Apnoe, Lider geöffnet, Pupillen lichtstarr und weit) und dann eine klonische Phase mit Krämpfen und Zuckungen. Danach können sich Betroffene an den ganzen Anfall nicht erinnern.

Der **sekundär generalisierte tonisch-klonische Anfall** wird zu den fokalen Anfällen gezählt, da er fokal (das heißt in einem Hirnareal) und nicht generalisiert (in beiden Hemisphären) beginnt. Betroffene verspüren meist vor dem Krampfen eine (olfaktorische) Aura, welche immer gleich ist und den Anfall gewissermaßen ankündigt. Außenstehende bemerken den Beginn eines tonisch-klonischen Anfalls oft durch einen unbewusst ausgestoßenen „Initialschrei" des Betroffenen (tonische Phase). Erst dann kommt es zum Krampf (klonische Phase), welcher wie bei dem primär generalisierten Anfall abläuft und nachfolgender, diese Phase betreffender Amnesie.

Nur zur Vollständigkeit: Es gibt auch noch fokal-idiopathische oder idiopathisch-occipitale Anfälle. Diese sind streng altersgebunden und treten häufig im Kindes- und Jugendalter auf.

7.2 Welche Medikamente gehören zur Initialtherapie (Stufe 1) aller Statusformen?

Für die Initialtherapie (Stufe 1) eines Status epilepticus wird die schnellstmögliche Gabe eines **Benzodiazepins** empfohlen. Die beste Evidenz liegt für die intravenöse Gabe von Lorazepam vor, das in Metaanalysen der Gabe von Diazepam überlegen war (Rosenow et al., 2020). Wenn eine i. v. Gabe, z. B. durch Laien, nicht möglich ist, kann Midazolam (off-label) oder Lorazepam intranasal oder bukkal, alternativ Diazepam rektal, verabreicht werden.

7.3 Ordnen Sie die folgenden Wirkstoffe den korrekten Wirkstoffgruppen zu: Carbamazepin, Ethosuximid, Gabapentin, Lamotrigin, Lorazepam, Midazolam, Phenobarbital, Phenytoin, Tiagabin, Valproat, Vigabatrin

Inaktivierung spannungsabhängiger Na^{+}-Kanäle	Carbamazepin, Valproat, Phenytoin, Lamotrigin
Inaktivierung Ca^{2+}-Kanäle	Ethosuximid; Gabapentin
Verstärkung der GABAergen Hemmung	Phenobarbital, Vigabatrin, Tiagabin, Midazolam

Ein paar weitere Infos zu ausgewählten Arzneistoffen:

Benzodiazepine erhöhen allosterisch die Frequenz der GABA-bedingten Öffnung des postsynaptischen Cl^{-}-Kanals. Dies führt über eine Hyperpolarisation zu verminderter Erregbarkeit der Zelle. Durch die starke Toleranzentwicklung sowie der erhöhten Suchtgefahr eignen sich diese Substanzen nicht für eine Daueranwendung.

Ethosuximid hemmt postsynaptische spannungsabhängige Ca^{2+}-Kanäle vom T-Typ. Dieser Effekt ist bei thalamokortikalen Neuronen umso größer, je höher das Ruhemembranpotenzial ist. Diese Kanäle spielen v. a. bei Absencen eine große Rolle, sodass Ethosuximid gezielt bei diesen Epilepsien eingesetzt wird.

Gabapentin sowie das potentere Pregabalin hemmen spannungsabhängige L-Typ- Ca^{2+}-Kanäle. Sie werden nur bei fokalen Epilepsien eingesetzt. Gabapentin ist ein niedrigpotentes Antikonvulsivum mit ausschließlich renaler Elimination ohne hepatische Metabolisierung, was einen Vorteil bei Patienten mit Polypharmakotherapie darstellt. Bei Abscence-Epilepsien ist es aufgrund der Verschlechterung der Anfallssituation kontraindiziert. Gabapentin ist nur oral verabreichbar.

Carbamazepin blockiert die neuronalen, potenzialgesteuerten Na^{+}-Kanäle. Je höher die Depolarisationsfrequenz des Neurons ist, umso mehr Wirkstoffmoleküle werden an die Kanalproteine gebunden und umso stärker ist die Hemmung, wodurch eine gewisse Selektivität für überaktive Nervenzellen entsteht.

7.4 Welche Aussage zu Valproat ist richtig? Bitte ankreuzen.

Nur Aussage **B ist korrekt**. Aufgrund der Teratogenität (und Intelligenzminderung) wird Valproat seit 2014 bei Frauen im gebärfähigen Alter und während einer Schwangerschaft nur noch empfohlen, wenn alle anderen Therapiemöglichkeiten ausgeschöpft sind. Nicht-schwangere Frauen müssen außerdem während der Valproat-Therapie in ein Schwangerschafts-Verhütungsprogramm eingeschlossen werden.

Zu den anderen Aussagen:

Aussage A: Valproat besitzt eine ausgeprägte Hepatotoxizität, welche vor allem bei sehr kleinen Kindern (<3 Jahre) stark ausgeprägt ist. Allerdings ist es bei Kindern >3 Jahren nicht kontraindiziert! Besonders hoch ist das Risiko von Leberschädigungen, wenn Valproat mit anderen Antiepileptika kombiniert wird. Daher muss der behandelnde Arzt sorgfältig den Nutzen einer Behandlung mit Valproat gegen die Risiken abwägen.

Aussage C: Valproat wird bei generalisierten und fokalen Anfällen sowie Absencen angewendet. Ein weiterer Nutzen ist die Cluster-Kopfschmerz- sowie Migräneprophylaxe, dies allerdings als Off-Label-Use.

Aussage D: Aufgrund des gesteigerten Appetits ist unter einer Valproat-Therapie häufig eine Gewichtszunahme zu beobachten.

Aussage E: Valproat führt zu Blutbildveränderungen, sodass die Blut- sowie die Leberwerte regelmäßig kontrolliert werden sollten. Die auftretende Thrombozytopenie und die Fibrinogenverminderung führen zu einer erhöhten Blutungsneigung.

7.5 Welche Antikonvulsiva können bei Patientinnen mit Kinderwunsch eingesetzt werden?

Levetiracetam besitzt relativ wenig unerwünschte Arzneimittelwirkungen (Schläfrigkeit, Schwindel, Reizbarkeit, Kopfschmerzen) und keine nennenswerten Arzneimittel-Interaktionen, wodurch es bei Schwangerschaften und Patientinnen mit Kinderwunsch gerne eingesetzt wird. Bei fokalen Epilepsien ist es eine 1. Wahl zur Dauertherapie. Es besitzt allerdings auch eine gute Wirksamkeit bei generalisierten Epilepsien, bei welcher es aber als Monotherapie nur als Off-Label-Use zur Verwendung kommt.

Was ist aber, wenn ein Epileptiker Vater werden möchte: Müssen sich Männer, die Valproat einnehmen, auch Gedanken machen? Es ist gar nicht so einfach, dazu Daten zu finden. In den Fachinformationen wird das Thema oft gar nicht angesprochen. An der LMU in München wurden in Zusammenarbeit mit der Kinderwunschambulanz zu diesem Thema Daten erfasst und ausgewertet (Pompe et al. 2014, 2016).

7.6 Carbamazepin ist aufgrund zahlreicher Wechselwirkungen für eine Polypharmakotherapie relativ ungeeignet. Welche Ursachen liegen dem zugrunde?

Durch die ausgeprägte **CYP3A4- und CYP2C19-Induktion** hat Carbamazepin zahlreiche Interaktionen. Außerdem herrscht eine Eigeninduktion des CYP3A4-Stoffwechsels vor, sodass es nach mehrfacher Gabe deutlich schneller metabolisiert wird. Zusätzlich wird Carbamazepin auch über p-Glykoprotein verstoffwechselt. Des Weiteren fördert die enzyminduzierende Wirkung von Carbamazepin den Abbau von oxidativ biotransformierten Wirkstoffen wie oralen Kontrazeptiva, Glucocorticoiden, Phenytoin, Valproat, Barbituraten, Ciclosporin, Antikoagulanzien und Digitoxin. Es wird v.a. bei fokalen Anfällen, sekundär generalisierten tonisch-klonischen Anfällen und bei der Behandlung von Neuralgien (zum Beispiel bei Herpes Zoster) eingesetzt.

7.2 Der Fall mit der Schüttellähmung

7.7 Benennen Sie mindestens zwei Kardinalsymptome und zwei weitere Symptome von Parkinson.

Kardinalsymptom	Rigor (Muskelsteife), posturale Instabilität (Störung der Körperhaltung), Ruhetremor, Akinese (Bewegungslosigkeit)
Weitere Symptome	Dysästhesien (Sensibilitätsstörung), Mikrophonie (leises Sprechen), Depression, Hypomimie (reduzierte Mimik), Demenz, Mikrographie (verkleinertes Schriftbild), Blasenfunktionsstörungen

Die S3-Leitlinie idiopathisches Parkinson-Syndrom verwendet die UK Parkinon´s Disease Society Brain Bank Diagnostic Criteria zur Festlegung der Diagnose des Parkinson-Syndroms. Beim Patienten muss demnach neben einer Bradykinese noch mindestens ein weiteres Kardinalsymptom vorhanden sein. Um eine eindeutige Parkinson-Erkrankung festzustellen, müssen zudem noch drei oder mehr der folgenden Symptome vorliegen, zum Beispiel: einseitiger Beginn, Ruhetremor, progressive Erkrankung, persistierende Seitenasymmetrie im Verlauf, sehr gutes Ansprechen auf Levodopa, schwere Dopa-induzierte Dyskinesien, positiver Levodopa-Effekt länger als fünf Jahre, Verlauf über zehn Jahre. Zudem werden Ausschlusskriterien definiert, darunter apoplektiformer Verlauf (= schlagartiges Auftreten), wiederholte Schädel-Hirn-Traumata oder Enzephalitis in der Vorgeschichte, Remissionen, Neuroleptika bei Beginn der Symptome oder positive Babinski-Zeichen[1].

[1] Babinski-Zeichen gehören zu den sogenannten Pyramidenbahnzeichen (neurologische Symptome, die bei Läsion der motorischen Neuronen = Pyramidenbahn auftreten). Das Babinski-Zeichen wird ausgelöst durch das Bestreichen des lateralen Fußrands – das Ergebnis ist die Dorsalextension der Großzehe sowie die Plantarreflexion und Spreizung der 2.bis 5. Zehe (Psychrembel).

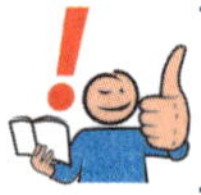

7.8 Woher kommt der Bewegungsimpuls und wie wird er verarbeitet und weitergeleitet?

Der erste Antrieb zu einer Handlung geht von den sogenannten Motivationsarealen aus, die sich subkortikal befinden, und wird anschließend im assoziativen Kortex zu einem Bewegungsplan. Diese Informationen gelangen dann zu Basalganglien, Kleinhirn und motorischen Arealen des Kortex. Die Basalganglien bestehen aus den folgenden Arealen: Nucleus caudatus und Nucleus lentiformes (= Pallidum und Putamen) sowie ferner Nucleus subthalamicus und Substantia nigra. Wobei Nucleus caudatus und Pallidum zusammen als Striatum bezeichnet werden. Hier werden die geplanten Bewegungen gefiltert und prozessiert oder inhibiert und bilden einen Regelkreis, der über den Thalamus wieder zum impulsgebenden Cortex zurückführt. Hier vorkommende wichtige Neurotransmitter sind das inhibitorische GABA und das exzitatorische Glutamat, zwischen Substantia nigra und Striatum ist zudem eine dopaminerge

Transmission beteiligt. Diese unterliegt bei Parkinson-Patienten einer chronisch progredienten Degeneration. Die Signale, die schließlich zur Ausführung der einzelnen Muskelbewegungen führen, werden dann vom primär-motorischen Kortex an die spinalen Zwischenneurone bzw. Motoneurone geleitet. Teilweise werden sie vor der Weiterleitung noch im Hirnstamm modifiziert.

7.9 Welche Methoden werden zur Diagnostik eines Morbus Parkinson angewendet?

Es sind verschiedene Tests möglich:

- **Pathologischer DAT-Scan**: Beim DAT-Scan handelt es sich um eine Szintigraphie des Gehirns, bei der die Funktionsfähigkeit der Neurone überprüft wird.
- **Normales MRT**: Eine zerebrale Bildgebung zum Beispiel ein MRT sollte durchgeführt werden, um andere Ursachen bei der Diagnosestellung auszuschließen.
- **Normales IBZM-Spect**: Hierbei wird eine Single-Photon-Emissionscomputertomographie durchgeführt.
- **Klinischer Befund**: siehe auch Antwort 7.7 – Symptome; Kardinalsymptome sind Rigor, posturale Instabilität, Ruhetremor und Akinese; weitere Symptome sind zum Beispiel Dysasthesien, Mikrophonie, Depression, Hypomimie, Demenz, Mikrographie, aber auch Blasenfunktionsstörungen.
- **Ansprechen auf die Therapie:** Dem Patienten wird L-Dopa und ein Decarboxylasehemmer verabreicht. Verbessern sich daraufhin die Symptome, bekräftigt dies die Diagnose Parkinson.

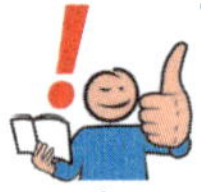

7.10 Welche Erkrankungen sollten als potenzielle Differentialdiagnosen bei einem Patienten mit Parkinson-Symptomatik berücksichtigt werden?

Als Differentialdiagnosen sollten ausgeschlossen werden:

- **Multi-System-Atrophie**: Degenerative Erkrankung des ZNS mit Parkinson-Symptomen, Spastiken, zerebellare Symptome (zum Beispiel Bewegungsstörungen) und Störungen des autonomen Nervensystems.
- **Demenz mit Lewy-Körperchen**: Degenerative dementielle Erkrankung. Es kommt zu Konzentrations- und Merkfähigkeitsstörungen, häufig mit Parkinson-Symptomatik im Verlauf. Die motorischen Störungen sprechen gut auf Levodopa an. Die Lewy-Körperchen können post-mortem in Neuronen gefunden werden.
- **Progressive supranucleäre Blickparese**: Neurodegenerative Erkrankung in den Basalganglien. Betroffene leiden unter einer Lähmung der Augenmuskeln und Bewegungsstörungen.
- **Kortikobasale Degeneration**: Neurodegenerative Erkrankung mit Ablagerungen von Tau-Protein im Gehirn. Beeinträchtigt wird dadurch vor allem die Willkürmotorik.
- **Altersparkinsonoid**: Diskrete Symptome der idiopathischen Parkinson-Erkrankung bei älteren Menschen.

Trotz eventueller Parkinson-ähnlicher Symptome gehören die folgenden zwei Krankheitsbilder nicht zur Differentialdiagnostik:

- **Multiple Sklerose:** Entzündliche Erkrankung des ZNS, bei der es zur Demyelinisierung der Nerven und als Folge unter anderem zu Sehstörungen, Schwäche und Lähmungen kommen kann.
- **Polyneuropathie:** Schädigung peripherer Neurone und infolge Parästhesien.

7.11 Ordnen Sie die folgenden Erkrankungen dem richtigen Begriff zu: Morbus Parkinson, Morbus Alzheimer, Morbus Pick, Neurodegeneration mit Eisenablagerung im Gehirn (NBIA), Multi-System-Atrophie, Progressive supranucleäre Blickparese, Down-Syndrom, Lewy-Körper-Demenz, Kortikobasale Degeneration

Synucleinopathien	Morbus Parkinson, Neurodegeneration mit Eisenablagerung im Gehirn (NBIA), Multi-System-Atrophie, Lewy-Körper-Demenz
Tauopathien	Morbus Alzheimer, Morbus Pick, Progressive supranucleäre Blickparese, Down-Syndrom, Kortikobasale Degeneration

Beide Begriffe umfassen neurodegenerative Erkrankungen. Bei Synucleinopathien kommt es zu einer Ablagerung von nicht richtig gefaltetem α-Synuclein in Neuronen und Gliazellen. Bei Tauopathien kommt es dagegen zu einer Ablagerung von Tau-Protein.

7.12 Welche Aussagen zur Therapie sind korrekt? Bitte ankreuzen.

Richtige Aussagen: A, E. Zu den Ergolinderivaten zählen beispielsweise Bromocriptin und Lisurid, zu den nicht-Ergolinderivaten gehören Ropinirol und Apomorphin. Bei stark ausgeprägten Off-Phasen kann eine Tiefenhirnstimulation in Betracht gezogen werden. Ein Nachteil der **Dopaminagonisten** ist, dass sie **weniger effektiv** als L-Dopa sind. L-Dopa wird mit Decarboxylasehemmern kombiniert, um dessen Abbau in der Peripherie zu verhindern. Nach langjähriger Therapie mit **L-Dopa** kann es zum L-Dopa-Langzeitsyndrom kommen. Die Anwendung von Transplantationen in der Parkinson-Therapie wird momentan noch erforscht.

7.3 Der Fall mit der Sturzgefahr

7.13 Ergänzen Sie die Indikationen.

Medikament	Indikation
Levodopa/Benserazid	Substitution von Dopamin bei M. Parkinson
Domperidon	Vermeidung von Übelkeit/Erbrechen
Lamotrigin	Epilepsie, Bipolare Störungen, Depression, off-label: Linderung der Parkinson-Symptomatik
Enoxaparin	Prophylaxe/Behandlung von thromboembolischen Erkrankungen
Dytide H	Arterielle Hypertonie; kardiale, hepatogene, renale Ödeme; chron. HI

Medikament	Indikation
Mirtazapin	Depression; off-label zur Schlafanstoßung oder Behandlung von Juckreiz unklarer Genese
Bisoprolol	Stabile chron. HI zusätzlich zu ACE-Hemmer und Diuretika
Oxycodon	Opioid, starke Schmerzen
Paracetamol	Schmerzen

7.14 Wie beurteilen Sie die Einnahme von Levodopa nach dem Essen?

Levodopa wird immer zusammen mit einem Decarboxylasehemmer gegeben. Die Einnahme sollte 30 – 60 Minuten vor einer Mahlzeit erfolgen. Insbesondere eiweißreiche Mahlzeiten können die Wirkung von Levodopa reduzieren. Frau Schüttels Entscheidung, ihre Medikation nach, statt vor den Mahlzeiten einzunehmen, könnte aufgrund der Wirkreduktion von Levodopa zu der Verschlimmerung der Parkinson-Symptomatik beitragen. Eine Möglichkeit, um eine Einnahme auf nüchternen Magen zu vermeiden, wäre es, Levodopa/Benserazid 1,5 – 2 h NACH einer Mahlzeit und wiederum 0,5 – 1 h VOR einer erneuten Mahlzeit einzunehmen.

7.15 Wie beurteilen Sie die Übelkeit von Frau Schüttel?

Aufgrund der Schilderung durch Frau Schüttel und dem zeitlichen Zusammenhang mit der Antibiotika-Gabe ist dies sehr wahrscheinlich die Ursache für die Übelkeit! Aber auch Opioide können Übelkeit verursachen, insbesondere Opioide ohne Kombination mit Naloxon. Wenn Übelkeit mit Domperidon behandelbar ist, ist diese Nebenwirkung eventuell vertretbar, da zeitlich begrenzt. Antibiotika und starke Schmerzmittel werden vermutlich noch vor Entlassung abgesetzt.

7.16 Nebenwirkungen sind immer schwierig, aber könnten die Albträume von einem Medikament kommen? Wenn ja, von welchem?

Eine mögliche UAW von Mirtazapin sind häufig anormale Träume, gelegentlich auch Albträume. Hier sollte die Indikation geklärt werden. Eventuell ist ein Auslassversuch möglich? Alternativ könnte die Dosis bei Schlafstörungen auch auf 15 mg erhöht werden. Manchmal tritt ein paradoxer Effekt auf, mit weniger UAW bei einer höheren Dosis.

7.17 Welche Ursachen/Faktoren für eine Sturzgefährdung gibt es bei Frau Schüttel?

Die Grunderkrankung **Morbus Parkinson** mit der resultierenden Gangeinschränkung und momentan schlechter medikamentöser Einstellung stellen das erste Sturzrisiko dar. Zusätzlich liegt eine **hohe anticholinerge Belastung** vor (ACB-Score = 5, Levodopa, Domperidon, Triamteren, Mirtazapin und Oxycodon haben jeweils einen Score von 1). Die Kombination von Medikamenten mit anticholinerger Belastung kann vermehrt zu Stürzen führen. Rücksprache mit dem Arzt ist erforderlich, ob und wie der ACB-Score reduziert werden kann. Kann zum Beispiel auf ein anderes Diuretikum ohne ACB-Belastung umgestiegen werden bzw. ist eine Diuretika-Verordnung medizinisch stringent notwendig (ggf. Rücksprache mit Kardiologie?). Klärung, ob Domperidon nur kurzzeitig eingesetzt wird.

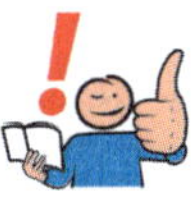

7.18 Wie ist Frau Schüttels Medikation laut FORTA-Liste zu beurteilen?

	Indikation	FORTA	Kommentar
Levodopa	Parkinson	A	
Domperidon	Übelkeit und Erbrechen	C	Nur Kurzzeittherapie, bei chronischen Beschwerden ausschließlich intermittierende Anwendung
Lamotrigin	Epilepsie	B	Mittel erster Wahl
Triamteren	Herzinsuffizienz	B	Unverzichtbar bei Dekompensation
	Arterielle Hypertonie	B	Besondere Vorsicht bei Diastole < 60mmHg
HCT	Herzinsuffizienz	B	Unverzichtbar bei Dekompensation
	Arterielle Hypertonie	B	Besondere Vorsicht bei Diastole < 60mmHg
Bisoprolol	Herzinsuffizienz	A	Unverzichtbar bei Dekompensation
	Arterielle Hypertonie	C	Besondere Vorsicht bei Diastole < 60mmHg
Mirtazapin	Depression	C	Schlafanstoßend und appetitsteigernd
	Schlafstörungen	C	Niedrig dosieren (7,5 – 15 mg)
Oxycodon/ Naloxon	Schmerzen	C	
Oxycodon	Schmerzen	B	
Paracetamol	Schmerzen	A	

Mirtazapin ist vermutlich zum Schlafen und nicht zur Behandlung von Depressionen gedacht. FORTA empfiehlt zusätzlich eine Osteoporose-Prophylaxe mit Vitamin D und ggf. Calcium – mit Blick auf die Fraktur nach Sturz bei Frau Schüttel sicherlich sinnvoll. Wenn möglich, empfiehlt sich noch ein kardiologisches Konsil, sowohl bei Hypertonie als auch bei Herzinsuffizienz sind ACE-Hemmer mit A bewertet.

7.19 Welche nicht-medikamentösen Maßnahmen sollten Sie bei der pharmazeutischen Betreuung ergreifen?

Vor der Entlassung sollte ein Gespräch mit Frau Schüttel und ihrem Ehemann über ihre Medikation geführt werden. Dabei sollte genau erklärt werden, wann und wie die Medikamente am besten eingenommen werden und an wen sie sich wenden können, wenn es dabei Probleme gibt. Zur Entlassung sollte ihnen zusätzlich ein aktueller Medikationsplan mitgegeben werden.

7.4 Der Fall mit den verschiedenen Stimmungen

7.20 Welche der folgenden Aussagen treffen auf die Pharmakotherapie von psychiatrischen Erkrankungen zu? Bitte ankreuzen.

Die Aussagen **A, C und F treffen zu**. Die Ursachen von psychischen Erkrankungen sind häufig nicht einfach zu benennen. Es kommen meist mehrere Faktoren in Frage, die das Entstehen der Krankheit begünstigen. Unter anderem spielen auch genetische Gegebenheiten eine Rolle. Nebenwirkungen haben einen großen Einfluss auf die Auswahl der Medikamente. So können sie der Grund sein, warum ein ansonsten gut wirksames Arzneimittel nicht eingesetzt werden kann. Die Medikation nach einem festen Schema ist in der Psychiatrie durchaus erfolgreich, aber da oft nicht für alle Störungen Zulassungen vorhanden sind, ist Off-Label-Use häufig. Zur Diagnosestellung von psychiatrischen Erkrankungen werden unter anderem Eigen- und Fremdanamnesen sowie Ratingskalen durchgeführt. Laborwerte werden zum Ausschluss von körperlichen Ursachen benötigt. Zur Therapie werden verschiedene Wirkstoffgruppen eingesetzt, die trotz gleicher Indikation an verschiedenen Rezeptoren angreifen können. Ob eine medikamentöse Therapie greift, sollte regelmäßig überprüft werden. Bei Depressionen wird zunächst nach zwei bis drei Wochen bestimmt, ob eine Besserung eingetreten ist. So entscheidet der Arzt, ob eine Therapie weitergeführt wird oder eventuell geändert werden muss. Wenn die akute Therapie erfolgreich war und die beste Einstellung auf Medikamente gefunden wurde, muss je nach Erkrankungshäufigkeit und Schwere zum Beispiel nach einem halben Jahr über Langzeitprophylaxe gesprochen werden.

7.21 Ordnen Sie die folgenden Wirkstoffe den korrekten Wirkstoffgruppen zu: Amisulprid, Aripiprazol, Clozapin, Haloperidol, Lorazepam, Olanzapin.

Benzodiazepin	Lorazepam
Atypisches Neuroleptikum	Amisulprid, Olanzapin, Aripiprazol, Clozapin
Klassisches Neuroleptikum	Haloperidol

Zur Therapie der Schizophrenie werden Antipsychotika eingesetzt. Typischerweise sind diese D_2-Rezeptor-Antagonisten. Zu den klassischen Antipsychotika gehören Haloperidol und Flupentixol. Die atypischen Neuroleptika sind ein bunter Strauß: Aripiprazol zum Beispiel ist ein partieller Agonist und Amisulprid wirkt vorwiegend auf das limbische System. Olanzapin, Risperidon und Quetiapin antagonisieren zusätzlich den $5HT_2$-Rezeptor und Clozapin wird sogar als „dirty drug" bezeichnet, aufgrund seiner vielen Angriffspunkte. Eine Übersicht der Rezeptoraffinitäten finden Sie in Pharmakologie-Lehrbüchern.

Additiv können zur Therapie auch Antidepressiva, Stimmungsstabilisatoren oder Benzodiazepine wie Lorazepam gegeben werden. Auch psychosoziale Therapien und Psychotherapie müssen, soweit möglich, angewandt werden.

7.22 Welche Wirkstoffe könnten bei Frau Bäumel angewandt werden?

Auch zur Therapie der Depression werden Wirkstoffe mit unterschiedlichen Angriffspunkten eingesetzt. Zu den klassischen Antidepressiva zählen dabei die selektiven Wiederaufnahmehemmer wie SNRI oder SSRI, Mirtazapin, Bupropion, die Tri- und Tetracyclischen Antidepressiva und die MAO-Hemmer, wie Tranylcypromin. Wirkstoffe, die als Stimmungsstabilisatoren wirken, sind Lithium, Antiepileptika wie Lamotrigin oder Valproat bei Bipolarer Depression und atypische Antipsychotika (siehe Antwort 7.21). Neue Substanzen, die bei Depression eingesetzt werden, sind Agomelatin (Melatonin-Derivat) und derzeit nur mit EU-Zulassung Ketamin. Benzodiazepine werden adjuvant sehr häufig eingesetzt, ebenso Antipsychotika in niedriger Dosis. Stimulantien, Dopamin-Agonisten, Schilddrüsenhormone und andere werden bei schwerer Therapieresistenz angewandt. In allen Fällen muss begleitend psychotherapeutisch behandelt oder zumindest geführt werden. Fast alle Psychopharmaka werden mittlerweile antidepressiv eingesetzt. Hinzu kommen nichtstoffliche biologische Therapien wie Elektrokonvulsion und Magnetstimulation.

7.23 Welche Aussagen sind korrekt? Bitte ankreuzen.

Die Aussagen **A, B und D sind korrekt**.

Manche Antipsychotika haben eine Zulassung als Antimanika oder sogar Stimmungsstabilisatoren, zum Beispiel Quetiapin, eingeschränkt auch Olanzapin und Aripiprazol. Die Rolle der Antiepileptika ist hinter Lithium und den Antipsychotika zurückgetreten. Valproat hat eine stark teratogene Wirkung. Siehe dazu auch Antwort 7.24 und Fall 12.3. Lithium ist zwar im Trinkwasser enthalten, allerdings nur in geringen Mengen, wobei diese so geringe Menge schon antisuizidal wirken kann (Memon et al. 2020).

Aufgrund seiner Ähnlichkeit mit Iod kann Lithium die Schilddrüse beeinflussen und zu Hypothyreose und Gewichtszunahme führen. Deswegen ist es wichtig, die Schilddrüsenfunktion (TSH) VOR und WÄHREND der Lithium-Behandlung zu bestimmen (und ggf. zu therapieren).

7.24 Welche Aussagen zur Therapie mit Psychopharmaka in der Schwangerschaft sind korrekt? Bitte ankreuzen.

Die Aussagen **D, E und F sind korrekt**. Die Organbildung des Embryos erfolgt im ersten Trimenon und ist nach ca. drei Monaten abgeschlossen. Vor der Geburt solle die Dosis zum Beispiel eines SSRI reduziert werden, um ein neonatales Anpassungssyndrom zu verhindern. Hierbei kommt es unter anderem zu Zittern, Übererregbarkeit und Atemstörungen. Valproat ist teratogen. Es kann zu komplexen Fehlbildungen führen und auch neurokognitive Defizite hervorrufen. Bei Schwangeren, aber auch generell Frauen im gebärfähigen Alter sollte es deshalb nicht eingesetzt werden. Lithium kann beim Kind zur Ebstein-Anomalie des Herzens führen. Dies ist ein angeborener Herzfehler, bei dem das septale Triskuspidalsegel zu weit rechts in der rechten Kammer angelegt ist. Dies führt zu einer Teil-Atrialisierung der rechten Kammer. Haloperidol kann zur Therapie eingesetzt werden, wenn es gar keine besseren Alternativen gibt. Es kann zu extrapyramidalmotorischen Störungen bei Kindern führen. Benzodiazepine können beim Kind zum Floppy-Infant-Syndrom führen, was sich in einem verminderten Muskeltonusunter anderem mit Trinkschwäche äußert. Prinzipiell gilt, dass nach gründlicher Aufklärung die zukünftigen Eltern abwägen und entscheiden müssen. Es empfiehlt sich immer eine unabhängige Konsultation zum Beispiel bei Embryotox in Berlin. Niemand ist immer so gut auf dem Laufenden. Wenn die Schwangerschaft schon eingetreten ist, schwinden die Freiheitsgrade. Wünschenswert ist deshalb eine Beratung aller gebärfähigen Frauen vor der medikamentösen Einstellung. Mehr zu diesem Thema erfahren Sie in Kapitel 12.

7.5 Der Fall mit den vielen Gedanken

7.25 Ordnen Sie die folgenden Begriffe entsprechend zu: Schizophrenie, paranoide Persönlichkeitsstörung, Bipolare Störung, Zwangsstörung, Depression, somatoforme Störungen.

Zu den **Psychosen** zählen Erkrankungen, bei denen Halluzinationen, Wahn, Realitätsverlust oder Ich-Störungen auftreten können, wie zum Beispiel die Schizophrenie. Auch affektive Störungen wie Depressionen oder Bipolare Störungen, gehören dazu. Es kommt zu einer tiefgreifenden Veränderung der Wahrnehmung von Umwelt und eigener Person. Bei den **Neurosen** – ein veralteter Begriff, mittlerweile sind die Diagnosen unter „neurotische Belastungs- und somatoforme Störungen“ aufgeführt – ist im Gegensatz dazu die Realitätskontrolle, wenn nur gering, beeinträchtigt und es fehlt eine organische Ursache. Hierunter fallen neben sogenannten Symptomneurosen (Herzneurose, Angstneurose, Zwangsstörung, somatoforme

Störung) auch häufig lebensgeschichtlich bedingte psychische Störungen wie Persönlichkeitsstörungen, Abhängigkeitserkrankungen oder sexuelle Deviationen. Der Begriff ist aber uneinheitlich und wird deshalb nicht in den Diagnosemanualen DSM-IV (Diagnostisches und statistisches Manual psychischer Störungen, 4. Auflage) und ICD-10 (Internationale statistische Klassifikation der Krankheiten und verwandter Gesundheitsprobleme, 10. Auflage) verwendet. Persönlichkeitsstörungen können auch separat betrachtet werden. Es handelt sich um anhaltende Verhaltensmuster, bei denen auf verschiedene Lebenssituationen starr und unflexibel reagiert wird und damit von einem in der bestimmten Situation angemessenen Verhalten abweicht. Für Persönlichkeitsstörungen gibt es eine ICD-10-Klassifikation.

7.26 Ordnen Sie die Beobachtungen in die Kategorien Plus- und Minus-Symptome ein: Wahnideen, Denkstörungen, Sozialer Rückzug, Halluzinationen, Selbst-Vernachlässigung

Bei Positiv- oder Plus-Symptomen (Psychose) handelt es sich um eine gesteigerte Wahrnehmung des Erlebten bis hin zu Halluzinationen. Negativ- oder Minus-Symptome hingegen sind durch vermindertes Erleben charakterisiert. Hierbei kann es beispielsweise zu Antriebslosigkeit oder Affektverflachung kommen, woraus schließlich die soziale Isolation resultiert. Allerdings bedeutet das Vorliegen von Halluzinationen nicht gleich, dass eine Schizophrenie vorliegt. Die genaue Diagnosestellung kann in der S3-Leitlinie Schizophrenie der Deutsche Gesellschaft für Psychiatrie und Psychotherapie, Psychosomatik und Nervenheilkunde (DGPPN) nachgelesen werden.

Plus-Symptome	Denkstörungen	Rededrang, sprunghafte Gedankengänge und Sprache
	Wahnideen	Religiöse und philosophische Interessen können auf einen entsprechenden Wahn hindeuten; Fernsehen wird oft von Schizophrenen gemieden, da die Betroffenen die Inhalte direkt auf sich selbst beziehen und sich beispielsweise von einem Nachrichtensprecher direkt angesprochen fühlen.
	Halluzinationen	Akustisch und visuell
Minus-Symptome	Sozialer Rückzug	Rückzug von Familie/Freunden und Arbeit
	Selbst-Vernachlässigung	In diesem Fall zum Beispiel das Tragen des Schlafanzuges tagsüber

7.27 Welche Aussagen zu Cannabis sind korrekt? Bitte ankreuzen.

Die Aussagen **C und E sind korrekt**. Die Zusammenhänge zwischen Cannabis-Konsum und Schizophrenie sind noch nicht abschließend geklärt. Doch zeigen Untersuchungen, dass bei Patienten, die eine schizophrene Psychose erlebt haben, ein fortgesetzter Cannabis-Konsum das Risiko eines Rezidivs erhöht. Ob und inwiefern Cannabis-Konsum selbst Psychosen auslösen kann, ist umstritten. Auch weiterer Drogenkonsum und Vorerkrankungen scheinen eine Rolle zu spielen. Zudem ist der Gehalt an THC und CBD von Bedeutung. Hohe THC-Mengen scheinen eher eine Psychose zu begünstigen, während einem hohen CBD-Gehalt eher antipsychotische Eigenschaften nachgesagt werden. Eine Gabe von Cannabis-Produkten bei Schizophrenie-Patienten ist daher sicher nicht bedenkenlos durchführbar! Zudem wurde insbesondere bei jugendlichen Cannabis-Konsumenten ein vermindertes Gehirnvolumen mit kognitiven Einschränkungen beobachtet.

7.28 Welche Aussagen zu Vrenis Medikation treffen zu? Bitte ankreuzen.

Aussagen **B, D und E sind korrekt**. Zur Behandlung einer Schizophrenie stehen verschiedene Antipsychotika zur Auswahl. Wird Risperidon eingesetzt, reicht meist eine Menge von 4 mg bereits als Erhaltungsdosis. Allerdings sollte die Dosierung nicht auf mehr als 16 mg gesteigert werden. Bei der Behandlung müssen auch geschlechtsspezifische Unterschiede berücksichtigt werden. So unterscheidet sich bei den Geschlechtern beispielsweise das Nebenwirkungsprofil und die benötigte Dosierung ist bei Frauen häufig geringer. Zur Behandlung einer akuten Psychose ist Haloperidol sehr wohl geeignet. Bei Vreni ist tatsächlich eine sogenannte Okulogyre Krise (= krampfhafte, unwillkürliche Aufwärtsbewegung der Augen) aufgetreten. Diese kann bei bestimmten Erkrankungen wie Parkinson oder dem Tourette-Syndrom auftreten oder aber wie in Vrenis Fall medikamenteninduziert sein. Behandelt werden kann sie mit Benzatropin.

7.29 Welche Maßnahmen können zur Verbesserung der Compliance beitragen?

Besteht die Gefahr, dass ein Patient seine Medikamente zu Hause nicht regelmäßig einnimmt, können **Depot-Arzneimittel** als Rezidiv-Prophylaxe helfen. Sie werden vom Arzt injiziert, was für eine gesicherte Applikation sorgt. Da sie über einen langen Zeitraum im Körper des Patienten wirken, muss vorher ihre Wirksamkeit und Verträglichkeit über mehrere Wochen mit einer oralen Arzneiform desselben Wirkstoffes überprüft werden. Mit Hilfe von Depot-Arzneimitteln kann dann auch im privaten Umfeld eine Therapie des Patienten ermöglicht werden, und ein stationärer Aufenthalt ist nicht nötig, genauso wenig wie das Untermischen unter das Essen. Ziel der Psychoedukation ist unter anderem die Aufklärung über und damit ein besseres Verständnis für eine Erkrankung. In Vrenis Fall kann dies zu einer besseren Akzeptanz der Therapie führen. Dabei werden nicht nur die Patienten selbst, sondern auch deren Angehörige und andere Vertrauenspersonen einbezogen.

8 | Endokrinologie

8.1 Der Fall mit den vielen Hormonen

8.1 Was ist die Aufgabe des endokrinen Systems?

Das endokrine System kontrolliert verschiedene Körperfunktionen über die Ausschüttung von Hormonen.

8.2 Was ist die Aufgabe von endokrinen Hormonen?

Endokrine Hormone sind Botenstoffe, die verschiedene Prozesse im Körper steuern. Im Gegensatz zu Neurotransmittern, die in unmittelbarer Umgebung ihrer Ausschüttung wirken, werden Hormone in bestimmten Drüsen/Geweben gebildet und wirken woanders. Hormone werden über die Blutbahn zu ihren Zielgeweben transportiert.

Es gibt insgesamt neun endokrine Drüsen im menschlichen Körper. Acht davon sind unabhängig vom Geschlecht, die neunte ist unterschiedlich.

8.3 Endokrine Drüsen im menschlichen Körper

1	Hypothalamus
2	Hypophyse
3	Schilddrüse
4	Nebenschilddrüsen
5	Bauchspeicheldrüse/Pankreas
6	Nebennieren
7	Thymus
8	Epiphyse/Zirbeldrüse
♂	Hoden
♀	Eierstöcke

8.4 Sehr schön! Können Sie diese Hormondrüsen in Abbildung I.8.1 auch korrekt verorten?

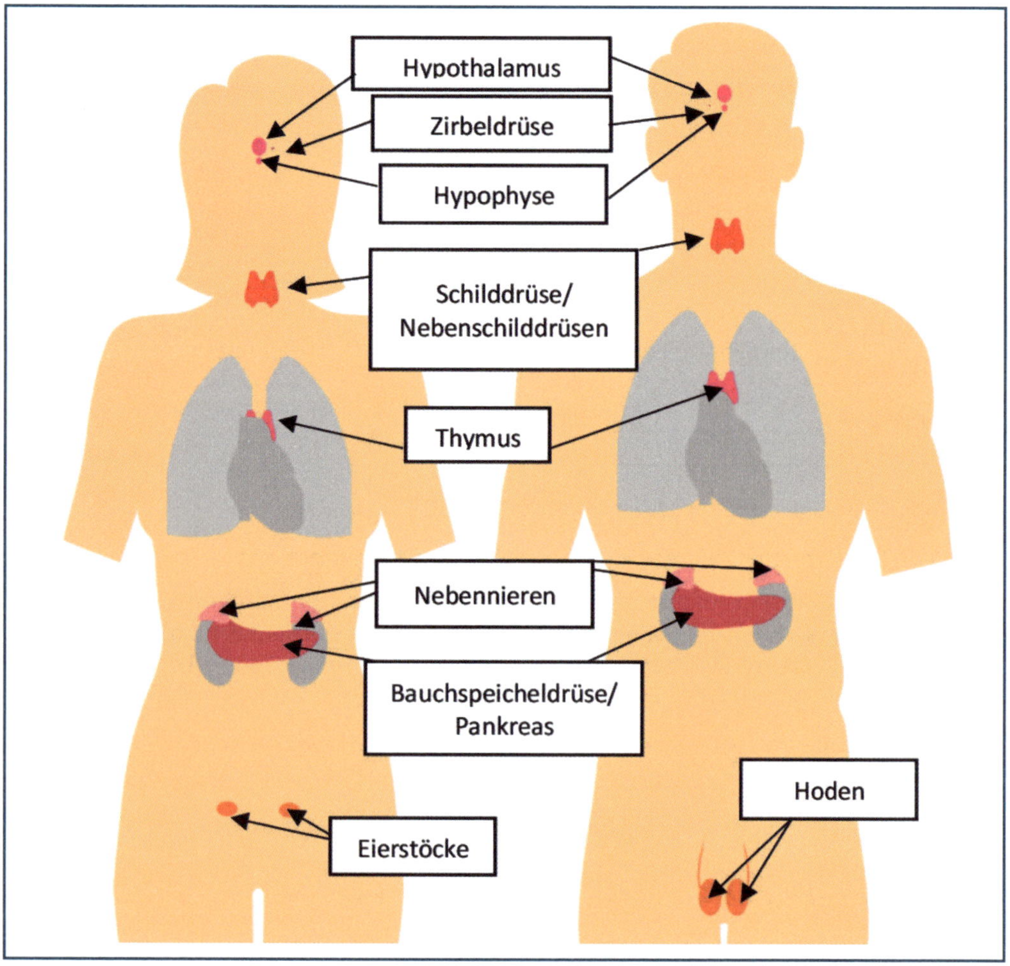

Abbildung II.8.1: *Lokalisation der endokrinen Drüsen im menschlichen Körper. © Pixabay/jeftymatricio1*

8.5 Benennen Sie pro endokriner Drüse mindestens zwei der dort sezernierten Hormone. *Ausnahme Zirbeldrüse: Hier gibt es nur eins.

Endokrine Drüse	Hormon
Hypothalamus	GnRH
	Somatostatin
Zirbeldrüse*	Melatonin
Hypophyse	Somatotropin (Wachstumshormon)
	Schilddrüsen-stimulierendes Hormon (TSH)
	Adrenocorticotropes Hormon (ACTH)
	Follikel-stimulierendes Hormon (FSH)
	Luteinisierendes Hormon (LH)
	Prolaktin
	Oxytocin
	Vasopressin (antidiuretisches Hormon, ADH)
Schilddrüse	Triiodthyronin (T3)
	Thyroxin (T4)
Nebenschilddrüsen	Cortisol (Glucocorticoide)
	Aldosteron
	Testosteron und andere Androgene
	Parathormon
Nebennierenmark	Adrenalin
	Noradrenalin
	Dopamin
Thymus	Thymushormone wie z. B. Thymosin
Bauchspeicheldrüse (Langerhans-Insel)	Adrenalin
	Glukagon
	Somatostatin
Eierstöcke	Progesteron
	Estradiol
Hoden	Testosteron
	Dihydroepiandosteron (DHEA)
	Estradiol

8.2 Der Fall mit Herrn Zucker

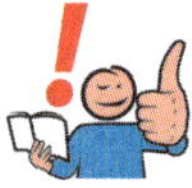

8.6 Wie hätte Herr Zucker selbst merken können, dass sein Diabetes nicht ausreichend gut eingestellt ist?

Müdigkeit und Leistungsminderung sind eher unspezifische Symptome, aber häufiges Wasserlassen (Polyurie), Durst (Polydipsie), Heißhunger und Gewichtsverlust sind Symptome, die aufgrund der Hyperglykämie und Glucosurie mit osmotischer Diurese (durch zu viel Glucose im Urin) auftreten. Zusätzlich kann auch eine gesteigerte Infektanfälligkeit entstehen und schwankende Blutzuckerwerte könnten zu Unterzuckerepisoden mit Ohnmacht führen. Bei **Typ I Diabetikern** sollte eine schlechte Blutzuckereinstellung eigentlich durch schwankende Blutzuckerwerte sehr schnell auffallen! Herr Zucker hat wohl ein paar Blutzuckermessungen verschwitzt bzw. sich keine großen Gedanken um die Werte gemacht. Bei schlechter Blutzuckereinstellung kann es zum Beispiel zu Hypoglykämien während der Nacht kommen. Dadurch werden endogene Prozesse ausgelöst, welche die Glucosebildung (Gluconeogenese) steuern – durch diese „endogene Zuckerbeschaffung" kommt es zu sehr hohen Blutzuckerwerten am Morgen. Eine schlechte Einstellung eines **Typ II Diabetes** fällt Patienten nicht so schnell auf. Häufig fallen Symptome erst bei einer Routineuntersuchung auf oder weil sich bereits Folgeerkrankungen eingestellt haben.

8.7 Wodurch werden die unterschiedlichen Diabetestypen verursacht?

Diabetes mellitus Typ 1	Absoluter Insulinmangel
Diabetes mellitus Typ 2	Relativer Insulinmangel
Sekundärer Diabetes	Pankreasoperation, Stoffwechselstörung, Alkohol, Glucocorticoide

Diabetes mellitus Typ I wird auch häufig „juveniler Diabetes" genannt. Hier steht die fehlende Insulinproduktion, also ein absoluter Insulinmangel, im Vordergrund. Die Ursachen für diesen Mangel können genetisch bedingt sein oder durch eine Autoimmunreaktion oder Infektion hervorgerufen werden.

Diabetes mellitus Typ II, auch als Alterdiabetes bekannt, wird durch einen relativen Insulinmangel charakterisiert. Diesen Typen kann man nochmals in zwei Klassen unterteilen:

Typ IIa: Kommt eher selten vor, Patienten sind in diesem Fall normal- bzw. untergewichtig, hier ist eine verringerte Insulinsekretion das Problem.

Typ IIb: Bei 90 % der Patienten sieht man allerdings eher ein Übergewicht, hier ist die Ursache für den Diabetes ein Mangel an Insulinrezeptoren durch zum Beispiel Rezeptordownregulation.

Die Ursachen für einen **sekundären Diabetes mellitus** sind sehr unterschiedlich:

- Stoffwechselstörungen, zum Beispiel Hyperthyreose, Cushing-Syndrom, Phäochromozytom
- Arzneistoffe, zum Beispiel Glucocorticoide, Schilddrüsenhormone, Beta-2-Sympathomimetika, Thiazide, hormonelle Kontrazeptiva

- Erkrankungen des Pankreas
- Genetische Defekte in der beta-Zellfunktion oder der Insulinwirkung, eventuell auch genetische Syndrome wie Down-Syndrom, Klinefelter-Syndrom unter anderem
- Infektionen, zum Beispiel kongenitale Rötelinfektion, CMV-Infektion
- immunologisch bedingt, zum Beispiel Anti-Insulin-Rezeptor-Antikörper (sehr selten!)

Alkohol kann durch den Einfluss auf den Kohlenhydratstoffwechsel den Blutzuckerspiegel beeinflussen und sowohl zu Hypoglykämien als auch zu Hyperglykämien führen. Bei Patienten mit latenten oder vorbestehendem Diabetes mellitus kann die Symptomatik dadurch verschlechtert werden. Eine gesundheitliche Folge von Alkoholismus kann die Entstehung einer chronischen Pankreatitis sein. Dies kann zu einer Pankreasinsuffizienz führen, und damit zu einem sekundären Diabetes mellitus.

8.8 Welche Wirkstoffklassen werden in der Diabetes-Behandlung eingesetzt? Geben Sie die Wirkstoffklassen und jeweils mindestens ein Beispiel an.

Wirkstoffklasse	Beispiel	Diabetes-Typ
Langwirksames Insulin	Insulin glargin	1 und 2
Kurzwirksames Insulin	Insulin aspart	1 und 2
Biguanide	Metformin	2
SGLT2- Inhibitoren	Empaglifozin, Dapaglifozin	2
GLP-1-RA	Liraglutid, Exenatid, Semaglutid	2
Sulfonylharnstoffe	Glibenclamid, Gliclazid, Glimepirid	2
DPP-4-Inhibitoren	Sitagliptin, Saxagliptin, Vildagliptin	2

Insulin ist sicherlich als Standard in der Therapie des Typ I Diabetes mellitus (= Typ I DM) zu sehen. Dank unterschiedlicher Typen (lang- und kurzwirksam) wird über regelmäßiges Spritzen versucht, den Blutzuckerspiegel möglichst engmaschig zu kontrollieren. Insuline werden auch bei Typ II eingesetzt, sei es zur schnellen Blutzuckersenkung bei der Erstdiagnose oder bei Patienten, die seit Jahren behandelt werden und wo die Therapie mit Tabletten und Diät allein nicht mehr ausreicht, den Blutzucker zu normalisieren. **Metformin**, also ein *Biguanid*, ist sicherlich das Standardmittel in der medikamentösen Behandlung des Diabetes mellitus Typ II, es hemmt die Glucose-Aufnahme im Darm und die Gluconeogenese und Glykogenolyse in der Leber. *Sulfonylharnstoffe*, wie **Glibenclamid** oder **Gliclazid**, sind Arzneistoffe erster Wahl bei einer Metforminunverträglichkeit. Sie erhöhen die Insulinproduktion. Diese Wirkstoffgruppe ist allerdings für eine längerfristige Therapie nicht perfekt, da die pharmakologische Wirkung mit der Zeit nachlässt. *Thiazolidindione*, oder auch *Glitazone* wie **Pioglitazon**, sind nicht unumstritten in der Therapie wegen schwerwiegender Nebenwirkungen und sollten nur noch in begründeten Ausnahmefällen verordnet werden. Sie erhöhen die Insulinempfindlichkeit. *DPP-4-Hemmer* steht für Dipeptidyl-Peptidase-4-Inhibitoren oder auch *Gliptine*. In Deutschland sind **Sitagliptin** und **Vildagliptin** zur Monotherapie des Typ II DM zugelassen. *Glinide* wie **Repaglinid** sind Sulfonylharnstoffanaloga. Sie sind sogenannte postprandiale Glucose-Regulatoren, das heißt sie haben kaum Auswirkung auf den Nüchternblutzucker und müssen zum Essen eingenommen werden. *Alpha-Glucosidasehemmer* wie **Acarbose** werden in Deutschland nur selten zur Therapie eingesetzt, können aber lebenslang von einem Patienten genommen werden, da sie nur lokal im Darm wirken. *SGLT-2-Inhibitoren*, auch *Gliflozine* genannt, hemmen die Glucoseresorption aus dem Primärharn. Sie sind in Deutschland seit 2012 erhältlich. Bisher gibt es **Dapagliflozin** und Empagliflozin. Mittlerweile sind auch beide Stoffe in der Behandlung von Herzinsuffizienz und Niereninsuffizienz zugelassen. Die *Inkretinmimetika*, oder auch *Glucagon-like-Peptid-1-Rezeptoragonisten (GLP-1-RA)*, sind die neueste Errungenschaft in der Therapie des Diabetes mellitus Typ 2 und spätestens seit der Zulassung von **Semaglutid**, also **Ozempic®**, in aller Munde. Denn Inkretinmimetika tragen zu einer signifikanten Gewichtsreduktion bei und werden deswegen gerne off-label zur Gewichtsreduktion eingesetzt. Seit Juli 2023 kann mit **Wegovy®** nun hierzulande offiziell auch ein Semaglutid-Präparat zur Gewichtsreduktion privat verordnet werden – das hat allerdings seinen Preis.

8.9 Welche Folgen kann ein unzureichend eingestellter Diabetes mellitus haben?

Diabetes ist eine Erkrankung, die sich über zu hohe Blutzuckerwerte definiert. Zucker lagert sich in Gefäßwänden ab und schädigt die Zellwände, speziell das Endothel. Deshalb sind die Folgeerkrankungen des Diabetes mellitus die Folge von **Gefäßschäden** in großen (Makroangiopathie) und kleinen Gefäßen (Mikroangiopathie). Erkrankungen der großen Gefäße sind: Herzinfarkt, Schlaganfall, erektile Dysfunktion. Erkrankungen der kleinen Gefäße sind: Polyneuropathie, Erblindung, Nierenversagen. Das Ulcus cruris (syn. Unterschenkelgeschwür, „Offenes Bein“) nimmt eine Mittelstellung ein, da es oft ausgeht von kleinen Wunden, die wegen der Polyneuropathie nicht bemerkt werden, sich dann ausweitet und nicht verheilt wegen einer mangelhaften Blutzufuhr aus den großen Gefäßen. Der Katarakt entsteht durch osmotische Prozesse in der Linse, wobei mehr Wasser in den flüssigkeitsgefüllten Linsenkörper eingelagert wird (die Linse selbst ist nur während der Embryonalperiode an die Blutversorgung angeschlossen).

8.3 Der Fall mit den Cortisontabletten

8.10 Welche Gefahr besteht, wenn Glucocorticoide plötzlich abgesetzt werden?

Eine **Addison-Krise** kann entstehen, wenn Glucocorticoide nach langer Therapie plötzlich abgesetzt werden, was potenziell lebensgefährlich ist. Symptome einer Addison-Krise können arterielle Hypotonie bis zum Schock, Abgeschlagenheit, Vigilanzstörungen, Fieber, Durchfall, Hypoglykämien und viele weitere unspezifische Symptome wie einer Pseudoperitonitis sein. Hinweisend ist oftmals auch eine vermehrte Pigmentierung der Haut. Als Therapie ist eine Cortisongabe nötig.

8.11 Ordnen Sie zu, ob durch die Wirkung von Glucocorticoiden eine Steigerung oder Reduzierung der folgenden Funktionen stattfindet:

Funktion	Steigerung	Reduzierung
Blutdruck	✓	
Entzündungsreaktion		✓
Glukoneogenese	✓	
Immunreaktion		✓
Calciumretention		✓
Knochenaufbau		✓
Muskel- und Gewebeabbau	✓	
Natrium- und Wasserretention	✓	
Thromboseneigung	✓	

Glucocorticoide werden in der Nebennierenrinde produziert und sind Stresshormone unseres Körpers, die Energie zur Verfügung stellen sollen. Deswegen werden vermehrt Bindegewebe und Muskeln abgebaut sowie die Glukoneogenese aktiviert. Glucocorticoide führen zu einer Erhöhung der Anzahl an Blutzellen und Thrombozyten im Blut, wodurch oftmals eine Leukozytose beim Ansetzen zu beobachten ist. Außerdem ist dadurch das Thromboserisiko erhöht. Andererseits reduzieren Glucocorticoide die Entzündungs- und Immunantwort, weswegen sie größtenteils eingesetzt werden. Jedoch führt dies auch zu erhöhter Infektanfälligkeit. Außerdem führen Glucocorticoide zu einer Fettumverteilung (der sogenannten Stammfettsucht), sowie einem sogenannten Stiernacken und Mondgesicht. Auch weitere Stoffwechselwege wie der Knochenaufbau werden reduziert. An der Niere bewirken Glucocorticoide eine erhöhte Natrium- und Wasserretention sowie eine verringerte Calciumretention.

8.12 Überlegen Sie, wie der Feedbackmechanismus funktioniert und unterstreichen Sie die richtigen Wörter.

Glucocorticoide werden, wie die meisten Hormone, durch einen **negativen** Rückkopplungseffekt reguliert. Als übergeordnetes Hormon dient **ACTH**, welches in der **Hypophyse (Hirnanhangdrüse)** produziert wird. Ist wenig Cortisol[1] im Blut, wird **viel ACTH** ausgeschüttet, welches wiederum zu einer **erhöhten** Ausschüttung von Glucocorticoiden führt.

Umgekehrt führt ein hoher Glucocorticoidspiegel zu einer Drosselung der CRH- und ACTH-Ausschüttung, und das wiederum bremst die Cortisol-Freisetzung. Durch die langfristige exogene Zufuhr ist also die Cortisol-Eigenproduktion inhibiert und ein schnelles Absetzen führt zu einem Cortisol-Mangel, welcher sich in einer Addison-Krise äußern kann (siehe Antwort 8.10).

1 Cortisol ist die biologisch aktive Form, Cortison ist die nicht biologisch aktive Vorstufe. Etwas irreführend ist, dass als Cortison umgangssprachlich auch die medikamentösen Glucocorticoide wie Prednisolon verstanden werden.

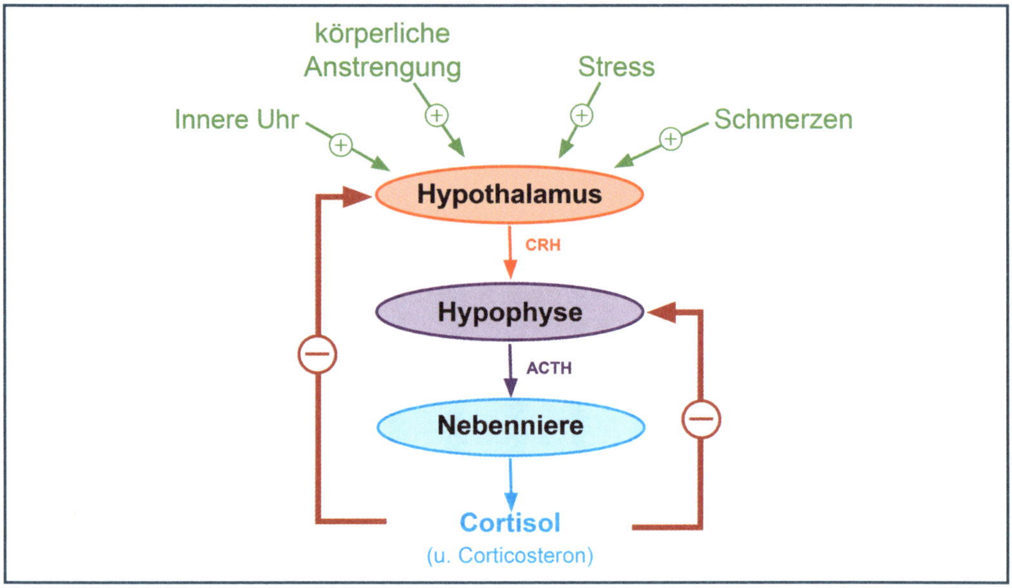

Abbildung II.8.2: *Regelkreislauf der Glucocorticoid-Produktion*

8.13 Welche Darreichungsformen für Glucocorticoide gibt es? Und bei welchen Erkrankungen kommen sie zum Einsatz?

Glucocorticoide können oral, intravenös, lokal und inhalativ gegeben werden. Glucocorticoide sind Medikamente mit einer sehr großen Anwendungsbreite. Einige klassische Beispiele wären COPD, Asthma, Anaphylaxie, Colitis Ulcerosa, Morbus Crohn, rheumatoide Arthritis, Sarkoidose, Lupus und viele Hauterkrankungen.

8.14 Was unterscheidet das Cushing-Syndrom vom Morbus Cushing?

Ein Cushing-Syndrom beschreibt bloß die Symptomatik eines Hypercortisolismus, nicht jedoch die Herkunft. Ein Hypercortisolismus kann durch eine Überproduktion von ACTH entstehen, zum Beispiel durch einen hormonproduzierenden Tumor in der Hypophyse oder Paraneoplasien. Dann spricht man von einem **sekundären Hypercortisolismus**. Wenn in der Nebennierenrinde aufgrund von Tumoren ACTH-unabhängig zu viel Cortisol produziert wird, nennt man dies **primärer Hypercortisolismus**. Der häufigste Grund ist jedoch die langjährige Cortisongabe durch Ärzte oder auch ektoper/iatrogener Hypercortisolismus. Morbus Cushing ist ein Hypercortisolismus aufgrund eines ACTH-produzierenden Hypophysenadenoms, es handelt sich hierbei also um eine Form des sekundären Hypercortisolismus.

8.15 Wodurch entsteht die Braunfärbung der Haut?

Der Körper produziert zunächst weniger Cortisol, wenn ihm ein externes Glucocoticoid (GC) zugeführt wird. Wenn dieses externe GC dann plötzlich abgesetzt wird, ist zu wenig Cortisol vorhanden (siehe auch Antwort 8.12). Dadurch wird die Freisetzung von CRH (Corticotropin releasing Hormone) nicht mehr gehemmt. CRH führt nun zu einer Ausschüttung von Proopiomelanocortin. Dieses wird dann in ACTH und **MSH** (Melanozyten stimulierendes Hormon) gespalten. Das ACTH führt dann in der Nebennierenrinde wieder zu einer erhöhten Cortisolausschüttung. Das MSH, welches nun vermehrt im Körper ist, stimuliert die Melanozyten, welche die Haut braun färben.

8.4 Der Fall mit dem Jod

8.16 Wie viele Iod-Atome sind in einem Molekül Thyroxin?

Thyroxin (T4 , syn.: L-Thyroxin, Levothyroxin) enthält vier Jod-Atome und Triiodthyronin (T3) enthält dementsprechend 3 (ein Jod-Atom weniger in ortho-Position zur OH-Gruppe als bei T4). Das ist auch der Grund, warum eine ausreichende Jodversorgung wichtig ist für die Produktion dieser beiden Hormone.

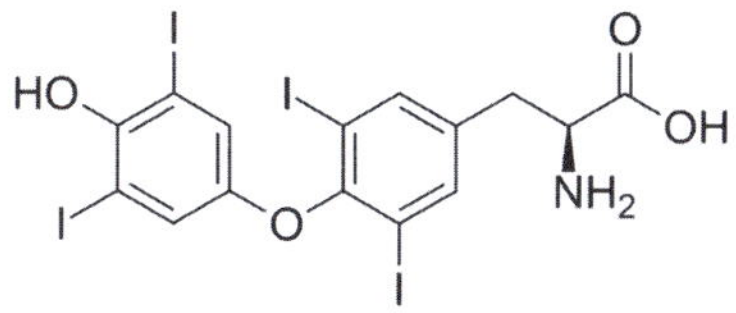

Abbildung II.8.3: *Levothyroxin*

8.17 Welche Bevölkerungsgruppen sind besonders gefährdet, einen Jodmangel zu entwickeln?

Deutschland ist ein sogenanntes Jodmangelgebiet, da unsere Böden zu wenig bzw. gar kein Jod enthalten. Der Jodmangel im Boden nimmt von Norden nach Süden zu. Durch den generellen Zusatz von Jodsalz zu Lebensmitteln konnte die durchschnittliche Jodaufnahme in Deutschland von 60 µg auf 120 µg täglich ansteigen. Die WHO empfiehlt übrigens eine tägliche Aufnahme von 180 – 200 µg für Erwachsene. Einen erhöhten Bedarf an Jod haben zusätzlich Kinder während eines Wachstumsschubes, werdende und stillende Mütter, Vegetarier und Veganer (Obst und Gemüse enthalten aufgrund des jodarmen Bodens zu wenig Jod), Sportler und Senioren. Dadurch, dass Jodsalz wichtig für die Versorgung ist, sind natürlich auch Menschen gefährdet, die sich salzarm ernähren. Aufgrund der flächendeckenden Versorgung mit jodiertem Speisesalz gibt das Bundesinstitut für Risikobewertung für die Nahrungsmittelergänzung mit Jodtabletten (also eine zusätzliche externe Zufuhr von Jod) eine Tageshöchstmenge von 100 µg für Erwachsene und 150 µg für Schwangere und Stillende an.

8.18 Welchen Effekt hat die Gabe von Levothyroxin auf die TSH-Werte?

Hohe Serumspiegel von Levothyroxin lösen einen negativen Feedback-Mechanismus aus (ähnlich wie bei Cortisol, siehe Fall 8.3) und verhindern so die Ausschüttung von TRH aus dem Hypothalamus und TSH aus der Hypophyse.

8.19 Was sind potenzielle UAW, wenn eine Thyroxintherapie mit zu hohen Dosen begonnen wird? Warum treten diese UAW auf?

Wenn die Behandlung mit Levothyroxin mit zu hoher Dosierung gestartet wird, kommt es zu ähnlichen **Symptomen wie bei einer Schilddrüsenüberfunktion**: Patienten können dabei Diarrhoe, innere Unruhe und Nervosität, erhöhten Puls, Schlafstörungen oder Zittern entwickeln.

8.20 Was sind die Symptome einer Schilddrüsenunter- und einer -überfunktion?

Schilddrüsenunterfunktion	Schilddrüsenüberfunktion
Antriebsmangel, Desinteresse, extreme Müdigkeit, kalte Haut und Hände, Verstopfung, trockene Haut, trockenes Haar/**Haarausfall**, brüchige Nägel, **Muskelschwäche**, Gewichtszunahme, Appetitlosigkeit, **Kropf**, geschwollenes Gesicht/ Zunge/ Augen, Kälteempfindlichkeit, **Konzentrationsschwierigkeiten**, Bradykardie, erhöhte Infektanfälligkeit	Gewichtsverlust (trotz ausreichender Nahrungsaufnahme), vermehrtes Schwitzen, Herzrhythmusstörungen, hoher Blutdruck, Juckreiz, Nervosität, innere Unruhe, **Haarausfall**, **Konzentrationsschwierigkeiten**, Diarrhoe, **Muskelschwäche**, **Kropf**, Zyklusstörungen, Schlafstörungen, Stimmungsschwankungen, Erschöpfung, Kraftlosigkeit

Teilweise sehr unspezifische Symptome und einige treten sowohl bei einer Unter- als auch einer Überfunktion auf (oben fettgedruckt aufgeführt). Es müssen auch nicht alle Symptome auftreten!

8.21 Was wird im Rahmen einer Überfunktion der Schilddrüse verordnet?

Das Ziel einer medikamentösen Behandlung der Schilddrüsenüberfunktion ist das Erreichen einer euthyreoten Stoffwechsellage. Dies kann durch die Gabe von **Thyrostatika** (Thiamazol, Carbimazol oder Propylthiouracil) erreicht werden. Diese Wirkstoffe verhindern die Neubildung von T3 und T4 über eine Hemmung der Synthese der Vorstufen, haben aber keinen Effekt auf die ‚fertigen' Hormone, deswegen dauert es ein paar Tage bis zum Wirkeintritt. Nach Erreichen der euthyreoten Stoffwechsellage kann dann über eine operative Entfernung der gesamten oder eines Teiles der Schilddrüse oder eine Radiojodtherapie nachgedacht werden. Bei der Radiojodtherapie werden bis zum Erreichen des vollständigen Effektes weiterhin Thyreostatika gegeben. Je nachdem, wie viel funktionsfähiges Restgewebe der Schilddrüse nach der Operativen/Radiojod-Behandlung übrig ist, kann dann eine Substitution mit Levothyroxin notwendig sein.

8.22 Welche Hinweise müssen Sie bei der Abgabe von Levothyroxin geben?

Levothyroxin wird bei oraler Anwendung am besten auf nüchternen Magen resorbiert. Einnahme zusammen mit Nahrung und/oder anderen Arzneimitteln vermindert die Resorption. Die Empfehlung der Fachinformation lautet, die gesamte Dosis morgens mindestens 30 Minuten vor dem Frühstück einzunehmen.

8.23 Gibt es noch eine weitere (pharmazeutisch korrekte) Einnahmemöglichkeit für Levothyroxin?

Wichtig ist die Nüchterneinnahme täglich zu einem ähnlichen Zeitpunkt! Dann ist der Einnahmezeitpunkt sekundär. Falls Patienten immense Probleme mit der morgendlichen Einnahme haben, so kann in Rücksprache mit dem behandelnden Arzt (wichtig, da das Ganze unter Kontrolle der TSH-Werte laufen sollte) auch eine Einnahme vor dem Schlafengehen ausprobiert werden (mit einem Mindestabstand von zwei Stunden zur letzten Mahlzeit) (Skelin et al. 2018). Patienten können also in Rücksprache mit ihrem Arzt einen anderen Einnahmezeitpunkt auswählen, der sollte danach aber nicht willkürlich gewechselt werden. Also entweder immer morgens oder immer zur Nacht.

Mehr zum Thema Schilddrüsenerkrankungen finden Sie unter:

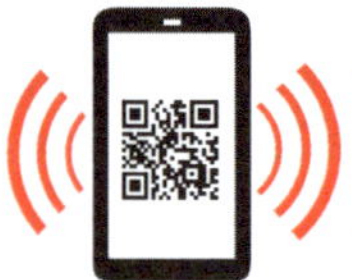

Deutsches Schilddrüsenzentrum
https://www.deutsches-schilddruesenzentrum.de/

8.5 Der Fall mit der Prostata

8.24 Sie kennen vermutlich den Begriff der weiblichen Menopause („Wechseljahre"). Welche Veränderungen nehmen Sie analog bei der Andropause des Mannes an? Bitte nennen Sie mindestens drei Punkte.

Die „Andropause" bezeichnet ein **sinkendes Sexualhormonlevel** bei **gleichzeitig erhöhter hypophysärer Stimulation** analog zur Menopause der Frau. Dies hat bei Männern eine Minderung der Muskelmasse, Abnahme der Libido und Potenz und damit eine Abnahme der Fruchtbarkeit zur Folge. Zusätzlich werden physische und psychische Leistungsfähigkeit schlechter.

8.25 Welche spezifischen Symptome zeigt ein Patient bei einer BPH?

Die BPH verursacht eine verlängerte Latenzzeit bis zum Start des eigentlichen Urinierens und einen abgeschwächten Harnstrahl, weil mehr Druck aufgebaut werden muss, um das „Hindernis" Prostata überwinden zu können. Zur Abgrenzung: Stotternde Miktion tritt auf, wenn unphysiologischerweise Luft in die Harnröhre gelangt; das kann zum Beispiel bei einer Fistel zwischen Darm und Blase oder Harnröhre der Fall sein oder auch beim Vorliegen von Blasensteinen. Erektionsstörungen haben primär nichts mit einer vergrößerten Prostata zu tun.

8.26 „Moment", sagt Karin, „für was steht PSA denn noch einmal?"

PSA steht für Prostata-spezifisches Antigen: Je höher der gemessene Wert, desto höher die Wahrscheinlichkeit einer Erkrankung. Vorsicht: Der PSA-Wert allein reicht nicht aus zur Indikationsstellung! Mehr Informationen zum PSA findet man hier:

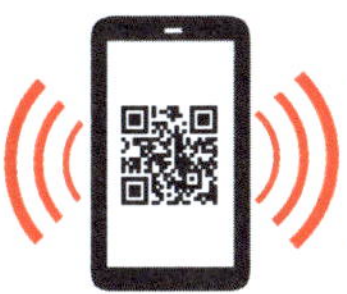

Informationen über die Prostata und ihre Erkrankungen
www.prostata.de

8.27 Können Sie verschiedene Behandlungsmöglichkeiten für die verschiedenen Stadien nennen?

Die Therapie richtet sich immer nach dem Stadium der Erkrankung. Im Stadium I der BPH, also der gutartigen Prostatavergrößerung, beklagt der Patient Dysurie (erschwertes Wasserlassen), Nykturie (mehrmaliges nächtliches Wasserlassen), Startschwierigkeiten, Strahlabschwächung, hat aber noch keinen Restharn. Ab Stadium II ist dieser nachweisbar mit > 50 ml und es kommt zu einer beginnenden Dekompensation der ableitenden Harnwege. Das Stadium III zeichnet sich dann durch eine Überlaufblase, Stauungsnieren, akuten Harnverhalt und postrenales Nierenversagen aus.

In **Stadium I** wird die benigne Prostatahyperplasie konservativ behandelt. Hierzu können pflanzliche Präparate **(Phytotherapeutika)** verwendet werden wie beispielsweise Kürbis- oder Sägepalmextrakte.

In **Stadium II** wird die benigne Prostatahyperplasie ebenfalls konservativ behandelt. Jedoch kommen hierbei stärker wirksame Medikamente zum Einsatz, wie **selektive α-Blocker** (zum Beispiel Tamsulosin) oder **5-α-Reduktasehemmer** (zum Beispiel Finasterid). Die **α**-Blocker blockieren die **α1**-Rezeptoren am Blasenhals und an der Prostata, dadurch wird eine Entspannung von Blasenhals und Prostata hervorgerufen: dies erleichtert das Wasserlassen. 5-**α**-Reduktasehemmer blockieren die Umwandlung von Testosteron zu Dihydrotesteron. Dies stoppt das Wachstum der Prostataepithelzellen und führt damit zu einer verkleinerten Prostata. 5-**α**-Reduktasehemmer werden normalerweise immer zusammen mit **α**-Blockern eingesetzt. Eine Reduzierung des Prostatavolumens ist auch durch **Antiandrogene** möglich, bei denen jedoch eine Impotenz resultiert.

Das **Stadium III** wird **operativ** behandelt. Meistens handelt es sich hier um eine TURP, also eine transurethale Resektion der Prostata, selten eine komplette Resektion.

Das **Karzinom**, die bösartige Prostataveränderung, behandelt man entweder chirurgisch mittels (radikaler) Prostatektomie, strahlentherapeutisch mit perkutaner Strahlentherapie oder Brachytherapie oder medikamentös mit Chemotherapie oder Androgensuppression. Antiandrogene werden also sowohl bei der Behandlung der BPH als auch bei der Behandlung des Prostatakarzinoms eingesetzt.

8.28 Umgangssprachlich ist oft von „Impotenz“ die Rede. Dieser Begriff umfasst jedoch verschiedene Funktionsstörungen. Bitte nennen Sie die korrekten Definitionen.

Impotentia coeundi	Unfähigkeit, eine Erektion zu bekommen oder ausreichend lange zu halten, neuerer Begriff ist die erektile Dysfunktion
Impotentia ejaculandi	Ausbleiben des Samenergusses
Impotentia generandi	Unfähigkeit, Kinder zu zeugen

Bei etwa 50 % der Fälle von Erektionsstörungen liegt eine organische (körperliche) Beeinträchtigung vor (zum Beispiel Veränderungen am Penis direkt, seiner Blutversorgung oder an den Nervenbahnen) (Schopohl et al. 2000). Männer mit körperlichen Erektionsstörungen entwickeln oft im Nachhinein auch eine psychogene Problematik (wie etwa eine Depression). Insgesamt wird unterschieden zwischen

- Organischen Ursachen (zum Beispiel Diabetes mellitus, Arteriosklerose)
- Psychogenen Ursachen (zum Beispiel Depression)
- Alter als Störungsursache (durch v.a. hormonelle Veränderungen)

Bei vielen Männern treten die Ursachen für Erektionsstörungen kombiniert auf.

8.29 Welche Therapieoptionen bestehen bei „Impotenz“? (medikamentös und nicht-medikamentös)

Bei der **medikamentösen Therapie** werden PDE-5-Inhibitoren, intrakavernöse Injektion (das heißt in den Schwellkörper) oder intraurethrale Applikation (das heißt in die Harnröhre) von Prostaglandinen eingesetzt. Zusätzlich werden natürliche Potenzmittel, sogenannte Aphrodisiaka wie zum Beispiel Bufotenin, Kantharidin, Yohimbin oder Ginseng, eingesetzt.

Die **mechanische Therapie** besteht vor allem aus der Verwendung einer Vakuumpumpe, die durch den Unterdruck den Blutstrom im Penis erhöht.

Bei der **OP** wird eine Penisprothese, also ein von extern aufpumpbarem Schwellkörper, implantiert. Dabei handelt es sich um die invasivste Methode der Behandlung der erektilen Dysfunktion.

Zudem ist den Patienten körperliches Training anzuraten zur Verbesserung der Durchblutung, Erhöhung der Sauerstoffversorgung des Penis und Stärkung der Beckenbodenmuskulatur. Seit Dezember 2021 ist auch die Verordnung einer App möglich (DiGA-Verzeichnis, BfArM).

9 | Bewegungsapparat

9.1 Der Fall mit der Arthritis

9.1 Bitte geben Sie eine kurze Definition und pro Gruppe mindestens zwei Beispiele für Arzneimittel, die in die entsprechenden Gruppen fallen.

Gruppe	Definition und Arzneimittel
NSAR	Acetylsalicylsäure, Ibuprofen, Diclofenac, Naproxen, Etoricoxib, ... Non-steroidal antirheumatic drugs, Ko-Medikation zu Beginn der Therapie mit DMARD als Antiphlogistika und Analgetika
Basistherapeutika, klassisch (csDMARDs, tsDMARDs)	csDMARDs[1]: Azathioprin, Ciclosporin, MTX, Leflunomid, Sulfasalazin, Hydroxychloroquin tsDMARDs: Baricitinib, Tofacitinib.
Biologicals (bDMARDs)	Abatacept, Adalimumab, Anakinra, Certolizumab, Etanercept, Golimumab, Infliximab, Rituximab, Sarilumab, Tocilizumab

[1] DMARDs steht für disease modifying antirheumatic drugs. Hier werden drei Gruppen unterschieden: die konventionellen synthetischen DMARDs (csDMARDs), zielgerichtete synthetische DMARDs (tsDMARDs) und biologische DMARDs (bDMARDs).

Nationale und internationale Leitlinien empfehlen den frühzeitigen Einsatz der klassischen DMARDs als Basistherapeutika. Sie besitzen den Vorteil, dass nicht nur die Symptome behandelt werden, sondern auch einer Gelenkzerstörung vorgebeugt bzw. diese verzögert wird. Die Wirkung tritt meist mit einer Latenz von 4 bis 16 Wochen nach Therapiebeginn ein, was eine Überbrückung mit Glucocorticoiden und NSAR notwendig macht. Von einem alleinigen Einsatz speziell von Glucocorticoiden ohne eine Untersuchung auf rheumaspezifische Laborwerte wird dringend abgeraten. Die DMARDs zielen größtenteils auf die Bestandteile des Immunsystems, die bei Rheuma für die Gelenkzerstörung verantwortlich gemacht werden, insbesondere TNF-alpha, die Interleukine 1 und 6, B-Zellen und weitere sich schnell teilende Zellen. NSAR sollten nicht als Monotherapie eingesetzt werden, da sie den Krankheitsverlauf nicht beeinflussen können.

9.2 Bitte ordnen Sie die Medikamente aus Tabelle I.9.1 den Diagnosen zu. Was fällt Ihnen auf?

Diagnose	Momentan verordnete Medikamente
Rheumatoide Arthritis	MTX, Etanercept, Prednisolon/Lodotra®, Etoricoxib, (Folsäure, Vitamin D)
Diabetes	Metformin
Hypertonie	Valsartan, HCT, Amlodipin
Nicht zugeordnet	Pantoprazol

Hmm, woher kommt denn diese Prednisolon-Doppelverordnung? Das Geheimnis wird bei der Antwort 9.9 gelüftet!

9.3 Entspricht die Behandlung der rheumatoiden Arthritis der aktuellen Leitlinie? Auf welcher Stufe befindet sich Frau Früh gerade?

Frau Früh wird laut ihrer Therapie (MTX, Etanercept, Prednisolon, Etoricoxib) momentan auf Stufe 2 der S2e-Leitlinie (Kurzversion im Kasten unten dargestellt) behandelt.

Therapie der RA mit DMARD (nach S2e Leitlinie, Stand 2018)

Stufe 1: MTX und Glucocorticoid, bei Kontraindikation MTX stattdessen Gabe von Leflunomid oder Sulfasalazin, jeweils mit Glucocorticoid.

Stufe 2: Wenn Therapieziel nach 24 Wochen noch nicht erreicht wurde, Eskalation, zusätzliche Gabe von einem weiteren DMARD zu MTX.

Stufe 3: Wenn nach 24 Wochen Stufe 2 Therapieziel noch nicht erreicht wurde, Wechsel des Biologicals bzw. Wechsel von einem zielgerichteten DMARD auf ein Biological oder umgekehrt.

NSAR werden zu Beginn der Therapie mit DMARD eingesetzt, da die DMARDs einige Zeit brauchen, um ihre volle Wirkung zu entfalten. Glucocorticoide werden zusätzlich zu Beginn der Therapie und bei Schüben eingesetzt. Der Plan ist immer, diese so schnell wie möglich wieder auszuschleichen.

9.4 Wie beurteilen Sie die vorliegenden Laborwerte in Tabelle 1.9.2?

Laborergebnisse	Heute	Kommentar:
Glucose (mg/dl)	197	Zu hoch, Diabetes mellitus bei Patientin bekannt, eventuell nach dem Essen abgenommen worden. Zusätzlich noch HbA_{1c} bestimmen zur Kontrolle des Langzeitzuckers.
Harnstoff (mg/dl)	64	Leicht erhöht
Kreatinin (mg/dl)	0,8	Im Normalbereich. Mit Blick auf den erhöhten Harnstoffwert zusätzlich noch die individuelle Nierenfunktion der Patientin bestimmen. Da von dieser Patientin weder Größe und Gewicht bekannt sind, kann die Nierenfunktion lediglich über den bekannten Serumkreatininwert beurteilt werden. Über Dosing.de erhält man eine $eGFR_{CKD\text{-}EPI}$ von 81 ml/min/1,73 m^2. Da dieser auf eine Körperoberfläche (KOF) von 1,73 m^2 standardisiert ist, wird damit eventuell die reale GFR des Patienten über- (bei einer geringeren KOF) bzw. unterschätzt (bei einer höheren KOF). Da die eGFR momentan bei >60ml/min/1,73 m^2 und die Patientin mit dem beschriebenen adipösen Ernährungszustand vermutlich eine höhere KOF hat, müssen momentan keine Dosisanpassungen durchgeführt werden.
CRP (mg/dl)	0,53	Leicht erhöht, unspezifischer Entzündungsmarker, kann auch aufgrund der RA erhöht sein
GPT [ALT] (U/l)	42	leicht außerhalb des Normbereichs, diese Werte gelten erst ab einer fünffachen Erhöhung als zu hoch, erhöhte Leberwerte sind eine Nebenwirkung von MTX
Gamma-GT (U/l)	43	
Leukozyten (g/l)	10,9	leicht erhöht, RA ist gekennzeichnet durch eine entzündliche Reaktion, leichter Anstieg könnte darauf zurückzuführen sein.
Neutrophile Granulozyten (%)	80	
Lymphozyten (%)	14	leicht erniedrigt, auf immunsuppressive Wirkungen der DMARDs und des Prednisolon zurückzuführen?

9.5 Was ist das Ziel der medikamentösen Behandlung der RA?

Die Ziele der (medikamentösen) Therapie der RA sind

- Verbesserung/Erhalt des funktionalen Status
- Schmerzfreiheit
- Erhaltung Beweglichkeit Finger/Hände
- Zerstörung der Gelenke aufhalten
- Verbesserung Lebensqualität

9.6 Nennen Sie drei unerwünschte Wirkungen (UAW) von Methotrexat. Auf was sollte noch geachtet werden bei einer Behandlung mit Methotrexat?

Unerwünschte Wirkungen betreffen den Magen-Darm-Trakt (Übelkeit, Erbrechen, Sodbrennen), Knochenmarksdepression, pulmonale Fibrose.

Wichtig bei der Abgabe von MTX ist auch die Schulung der Patienten: MTX wird nur **einmal** wöchentlich eingenommen bzw. gegeben!

9.7 Was sollte bei der Verordnung von NSAR bei rheumatoider Arthritis beachtet werden?

NSAR gehören zur Therapie der RA. Zum einen als Schmerzmittel, bis die Basistherapeutika und/oder DMARDs anfangen zu wirken, zum anderen zur Überbrückung bei akuten Schmerzen. Idealerweise stellen sie keine Dauermedikation dar. Auf den Krankheitsverlauf und die Gelenkzerstörung haben sie keinen Einfluss.

9.8 Erklären Sie das Cushing-Syndrom. Welche Anzeichen sind bei Frau Früh ersichtlich?

Das Cushing-Syndrom entsteht durch eine Langzeitbehandlung mit Corticosteroiden. Durch eine Umverteilung der Depotfette entstehen Vollmondgesicht, Stiernacken und eine Stammfettsucht; es kommt zu einer diabetogenen Stoffwechsellage; die Patienten leiden häufig unter Bluthochdruck, Hypercholesterinämie sowie einer schlechten Wundheilung und einer Atrophie der Haut. Auch sind manchmal Striae rubrae, rote Streifen auf der Haut, zu erkennen.

9.9 Liegt bei der Gabe von Prednisolon/Lodotra® eine Doppelverordnung vor? Wie beurteilen Sie die Gabe?

Prinzipiell liegt eine Doppelverordnung vor. Der Unterschied liegt in der Arzneistoff-Freisetzung. In Lodotra® liegt Prednisolon retardiert vor. Durch die veränderte Wirkstofffreisetzung (späterer Spitzenspiegel) ist es als abendliche Gabe bei Erwachsenen mit rheumatoider Arthritis indiziert, die besonders unter morgendlicher Gelenksteifigkeit leiden. Wichtig ist, dass die Tablette erst vor dem Schlafengehen eingenommen wird! Eine Überweisung in eine spezialisierte Cushing-Ambulanz sollte besprochen werden. Corticosteroide haben sehr viele positive

Wirkungen und Prednisolon ist bei der Behandlung der rheumatoiden Arthritis sehr wichtig. Dabei darf nicht vergessen werden, dass Langzeitgaben von Corticosteroiden neben Cushing und Osteoporose auch eine Erhöhung der Blutzuckerwerte (steroid-induzierter Diabetes) und Hypertonie (durch die Störung des Mineralstoffwechsels) auslösen können.

9.2 Der Fall mit dem Schmerz im Zeh

9.10 Bitte ergänzen Sie die Indikation in der Tabelle.

Aktuelle Medikamente von Herrn Nodus bei Aufnahme	Dosierung	Indikation – bitte einfügen
Phenprocoumon	Nach INR	Arrhythmien/Schlaganfall-Prophylaxe
Paroxetin 20 mg	1-0-0	Depressionen
Metoprolol retard	1-0-0	Bluthochdruck/Arrhythmien
Simvastatin 40 mg	0-0-1	Cholesterinspiegelsenkung/Sekundärprophylaxe erneutes ischämisches Ereignis
HCT 12,5 mg	1-0-0	Bluthochdruck
Omeprazol 20 mg	1-0-0	Magenschutz
Paracetamol 500 mg	Bis zu 4 Tbl/Tag	Schmerzen

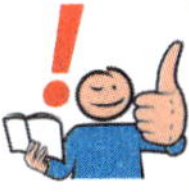

9.11 Welche Risikofaktoren für Gicht kennen Sie? Und welche treffen hier zu?

Bekannte Risikofaktoren für das Auftreten eines Gichtanfalles sind Übergewicht/Fettsucht, arterielle Hypertonie, Trinken von Alkohol, Einnahme von Diuretika, Niereninsuffizienz, Ernährung mit viel Fleisch/Meeresfrüchten/Getränken mit hohem Fruktosegehalt, aber auch Alter und Geschlecht (Männer > Frauen).

9.12 Wann wird die Indikation Gicht gestellt? Welche Voraussetzungen sollten erfüllt sein?

Beim Auftreten von zwei oder mehr Gichtanfällen wird von häufigen Gichtanfällen gesprochen. Ein akuter Gichtanfall kommt häufig aus heiterem Himmel (oft nachts) und geht mit einer Hautrötung, Überwärmung und Schwellung des betroffenen Gelenkes einher. Hinzu kommen Fieber, Leukozytose und eine erhöhte BSG (Blutsenkungsgeschwindigkeit). Beim akuten Anfall muss die Harnsäure im Serum NICHT erhöht sein. Die Serum-Harnsäure ist häufig nur im anfallsfreien Intervall erhöht.

9.13 In welcher Dosis wird Colchicin gegeben und was muss bei der Therapie beachtet werden?

Colchicin ist ein Mitose-Hemmstoff und kann eingesetzt werden zur Behandlung des akuten Gichtanfalles. Der Wirkstoff hat eine sehr **geringe therapeutische Breite** und es kommt schnell zu Überdosierungen, die zu UAW bis hin zum Tod führen können. Eine Tagesdosis am ersten Tag von 2 mg und am zweiten und dritten Tag von 2–3× 0,5 mg und am vierten Tag ggf. 2× 0,5 mg bis zum Erreichen der Höchstdosis von 6 mg pro (akuten) Gichtanfall wird vom BfARM als ausreichend wirksam erachtet.

Tag	Dosis Colchicin
1	2 mg
2	1,5 mg
3	1,5 mg
4	1 mg
Gesamtdosis	6 mg

9.14 Welche weiteren Medikamente können zur Behandlung von Gicht eingesetzt werden?

Zur Akutbehandlung des Gichtanfalles können außer Colchicin auch **NSAR** eingesetzt werden. Eine harnsäuresenkende Therapie sollte erst nach vollständigem Abklingen der Symptome frühestens 14 Tage nach dem Gichtanfall begonnen werden. Als Mittel der ersten Wahl schlägt die Leitlinie **Allopurinol** vor. Sollte dies nicht anschlagen, ist auch eine Therapie mit Probenecid oder Benzbromaron möglich.

9.15 Sollten aus Ihrer (pharmazeutischen) Sicht bei der Diagnose Gicht noch andere Medikamente des Patienten re-evaluiert werden?

HCT ist kontraindiziert bei symptomatischer Hyperurikämie. Die DEGAM-Leitlinie (2019) rät von einem routinemäßigen Absetzen ab. Empfehlenswert ist sicherlich eine Rücksprache mit der Kardiologie, entweder noch während des stationären Aufenthaltes oder ambulant, da Blutdruck und Herzfrequenz momentan nicht ausreichend mit dem Betablocker therapiert sind. Allerdings kann dies auch mit dem Alter von Herrn Nodus zusammenhängen, da mit fortschreitendem Alter die Sensibilität der Betarezeptoren abnehmen kann. Eventuell wäre ein ACE-Hemmer eine gute Alternative? Des Weiteren sollte der Hausarzt noch einmal überprüfen, ob Omeprazol als Dauermedikation notwendig ist.

9.16 Und welche nicht-medikamentösen Ratschläge können Sie dem Patienten noch mitgeben?

Die nicht-medikamentösen Ratschläge orientieren sich an den bekannten Risikofaktoren (siehe Frage/Antwort 9.11). Gichtpatienten sollten wenn möglich größere Mengen Alkohol, mit Zucker gesüßte Getränke und sehr fettes Essen vermeiden. Außerdem ist der Genuss von Fleisch und Schalentieren und fruktosehaltigen Getränken mit einem erhöhten Risiko für Gichtanfälle verbunden. Insgesamt gibt es nur wenige aussagekräftige Studien, die sich mit Diätempfehlungen und deren Effektivität bezüglich Gicht beschäftigt haben. So empfiehlt die DEGAM in ihrer Patienteninformation „alles Vegetarische, auch wenn es viel Harnsäure enthält [zum Beispiel Linsen], [und] magere Milchprodukte“. Eine kleine Menge Wein (Männer 250 ml/Tag, Frauen 125 ml) scheint keinen Einfluss auf ein vermehrtes Auftreten von Gicht zu haben.

10 | Blut & Ernährung

10.1 Der Fall mit dem Marcumar®

10.1 Welches orale Medikament zur Gerinnungshemmung muss regelmäßig überprüft werden, und wie heißt der Wert, der überprüft wird?

Nimmt ein Patient den Wirkstoff **Phenprocoumon** oder **Warfarin** ein, sogenannte Vitamin-K-Antagonisten (VKA), so muss sein **INR-Wert** regelmäßig überprüft werden.

Phenprocoumon wird hauptsächlich im deutschsprachigen Raum eingesetzt, weltweit ist der Gebrauch von Warfarin als VKA weitaus gebräuchlicher. Die Wirkung von Phenprocoumon und Warfarin als Vitamin K-Antagonisten unterliegt einigen Schwankungen. Phenprocoumon antagonisiert in der Leber die Regeneration von Vitamin-K, welches für die Aktivierung von Gerinnungsfaktoren (10, 9, 7, 2) nötig ist. Die Ernährung (Vitamin-K-haltige Lebensmittel wie Broccoli, Kichererbsen oder Spinat), Alkohol sowie andere Medikamente (Kontrazeptiva, Diuretika, Barbiturate, Glucocorticoide) nehmen Einfluss auf die gerinnungshemmende Wirkung der Vitamin-K-Antagonisten. Deswegen sind regelmäßige Kontrollen notwendig.

Der INR-Wert (international normalised ratio) gibt Auskunft über den extrinsischen Teil der Gerinnungskaskade (Faktoren 3, 7, 10 und 2), sodass man anhand dieses Wertes die Wirkung der Vitamin-K-Antagonisten abschätzen kann. Bis auf einige Ausnahmen liegt der Ziel-INR bei 2 – 3. Höhere INR-Werte (bis zu 3,5) werden bei mechanischen Herzklappen mit mittlerer bis hoher Prothesenthrombogenität, sowie rezidivierenden Embolien trotz erreichtem INR 2 – 3 unter VKA angestrebt. Bei Werten über 5 steigt das Blutungsrisiko stark an und es sollten Gegenmaßnahmen eingeleitet werden.

Der Quickwert wurde früher verwendet, um die Gerinnungszeit unter VKA-Gabe zu bestimmen. Er ist allerdings laborspezifisch und heute obsolet (auch wenn er gerne noch von den Laboren mit angegeben wird). Der INR-Wert wird heute bevorzugt, da die INR-Werte aus verschiedenen Laboren miteinander vergleichbar sind (im Gegensatz zum Quickwert). Die aPTT-Zeit, also die aktivierte partielle Thromboplastinzeit, wird bei der Gabe von Heparin als Kontrollwert verwendet.

10.2 Nennen Sie Indikationen zur Phenprocoumon-Therapie.

Indikationen sind: Tiefe Venenthrombose (TVT), Lungenembolie, Vorhofflimmern, künstliche mechanische Herzklappen, erworbene Klappenfehler. Beim Einsatz von VKA steht durch die kompetitive Hemmung des Enzyms Vitamin-K-Epoxid-Reduktase weniger Vitamin K zur Verfügung. Vitamin K ist essenziell für die Aktivierung der Gerinnungsfaktoren. Die Antikoagulation setzt zu Beginn der Therapie zeitverzögert ein (2–3 Tage), da zunächst bereits aktive Gerinnungsfaktoren verbraucht werden müssen. Durch das Verhindern der Synthese der Gerinnungsfaktoren 10, 9, 7 und 2 verringert sich so die Gerinnselbildung. Bei der Versorgung der TVT wird unter anderem auch das Vergrößern des Thrombus verhindert, sodass dieser langsam abgebaut werden kann. Bei Vorhofflimmern ist der Blutfluss im Vorhof verlangsamt (vor allem im linken Herzohr), dadurch können sich dort Gerinnsel bilden. Phenprocoumon hemmt die Thrombenbildung und verhindert dadurch Schlaganfälle. An Herzklappen, die geschädigt oder nicht körpereigen sind, bilden sich ebenso verstärkt Gerinnsel. Bei künstlichen, biologischen Herzklappen ist normalerweise keine Antikoagulation notwendig, bei mechanischen Herzklappen ist eine Antikoagulation mit VKA die einzige Option und bei Herzinfarkt findet zunächst eine Thrombozytenaggregationshemmung Anwendung.

10.3 Ordnen Sie die folgenden Arzneistoffe und Pflanzen entsprechend ihrer Wirkung auf VKA ein: NSAR, Goji-Beeren, Orlistat, Johanniskraut, Ginkgo, Ingwer, Knoblauch, Ginseng, Carbamazepin

Verstärkung VKA-Wirkung	NSAR, Goji-Beeren, Orlistat, Ginkgo, Ingwer, Knoblauch
Verminderung VKA-Wirkung	Johanniskraut, Ginseng, Carbamazepin

Viele Arzneimittel, aber auch ganz alltägliche Stoffe, interagieren mit Medikamenten. Interaktionen können die Therapie mit VKA schwerwiegend beeinträchtigen, da die VKA Phenprocoumon und Warfarin sowie teilweise ihre Metabolite über CYP2C9 (Warfarin & Phenprocoumon) und CYP3A4 (Phenprocoumon) verstoffwechselt werden. Die obige Tabelle ist nicht vollständig und soll nur beispielhaft einige Interaktionen wiedergeben. Für weitere Informationen zu Wechselwirkungen überprüfen Sie bitte immer die Fachinformationen. CYP2C9 weist einen genetischen Polymorphismus auf, das heißt hier kann es aufgrund der vorhandenen Enzymaktivität zu großen Unterschieden im Phenprocoumon-Plasmaspiegel und somit zu individuell erforderlichen Dosisanpassungen kommen.

10.4 Wieso wird die gerinnungshemmende Wirkung von ASS nicht mit dem INR erfasst?

Im Gegensatz zu Phenprocoumon, welches an der Gerinnungskaskade (mit Endstrecke Fibrin) wirkt, wirkt ASS bei der Thrombozytenaggregation. ASS hemmt die Cyclooxygenase in den Thrombozyten irreversibel. Dadurch wird vermindert Thromboxan A2 gebildet, welches zur Thrombozytenaggregation beiträgt. Der INR-Wert misst aber als modifizierter Quickwert nur die Gerinnungskaskade, deswegen wird die Acetylsalicylsäurewirkung nicht mit dem INR erfasst. Bei ASS-Einnahme wäre die Blutungszeit (nach Ivy) verlängert. Eine ASS-Therapie muss normalerweise aber nicht gemonitort werden.

10.5 Welche Symptome können bei einer Salicylatvergiftung auftreten?

Vergiftungserscheinungen unterscheiden sich bei akuter Intoxikation (akuter Verlauf mit Übelkeit und Erbrechen, Tinnitus und Hyperventilation) und chronischer Intoxikation (Fieber, Verwirrtheit, Laktatazidose, Hypotonie). Therapiert wird eine Salicylatvergiftung mit Aktivkohle (bei akuter Intoxikation und noch zu bindenden Substanzen im Magen-Darmtrakt) sowie forcierter alkalischer Diurese und bei kompliziertem Verlauf mit Hämodialyse. Erhöhte Salicylatspiegel führen zur Reizung des Brechzentrums, weswegen es zu Übelkeit und Erbrechen kommt. Außerdem wird das Atemzentrum stimuliert, was zu einer respiratorischen Alkalose führt. Gleichzeitig führen Salicylate unabhängig davon aber zu einer metabolischen Azidose, da sie die Atmungskette in den Zellen hemmen (Laktatazidose). Im Verlauf überwiegt die metabolische Azidose. Salicylate führen in größeren Mengen auch zu einer Temperatursollwerterhöhung im Hypothalamus, was zu Fieber führt. Außerdem führt eine Salicylatvergiftung zu einem Tinnitus sowie anderen ZNS-Störungen (unter anderem Verwirrtheit, Krampfanfälle). Außer in ASS sind Salicylate in einigen Einreibemitteln (Wintergrünöl) enthalten.

10.6 Welche Laborparameter sind bei der Kontrolle von Rivaroxaban wichtig?

Wichtig: Faktor Xa (**Rivaroxaban** = Faktor Xa-Inhibitor), GFR, Serumkreatinin. Die Nicht-VKA Oralen Antikoagulantien (NOAK) werden über die Niere ausgeschieden. Deswegen gelten bei Niereninsuffizienz strenge Indikationsstellungen. Die jeweiligen GFR-Grenzen sind für die vier bisher auf dem Markt stehenden NOAKs unterschiedlich (bitte immer in die aktuelle Fachinformation schauen). Bei schlechter Nierenfunktion besteht die Gefahr einer Akkumulation und somit von Blutungen. INR-Werte können je nach Essay auch erhöht sein, die Erhöhung ist allerdings nicht aussagekräftig oder quantitativ auswertbar (wie bei den VKA).

10.2 Der Fall mit dem Eisen

10.7 Was kann einen Eisenmangel begünstigen?

Einige Ursachen für einen Eisenmangel sind denkbar. Es kann ein erhöhter Bedarf an Eisen vorliegen, etwa bei sportlicher Betätigung oder während einer Schwangerschaft. Doch auch bei Infektionen oder während des Wachstums benötigt der Körper mehr Eisen. Zu einem erhöhten Verlust kommt es bei stärkeren oder chronischen Blutungen, weshalb Frauen aufgrund der Menstruationsblutung gefährdeter sind als Männer. Eine weitere Ursache können aber beispielsweise auch Ulcera und damit Blutungen im Magen-Darm-Bereich sein. Außerdem führt selbstverständlich eine unzureichende Aufnahme bei einseitiger Ernährung zu einem Eisenmangel. Doch auch bei ausreichender Zufuhr durch die Nahrung kann es zu einem Mangel kommen, wenn Resorptionsstörungen vorliegen.

10.8 Welches der folgenden Lebensmittel enthält pro 100 g am meisten Eisen? Rindfleisch, Thymian, Blutwurst, Haferflocken, Knäckebrot.

Richtige Reihenfolge absteigend: Thymian, Blutwurst, Haferflocken/Knäckebrot, Rindfleisch. Die deutsche Gesellschaft für Ernährung empfiehlt für Erwachsene je nach Alter und Geschlecht, ca. 10 – 15 mg Eisen pro Tag zu sich zu nehmen. Mit über 120 mg pro 100 g hat Thymian von den genannten Lebensmitteln mit Abstand den größten Eisengehalt. Damit könnte man den Tagesbedarf an Eisen um ein Vielfaches decken. Aber zugegeben, wer isst schon 100 g Thymian ... Bei den tierischen Lebensmitteln ist die Blutwurst mit knapp 30 mg pro 100 g weit vorne mit dabei. Knäckebrot und Haferflocken gleichen sich sehr bei den Werten, beide liegen zwischen 4,5 und 5 mg pro 100 g, dann folgt Rindfleisch mit etwas mehr als 2 mg pro 100 g. Dieser sehr unvollständige Vergleich soll zeigen, dass es auch viele pflanzliche Nahrungsmittel gibt, die einen hohen Eisengehalt aufweisen (hier Antwort 10.9 beachten). Weitere pflanzliche Nahrungsmittel mit einem Eisengehalt von über 3 mg pro 100 g sind zum Beispiel: Gewürze wie Kardamom, Minze oder Kümmel, Nüsse und Saaten, Vollkorngetreide und Hülsenfrüchte wie Bohnen oder Erbsen.

Lebensmittel	Eisengehalt je 100 g
Rindfleisch, Filet	2,3 mg
Kalbsleber	7,9 mg
Schweinefleisch, Kotelett	1,8 mg
Hackfleisch (halb und halb)	2,2 mg
Bierschinken	1,5 mg
Leberwurst	5,5 mg

Lebensmittel	Eisengehalt je 100 g
Makrele	1,0 mg
Scholle	0,9 mg
Brokkoli, gekocht	0,9 mg
Erbsen, TK	1,8 mg
Fenchel, Knolle	2,7 mg
Rote Bete	0,9 mg
Schwarzwurzel	3,3 mg
Spinat, TK	2,1 mg
Sojakäse (Tofu)	5,4 mg
Bohnen, weiß	6,1 mg
Linsen	8,0 mg

Tabelle II.10.1: *Eisengehalt von Lebensmitteln, nach: Die große GU Nährwert Kalorien Tabelle, Ausgabe 2020/21*

10.9 Wie kann eine gute perorale Aufnahme von Eisen erreicht werden?

Da Eisen mit Nahrungsbestandteilen und auch einigen Arzneimitteln, wie etwa Tetracyclinen oder Fluorchinolonen, unlösliche Komplexe bildet, sollten Eisenpräparate entweder morgens nüchtern eine Stunde vor dem Frühstück oder mit einem Abstand von etwa zwei Stunden vor bzw. nach einer Mahlzeit und nicht gemeinsam mit anderen Arzneimitteln eingenommen werden. Zu den resorptionshemmenden Nahrungsbestandteilen gehören etwa Ca^{2+} oder Oxalat, weshalb Eisenpräparate nicht gemeinsam mit Milchprodukten, Kaffee oder Schwarz- bzw. Grüntee eingenommen werden sollten. In Frage 10.8 wurde auf den Eisengehalt in verschiedenen Lebensmitteln eingegangen. Dabei ist zu beachten, dass es sich bei pflanzlichem Eisen um dreiwertiges Eisen handelt, welches vom Körper grundsätzlich schlechter aufgenommen wird. Um die Aufnahme zu steigern, ist eine Kombination mit Reduktionsmitteln wie Vitamin C sinnvoll, dieses ist beispielsweise in Obst wie Kiwis, Orangen und Zitronen oder in Gemüse wie Rosenkohl, Brokkoli und Paprika enthalten. Eisenpräparaten wird oft Vitamin C zugesetzt. Wenn das nicht der Fall ist, ist auch hier eine Kombination mit geeigneten Nahrungsmitteln empfehlenswert. In oralen Eisenpräparaten wird zwar das besser verfügbare zweiwertige Eisen verwendet, jedoch kann es im Gastrointestinaltrakt zur Oxidation kommen. Das entstehende dreiwertige Eisen wirkt als Adstringenz. Es kommt zu Schädigungen der Zelloberflächen. Dies erklärt die dosisabhängigen Reizungen des Gastrointestinaltrakts, die als unerwünschte Arzneimittelwirkung auftreten können. Um dies zu umgehen, können die Präparate zwar zur Mahlzeit eingenommen werden, die aufgenommene Menge an Eisen wird dann allerdings stärker schwanken (s.o.). Die parenterale Gabe von Eisen (übrigens in dreiwertiger Form) ist allerdings trotzdem nicht die erste Wahl. Da die Eisenbindekapazität des Blutes begrenzt ist und ungebundenes Eisen toxisch wirkt, muss hier mit Vorsicht dosiert werden. Auch kann es an der Einstichstelle zu Schädigungen der Gefäßwand kommen.

10.10 Für was benötigt der menschliche Körper Vitamin B12?

Vitamin B12 ist im Körper neben vielen anderen Funktionen nötig, um Folsäure zu regenerieren. Diese wiederum ist für die Nukleotidbiosynthese wichtig. Ein Mangel ist deshalb vor allem für sich schnell teilende Zellen kritisch. Es kommt zu Störungen der Blutbildung mit Anämie. Auch die Lipidsynthese wird beeinträchtigt, wodurch es zu Schäden der Myelinscheiden kommt. Folgen davon können etwa Parästhesien oder Muskelparesen sein. Zudem atrophiert die Schleimhaut des Gastrointestinaltraktes. Vitamin B12 ist auch dafür verantwortlich, die bei der β-Oxidation von Fettsäuren entstandene Methylmalonsäure zu Bernsteinsäure umzulagern. Ein Anstieg an Methylmalonsäure im Blut kann daher ein Anzeichen für einen Mangel an Vitamin B12 sein. Pepsin und Salzsäure sorgen zwar dafür, dass Vitamin B12 im Magen aufgeschlossen werden, zur Resorption im Dünndarm ist allerdings die Übertragung auf den Intrinsic Factor notwendig. Dieser Vorgang findet pH-abhängig im Magen statt und stellt damit eine Ursache für einen B12-Mangel dar. Bei einer Typ-A-Gastritis wird unter anderem kein Intrinsic Factor produziert und somit kein Vitamin B12 resorbiert. Auch Störungen des Magen-Darm-Traktes, wie Veränderungen des Magen-pH-Werts (beispielsweise durch die Gabe von Protonenpumpenhemmern) oder die Entfernung von Abschnitten des Verdauungstraktes (beispielsweise Magenverkleinerung), können die Resorption beeinflussen. Ältere Personen nehmen Vitamin B12 generell oft schlechter auf. Eine weitere Ursache liegt genau wie beim Eisenmangel in der unzureichenden Zufuhr mit der Nahrung. Da Vitamin B12 kaum in pflanzlichen Produkten vorkommt, sind hier besonders Vegetarier und Veganer betroffen und sollten daher Vitamin B12 substituieren. Einen erhöhten Bedarf weisen zudem Schwangere und Stillende auf. Ein Mangel an Vitamin B12 macht sich oft erst nach Jahren bemerkbar, da der tägliche Bedarf bei nur etwa 1–5 µg liegt, die Leber aber Speicher von ca. 2 mg besitzt.

10.11 Wie sollte Vitamin B12 substituiert werden?

Bei einem Mangel muss das Vitamin entsprechend der Ursache substituiert werden. Liegt lediglich eine unzureichende Zufuhr mit der Nahrung oder ein erhöhter Bedarf vor, reicht eine orale Substitution aus. Ist jedoch die Resorption im Darm gestört, muss eine parenterale Verabreichung erfolgen. Auch bei Zufuhr von hohen Dosen besteht keine Gefahr der Überdosierung, da es sich bei Vitamin B12 um ein wasserlösliches Vitamin handelt.

10.3 Der Fall mit dem Zuviel an Kalium

10.12 Was fällt Ihnen bei den Laborwerten auf?

Serumkalium ist zu hoch, die Nierenfunktion ist stark reduziert (Kreatinin, GFR), die Thrombozyten sind fast dreimal höher als der obere Normwert.

10.13 Wie wird eine Hyperkaliämie definiert?

Die Hyperkaliämie ist bisher nicht einheitlich definiert. Von einer Hyperkaliämie spricht man ab einem Serumkaliumwert von > 5,0 mmol/l. Tabelle II.10.2 zeigt die Abstufungen mit den dazugehörigen Kaliumwerten.

Serumkalium (mmol/l)	Schweregrad der Hyperkaliämie
5,0 – 5,4	Mild
5,5 – 5,9	Mittelschwer
6,0 – 6,4	Schwer
> 6,4	Lebensbedrohlich

Tabelle II.10.2: *Einteilung Hyperkaliämie und entsprechende Serumkaliumwerte (nach Zieschang).*

10.14 Was sind mögliche Ursachen für eine Hyperkaliämie? Und welche könnten hier bei Herrn Winter zutreffen?

Prinzipiell kann der Kaliumwert steigen, wenn im Körper vermehrt Kalium freigesetzt wird, etwa durch Hämolyse, bei einer Azidose oder aufgrund von Verbrennungen, schweren Verletzungen oder bestimmten Erkrankungen (zum Beispiel Herzinsuffizienz, Morbus Addison, Rhabdomyolyse, diabetische Ketoazidose). Die Werte können aber auch bei einer Niereninsuffizienz (sowohl akut als auch chronisch) ansteigen sowie durch Medikamenteneinnahme (zum Beispiel von ACE-Hemmern, ARB, NSAR, kaliumsparenden Diuretika, Heparin, Cotrimoxazol, Betablocker, Trimethoprim, Kalium).

Es gibt aber auch falsch positive Ergebnisse (Pseudohyperkaliämie), etwa durch Fehler bei der Blutentnahme (zu lange Stauung) oder wenn die Blutprobe zu lang/zu kalt gelagert wurde. Auch bei Thrombozytose und Leukozytose können Kaliumwerte sehr hoch sein.

10.15 Welche Symptome einer Hyperkaliämie kennen Sie?

Hyperkaliämien sind oft asymptomatisch und Zufallsbefunde. Es können aber auch unspezifische Symptome auftreten wie Müdigkeit, Bauchschmerzen, Übelkeit, Erbrechen, Diarrhoe, Muskelschwäche bis hin zur Parese, Parästhesien. Es kann zu Palpitationen und einem unregelmäßigen Puls kommen. Herzrhythmusstörungen können auch auftreten. Es kann auch zu EKG-Veränderungen kommen. Besonders typisch ist dabei eine zeltförmig erhöhte T-Welle, eine Verlängerung des PR-Intervalls, der Verlust bzw. kleinere P-Wellen und eine QRS-Verbreitung.

10.16 Wie wird eine akute Hyperkaliämie behandelt?

Bei der akuten Hyperkaliämie geht es zunächst um eine Stabilisierung des Myokards, um Arrhythmien zu verhindern. Dazu wird **Calciumgluconat** i. v. zusammen mit **Insulin** gegeben. Das Insulin sorgt dabei für eine Verschiebung des Kaliums vom extra- in den intrazellulären Raum und das Calciumgluconat vermindert die kaliumbedingte Depolarisation an der Zellmembran. Zusätzlich kann auch noch Salbutamol vernebelt gegeben werden, auch das sorgt für eine (temporäre) intrazelluläre Verschiebung von Kalium. **Polystyrolsulfonate** können Kalium direkt im Darm binden gegen Austausch von entweder Natrium oder Calcium (abhängig vom Präparat). Sollten alle diese Maßnahmen nicht ausreichen, müsste der Patient zur Dialyse.

10.17 Was sollte jetzt auf jeden Fall bei Herrn Winter passieren?

Da Herr Winter noch keine Symptome zeigt, sollte zur Sicherheit eine EKG-Kontrolle durchgeführt werden. Vorsichtshalber sollte mit Insulin/Calciumglukonat i.v. therapiert werden zur intrazellulären Verschiebung von Kalium (durch Insulin) sowie zum Schutz der Herzzellen (durch Calciumglukonat). Mit Polystyrolsulfonaten kann eine weitere Kaliumaufnahme aus dem Darm verhindert werden. Lactulose sollte gleichzeitig verordnet werden, um der häufigen UAW von Anionenaustauscherharzen, der Verstopfung, vorzubeugen. Wenn möglich Medikamente reduzieren/pausieren, die ein erhöhtes Risiko für eine Hyperkaliämie mitbringen. Bei Herrn Winter wäre das zunächst Ramipril (mindestens Reduktion auf die Tagesmaximaldosis von 5 mg) und Spironolacton (dafür eventuell Erhöhung Torasemiddosis). Dann Abklärung, was die Ursache dieses hohen Kaliumwertes ist. Könnte es auch eine chronische Hyperkaliämie sein oder liegt eine andere Ursache vor? (Antwort 10.14).

10.18 Wie könnte eine chronische Hyperkaliämie behandelt bzw. vorgebeugt werden?

Bei der chronischen Hyperkaliämie geht es zunächst darum, die Ursachen auszuschalten. Medikamente mit einem erhöhten Risiko für eine Hyperkaliämie sollten, wenn möglich, nicht eingesetzt werden. Patienten sollten eine Ernährungsschulung erhalten, um kaliumreiche Kost zu vermeiden. Ziel ist eine Zufuhr von weniger als 40 mmol/l pro Tag. Das ist gar nicht so einfach! Fleisch & Fisch können bis zu 460 mg/100 g Kalium enthalten, Obst und Gemüse teilweise sogar noch mehr. Außerdem sollte Patienten dann auch kaliumreiche NEM vermeiden! Wenn dies alles nicht ausreicht, können Kaliumbinder eingesetzt werden (siehe Antworten 10.16 und 10.17), diese würden dann im Austausch gegen Calcium oder Natrium Kalium bereits im Darm binden. Bei Abgabe von Anionenaustauscherharzen müssen Patienten darauf hingewiesen werden, dass andere Medikamente wie zum Beispiel Levothyroxin nicht zeitgleich eingenommen werden. Auch empfiehlt sich die Einnahme eines Laxans, um der häufigen UAW Obstipation entgegenzuwirken.

10.19 Was genau ist denn eine Thrombozytose und wie wird sie verursacht?

Von einer Thrombozytose spricht man bei Werten 450.000/µl. Es besteht ein erhöhtes Risiko für spontane Gefäßverschlüsse. Die Ursachen sind sehr vielfältig, Thrombozytosen können auftreten:

- Nach Splenektomie (Entfernung der Milz)
- Nach Entbindungen (bei der Mutter)
- Nach Operationen (insbesondere mit großen Blutverlusten)
- Nach Gabe von Medikamenten wie Glucocorticoiden oder Epoeitin
- Myeloproliferativen Erkrankungen wie Leukämien (CML, CEL, CNL)

Die Behandlung erfolgt abhängig von der Ursache, das Ziel ist zunächst die Verhinderung von Thromboembolien. Im Fall der primären Thrombozytose ist auch eine Chemotherapie indiziert.

11 | Immunisierungen

11.1 Der Fall mit den Hepatitis-Viren

11.1 Ordnen Sie die korrekten Übertragungswege für die Hepatitisviren (A–E) zu.

Übertragungsweg	Hepatitisvirus Typ
Schmierinfektion	A, E
Parenteral, sexuell	B, C, D

11.2 Apropos Impfstoff, können Sie die Impfstoffe der Impfstoffart korrekt zuordnen? Es geht um die Impfstoffe gegen folgende Erreger: COVID, FSME, Influenza, Hep A, Hep B, MMR, Polio, Rotaviren, Tetanus, Typhus

Art Impfstoff	Impfstoff gegen
Totimpfstoff	Hep A, Hep B, Tetanus, Influenza, FSME
Lebendimpfstoff	MMR, Rotaviren
Tot- und Lebendimpfstoff	Polio, Typhus
mRNA-Impfstoff	COVID

Es ist möglich, passiv und aktiv zu impfen sowie Tot- und Lebendimpfstoffe zu verwenden. Bei der passiven Form werden dem Patienten Antikörper gegen den jeweiligen Erreger injiziert. Diese Impfungen sind als Notfallmaßnahme (zum Beispiel Postexpositionsprophylaxe nach Nadelstich) zu verstehen, da sie zwar schnell, aber nicht lang wirken. Die dauerhafte Form ist die aktive Impfung. Hierbei werden Lebend (lebensfähige)- oder Totimpfstoffe (inaktivierte Erreger oder Erregerbestandteile) unterschieden. Das Immunsystem reagiert auf die Erreger und bildet selbst Antikörper. Dadurch kommt die erste Reaktion langsamer als bei Passivimpfungen, jedoch hält sie wesentlich länger an. Bei Hepatitis B wird so ein Schutz von ca. 25 Jahren, bei Hepatitis A nach zwei Impfungen eine lebenslange Wirkung erreicht. Lebendimpfstoffe enthalten noch funktions- und vermehrungsfähige Keime, die jedoch so abgeschwächt wurden, dass sie die jeweilige Krankheit nicht mehr auslösen können. Totimpfstoffe enthalten einen inaktivierten Wirkstoff. Dies wird durch verschiedene Verfahren ermöglicht. Bei Hepatitis A werden die Viren mit Formaldehyd fixiert. Im Falle des Hepatitis B-Impfstoffes handelt es sich um sog. Untereinheitenimpfstoffe, bei denen nur gereinigte rekombinante Antigene und nicht der komplette Erreger verabreicht wird.

Bei Polio und Typhus gibt es sowohl Lebend- als auch Totimpfstoffe. Der Polio-Lebendimpfstoff wird allerdings aufgrund eines sehr geringen Risikos einer Vakzine-assoziierten paralytischen Poliomyelitis seit 1998 in Deutschland nicht mehr empfohlen. Bei Typhus ist eine Lebendimpfung zugelassen, die dreimalig eingenommen werden muss, mit der letzten Anwendung spätestens zehn Tage vor Einreise in ein Endemiegebiet. Es gibt auch drei weitere inaktivierte Impfstoffe, die mit einer einmaligen subkutanen Gabe spätestens zwei Wochen vor Einreise ins Endemiegebiet Schutz bieten.

11.3 Können Sie die drei Wirkstoffgruppen zur Behandlung der Hepatitis C benennen?

Eingesetzt werden: Interferon-alfa (IFN-α), RNA-Polymeraseinhibitoren, HCV-NS3/A4-Proteaseinhibitoren.

Sowohl IFN-α (zum Beispiel Pegasys®; pegyliertes IFN-α) als auch RNA-Polymeraseinhibitoren (zum Beispiel Ribavirin) und HCV-NS3/A4-Proteaseinhibitoren (zum Beispiel Boceprevir, Telaprevir) werden in der Hepatitis-C-Therapie eingesetzt – seit 2012 als Dreierkombination. Vor 2012 wurde nur mit pegyliertem IFN-α sowie Ribavirin therapiert. An der Impfung für Hepatitis C wird aktuell noch geforscht. Die hohe Replikationsrate in Kombination mit einer kurzen Lebensdauer macht es dem Immunsystem schwer, auf den Erreger zu reagieren. Ebenso ist die Entwicklung eines suffizienten Impfstoffes eingeschränkt. Trotzdem konnten bereits in humanisierten Mausmodellen protektive Effekte nachgewiesen werden. Erste Impfstoffe befinden sich in der klinischen Phase der Testung.

11.4 Bei welchen Medikamenten zur Hepatitis-C-Behandlung ist bei Niereninsuffizienz eine Dosisanpassung notwendig?

[Boceprevir, pegyliertes Interferon, Ribavirin, Telaprevir]

Bei den beiden IFN-α-Präparaten muss die Dosis der aktuellen GFR des Patienten angepasst werden. Unter einer GFR von 30 ml/min sind sie kontraindiziert. Ähnlich verhält es sich mit Ribavirin. Normalerweise sollte es unter einer GFR von < 50 ml/min nicht angewandt werden. Ist es trotzdem nötig, wird die Dosis nach Herstellerangaben reduziert (GFR 30 – 50 ml/min: 200 mg/400 mg/d wechselnd, GFR < 30 ml/min: 200 mg/d).

Eine Dosisreduktion bei Telaprevir und Boceprevir ist nicht empfohlen, da es keine klinischen Daten in Bezug auf Niereninsuffizienz in der Therapie gibt.

11.5 Was sind mögliche UAW von Ribavirin?

Ribavirin hat eine Vielzahl an möglichen Nebenwirkungen, zum Beispiel Knochenmarksuppression, Exantheme, grippeähnliche Symptome, Anämie oder auch psychische Veränderungen. Deshalb ist es wichtig, ausführlich darüber aufzuklären. Ein besonderes Augenmerk sollte jedoch auf der **Teratogenität** des Ribavirin liegen. Männliche und weibliche Patienten müssen während und bis sechs Monate nach der Behandlung zwei wirksame Verhütungsmethoden gleichzeitig anwenden. **Rotfärbung des Urins** ist zwar keine UAW des Ribavirins, jedoch wegweisend für andere Umstände wie zum Beispiel Bilirubinurie und Hämaturie. Auch diverse Medikamente wie beispielsweise Chloroquin, Eisen, Eisenchelatoren, L-Dopa, Metronidazol oder Rifampicin sowie Nahrungsmittel wie rote Beeren, Karotten und Rhabarber können den Urin rötlich verfärben.

11.6 Welche dieser Stoffe interagieren miteinander über das CYP-System bei gleichzeitiger Einnahme:
ASS, Atorvastatin, Bisoprolol, Boceprevir/Telaprevir, Clarithromycin, Dexamethason, Grapefruitsaft, Johanniskraut, Penicillin.

In diesem Fall sind das die folgenden Substanzen: Clarithromycin, Grapefruitsaft (CYP3A4-Hemmer), Johanniskraut (CYP3A4-Induktor), Atorvastatin, Dexamethason (CYP3A4-Substrate). Siehe dazu Kapitel I.1.4.2.3, Tabelle 1.1.6. Die Kenntnis über Arzneimittelinteraktionen bezüglich des CYP-Systems ist äußerst relevant, da über Enzyminduktion oder -inhibition die Wirkung betroffener Medikamente signifikant verändert werden kann. Gerade deshalb erweist sich ein Wechselwirkungs-Check als eine sehr sinnvolle Maßnahme im Arbeitsalltag.

11.2 Der Fall mit den Tropenkrankheiten

11.7 Ergänzen Sie den Lückentext.

Plasmodium **malariae** ist der Erreger der zumeist benignen Malaria quartana, bei der es alle **72** Stunden zu Fieberschüben kommt. Plasmodien **vivax** und **ovale** sind die Erreger der zumeist benignen Malaria tertiana, bei der es alle **48** Stunden zu Fieberschüben kommt. Plasmodium **falciparum** löst die potenziell kompliziert verlaufende Malaria tropica aus, die durch **unregelmäßige** Fieberschübe gekennzeichnet ist.

Die Klinik und Prognose der Malaria hängen maßgeblich von der Plasmodiumart ab: Während die Malaria quartana und tertiana meist beninge verlaufen, ist die Malaria tropica für über 99 % der malariabedingten Todesfälle verantwortlich, da sie häufig die kompliziert verlaufende

Malaria auslöst. Die Malaria tropica wird somit auch als maligne Malaria bezeichnet, jedoch können auch Malaria tropica und tertiana die komplizierte Form auslösen und auch die Malaria tropica unkompliziert verlaufen.

11.8 Ordnen Sie den einzelnen Mitteln je einen Wirkungsort zu:

Richtige Zuordnung: Chloroquin – Inhibitor der Hämoglobinverwertung; **Proguanil** – Inhibitor der Dihydrofolsäure-Reduktase (DHFR); **Atovaquon** – Inhibitor der mitochondrialen Atmungskette; **Artemether** – Inhibitor der Protein-/Nucleinsäuresynthese in Plasmodien.

Chloroquin sowie Lumefantrin, Chinin und Piperaquin hemmen die Hämoglobinverwertung. Chloroquin vermag dies beispielsweise durch die Hemmung der Umwandlung von Häm, welches für die Plasmodien toxisch ist, zu Hämazoin. Proguanil sowie Pyrimethamin hemmen kompetitiv die Dihydrofolsäure-Reduktase und somit den Folsäurestoffwechsel der Protozoen. Atovaquon sowie Primaquin hemmen die mitochondriale Atmungskette der Plasmodien. Primaquin ist das einzige wirksame Medikament gegen die hepatischen Dauerformen von Plasmodium ovale und vivax. Artemether sowie Dihydroartemisinin und Artesunat hemmen durch verschiedene Wirkungsmechanismen wie beispielsweise Alkylierung die Protein- und Nucleinsäuresynthese der Plasmodien. Sie gehören zurzeit zu den effektivsten Malariamitteln, sind durch ihre kurze Halbwertszeit allerdings meist als Kombipräparate erhältlich. Artesunat ist die Therapie der 1. Wahl bei der komplizierten Malariaform. Es wird dazu intravenös über 72 h verabreicht. Allerdings entspricht das derzeit verfügbare Artesunat nicht den Good-Medical-Practice-Leitlinien zur Herstellung von Medikamenten in Europa und ist daher nicht zugelassen. Weltweit gilt es aber als Medikament der ersten Wahl, wird auch in der aktuellen AWMF-Leitlinie empfohlen und kann von asiatischen Herstellern bezogen werden (teilweise im Rahmen von compassionate-use-Programmen).

11.9 Welche Hinweise zur Einnahme und Behandlung mit Malarone® sollten Sie der Patientin mitgeben?

Wie bei vielen Malariamitteln ist bei dem Kombipräparat Atovaquon/Proguanil zu beachten, dass es nicht nur immer **zur etwa gleichen Tageszeit**, sondern auch stets **zu den Mahlzeiten** eingenommen werden sollte. Durch seinen lipophilen Charakter ist nur dann eine adäquate Aufnahme garantiert. Die Einnahme erfolgt **einmal täglich**, idealerweise immer zu der gleichen Zeit, zum Beispiel immer zum Abendessen. Des Weiteren sind als sehr häufige **Nebenwirkungen** Kopf-, Abdominalschmerzen sowie Diarrhö bekannt. Sollten diese überaus stark ausgeprägt sein oder eine andere Nebenwirkung wie Fieber, Anämie, allergische Reaktionen, Herzrhythmusstörungen o. Ä. auftreten, ist sofort die Prophylaxe umzustellen. Gesicherte Studien zur Einnahme während der Schwangerschaft liegen nicht vor und somit sollte die Einnahme nur dann erwogen werden, wenn der erwartete Nutzen für die Mutter jedes potenzielle Risiko für den Fötus überwiegt. Stillende Frauen sollten das Medikament nicht einnehmen.

11.10 Gegen welche (Reise-) Krankheiten kann man sich aktuell nicht impfen lassen? Geben Sie mindestens drei Beispiele.

Ein Tetanus-Schutz ist bereits für Deutschland empfehlenswert und gehört zu den Standardimpfungen. Hepatitis B wird mittlerweile auch bereits im Jugendalter geimpft, um Hepatitis A muss man sich selbst kümmern, die Impfung kann aber eventuell auch von der Krankenkasse übernommen werden. Typhus und Tollwut sind klassische Reiseimpfungen, allerdings abhängig von Reiseland und Reiseart (Zelt vs. Hotel) bzw. Kontakt zu Tieren (für Tollwut). Auch Japanische Enzephalitis gehört je nach Reiseland zu den empfohlenen Reiseimpfungen, allerdings ist der Impfstoff in Deutschland nicht zugelassen und muss importiert werden. Gerade bei Reisen in den asiatischen Raum und in Länder mit niedrigen Hygienestandards sollte man sich früh genug über mögliche Impfungen informieren, damit ein ausreichender Schutz besteht. Allerdings ist die Impfung nicht als alleinige Prävention zu sehen – an erster Stelle stehen nicht invasive/medikamentöse Maßnahmen, wie beispielsweise Mückenschutz durch Netze, Kleidung etc. (Jap. Enzephalitis, Malaria, Zika, …) sowie kein Verzehr von rohen Produkten (Hep A, Typhus, Cholera, ...). Ein beliebter Merkspruch hierfür lautet: Cook it, peel it or forget it! **Keine Impfung existiert hingegen bis dato beispielsweise gegen Hepatitis C, das Zika-Virus oder HIV**. Übrigens, auf den Webseiten des Robert-Koch-Institutes findet man viele interessante Informationen rund um Krankheiten und Impfungen.

RKI→ Infektionsschutz
https://www.rki.de/DE/Content/Infekt/Impfen/impfen_node.html;jsessionid=959C1D7A0E2BAEA4CA58B2C3ED98DBC7.internet102

11.11 Wie lange sollten Maßnahmen zur Schwangerschaftsverhütung verwendet werden, um eine Übertragung des Zika-Virus zu vermeiden?

Tatsächlich sollte nach einer Infektion mit dem Virus **bis zu sechs Monate** auf den ungeschützten Geschlechtsverkehr verzichtet werden. Dies bestätigten jedenfalls Mediziner, die im Sperma eines Italien-Reisenden das Virus ganze sechs Monate später nachweisen konnten. Das Zika-Virus hat meistens nur eine leichte Krankheit mit unspezifischen Symptomen (zum Beispiel Kopfschmerzen, Fieber und Abgeschlagenheit) oder blandem Verlauf zur Folge, sodass auch Schwangerschaftsversuche unterlassen werden sollten, wenn keiner der Partner Symptome zeigt. Die Infektion kann bei einem Fötus zu schwerwiegenden Komplikationen, wie Mikrozephalie (verkleinerter Kopfumfang, welcher häufig Intelligenzminderung, Krampfanfälle, Bewegungsstörungen etc. verursacht) und anderen Geburtsdefekten führen. Frauen sollten sich für zwei Monate nach der Rückkehr aus einem Zika-Gebiet zusätzlich schützen, bei Männern gilt die Sechs-Monats-Regel.

Weitere Informationen finden Sie hierzu auch auf den Webseiten des Auswärtigen Amtes.

11.12 Ist eine Infektion mit Malaria bei diesem Hergang wahrscheinlich? Begründen Sie Ihre Antwort.

Tritt Fieber vor dem 7. Aufenthaltstag in einem Malaria-Endemiegebiet auf, handelt es sich mit hoher Wahrscheinlichkeit nicht um Malaria, da die Inkubationszeit 7–42 Tage beträgt. Allerdings bestätigen Ausnahmen bekanntlich die Regel, und deshalb sollte auf jeden Fall ein Arzt aufgesucht werden, allein, um andere schwerwiegende Krankheiten sicher ausschließen zu können.

11.13 Welche Tropenkrankheit ist bei dieser Beschreibung wahrscheinlich?

Das **Dengue-Fieber** ist höchstwahrscheinlich für die Symptome verantwortlich. Dafür sprechen der Mückenstich mit Inkubationszeit (2–14 Tage), der fehlende Impfschutz, der Verlauf und die Reaktion des Arztes. Das Dengue-Fieber verläuft üblicherweise asymptomatisch (90 %) oder in drei Schüben:

- **Stadium I (Tag 1–2)** Grippe-ähnliche Symptome (plötzlicher Beginn, Knochen- und Kopfschmerzen, hohes Fieber)
- **Stadium II (Tag 3–5)** Erneuter Fieberanstieg nach kurzer fieberfreier Periode sowie häufig ein makulopapulöses, Masern-ähnliches Exanthem
- **Stadium III (nach 1 Woche)** meistens ein Abklingen der Symptome, jedoch kommt es in 1–2 % der Fälle zum hämorrhagischen Dengue-Fieber mit Fieber und Einblutungen, die bis zu einer Schocksymptomatik führen können.

Verschiedene Impfstoffe befinden sich aktuell in Erprobung, seit 2015 ist ein tetravalenter Impfstoff in einigen Ländern zugelassen. Bisher wird aufgrund mangelnder Erfahrung die Indikation zur Impfung zurückhaltend gestellt, im Vordergrund steht weiterhin die Vektorkontrolle.

12 | Schwangerschaft & Stillzeit

12.1 Der Fall mit der Schwangerschaft (Elise Teil 1)

12.1 Welche Empfehlung können Sie Frau M. hinsichtlich ihrer Ernährung im Rahmen der geplanten Schwangerschaft geben?

Frauen, die schwanger werden wollen, sollten auf eine ausreichende Zufuhr von **Folsäure** (400 Mikrogramm pro Tag) bereits vor der Empfängnis achten. Außerdem sollte auf eine ausgewogene, gesunde Ernährung geachtet werden. Alkohol gilt als dosisunabhängig schädlich für das Ungeborene. Es ist keine zusätzliche Kalorienzufuhr zu Beginn der Schwangerschaft nötig. Erst im letzten Trimenon benötigt die Schwangere eine zusätzliche Energiezufuhr von etwa 300 kcal/Tag.

Extrainfo: Haustiere bergen das Risiko, Überträger von für das Ungeborene schwerwiegenden Infektionen (zum Beispiel Toxoplasmose durch Katzenkot) zu sein.

12.2 Welche Arzneimittel gegen Erkältungsbeschwerden sollte Elise während der Schwangerschaft unbedingt meiden?

	Arzneimittel:
Abgabe ohne Bedenken bei kurzfristiger Anwendung in geringen Mengen	Paracetamol, Meerwasser Nasenspray, Oxymetazolin Nasenspray
Aufklärung über potenzielle Risiken (meistens wegen fehlender Datenlage)	Acetylcystein, Ambroxol, Gelomyrtol®, Sinupret®, Prospan®, ASS (als Analgetikum[1], 2. Wahl, bessere Alternativen erhältlich. Ab 28. Woche kontraindiziert wegen Gefahr von frühzeitigem Ductus-Verschluss und erhöhtem Blutungsrisiko!)
Keine Abgabe	Wick MediNait® (prinzipiell auch bei nicht-schwangeren Patientinnen zu hinterfragen)

1 Achtung: ASS niedrigdosiert als Thrombozytenaggregationshemmer kann für den Verlauf der ganzen Schwangerschaft indiziert sein (Gabe dann meist bis Ende der 37. SSW). Dabei immer Rücksprache mit dem verordnenden Arzt halten.

Generell sollten nicht unbedingt erforderliche Arzneimittel in der Schwangerschaft gemieden werden, da für viele dieser nur wenige und unzureichende Daten vorhanden sind. Auch die **übermäßige** Einnahme pflanzlicher Präparate sollte vermieden werden, da für einige (unter anderem Anis, Bockshornklee, Fenchel, Lavendel, Salbei, Pfefferminze, Zimt) beispielsweise kontraktionsfördernde Eigenschaften beschrieben sind. Als Gewürz sind diese Stoffe aber auch während der Schwangerschaft einsetzbar. Weitere Informationen zur Anwendung von Arzneimitteln während der Schwangerschaft und Stillzeit finden Sie in den jeweiligen Fachinformationen oder auch auf Embryotox, spezifisch zur Stillzeit auf Lactmed (englischsprachig).

Website/ Tool	Link	QR-Code
Fachinformation (Zugang mit DocCheck-Passwort)	https://www.fachinfo.de/	
Embryotox (Zugang passwortfrei)	www.embryotox.de	
Lactmed (Zugang passwortfrei)	https://www.ncbi.nlm.nih.gov/books/NBK501922/	

12.3 „Angenommen, Elise würde Codein kurz vor der Geburt erhalten: Welche schwerwiegende Auswirkung könnte das auf das Neugeborene haben?"

Codein ist ein Opiat und hat damit als Hauptnebenwirkung eine Atemdepression. Bedacht werden muss dies, wenn die Mutter kurz vor der Geburt Opiate in hoher Dosierung erhalten oder selbst zugeführt hat, da eine für die Mutter tolerable Dosis beim Kind zur Atemdepression führen kann.

12.4 Kann Elise Levocabastin (lokal) auch während der Schwangerschaft anwenden?

Bei Augentropfen und Nasenspray ist von einem geringen systemischen Effekt auszugehen. Eine lokale Anwendung von Levocabastin ist möglich, da die Resorption sehr gering ist und keine systemischen Spiegel zu erwarten sind. Allerdings ist der Erfahrungsumfang gering. Wer ganz auf Nummer sicher gehen möchte, weicht auf Loratadin aus. Hier ist der Erfahrungsumfang sehr hoch. Es stellt das (Stand heute) am besten untersuchte Antihistaminikum in Bezug auf Schwangerschaft und Stillzeit dar.

12.5 Welche Risiken gehen von Sertralin in Bezug auf Schwangerschaft und Stillzeit aus?

Bei Sertralin besteht das Risiko für einen Übertritt in die Muttermilch sowie Anpassungsstörungen (Entzugssymptome beim Kind) nach der Geburt.

Bei Frauen **mit** Depression **ohne** Behandlung kam es zu mehr Frühgeburten und Komplikationen (Sectio). bei Frauen **mit** Depression **mit** medikamentöser Behandlung zeigten sich bei 20–30 % Anpassungsstörungen bei den Neugeborenen. Diese Störungen waren in der Regel selbst limitierend innerhalb ein paar Tagen. **Deswegen sollten therapiebedürftige Schwangere auch Arzneimittel zur Therapie der Depression erhalten!**

12.2 Der Fall mit dem kleinen Patienten (Elise Teil 2)

12.6 Wie teilt man generell die Altersstufen bei Kindern ein?

Frühgeborene	Geburt vor Vollendung der 37. SSW
Neugeborene	1.–28. Lebenstag
Säuglingsalter	1. Lebensjahr
Kleinkindalter	2.–3. Lebensjahr
Frühe Kindheit	4.–6. Lebensjahr
Mittlere Kindheit	7.–10. Lebensjahr
Späte Kindheit	11.–14. Lebensjahr
Adoleszenz	15.–18. Lebensjahr

Diese Tabelle ist eine Möglichkeit, Kinder in Altersstufen zu unterteilen – vielleicht haben Sie eine andere gefunden? Oder noch eine mit mehr Abstufungen? Kinder sind keine kleinen Erwachsenen: Körperfett und Körperwasseranteile sind anders verteilt (andere Verteilungsräume), Enzymsysteme anders exprimiert. Am besten immer in die Fachinformation schauen, was zu Altersstufen und zum Beispiel zum Gewicht gesagt wird, notfalls das Kind auf die Waage stellen!

12.7 Welche Darreichungsform ist wohl am besten geeignet für Mats?

Das Prinzip ist einfach: Wogegen wird sich ein kleines Kind, das nicht weiß, wie ihm geschieht, am wenigsten wehren? Der guten Laune kaum zuträglich sind: schwer schluckbare, große Tabletten; sprudelndes, bitter schmeckendes Wasser und Nadeln, die in Kinderarme gesteckt werden. Am angenehmsten für Kinder erscheint deshalb die Gabe von Saft oder Zäpfchen.

12.8 Welche gehäuft auftretenden Erkrankungen gehen mit Passivrauchen bei Kindern und/oder Erwachsenen einher?

Der Tabakrauch, der beim Passivrauchen eingeatmet wird, enthält die gleichen giftigen und krebserzeugenden Substanzen wie der vom Raucher inhalierte Rauch. Daher verursacht auch das Passivrauchen zahlreiche, zum Teil schwere Erkrankungen, unter anderem.

- Asthma bronchiale
- COPD
- Herz-Kreislauf-Erkrankungen
- Mittelohrentzündung
- Geringes Geburtsgewicht (Small for Gestational Age, SGA)
- Plötzlicher Kindstod (Sudden Infant Death Syndrome, SIDS)

12.9 Mit welchen nicht-invasiven Maßnahmen lässt sich der Hydrierungszustand eines Säuglings/Kleinkindes am besten beurteilen?

Eine gute Möglichkeit, den Hydrierungszustand eines Säuglings zu überprüfen, geht über den Zustand der Fontanellen. Fontanellen sind die bei der Geburt noch nicht verknöcherten

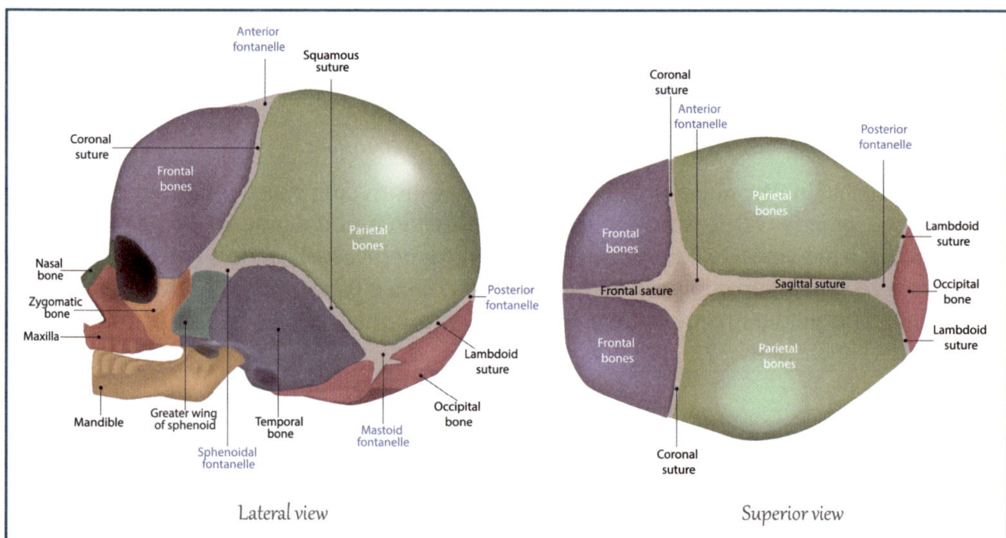

Abbildung II.12.1: *Fontanellen beim Säugling (Mastoid Fontanelle und Sphenoidal Fontanelle liegen jeweils doppelt/beidseitig vor). © sakurra – stock.adobe.com*

Bereiche des Schädels, die erst in den ersten Lebensjahren verknöchern. Zwei der sechs Fontanellen sind gut zu erkennen und zu ertasten. Die kleine Fontanelle (Posterior Fontanelle) liegt am Hinterkopf und die große Fontanelle (Anterior Fontanelle) oben auf der Schädeldecke auf Höhe der Stirn. Sind diese beiden Fontanellen **im Liegen** eingefallen, ist dies ein mögliches Anzeichen für Dehydrierung. Zusammen mit Symptomen wie Erbrechen und mangelnder Trinkmotivation ist dies eine klare Indikation für einen Arztbesuch.

Auch der Hautturgor lässt sich schnell feststellen (das funktioniert übrigens auch bei Erwachsenen): Man versucht mit Daumen und Zeigefinger die Haut des Handrückens ein wenig hochzuziehen. Bleibt die Falte stehen, ist dies ein Hinweis auf starke Dehydrierung.

12.10 Was ist bei Säuglingen bei einer i.v.-Gabe zu beachten?

Zu beachten ist insbesondere bei kleinen Kindern und Säuglingen, dass sie ein im Vergleich zum Erwachsenen deutlich geringeres Gesamtvolumen besitzen, sodass einerseits jede Blutentnahme, andererseits jede Volumengabe wohl überlegt sein sollte. Zugleich ist der Körperwasseranteil mit bis zu 80 % noch deutlich höher als beim Erwachsenen (60 %), was sich auf das Verteilungsvolumen von Pharmaka auswirkt. Auch die Regulation der Wasser- und Elektrolythämostase ist noch nicht voll ausgebildet.

12.11 Welche Ampicillin-Dosis sollte gegeben werden?

Laut Fachinformation gilt für Kinder unter sechs Jahren eine Tagesdosis von 100 mg Ampicillin/kg Körpergewicht, in Mats Fall also 100 mg × 6 kg = 600 mg Tagesdosis gesamt. Es gibt zwei mögliche Dosierungsintervalle: entweder 3-mal täglich in 8-stündigen Abständen oder 4-mal täglich in 6-stündigen Abständen.

Der Arzt könnte für Mats also entweder 3-mal täglich 200 mg oder 4-mal täglich 150 mg aufschreiben, beides wäre korrekt. In Ausnahmefällen kann bei Kindern unter sechs Jahren Ampicillin auch mit einer Dosierung von 200 – 400 mg Ampicillin/kg Körpergewicht verschrieben werden, das heißt eine Tagesgesamtdosis von 1200 – 2400 mg/Tag für Mats, dann wieder aufgeteilt auf entweder drei oder vier Einzeldosen.

12.3 Der Fall mit der (Mutter-)Milch

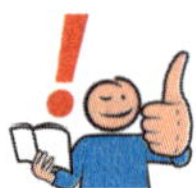

12.12 Wie groß ist das Basisrisiko für grobstrukturelle Fehlbildungen?

Das Basisrisiko liegt bei ca. 3 %.

Dieses 3 % Basisrisiko ist oft genetisch bedingt und in etwa zwei Drittel der Fälle auf verschiedene oder unbekannte Ursachen zurückzuführen.

Wenn es um die Medikation in der Schwangerschaft geht, haben Mütter oft viele Sorgen und Ängste. Auch Ärzte und Pharmazeuten schätzen das Risiko von Arzneimitteln häufig höher ein, als es tatsächlich ist. Dabei birgt eine unbehandelte Krankheit der Mutter oft eine viel größere Gefahr für Mutter und Kind als die medikamentöse Behandlung. Leidet die Mutter an Depressionen, steigt für sie in der Schwangerschaft das Risiko für Rückfälle. Eine unbehandelte Hypertonie kann bei der Mutter zu Nieren- und Leberversagen führen oder Schlaganfälle auslösen. Für das Kind ist die Hypertonie an sich auch gefährlich (unter anderem steigt das Risiko einer Frühgeburt). Für Diabetikerinnen ist eine genaue Einstellung der Blutzuckerspiegel vor und während der Schwangerschaft erforderlich, da es sonst beim Ungeborenen zu Fehlbildungen und Frühgeburten kommen kann und das Mortalitätsrisiko steigt. Typ-1-Diabetikerinnen werden während der Schwangerschaft weiterhin mit Insulin behandelt. Bei Typ-2-Diabetikerinnen soll in erster Linie Insulin (und nur in Einzelfällen Metformin) eingesetzt werden, da damit der Blutzuckerspiegel am besten eingestellt werden kann. Dabei ändert sich der Insulinbedarf im Laufe der Schwangerschaft, weshalb eine engmaschige Kontrolle wichtig ist. Auch für Asthmatikerinnen gilt, dass sich der Krankheitsverlauf während der Schwangerschaft unterschiedlich entwickeln kann. Sowohl eine Verbesserung als auch eine Verschlechterung der Symptome sind möglich. Für das Kind besteht bei nicht ausreichender Sauerstoffversorgung das Risiko für eine Frühgeburt, steigende Mortalität, und das Geburtsgewicht kann sinken. Aus diesem Grund bleibt die Empfehlung zur Therapie nach Asthmastufenplan (siehe Kapitel 5.3) auch während der Schwangerschaft bestehen.

12.13 Für welche der folgenden Substanzen wird das Teratogenitätsrisiko sehr hoch eingeschätzt?

Retinoide, also Derivate des Retinol (Vitamin A) wie **Isotretinoin**, sind nach **Thalidomid** die am stärksten teratogenen Arzneimittel! Sie werden zur Behandlung der Akne eingesetzt. Unter anderem kann es bei Einnahme in der frühen Schwangerschaft zum Retinoid-Syndrom kommen. Retinoide sollten deshalb bei Frauen im gebärfähigen Alter nur bei effektiven Verhütungsmethoden und unter regelmäßiger Kontrolle eingesetzt werden.

Unter der Einnahme des Antiepileptikums **Valproat** steigt unter anderem das Fehlbildungsrisiko auf das Zwei- bis Dreifache im Vergleich zum Basisrisiko. Idealerweise sprechen Patientinnen, die einen Kinderwunsch haben, ihre Ärzte rechtzeitig an, so dass über eine Umstellung der Therapie oder eine engmaschige Kontrolle der Schwangerschaft unter Valproatgabe gesprochen werden kann.

Ethanol kann die Plazenta ungehindert passieren sowie auch in die Muttermilch übergehen. Es wirkt teratogen und embryotoxisch und kann das Ungeborene in allen Phasen der Schwangerschaft schädigen!

Nikotin: Es gibt sehr viele Nachteile von Nikotin in der Schwangerschaft und gute Gründe, nicht zu rauchen, aber es gibt kein höheres Fehlbildungsrisiko. Allerdings kommt es häufiger zu Frühgeburten und das Geburtsgewicht kann vermindert sein.

12.14 Welche Aussagen zur Medikation der Mutter in der Stillzeit treffen zu? Bitte ankreuzen.

Korrekt sind die Antworten **B, C und E**. Es gehen nicht alle Arzneistoffe in die Muttermilch über. Parameter, die die vom Baby aufgenommene Menge an Arzneistoff beeinflussen, werden in der nächsten Frage besprochen. Manche Medikamente, die die Mutter einnimmt, haben allerdings auch Auswirkungen auf das gestillte Kind.

So kann es bei einer mütterlichen Antibiotikatherapie beim Kind zu einer dünneren Stuhlkonsistenz kommen. Die Einnahme von **Antihistaminika** kann beim Kind **Übererregbarkeit und Unruhe** auslösen, während die Einnahme von **Analgetika oder Sedativa** hingegen beim Säugling zu einer **sedierenden Wirkung** führen kann.

Auch die Milchproduktion selbst kann beeinflusst werden. Es gibt Arzneistoffe, die die Milchproduktion senken, beispielsweise Hormone. Die Einnahme von Dopaminantagonisten wie MCP oder Domperidon kann hingegen die Milchproduktion steigern.

Generell sollte, wenn es um die Auswahl von Medikamenten während der Stillzeit geht, immer auch das Alter und das Trinkverhalten des Säuglings beachtet werden und letzteres während der Therapie überwacht werden, um eventuelle Beeinträchtigungen des Säuglings schnellstmöglich zu bemerken.

12.15 Welche Parameter beeinflussen die Menge des Arzneistoffs, die ein Baby über die Muttermilch aufnehmen kann?

Folgende Parameter beeinflussen das Übergehen eines Wirkstoffes in die Muttermilch:

- **Halbwertszeit:** Je kürzer die Halbwertszeit, desto schneller sinkt die Menge an Arzneistoff im mütterlichen Körper.
- **Molekülgröße:** Je kleiner ein Molekül ist, umso leichter kann es direkt in die Muttermilch übergehen.

- **Plasmaproteinbindung:** Wirkstoffe können nur in die Muttermilch übergehen, wenn sie nicht an Plasmaproteine gebunden sind.
- **Orale Bioverfügbarkeit:** Da das Kind die Milch und damit den Arzneistoff oral aufnimmt, ist die Bioverfügbarkeit auf diesem Wege entscheidend für die aufgenommene Menge.
- **Fettlöslichkeit:** Fettlösliche Wirkstoffe können sich in der Muttermilch anreichern.

Wichtig ist die Abklärung der betrieblichen Gefährdung bereits mit Bekanntwerden der Schwangerschaft. Die Mutterschutzgesetzgebung verpflichtet Arbeitgeber, den Arbeitsplatz von schwangeren Mitarbeiterinnen so zu gestalten, dass die Schwangere und ihr ungeborenes Kind durch die beruflichen Tätigkeiten nicht gefährdet werden.

In größeren Betrieben, wie zum Beispiel Kliniken oder Krankenhäusern, findet diese Gefährdungsbeurteilung proaktiv statt. Bei Fragen wird dann der betriebsärztliche Dienst hinzugezogen. Wenn es keinen Betriebsarzt gibt, können sich Frauen auch an ihre Frauenarztpraxis wenden. Dort wird dann zum Beispiel die Infektionsgefährdung (hängt individuell vom Immunstatus der Schwangeren ab), aber auch individuell als unzuträglich für den Schwangerschaftsverlauf eingeschätzte Arbeitsbedingungen beurteilt. Wenn der Arbeitgeber die benannten Arbeitsbedingungen nicht abändern kann, wäre eine Freistellung notwendig. Für den Bereich Apotheke zum Beispiel gilt unter anderem ein Arbeitsverbot beim Umgang mit sehr giftigen, gesundheitsschädlichen oder krebserzeugenden Stoffen sowie Exposition gegenüber Narkosegasen.

12.16 In welchen Situationen sollte nicht gestillt werden?

Generell gibt es nur wenige Erkrankungen von Mutter oder Kind, bei denen auf das Stillen verzichtet werden sollte. Zu den wenigen Ausnahmen zählen beispielsweise **HIV** (unabhängig von der Viruslast!) oder **Tuberkulose**. Genauso ist es bei der Einnahme von Medikamenten durch die Mutter. Hier sollte bei der Einnahme von Radiopharmaka oder **Zytostatika** auf das Stillen verzichtet werden. Erkältungen, unter denen ihre Freundin häufig leidet, sind hingegen genau wie eine Grippe keine Kontraindikationen für das Stillen. Nähere Infos zu Impfungen während Schwangerschaft und Stillzeit gibt es online beim Robert-Koch-Institut.

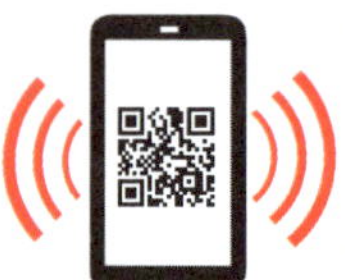

RKI→ Impfungen Schwangere und Stillende
https://www.rki.de/SharedDocs/FAQ/Impfen/AllgFr_AllgemeineFragen/FAQ-Liste_AllgFr_Impfen.html

12.17 Welche generellen Empfehlungen zur Medikation in der Schwangerschaft oder Stillzeit können Sie einer besorgten (werdenden) Mutter geben?

Zunächst sollte ermittelt werden, ob eine bestehende Erkrankung der Mutter behandlungsbedürftig ist und daraus resultierend eine strenge Indikationsstellung erfolgen. Als Alternativen können **nicht-medikamentöse Optionen** in Betracht gezogen werden. Lässt sich eine Medikation nicht ausschließen, sollte auf Arzneimittel zurückgegriffen werden, die **gut erprobt** sind. Sofern die Erkrankung das zulässt, soll die Therapie **möglichst kurz**, im therapeutischen Bereich **niedrig dosiert** (= ausreichend therapeutisch dosiert) und als **Monotherapie** erfolgen. Berücksichtigt werden muss dabei die **Schwangerschaftswoche** beziehungsweise das **Alter des Säuglings** und dieser sollte während der Therapie **genau beobachtet** werden, um gegebenenfalls schnell eingreifen zu können. Zudem soll die Mutter auf **Alkohol und Rauchen verzichten**.

„Niedrig therapeutisch" bedeutet ***ausreichend* therapeutischer Bereich.**
Die Patientin sollte ausreichend dosiert werden und nicht unterdosiert!

Fall 12.3

13 | Onkologie

13.1 Der Fall mit dem Palliativpatienten

13.1 Wie würden Sie Palliativmedizin definieren?

Laut WHO behandelt die Palliativmedizin Patienten **und ihre Angehörigen**, die an einer **lebensbedrohlichen Erkrankung** und den sich daraus ergebenden Beschwerden leiden. Ihr Ziel ist dabei die **Verbesserung der Lebensqualität**, sowohl von Patienten als auch ihren Familien. Wichtig für die Vorbeugung und Linderung von Beschwerden ist dabei deren frühzeitige Erkennung und Einschätzung. Die anschließende Behandlung erfolgt **auf vielen Ebenen**. Diese Leiden können körperlicher, psychosozialer oder spiritueller Art sein.

13.2 Welche Ziele verfolgt die Palliativmedizin?

Palliativmedizin hat sich als Ziel gesetzt, die Lebensqualität der Patienten zu fördern. Dabei beabsichtigt sie weder die Beschleunigung noch die Verzögerung des Todes, sondern betrachtet vielmehr das Sterben als natürlichen Prozess. Zum Einsatz kommt die Palliativmedizin **nicht nur** kurz vor dem Tod des Patienten, sondern frühzeitig im Krankheitsverlauf. Wie schon in Antwort 13.1 erwähnt, werden zwar lebensbedrohlich Erkrankte behandelt, diese können aber, insbesondere durch eine umfassende Behandlung, durchaus auch noch einige Jahre Lebenszeit vor sich haben. Eine multidisziplinäre Behandlung in Verbindung mit diversen Therapieoptionen kann dann möglicherweise sogar den Verlauf einer Erkrankung positiv beeinflussen.

13.3 Welche Symptome gehören zu den häufigsten Aufnahmegründen von Palliativpatienten? Nennen Sie mindestens drei.

Die häufigsten Beschwerden, unter denen Palliativpatienten leiden, sind vor allem **Fatigue** (Wird auch als Erschöpfungssyndrom bezeichnet). Es kommt unter anderem zu einer Verschlechterung der Belastbarkeit und der Konzentration sowie Energiemangel und Schwäche, aber auch Appetitlosigkeit, was wiederum zu Schwäche führen kann. Auch Schmerzen gehören zu den häufigsten schwerwiegenden Symptomen von Palliativpatienten. Unter anderem als Nebenwirkung von Schmerzmitteln kann es zudem zu Obstipation kommen. **Depressionen** können beispielsweise durch Gedanken an den nahen Tod ausgelöst werden.

13.4 Welche Aussagen treffen auf die Betreuung im Rahmen der Palliativmedizin zu? Bitte ankreuzen.

Die Aussagen A, H und I treffen zu. Im Rahmen der Palliativmedizin spielt insbesondere die Behandlung der Symptome der Patienten eine große Rolle [A]. Diese müssen allerdings **nicht zwangsläufig** auf die Grunderkrankung der Patienten zurückzuführen sein [C]. Grund für neu aufgetretene Symptome können auch Nebenwirkungen von verabreichten Medikamenten sein [H]. Um die Symptome der Patienten gut zu kontrollieren, kommt ein multiprofessionelles Team zum Einsatz [B], in welches neben Ärzten, Apothekern und Pflegern unter anderem auch Ergo-, Physio- und Musiktherapeuten, Sozialarbeiter und Seelsorger integriert sind. Unangenehme Maßnahmen, wie etwa die Ernährung mittels Magensonde, werden nur eingesetzt, wenn es **wirklich nötig und im Sinne der Patienten** ist [G]. Die Patienten leiden an einer **schweren unheilbaren** Erkrankung, wie beispielsweise Tumorerkrankungen, Mukoviszidose, oder es handelt sich um ältere Patienten mit vielen internistischen Erkrankungen [E]. Zu deren Behandlung kann ein vorübergehender Klinikaufenthalt notwendig sein, nach welchem die Patienten allerdings nach Möglichkeit anschließend wieder nach Hause oder beispielsweise in ein Pflegeheim oder Hospiz entlassen werden [D]. Selbst bis zu ihrem Tod werden die Patienten nach Wunsch auch zu Hause versorgt [I]. Die Betreuung umfasst allerdings nicht nur die Erkrankten, sondern bietet auch Angehörigen Unterstützung und das sowohl während der Erkrankung des Patienten als auch in der Trauerzeit [F].

13.5 Ordnen Sie die folgenden Strukturen dem entsprechenden Setting (Ambulant/Stationär) zu: SAPV, Konsildienst, Hospiz, AAPV, Palliativstation

Ambulant	SAPV, AAPV
Stationär	Palliativstation, Hospiz, Konsildienst

SAPV steht für „spezialisierte ambulante Palliativversorgung“: Hinter dem Begriff SAPV stehen spezielle Palliative Care Teams aus Pflegekräften und Ärzten, die in Zusammenarbeit mit den Hausärzten die palliativmedizinische Versorgung sicherstellen. Auf eine Versorgung durch ein SAPV-Team besteht Rechtsanspruch und sie können auch in Hospizen und Pflegeheimen unterstützen.

AAPV bezeichnet die „allgemeine ambulante Palliativversorgung“: Hierbei handelt es sich um ehrenamtliche Helfer, die beispielsweise alltägliche Aufgaben übernehmen wie kochen, einkaufen oder mit dem Patienten reden.

Palliativstationen befinden sich in einem Krankenhaus bzw. daran angebunden und stehen unter ärztlicher Leitung. Die Patienten leiden an komplexen medizinischen und/oder psychosozialen Problemen und sollen nach der Behandlung wieder nach Hause oder zum Beispiel in ein Hospiz entlassen werden.

Bei einem **Hospiz** handelt es sich um eine Pflegeeinrichtung unter pflegerischer Leitung, in welchem Patienten mit nur noch sehr kurzer Lebenserwartung betreut werden können. Der **Konsildienst** dient der Unterstützung von Primärbetreuern einer Palliativstation sowie der Unterstützung stationärer Patienten, die nicht auf der Palliativstation liegen. Er ist meist an eine Palliativstation angebunden und besteht aus Ärzten, Krankenpflegern, Sozialarbeitern und Psychologen.

13.6 Die Palliativpharmazie umfasst den Beitrag von Apothekern und pharmazeutischem Fachpersonal zur Palliativversorgung. Welche Aufgaben kann ein Apotheker in diesem Rahmen übernehmen?

Die Aufgaben des Apothekers/der Apothekerin in der Palliativversorgung umfassen, stationär und ambulant, alle pharmazeutischen Aspekte der Versorgung des Patienten und dessen Angehörigen. Dazu gehören unter anderem

- Arzneimittel- und Hilfsmittelversorgung (angepasste Lagerhaltung, schnelle Lieferung, auch nach Hause)
- Pharmazeutische Betreuung (Erkennen und Lösen von ABP, Beratung von Arzt und Patient zu Off-Label-Gebrauch und -Anwendung)
- Patientenindividuelle Herstellung von Rezepturarzneimitteln
- Schulung/Fortbildung sowohl der Apotheker und des pharmazeutischen Fachpersonals als auch von Ärzten und Pflegern, Bereithalten von Informationen/Kontaktdaten oder Erstellen von Informationsblättern

13.7 Welche Hinweise zum Rezept können Sie Herrn Otono mit auf den Weg geben?

Opioide haben vielseitige Wirkungen auf den Körper. Die von ihnen ausgelöste Obstipation ist auf folgende Ursachen zurückzuführen: Die Magenentleerung wird verzögert und die Motorik des Darms vermindert. Zudem wird der Austritt von Wasser und Elektrolyten durch die Darmwand gehemmt. Die Durchblutung im Darm wird hingegen nicht gesteigert. Im Gegensatz zur analgetischen Wirkung ist hier zudem der Gewöhnungseffekt gering. Die Therapie der Obstipation erfolgt stufenweise. Zunächst werden entweder osmotische (Macrogol) oder dünndarmstimulierende (Natriumpicosulfat) Laxanzien eingesetzt. Ist das nicht ausreichend, werden beide Laxanziengruppen kombiniert. Im nächsten Schritt wird auf periphere Opioidantagonisten wie Naloxon zurückgegriffen. Versagen auch diese, werden beispielsweise Einläufe oder Kolonmassagen durchgeführt.

13.2 Der Fall mit dem Tumor

13.8 Abkürzungen in der Onkologie

NET	Neuroendokriner Tumor = Karzinoid; Tumore, die aus dem neuroendokrinen System hervorgehen und häufig Neuropeptide sezernieren
Ki-67 30 %	Protein, welches Auskunft über den Anteil teilungsaktiver Zellen gibt, welcher dann in Prozent angegeben wird
(p)T1	Ausdehnung des Primärtumors, histopathologische Untersuchung
N0	Keine Lymphknotenmetastasen
G3	Differenzierungsgrad des Tumors
M1	Vorhandensein von Fernmetastasen

Zur Klassifikation von Tumoren werden diese in verschiedene Stadien eingeteilt. Am wichtigsten ist hierbei die TNM-Klassifikation. Zusätzlich können noch weitere Befunde angegeben werden. Hier sind einige Beispiele aufgelistet, die allerdings nicht vollständig sind:

Klassifikation von Tumoren (Auswahl) (Quelle: www.krebsgesellschaft.de)

T: Ausdehnung/Größe des Primärtumors

T0: keine Anzeichen auf einen Tumor, wobei diese Angabe beispielsweise nach einer erfolgreichen Chemotherapie gemacht werden kann

T1-4: zunehmende Größe

TX: keine Aussage möglich

N: Lymphknotenmetastasen

N0: keine Anzeichen für einen Lymphknotenbefall

N1-3: zunehmender Lymphknotenbefall

NX: keine Aussage möglich

M: Metastasen

M0: keine Fernmetastasen

M1: vorhandene Fernmetastase, eventuell mit Angabe der Lokalisation

G: Grading

Angabe über den Differenzierungsgrad

G1-4: ansteigende Differenzierung, wobei diese mit einer schlechter werdenden Prognose einhergeht

p-Symbol (vor TNM)

Hierbei erfolgten die Befunde zur TNM-Klassifikation durch eine histopathologische Untersuchung nach einem chirurgischen Eingriff (postoperativ).

13.9 Nennen Sie mindestens zwei Risikofaktoren für die Entstehung von Tumoren.

Die Entstehung eines Tumors ist ein langer Prozess. Durch verschiedene Auslöser (s. u.) kann es zu **Schädigung der DNA** kommen. Kritisch werden diese Defekte, wenn sie Tumorsuppressor-Gene inaktivieren oder Protoonkogene aktivieren. Diese werden dann zu sogenannten **Onkogenen** und führen beispielsweise zu verstärkter Zellproliferation. Mit der Zeit treten immer mehr Schäden auf, die zu einer vermehrten unkontrollierten Proliferation führen und gleichzeitig Apoptosemechanismen hemmen. Damit ist eine Tumorzelle entstanden.
Einige chemische Verbindungen können direkt oder nach Metabolisierung im Körper mit der DNA interagieren und diese schädigen. So können etwa **polycyclische Kohlenwasserstoffe**, die bei unvollständigen Verbrennungsprozessen entstehen und daher in Zigarettenrauch oder Fleisch vorkommen, zu Lungenkrebs führen. UV- sowie ionisierende **Strahlung** kann zu Strangbrüchen der DNA und Mutationen führen. Manche **Viren**, wie etwa das humane Papilloma-Virus (HPV), können DNA in das menschliche Genom integrieren und so Protoonkogene aktivieren. Auch Bakterien können eine Rolle bei der Kanzerogenese spielen. So kann eine Infektion mit Helicobacter pylori zu andauernden Entzündungsprozessen führen, die die Entartung von Zellen begünstigen. Es gibt also einige Faktoren, die man aktiv beeinflussen kann, um das Risiko, an einem Tumor zu erkranken, zu senken. Etwa der Verzicht auf Rauchen und übermäßigen Alkoholkonsum sowie ausreichend Sonnenschutz tragen dazu bei. Beim Sonnenschutz ist übrigens darauf zu achten, dass Sonnencreme allein nicht ausreicht. Je nach Hauttyp muss außerdem zu starke Sonneneinstrahlung etwa in der Mittagszeit gemieden werden. Vor viralen und bakteriellen Auslösern kann man sich etwa durch Impfungen (HPV) oder einer Eradikation (bei H. pylori Infektion) schützen.

13.10 Warum hat nicht jeder Mensch Tumore?

Die ständig auftretenden Fehler in der DNA werden normalerweise sofort von **DNA-Reparaturmechanismen** korrigiert. Zudem haben Zellen auch bei schon etablierten Defekten Mechanismen, um den Organismus vor sich selbst zu schützen. So kann beispielsweise eine Zelle, bevor sie sich teilt, DNA-Schäden feststellen und selbst die Apoptose einleiten. Man nennt die Punkte im Zellzyklus, an denen dies möglich ist, **Checkpoints**. Aber auch **Immunzellen** können mutierte Zellen erkennen und zerstören. Nur wenn ein Tumor all diese Mechanismen umgangen hat, kann er weiterwachsen und mit der Zeit Verbindungen zu Blutgefäßen bilden, über die er dann Metastasen im Körper verteilen kann. Bis es nach einer Entartung zu klinischen Symptomen kommt, können daher Jahrzehnte vergehen.

Es gibt allerdings Patienten, die genetische Defekte in Reparaturmechanismen haben. Diese haben dann eine deutlich höhere Wahrscheinlichkeit, Tumore zu entwickeln. So liegt beispielsweise bei der Erkrankung FAP (familiäre adenomatöse Polyposis) ein Schaden im Tumorsuppressor-Gen APC vor.

13.11 Welche unerwünschten Arzneimittelwirkungen treten häufig unter der Therapie mit Zytostatika auf? Nennen Sie mindestens drei Beispiele.

Zytostatika schädigen vor allem stark proliferierende Zellen. So kann es etwa zu **Haarausfall** oder zu Beschwerden des **Gastrointestinaltraktes** wie Schleimhautschäden, Übelkeit und Durchfall kommen. Eine Schädigung des **Knochenmarks** macht sich in einem Abfall der Leuko-, Thrombo- und Erythrozytenzahlen bemerkbar, was eine erhöhte Infektanfälligkeit, erhöhte Blutungsneigung und Anämien zur Folge haben kann. Je nach eingesetztem Wirkstoff kann es allerdings auch noch zu vielen weiteren spezifischen unerwünschten Arzneimittelwirkungen kommen.

13.12 Welche Wirkstoffe werden bei der Behandlung von Zytostatika-induzierter Übelkeit typischerweise angewendet?

Der Brechreiz kann auf verschiedene Arten und über unterschiedliche Transmitter ausgelöst werden. Daher gibt es verschiedene Angriffspunkte für die Behandlung. Durch Zytostatika und auch Bestrahlung werden unter anderem enterochromaffine Zellen im Dünndarm geschädigt und setzen Serotonin frei, welches emetisch wirkt. Hier setzen **5-HT$_3$-Antagonisten** wie Ondansetron an. Kombiniert werden sie meist mit den Glucocorticoiden **Dexamethason** oder **Methylprednisolon**. Vor allem verzögertes Erbrechen ist auf eine Stimulation durch Neurokinin-1 (Substanz P) zurückzuführen. Hier können **Neurokinin-1-Rezeptorantagonisten** wie Aprepitant helfen.

13.13 Welche Besonderheiten gelten bei der antiemetischen Behandlung bei einer Chemotherapie?

Um ein antizipatorisches Erbrechen zu vermeiden, wird schon beim ersten Therapie-Zyklus mit einer hohen Dosis antiemetischer Medikamente begonnen. Wenn beim ersten Zyklus dadurch kein Erbrechen auftritt, sinkt die Angst des Patienten und die folgenden Zyklen werden besser vertragen. Eventuell kann dann eine Dosisreduktion erfolgen. Um die Emesis über mehrere Angriffspunkte zu bekämpfen, werden üblicherweise verschiedene Wirkstoffklassen eingesetzt (siehe auch Antwort 13.12).

Tatsächlich gibt es patientenbedingte Risikofaktoren für das Auftreten von Übelkeit und Emesis bei Chemotherapie. So sind Frauen häufiger betroffen als Männer und jüngere Patienten häufiger als ältere. Patienten, die häufig Alkohol konsumieren, leiden übrigens auch seltener daran. Einfluss auf das Auftreten von Übelkeit und Erbrechen haben auch die Art und Verabreichung des Wirkstoffs. So haben die verschiedenen Zytostatika unterschiedliche emetische

Potenziale. Je kürzer zudem die Zyklen sind und je mehr Wirkstoffe eingesetzt werden, umso größer ist die Wahrscheinlichkeit für das Auftreten von Beschwerden.

13.3 Der Fall mit den Zytostatika

13.14 Das R in R-CHOP steht für

Das R steht für **Rituximab.**

Bei dem CHOP-Schema handelt sich um die typische Chemotherapiekonstellation bei Non-Hodgkin-Lymphomen. Bei B-Zell-Lymphomen wird zusätzlich der CD20-Antikörper Rituximab verabreicht, da CD20 auf über 95 % aller Zellen von Non-Hodgkin-Lymphomen des B-Zell-Typs vorhanden ist und so eine gezielte Krebstherapie möglich ist.

13.15 Benennen Sie bei den folgenden Medikamenten die Substanzklasse und erklären Sie die Wirkung:
Cyclophosphamid, Doxorubicin, Vincristin.

Cyclophosphamid	Stickstofflost-Derivat, Alkylanz; es gerät als Prodrug in den Blutkreislauf und wird in der Leber durch Enzyme des CYP450 aktiviert, durch Alkylierung von Basen der DNA kommt es zu DNA-Strangabbrüchen, DNA-Vernetzungen und DNA-Proteinvernetzungen (cross-links), was zur Apoptose führt
Doxorubicin	Anthracyclin (zytostatisch wirksame Antibiotika); verursacht Strangabbrüche durch Hemmung der Topoisomerase II sowie Bildung von Hydroxylradikalen
Vincristin	Mitosehemmstoff; Inhibition der Tubulinpolymerisation – durch die Bindung an Mikrotubuli kommt es zur Hemmung der Polymerisation, sodass sich der Spindelapparat nicht bilden kann und die Mitose in der Metaphase blockiert wird.

13.16 Können Sie den Zytostatika spezifische UAW zuordnen?

Medikament	Spezifische UAW (nennen Sie mindestens ein Beispiel)
Doxorubicin	Kardiotoxizität
Vincristin	(periphere) Neuropathie
Cisplatin	Stark emetogen, Nephro- und Neurotoxizität (zentral und peripher) mit Innenohrschädigungen
Bleomycin	Lungenfibrose
Methotrexat	Myelo-Hepatotoxizität sowie ausgeprägte Mukositis (Stomatitis, Ösophagitis, Enteritis)

Doxorubicin: Die Anthrazyklin-induzierte Kardiotoxizität lässt sich in zwei Formen unterteilen. Die erste, (sub-) akute, dosisunabhängige Form kann schon nach einmaliger Verabreichung auftreten und macht sich mit EKG-Veränderungen, Tachykardien, Arrhythmien bemerkbar. Die zweite, chronisch-progressive Form ist dosisabhängig und entwickelt sich meistens innerhalb eines Jahres, kann aber auch noch Jahre nach Abschluss einer Chemotherapie vorkommen und führt zu einer Dilatation und damit möglicherweise zu einer Linksherzinsuffizienz.

Vincristin: Die häufigste neurotoxische Nebenwirkung ist eine periphere Neuropathie (sensomotorisch gemischt), die bei fast allen Patienten auftritt. Zu Beginn treten nur sensorische Störungen und Parästhesien auf. Bei fortgesetzter Behandlung kann es zu Nervenschmerzen und darüber hinaus zu motorischen Problemen kommen.

13.17 Frau Folli ist 1,70 m groß und 54 kg schwer. Berechnen Sie ihre KOF und die entsprechende Dosierung für Vincristin.

Frau Follis Körperoberfläche beträgt 1,6 m². Standardmäßig werden 1,4 mg Vincristin pro m² KOF i. v. 1-mal wöchentlich verordnet. Sie bekäme dementsprechend 2,24 mg in der Woche als Infusion. Zu beachten ist die maximale Gesamtdosis von 2 mg/Woche, die NICHT überschritten werden darf. Deswegen werden nur **2 mg Vincristin** verordnet! Vincristin darf zudem nur intravenös verabreicht werden!

Wenn Vincristin statt intravenös intrathekal verabreicht wird, dann kommt es zu einer aufsteigenden Lähmung, die praktisch immer zum Tod führt. Wie wichtig der Hinweis auf die intravenöse Gabe von Vincristin ist, erkennen Sie auch an der Handlungsempfehlung des Aktionsbündnisses Patientensicherheit:

Handlungsempfehlung des Aktionsbündnisses Patientensicherheit
https://www.aps-ev.de/wp-content/uploads/2016/08/APS_HE_Vincristin.pdf

13.18 Unter welcher maligner Erkrankung litt Frau Folli der Therapie nach?

Bei der Therapiebeschreibung handelt es sich bei der malignen Erkrankung von Frau Folli am ehesten um ein **HER-2 positives Mammakarzinom**. In etwa 15 – 30 % aller invasiven Mammakarzinome ist der Rezeptor stark überexprimiert, sodass nach positivem Status eine Antikörperbehandlung mit Trastuzumab oder Pertuzumab (monoklonale Antikörper, die an HER2 binden) indiziert ist. Des Weiteren gibt es bei Mammakarzinomen häufig Hormonrezeptor-positive Karzinome (Östrogen (ER)- und Progesteron (PR)-Rezeptoren). Hier ist die endokrine Behandlung mit selektiven Östrogenrezeptor-Modulatoren wie Tamoxifen oder Fulvestrant für mindestens fünf Jahre die Therapie der Wahl. Eine Chemotherapie ist bei den verschiedensten Verlaufsformen indiziert. Dazu zählen unter anderem ein junges Erkrankungsalter (< 35 Jahre); triple-negative Tumoren (HER2- und Hormonrezeptor-negativ); Lymphknotenbefall sowie ein ausgeprägt schlechter Differenzierungsgrad (G3). Eine Strahlentherapie ist obligater Bestandteil der Behandlung aller invasiven Mammakarzinome. Sie bewirkt eine Senkung des Lokalrezidivrisikos und Verbesserung des Gesamtüberlebens bei lokal fortgeschrittenen und nodal positiven Karzinomen.

13.19 Wie nennt man dieses Therapie-Schema?

Es handelt sich um eine **adjuvante Systemtherapie**. Hierbei erfolgt erst eine operative Tumorentfernung und darauffolgend eine Chemotherapie und ggf. einer Antikörpertherapie (HER2) und/oder Antihormontherapie (nach Hormonrezeptorstatus). Die Strahlentherapie findet im Anschluss (2 – 4 Wochen) an die Chemotherapie statt, simultan mit der eventuellen endokrinologischen Therapie/Antikörpergabe. Bei älteren und multimorbiden Patientinnen mit Hormonrezeptor-positiven Tumoren, bei denen eine Operation und Chemotherapie nicht gewünscht bzw. nicht möglich ist, kann im Einzelfall nur eine primäre (neoadjuvante) Antihormontherapie erfolgen. Je nach Ansprechen gibt es ggf. einen kompletten Verzicht auf weitere Therapieoptionen oder es sind diese erst nach Stabilisierung der Patientin möglich.

Zur Operation: Wenn möglich, ist eine brusterhaltende OP stets einer radikalen Mastektomie vorzuziehen! Zeigt die Sentinel-Lymphonodektomie (Identifizierung und falls nötig Entfernung des „Wächter"-Lymphknotens) einen negativen Befund, kann von einer Axilladissektion (Entfernung der axillären Lymphknoten der Level I und II) und sogar von einer postoperativen Bestrahlung der axillären Lymphknotenregion abgesehen werden (nicht von der lokalen Radiatio des Tumorentnahmegebiets).

14 | Anästhesie & Analgesie

14.1 Der Fall im OP

14.1 Ordnen Sie die verschiedenen Anästhetika den richtigen Gruppen zu:
Etomidat, Halothan, Isofluran, Ketamin, Midazolam, Propofol, Sevofluran, Thiopental, Desfluran.

Inhalationsanästhetika	Halothan, Isofluran, Sevofluran, Desfluran
Injektionsanästhetika	Etomidat, Ketamin, Midazolam, Propofol, Thiopental

Inhalationsanästhetika werden durch Verdampfer der Atemluft beigemischt. Sie wirken vorwiegend hypnotisch und bis auf Lachgas leicht muskelrelaxierend. Heutzutage werden hauptsächlich Desfluran, Sevofluran und evtl. noch Isofluran verwendet. Für Xenon benötigt man eine andere Narkosemaschine, die hat kaum eine Klinik. Um die Wirkung bzw. Potenz von Inhalationsanästhetika vergleichbar zu machen, wurde der MAC-Wert (minimal alveoläre Konzentration) definiert. Dieser Wert gibt an, bei welcher Konzentration im Verteilungsgleichgewicht 50 % der Patienten keine motorische Abwehrreaktion auf einen definierten Schmerzreiz zeigen (konstante Zufuhr für mindestens 15 Minuten). Je höher der MAC-Wert, desto geringer die Wirkungsstärke. Beispiele der MAC-Werte in Vol.-% der gängigsten Inhalationsanästhetika: Isofluran 1,15; Enfluran 1,7; Sevofluran 2,05; Desfluran 6 – 7 (abhängig vom Alter des Patienten). Der Blut/Gas (B/G)-Verteilungskoeffizient stellt ein quantitatives Maß für das Verhältnis der Konzentration eines im Blut gelösten Gases und der Gasphase in der Lunge dar. Narkotika mit einem geringen B/G fluten somit schneller an und ab, als diese mit hohen (zum Vergleich: Sevofluran 0,45; Desfluran 0,65; Isofloran 1,40).

14.2 Propofol ist das am meisten eingesetzte i. v. Anästhetikum für die Narkoseeinleitung, da lohnt es sich, die Eckdaten zu kennen! Unterstreichen Sie das richtige Wort im Text, um diesen zu vervollständigen.

Propofol ist als alkyliertes Phenol in Wasser überaus **schlecht** löslich. Es aktiviert den inhibitorischen GABA-Rezeptor und hat **keine** analgetische Wirkung. Die metabolische Inaktivierung erfolgt hauptsächlich über die Leber und die Metaboliten werden vorwiegend renal eliminiert. Bei Leber- und Niereninsuffizienz kann Propofol **problemlos** angewendet werden. Propofol wirkt am Herzen **negativ** inotrop und vermittelt in der Lunge eine Atemdepression. Es eignet sich **gut** zur dauerhaften Anwendung im Rahmen einer TIVA und zur Langzeitsedierung von Intensivpatienten. Im Allgemeinen ist nach der Anwendung ein **rasches** Erwachen zu erwarten und nur selten postanästhetische Übelkeit und Erbrechen zu beobachten. Bei Prädisposition für maligne Hyperthermie kann Propofol **gefahrlos** angewendet werden.

CH_3 OH CH_3
H_3C CH_3

Abbildung II.14.1: *Propofol*

Propofol (2,6-Diisopropylphenol) ist eine praktisch wasserunlösliche Substanz und kommt als 1- oder 2-prozentige Emulsion mit Sojabohnenöl und mittelkettigen Triglyceriden in Wasser vor. Wie die anderen gebräuchlichen i. v.-Einleitungsanästhetika weist auch Propofol keine analgetischen Eigenschaften auf. Obwohl die metabolische Inaktivierung hauptsächlich über die Leber und die Ausscheidung größtenteils über die Niere erfolgt, werden die Leber- und die Nierenfunktion nicht nachteilig beeinflusst und somit stellen die Leber- und/oder Niereninsuffizienz keine Kontraindiktion dar. Lange Zeit galt die Sojaallergie als eine Kontraindikation für Propofol, diese Auffassung ist jedoch nicht gerechtfertigt, da – aufgrund der Raffinierung – der Proteingehalt in den Sojabestandteilen von Propofol nicht in der Lage ist, allergische Reaktionen auszulösen. Am Herzen wirkt Propofol vasodilatierend und recht stark negativ inotrop. Da es gleichzeitig den Barorezeptorreflex reduziert, sinkt der arterielle Mitteldruck ab. Gefahr besteht hier bei der Kombination mit Suxamethonium (depol. Muskelrelaxanz) und Neostigmin, da es hier zu einer Bradykardie mit Herzstillstand kommen kann. Wegen der guten Steuerbarkeit, relativ geringen unerwünschten Nebenwirkungen und dem angenehmen Einschlafen bzw. Aufwachen, erfreut die Substanz sich großer Beliebtheit bei der Narkoseeinleitung, einer TIVA oder zur Langzeitsedierung von Intensivpatienten. Bei der Langzeitanwendung ist jedoch Vorsicht geboten, da es zum **Propofolinfusionssyndrom** kommen kann: Hierbei handelt es sich um eine scherwiegende Stoffwechselentgleisung, die sich durch metabolische Azidose, Rhabdomyolyse und Störung der Hämodynamik äußert. Diese UAW tritt äußert selten auf, endet aber in bis zu 85 % der Fälle tödlich (Wappler, 2006).

Das Auslösen einer **malignen Hyperthermie-Krise** ist v. a. nach volatilen Hypnotika zu beobachten, sodass die Prädisposition als keine Kontraindikation für die Anwendung für Propofol gilt. Bei der malignen Hyperthermie (MH) handelt es sich um eine seltene pharmakogenetische Erkrankung der Skelettmuskulatur mit Störung des Calciumhaushalts. Die autosomal-dominant vererbte Erkrankung tritt üblicherweise im Alltag des Patienten nicht in Erscheinung. Unter Allgemeinanästhesie können bestimmte Triggersubstanzen (volatile Anästhetika und Succinylcholin) durch Anstieg der intrazellulären Calciumkonzentration eine MH-Krise auslösen, die sich in Kontraktionen der Skelettmuskeln sowie hyperkataboler Stoffwechselentgleisung äußert und unbehandelt zu 80 % letal endet.

14.3 Aufgrund seiner UAW ist Etomidat als Langzeitanwendung bzw. zur Aufrechterhaltung der Narkose nicht geeignet. Welche Wirkung ist dafür ausschlaggebend?

Etomidat hemmt reversibel die 11ß-Hydroxylase sowie die 17-Hydroxylase, was zu einer Abnahme der Cortisol- und Aldosteronsynthese in der Nebennierenrinde führt. Somit ist Etomidat für die Einleitung, nicht aber für die Aufrechterhaltung der Narkose geeignet. Auch eine Einmalgabe von Etomidat unterdrückt schon die Cortisolsythese, daher wird es heute kaum noch verwendet. Bei kritisch Kranken wird eher Midazolam, Ketamin oder niedrigdosiert Propofol eingesetzt.

14.4 Welche Substanzen sind in Abbildung I.14.1 abgebildet und welche ist lipophiler?

Ketamin (b) ist etwa fünf- bis zehnmal stärker lipidlöslich als **Thiopental** (a). Im Gehirn erreicht Ketamin das Fünffache seiner Plasmakonzentration, welche nur 27 % beträgt. Es vermittelt eine nicht-kompetitive Blockade des NMDA-Rezeptors und somit einen verminderten Calcium-Einstrom in die Zelle. Es ist das einzige intravenöse Anästhetikum mit einer ausgeprägten analgetischen Wirkung und wird v.a. in der Notfallrettung und bei kleineren chirurgischen Eingriffen eingesetzt, was vorwiegend daran liegt, dass bei dem Patienten unter der Sedierung die Spontanatmung lange erhalten bleibt. Es ähnelt strukturell dem missbräuchlich verwendeten Rauschmittel Phencyclidin („Angel Dust"). Ketamin wird aufgrund der „bad-trip"-Möglichkeit beim Aufwachen gerne mit Midazolam kombiniert. Dabei hofft man, die eigentlich als Nebenwirkung des Midazolams (und anderer Benzodiazepine) bekannte retrograde Amnesie „hervorzurufen", um den Einfluss des „bad trips" zu minimieren.

14.2 Der Fall mit den Opioiden

14.5 Ordnen Sie den verschiedenen Opiatrezeptoren ihre Hauptwirkung zu.

μ-Rezeptor (MOR)	Abhängigkeit, Supraspinale/spinale Analgesie, Atemdepression, Euphorie, Miosis, Toleranz
κ - Rezeptor (KOR)	spinale Analgesie, Sedierung, Miosis, Dysphorie
δ - Rezeptor (DOR)	Atemdepression, Obstipation, Toleranz

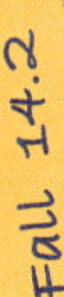

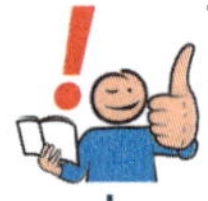

14.6 Welches der folgenden Opioide gehört am ehesten zu den schwach wirksamen Opioiden (Stufe 2)?
Hydromorphon, Oxycodon, Pethidin, Piritramid, Tramadol.

Tramadol ist richtig. Pethidin wird in der Literatur teilweise als niedrig-potentes Opioid aufgeführt. Es wird aber laut ATC-Code den Opioiden zugerechnet und unterliegt auch dem Betäubungsmittelrecht, es kann nur auf einem BTM-Rezept verordnet werden. Tramadol, Codein und die Kombination Tilidin/Naloxon (als Tablette) sind „lediglich" verschreibungspflichtig und können auf einem normalen Rezept verordnet werden.

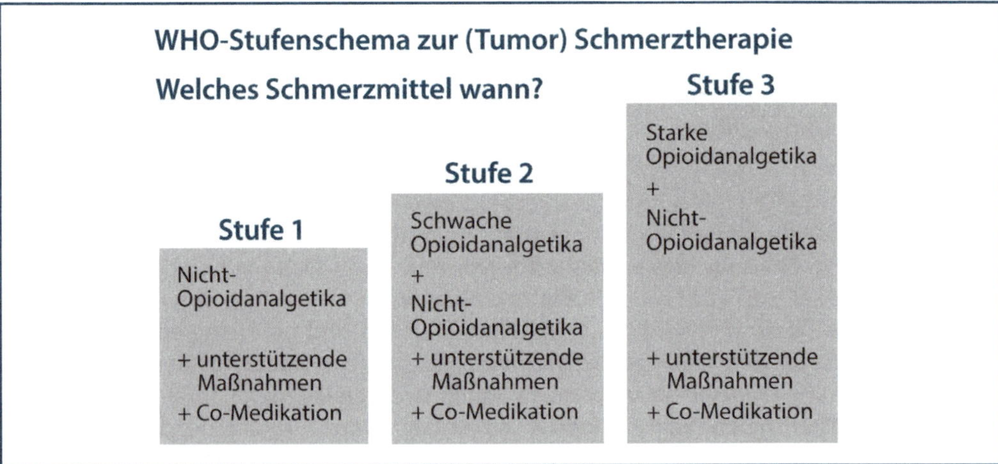

Abbildung II.14.2: *WHO-Stufenschema zur Schmerztherapie*

Substanzen	Medikamente (Bsp.)
Nicht-Opioide	Metamizol, Ibuprofen, Diclofenac, Paracetamol
Schwache Opioide	Tramadol, Codein, Tilidin/Naloxon
Starke Opioide	Morphin, Hydromorphon, Oxycodon, Fentanyl, Buprenorphin, Levomethadon

Tabelle II.14.1: *Übersicht über die Substanzen der unterschiedlichen Stufen im WHO-Schema*

14.7 Welche Serie entspricht einer stetig ansteigenden äquianalgetischen Potenz (ÄAP)? Bitte ankreuzen.

Die richtige Lösung ist E.

Die **äquianalgetische Potenz** ist ein Maß für die schmerzstillende Wirksamkeit einer Substanz im Verhältnis zu der Referenzsubstanz Morphin, welche die analgetische Potenz von 1 besitzt.

Beispiele für äquianalgetische Potenzen (immer bezogen auf Morphin = 1):

- Codein 0,1
- Pethidin 0,1
- Tilidin 0,1
- Tramadol 0,1
- Dihydrocodein 0,2
- Pentazocin 0,3
- Piritramid 0,7
- Morphin 1
- Oxycodon 2
- Levomethadon 4
- Hydromorphon 7,5
- Buprenorphin 50
- Fentanyl 120

Bei der Umrechnung der äquianalgetischen Potenzen müssen noch viele andere Faktoren mitberücksichtigt werden, zum Beispiel die Darreichungsform (retardiert oder unretardiert), der Applikationsweg (i. v., oral, transdermal), das Alter und die Nierenfunktion der Patienten. Bei Wechsel zu höheren Dosierungen wird häufig erst mal mit um ca. 25 – 50 % reduzierteren Dosen des neuen Opioids gearbeitet und dann weiter titriert.

14.8 Benennen Sie typische Symptome einer Opioid-Überdosierung.

Die typischen Trias bei der Opioid-Intoxikation sind: **Miosis** (stecknadelkopf-große Pupillen), **Atemdepression** und **Koma**. Zur akuten Therapie gehört neben der Beatmung die Gabe des reinen Opioidrezeptor-Antagonisten Naloxon i. v. oder i. m. Aufpassen beim Verabreichen von Naloxon, die Halbwertszeit ist wesentlich kürzer als die von Opioiden, deswegen sollte nach der ersten Injektion mit einem Fertigpen (Standardzubehör im Rettungswagen) im stationären Bereich bzw. in der Notaufnahme ein Perfusor gelegt werden (dauerhafte Gabe von Naloxon).

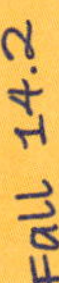

Beachten Sie bitte auch, dass Naloxon ALLE Wirkungen der Opioide aufhebt, das heißt sie müssen zum Beispiel bei Schmerzpatienten eine Alternative zur Schmerzbehandlung anwenden und bei Abhängigen etwas zur Kontrolle der Suchtsymptomatik.

Herzlichen Glückwunsch! Fast 50 Fälle später und nach über 300 Fragen haben Sie sich erfolgreich durch verschiedene Fragestellungen der klinischen Pharmazie gearbeitet und dabei hoffentlich festgestellt, wie viel Sie bereits wussten und doch noch die ein oder andere kleine Idee mitgenommen.

Wie geht es jetzt weiter? Suchen Sie sich neue Fälle: In den pharmazeutischen Fachzeitschriften werden immer wieder kleinere und größere Fallbeispiele veröffentlicht. Über die Universitätsbibliothek sollten Sie zu einem Großteil darauf zugreifen können. Wenn Sie bereits während des Studiums in einer Apotheke arbeiten, sind Ihre Kolleginnen und Kollegen sicherlich bereit, Ihnen den ein oder anderen interessanten Patientenfall zu zeigen und diesen in einer ruhigen Minute (sollte sie mal vorkommen) zu diskutieren. Ich wünsche Ihnen viel Spaß dabei!

Anhang

Quellen-Verzeichnis

1. Pharmazeutische Betreuung

ABDA-Datenbank, Datenbank der Bundesvereinigung Deutscher Apothekenverbände

ABDA-Grundsatzpapier zur Medikationsanalyse und zum Medikationsmanagement, Juni 2014. (zuletzt aufgerufen 7.8.2023)

ADKA Ausschuss Arzneimittelinformation. Arzneimittelinformation aus der Krankenhausapotheke-Leitlinie der ADKA zur Qualitätssicherung. Stand der letzten Änderung 15.09.2021. Krankenhauspharmazie 2021; 42:452-65

AID Klinik, Dosing GmbH Heidelberg

AKDÄ (Hrsg). Arzneiverordnungen. Arzneimittelkommission der deutschen Ärzteschaft. Medizinische Medien Informations GmbH 2009

Aly AF. Definitionen zu Pharmakovigilanz und AMTS. Pharmazeutische Zeitung online 2014; 44. Online verfügbar: https://www.pharmazeutische-zeitung.de/ausgabe-442014/definitionen-zu-pharmakovigilanz-und-amts/

Arzneimittelkommission der deutschen Ärzteschaft. Aus der UAW-Datenbank: Zunahme von Spontanberichten über Metformin-assoziierte Laktatazidosen. Dtsch Ärztebl 2013; 110 (10): A-464/B-412/C-412. Online verfügbar: http://m.aerzteblatt.de/print/135252.htm

Ashley C, Currie A. The Renal Drug Handbook. Radcliffe Publishing, UK, 2014, Fourth Edition

Bond C, Bradley C. Over The Counter Drugs: The interface between the community pharmacist and patients. BMJ 1996; 312:758

Bose N, Chiesa-Vottero A, Chatterjee S. Scleroderma renal crisis. Seminars in Arthritis reumatism 2015. online verfügbar: http://dx.doi.org/10.1016/j.semarthrit.2014.12.001

Braun C, Kurth V, Otten C. Last Minute Check Klinische Pharmazie. WVG Stuttgart; 2012.

Bundesgesundheitsbl 2011, 54:160-165

Charnock D, Sheppard S, Needham G, Gann R. DISCERN: an instrument for judging the quality of written consumer health information on treatment choices. J Epidemiol Community Health 1999; 53:105-111

Denton CP, Black CM. Raynaud's phenomen and scleroderma. In: ABC of Rheumatology, 3rd edition; BMJ Publishing Group Ltd: London, 2004

Denton CP, Lapadula G, Mouthon L, Müller-Ladner U. Renal complications and scleroderma renal crisis. Rheumatology 2009; 48:32-35

Department of Health, South Australia. Original Dokument. online verfügbar: https://www.sahealth.sa.gov.au, Clinical Ressources A-Z, ISBAR.

Deutsche Gesellschaft für Kardiologie – Herz-und Kreislaufforschung e.V (2021). ESC Pocket Guidelines. Diagnose und Behandlung von Vorhofflimmern, Version 2020. Börm Bruckmeier Verlag GmbH, Grünwald. Kurzfassung der „2020 ESC Guidelines for the diagnosis and management of atrial fibrillation" (European Heart Journal; 2020 - doi/10.1093/eurheartj/ehaa612)

Dircks M et al. Arzneimittelbezogene Probleme identifizieren – Ein Leitfaden. DAZ 38/2013. Online verfügbar: https://www.deutsche-apotheker-zeitung.de/daz-az/2013/daz-38-2013/arzneimittelbezogene-probleme-identifizieren-ein-leitfaden

Drugdex®, Micromedex Solutions, Truven Health Analytics

Egloff A. Praxisberichte 2015 der VKD. Der Erfolg: Aufbau einer positiven Fehlerkultur.

Fachinformation Acic®, Tabletten, Hexal AG, Stand November 2013

Fachinformation Azaimun®, Stand März 2014

Fachinformation Fosamax® einmal wöchentlich 70 mg Tabletten, Organon Healthcare GmbH, Stand April 2016

Fachinformation Pantoprazol Hexal, Stand Mai 2012

Fink E, Tromm C. Pharmazie und Ethik. Eschborn 2015

Franzen et al. äzq. Leitfaden "Bestmögliche Arzneimittelanamnese", 2013;. Therapeutische Umschau 2014; 71 (6). DOI 10.1024/0040-5930/a000521

Gänshirt D. Für den Patienten – Medikamentenrisiken verständlich kommunizieren. DAZ 2013; 5:54

Geisslinger G, Menzel S. Wenn Arzneimittel wechselwirken -wichtige Interaktionen erkennen und vermeiden. WVG Stuttgart 2017

Geisslinger G et al. Mutschler Arzneimittelwirkungen, 11. Auflage. WVG Stuttgart 2020

Glossar AMTS, Medikationsanalyse, -plan, -management, Stand 25. August 2016. ABDA, Berlin. online verfügbar: https://www.abda.de/fileadmin/assets/Medikationsmanagement/Glossar_AMTS_20160825.pdf (zuletzt aufgerufen 26.3.2018)

Grass U. Laborparameter verstehen, einordnen, interpretieren. 3. Auflage. WVG Stuttgart 2017

Grundsatzpapier zur Medikationsanalyse und zum Medikationsmanagement, ABDA, Stand 26. Juni 2014

Hahn M., Roll S. Wie Apotheker die Adhärenz fördern. PZ 2021, online verfügbar: https://www.pharmazeutische-zeitung.de/wie-apotheker-die-adhaerenz-foerdern-123366/seite/alle/

Hahn M, Roll S. Adhärenzförderung – Therapieziele gemeinsam erreichen. Eschborn 2020

Hanley MJ, Abernethy DR, Greenblatt DJ. Effect of Obesity on the Pharmacokinetics of Drugs in Humans. Clin Pharmacokinet 2010; 49 (2): 71-87

Hanlon JT et al. A method for assessing drug therapy appropriateness. J Clin Epidemiol. 1992 Oct;45(10):1045-51. PubMed PMID: 1474400. doi: 10.1016/0895-4356(92)90144-c

Hepler CD, Strand LM. Opportunities and responsibilities in Pharmaceutical Care. Am J Hosp Pharm 1990;47:533-543

Holt S, Schmiedl S, Thurmann PA. Potentially inappropriate medications in the elderly: the PRISCUS list. 325 Dtsch Arztebl Int. 2010;107(31-32):543-51. doi:10.3238/arztebl.2010.0543.

Jähde et al. Klinische Pharmazie-Grundlagen und Anwendung. WVG Stuttgart 2017

Kiesel EK, Hopf YM, Drey M. An anticholinergic burden score for German prescribers: score development. BMC Geriatrics 2018; 18:239. DOI: 10.1186/s12877-018-0929-6

Kommunikation im medizinischen Alltag – ein Leitfaden für die Praxis. Herausgegeben von der Schweizerischen Akademie der Medizinischen Wissenschaften. Angepasst für das Apotheker-Patienten-Gespräch.

Kuhn-Thiel AM, Weiss C, Wehling M. Consensus validation of the FORTA (Fit fOR The Aged) List: a clinical tool for increasing the appropriateness of pharmacotherapy in the elderly. Drugs Aging. 2014;31(2):131-40. doi:10.1007/s40266-013-0146-0

Langewitz W. Patientenzentrierte Kommunikation. In: Adler RH et al (Hrsg) Uexküll. Psychosomatische Medizin. Theoretische Modelle und klinische Praxis. Elsevier, Urban & Fischer, München 2011, S 338 – 347

Langley CA,, Belcher D. Applied Pharmaceutical Practice. 2nd Edition. Pharmaceutical Press: London, 2012. Kapitel 8 & 9: Patient counselling and communication 1 & 2.

Laven A. Adhärenz – Verstehen, messen, verbessern. PZ 2019, online verfügbar: https://www.pharmazeutische-zeitung.de/verstehen-messen-verbessern/

Laven A. Hilfe, ein Kunde! 2. Auflage. Eschborn 2008

Leitlinie der Bundesapothekerkammer zur Qualitätssicherung. Rezeptbelieferung. Information und Beratung des Patienten bei der Abgabe von Arzneimitteln – Erst- und Wiederholungsverordnung. Stand der Revision: 03.05.2011; http://www.abda.de/leitlinien0.html

Leitlinie der Bundesapothekerkammer zur Qualitätssicherung: Medikationsanalyse, Stand der Revision 29.11.2017. ABDA, Berlin. Erhältlich online unter https://www.abda.de/fileadmin/assets/Praktische_Hilfen/Leitlinien/Medikationsanalyse/LL_MedAnalyse.pdf (zuletzt aufgerufen 26.03.2018)

Lennecke K, Krolop L. Adhärenzförderung. In: Jaehde U, Radziwill R, Kloft C (Hrsg). Klinische Pharmazie – Grundlagen und Anwendung, 4. Auflage. WVG Stuttgart 2017.

Lexi-Interact®, UpToDate®, clinical database, Wellesley, MA USA.

Medline, PubMed National Library of Medicine, USA, online verfügbar:http://www.ncbi.nlm.nih.gov/pubmed

Mintzer, J. Anticholinergic side-effects of drugs in elderly people. J. R. Soc. Med. 93 (2000) 457-462

Moher D et al. CONSORT 2010 Explanation and Elaboration: updated guidelines for reporting parallel group randomised trials. BMJ 2010; 340:c869

O'Mahony D et al. STOPP/START criteria for potentially inappropriate prescribing in older people: version 3. European Geriatric Medicine, 2023, available online verfügbar: https://doi.org/10.1007/s41999-023-00777-y, zuletzt aufgerufen: 03.07.2023

Renom-Guiteras A, Meyer G, Thürmann PA. The EU(7)-PIM list: a list of potentially inappropriate medications for older people consented by experts from seven European countries. Eur J Clin Pharmacol (2015) 71:861-875, DOI 10.1007/s00228-015-1860-9

Richling I (Hrsg). Medikationsanalyse. WVG Stuttgart 2017.

Riedl T. Arzneimittelbezogene Probleme erkennen und lösen. 2. Auflage. Eschborn 2019.

Rutter P. Symptoms, Diagnosis and Treatment-A Guide for Pharmacists and Nurses. Elsevier Churchill Livingstone

Schulz C. Adhärenz. In: Richling I (Hrsg). Medikationsanalyse. WVG Stuttgart 2017

Schulz von Thun. Miteinander reden: Störungen und Klärungen. 54. Auflage. Rowohlt Taschenbuch Verlag, Hamburg 2017

Seidling HM et al. Medication review in German community pharmacies-Pot hoc analysis of documented drug-related problems and subsequent interventions in the ATHINA-project. Research in Social and Administrative Pharmacy 2016 [Online]

Sexton J, Nicklee G, Green C. Pharmaceutical Care Made Easy. Pharmaceutical Press 2006: London.

Stahl V. Ins Gespräch kommen – Tipps zur Kommunikation zwischen Apotheker und Patient. DAZ 2012, Nr. 16, S. 54

Stahl V. Therapeutisches Team – Kommunikation zwischen Apotheker und Arzt zum Wohl des Patienten. DAZ 2012, Nr. 29, S. 40

Stockley's Drug Interactions Online, Pharmaceutical Press

Strobach D. Anticholinerge Arzneistoffe. Erkennen, erklären, ersetzen. Pharmazeutische Zeitung. 2013; 158:28-39.

UpToDate, clinical database, Wellesley, MA USA

Wehling M, Burkhardt H. Arzneitherapie für Ältere. 4. Auflage. Springer Verlag 2016

Werntz L, Wagner E. Physiologie und Anatomie für Pharmazeuten – Grundlagen der Humanbiologie. 2. Auflage. Eschborn 2020.

World Health Organization. (2003). Adherence to long-term therapies : evidence for action. World Health Organization. Online verfügbar: https://apps.who.int/iris/handle/10665/42682

Wingfield J, Badcott D. Pharmacy Ethics and Decision Making. London: Pharmaceutical Press; 2007.

2. Gastroenterologie

Atreya R, Keiner D. Chronisch entzündliche Darmerkrankungen – Krankheitsbild und Therapieoptionen. Schriftenreihe der Bayerischen Landesapothekerkammer Heft 95. Eschborn; 2017

Deutsche Gesellschaft zur Bekämpfung der Krankheiten von Magen, Darm und Leber sowie von Störungen des Stoffwechsels und der Ernährung (Gastro-Liga) e.V. Webseite, online verfügbar: https://www.gastroliga.de/startseite/. Zuletzt aufgerufen: 9.7.2023

Fachinformation ZacPac®, Takeda, Stand Februar 2020

Fischbach W et al. S2k-Leitlinie Heliobacter pylori und gastroduodenal, AWMF Register Nr. 021/001, Stand 2016, wird zurzeit überarbeitet (08/21). Z Gastroenterol 2016; 54:327-363. DOI: 10.1055/s-0042-102967

Goldberg E, Chopra S. Cirrhosis in adults: Overview of complications, general mangement and prognosis. Uptodate, zuletzt aktualisiert 13.09.2021, online verfügbar: https://medilib.ir/uptodate/show/1263. zuletzt aufgerufen 14.1.2022

Kucharzik T et al. Aktualisierte S3 Leitlinie Colitis ulcerosa – living Guideline: August 2020, AWMF-Registriernummer 021-009. Z Gastroenterol 2020; 58:e241-e345. DOI 10.1055/a-1296-3444

Malinchoc M et al. A model to predict poor survival in patients undergoing transjugular intrahepatic portosystemic shunts. Hepatology. 2000 Apr;31(4):864-71. doi: 10.1053/he.2000.5852. PMID: 10733541.

Morgenstern J, Streetz K. Medikamentöse Therapie der chronisch entzündlichen Darmerkrankungen (CED), Stand 2020. klinikarzt, 2020, 12 (49): 550-558

Pugh RN, Murray-Lyon IM, Dawson JL, Pietroni MC, Williams R. Transection of the oesophagus for bleeding oesophageal varices. Br J Surg. 1973 Aug;60(8):646-9. doi: 10.1002/bjs.1800600817. PMID: 4541913.

Stammschulte T et al. Niederländische Empfehlungen zur sicheren Anwendung von Arzneimitteln bei Leberzirrhose. Arzneiverordnung in der Praxis, 2020, online verfügbar: https://www.akdae.de/Arzneimitteltherapie/AVP/vorab/20200127-Leberzirrhose.pdf. zuletzt aufgerufen 8.1.2022

Strobach D, Poppele A, Weber A. Arzneimitteltherapie bei eingeschränkter Leberfunktion. Krankenhauspharmazie 2019; 40:387-94

Sturm A et al. Aktualisierte S3 .Leitlinie „Diagnostik und Therapie des Morbus Crohn" der Deutschen Gesellschaft für Gastroenterologie, Verdauungs- und Stoffwechselkrankheiten (DGVS). August 2021 – AWMF Registernummer: 021-004. Online verfügbar: https://www.awmf.org/uploads/tx_szleitlinien/021-004l_S3_Morbus_Crohn_Diagnostik_Therapie_2021-08.pdf zuletzt aufgerufen 16.1.2022

3. Nephrologie

Ashley C, Currie A. The Renal Drug Handbook, 3. Auflage.

Acute Respiratory Distress Syndrome Network: Ventilation with lower tidal volumes as compared with traditional tidal volumes for acute lung injury and the acute respiratory distress syndrome. N Engl J Med 2000; 342:1301 – 8

Cockcroft DW, Gault MH. Prediction of creatinine clearance from serum creatinine. Nephron. 1976. 16(1):31-41.

DEGAM -Deutsche Gesellschaft für Allgemeinmedizin und Familienmedizin e.V. DEGAM S3 Leitlinie Versorgung von Patienten mit chronischer nicht-dialysepflichtiger Nierenerkrankung in der Hausarztpraxis. AWMF-Register-Nr. 053/048, DEGAM Leitlinie Nr. 22. Stand 2019

DGfN (Deutsche Gesellschaft für Nephrologie) und DGKL (Deutsche Gesellschaft für Klinische Chemie und Laboratoriumsmedizin). Interdisziplinäre S2k-Leitlinie: Rationelle Labordiagnostik zur Abklärung Akuter Nierenschädigungen und Progredienter Nierenerkrankungen. AWMF-Register-Nr. 115/001, Langfassung, Stand 2021. Online verfügbar: https://www.awmf.org/uploads/tx_szleitlinien/115-001l_S2k_Rationelle_Labordiagnostik_Abkl%C3 %A4rung_Nierensch%C3 %A4digungen_Nierenerkrankungen_2021-09_01.pdf. Zuletzt aufgerufen 16.1.2022

Fachinformation Aspirin® N 100mg/300mg, Bayer, Stand März 2017

Fachinformation Beloc-ZOK 95mg Retardtabletten, AstraZeneca, Stand August 2014

Fachinformation Calciumacetat-Nefro® 500 mg Filmtabletten, MEDICE Arzneimittel, Stand Juli 2014

Fachinformation Cefuroxim Fresenius 1500mg Pulver zur Herstellung einer Infusionslösung, Fresenius Kabi, Stand Februar 2016

Fachinformation Clindamycin AbZ 300mg Hartkapseln, AbZ Pharma, Stand April 2014

Fachinformation Delix® 2,5mg Tabletten, Sanofi Aventis, Stand Oktober 2016

Fachinformation Dreisavit N, Teva, Stand Juni 2016

Fachinformation Epoetin alfa HEXAL®, Hexal AG, Stand Oktober 2016

Fachinformation Eremfat® 300mg Riemser Pharma, Stand Dezember 2015

Fachinformation Fragmin P® mit Sicherheitssystem, fertigspritzen, Pfizer PFE, Stand Juni 2016

Fachinformation Madopar 125mg, Roche, Stand Juni 2016

Fachinformation Marcumar® Tabletten, MEDA Pharma GmbH, Stand Februar 2017

Fachinformation Melneurin®, Hexal AG, Stand Dezember 2015

Fachinformation Pantoprazol Hexal 40mg, TabMR, Hexal AG, Stand März 2017

Fachinformation Paracetamol 500mg HEXAL bei Fieber und Schmerzen, Tabletten, Hexal AG, Stand September 2015

Fachinformation Quetiapin-ratiopharm® 200 mg, Filmtabletten, ratiopharm GmbH, Stand Dezember 2016

Fachinformation Renvela® 2,4g, Pulver, Sanofi-Aventis Deutschland GmbH, Stand August 2016

Fachinformation TARGIN® 5mg/2,5mg Retardtabletten, Munidpharma, Stand September 2016

Fachinformation Thyronajod® 100 Henning Tabletten, Sanofi-Aventis, Stand Juni 2016

Fachinformation Torem® 200, Tabletten, Berlin-Chemie, Stand September 2013

Grass U. Laborparameter verstehen, einordnen, interpretieren. 3. Auflage. WVG Stuttgart 2017.

Herold G. Innere Medizin. Köln: Gerd Herold, 2017

Högger P, Linse L. Arzneimitteltherapie bei Dialysepatienten. Aus: Högger et al. Repetotorium Klinische Pharmazie, 3. Auflage. Eschborn 2010.

KDIGO Clinical Practice Guideline for Acute Kidney Injury. Kidnex International Supplements 2012: 2, 1. doi: 10.1038/kisup.2012.1

Kiesel EK, Hopf YM, Drey M (2018). An anticholinergic burden score for German prescribers: score development. BMC Geriatrics 2018:18:239, DOI: 10.1186/s12877-018-0929-6.

Kuhn-Thiel AM, Weiss C, Wehling M. Consensus validation of the FORTA (Fit fOR The Aged) List: a clinical tool for increasing the appropriateness of pharmacotherapy in the elderly. Drugs Aging. 2014;31(2):131-40. doi:10.1007/s40266-013-0146-0.

Levey AS, Stevens LA. Estimating GFR using the CKD Epidemiology Collaboration (CKD-EPI) creatinine equation: more accurate GFR estimates, lower CKD prevalence estimates, and better risk predictions. Am J Kidney Dis. 2010;55(4):622-627.

Mertens-Keller et al. Patientenorientierte Pharmazie – Eine Patientin mit Restless-Legs-Syndrom. Aus: Medikationsmanagement Schwerpunkt Herz/Kreislauf-POP Art Band 3. DAV Stuttgart, 2017.

Seiberth S, Strobach D. Niereninsuffizienz – Folgen für die Medikation. Pharmazeutische Zeitung, 2017, 29, online verfügbar: https://www.pharmazeutische-zeitung.de/ausgabe-292017/folgen-fuer-die-medikation/ zuletzt aufgerufen: 28.12.2021

Trenkwalder C et al. Treatment of restless legs syndrome: the restless legs syndrome-diagnostic index (RLS-DI). Sleep med 2009; 10: 515-523

4. Kardiologie

Arzneimittelkommission der deutschen Ärzteschaft. Aus der UAW-Datenbank: Zunahme von Spontanberichten über Metformin-assoziierte Laktatazidosen. Dtsch Ärztebl 2013; 110 (10): A-464/B-412/C-412. Online verfügbar: http://m.aerzteblatt.de/print/135252.htm

Blutdruckmessung in der Apotheke, SOP der ABDA, Stand 02.2017. online verfügbar: www.abda.de

Bundesärztekammer (BÄK), Kassenärztliche Bundesvereinigung (KBV), Arbeitsgemeinschaft der Wissenschaftlichen Medizinischen Fachgesellschaften (AWMF). Nationale Versorgungsleitlinie Chronische KHK – Langfassung, 5. Auflage. Version 1. 2019. Aufgerufen am 16.1.2022. DOI: 10.6101/AZQ/000419. www.khk.versorgungsleitlinien.de

Bundesärztekammer (BÄK), Kassenärztliche Bundesvereinigung (KBV), Arbeitsgemeinschaft der Wissenschaftlichen Medizinischen Fachgesellschaften (AWMF). Nationale Versorgungsleitlinie Hypertonie – Langfassung, Version 1, 2023.

Committee for Medicinal Products for Human Use (CHMP). Guideline on the evaluation of the pharmacokinetics of medicinal products in patients with decreased renal function. EMA/CHMP/83874/2014. Date for coming into effect: 1 July 2016

Deutsche Gesellschaft für Kardiologie – Herz- und Kreislaufforschung e.V. (2021). ESC Pocket Guidelines. Diagnose und Behandlung von Vorhofflimmern, Version 2020. Björn Bruckmeier Verlag GmbH, Grünwald.

Deutsche Gesellschaft für Kardiologie – Herz- und Kreislaufforschung e.V. (2020). ESC Pocket Guidelines. Chronisches Koronarsyndrom, Version 2019. Björn Bruckmeier Verlag GmbH, Grünwald.

Deutsche Gesellschaft für Kardiologie – Herz- und Kreislaufforschung e.V. (2019)/Deutsche Hochdruckliga e.V.ESC/ESH Pocket Guidelines. Management der arteriellen Hypertonie, Version 2018. Börm Bruckmeier Verlag GmbH, Grünwald. Kurzfassung der „2018 ESC/ESH Guidelines on the management of arterial hypertension" (European Heart Journal; 2018 – doi/10.1093/ eurheartj/ehy339)

Deutsche Gesellschaft für Kardiologie – Herz- und Kreislaufforschung e.V. (2017). ESC Pocket Guidelines. Prävention von Herz-Kreislauf-Erkrankungen, Version 2016. Björn Bruckmeier Verlag GmbH, Grünwald.

Dörner K (Hrsg). Klinische Chemie und Hämatologie, 3. Auflage. Stuttgart: Ferdinand Enke Verlag; 1998.

European Society of Cardiology. 2021 ESC Guidelines on cardiovascular disease prevention in clinical practice. European Heart Journal (2021) 42, 3227-3337. DOI: 10.1093/eurheartj/ehab484

European Society of Cardiology. 2021 ESC Guidelines for the diagnosis and treatment of acute and chronic heart failure. European Heart Journal (2021) 42, 3599-3726. Doi: 10.1093/eurheartj/ehab368

Fachinformation Aspirin® N 100mg/-300 mg, Bayer Vital GmbH, Stand Juni 2013.

Fachinformation Brilique® 90 mg Filmtabletten, Astra Zeneca GmbH, Stand Oktober 2016.

Fachinformation Delix® 2,5mg Tabletten, Sanofi-Aventis, Stand Februar 2018.

Fachinformation Efient®, Daiichi Sankyo Europe GmbH, Stand Dezember 2015.

Fachinformation Eliquis®, Stand Oktober 2019.

Fachinformation Entresto® Filmtabletten, Novartis Pharma, Stand Juni 2023.

Fachinformation Lisinopril 10-1A Pharma, Tabletten, 1A Pharma GmbH, Stand Juni 2017

Fachinformation Lixiana®, Stand Mai 2019

Fachinformation Plavix® 75mg Filmtabletten, Sanofi-Aventis, Stand September 2015

Fachinformation Pradaxa®, Stand Mai 2019

Fachinformation Xarelto®, Stand Oktober 2019

Flammer A, Steffel J, Lüscher TF. Epidemiologie der Herz-Kreislauf-Erkrankungen – Prävalenz, Risikofaktoren und Prävention. In: Steffel, Lüscher. Herz-Kreislauf, 2. Auflage. Springer Verlag: Heidelberg, 2014.

Galler C. Beratungspraxis Herz-Kreislauf-Erkrankungen. DAV 2011 Stuttgart

Grass U. Laborparameter verstehen, einordnen, interpretieren, 3. Auflage. Stuttgart: WVG, 2017.

Hanley MJ, Abernethy DR, Greenblatt DJ. Effect of Obesity on the Pharmacokinetics of Drugs in Humans. Clin Pharmacokinet 2010; 49 (2): 71-87.

Heart Protection Study Collaborative Group. Randomized trial of the effects of cholesterol-lowering with simvastatin on peripheral vascular and other major vascular outcomes in 20,536 people with peripheral arterial disease and other high-risk conditions. J Vasc Surg 2007 Apr;45(4): 645-654. DOI 10.1016/j.jvs.2006.12.054

Herold G. Innere Medizin. Herold Verlag, Köln, 2018

Pisters R et al: A Novel User-Friendly Score (HAS-BLED) To Assess 1-Year Risk of Major Bleeding in Patients With Atrial Fibrillation Chest 2010; 138(5): 1093-1100

Rote Hand Brief 2.10.2018. Rivaroxaban (Xarelto): Anstieg von Gesamt-Mortalität sowie Thromboembolie und Blutungsereignissen bei Patienten nach einem Katheter-gestützten perkutanen Aortenklappenersatz (TAVI) führt zum vorzeitigen Abbruch einer klinischen Studie. Bayer AG, 2018

Scandinavian Simvastatin Survival Study Group. Randomised trial of cholesterol lowering in 4444 patients with coronary heart disease: the Scandinavian Simvastatin Survival Study (4S). The Lancet 1994; 344: 1383-99

Sudano I, Steffel J, Lüscher TF. Arterielle Hypertonie. In: Steffel, Lüscher. Herz-Kreislauf, 2. Auflage. Heidelberg: Springer Verlag, 2014.

The Heart Outcomes Prevention Evaluation (HOPE) Study Investigators. Effects of an Angiotensin-Converting Enzyme Inhibitor, Ramipril, on Cardiovascular Events in High-Risk Patients. N Eng J Med 2000; 342 (3): 145-153.

The Long-Term Intervention with Pravastatin in Ischaemic Disease (LIPID) Study Group. N Engl J Med 1998; 339:1349-1357. DOI: 10.1056/NEJM199811053391902.

Zagermann-Muncke P. Differenziert beraten. Pharmazeutische Zeitung online, Ausgabe 38/2013. Online verfügbar: http://www.pharmazeutische-zeitung.de/index.php?id=48736.

5. Pneumologie

ABDA. Checkliste für die Apotheke: Korrekte Anwendung inhalativer Arzneimittel. Stand 02/2017. Online verfügbar: https://www.abda.de/fuer-apotheker/qualitaetssicherung/leitlinien/leitlinien-und-arbeitshilfen/. Zuletzt aufgerufen 11.1.2022

ABDA. Pharmazeutische Dienstleistungen. pDL Campus – Erweiterte Einweisung in die korrekte Arzneimittelanwendung mit Üben der Inhalationstechnik. Informationen und Materialien online verfügbar: https://www.abda.de/pharmazeutische-dienstleistungen/inhalativa/. zuletzt aufgerufen am 14.7.2023.

ABDA. SOP für die Apotheke: Patientenberatung im Rahmen der Peak-Flow-Messung. Stand 02/2017. Online verfügbar: https://www.abda.de/fuer-apotheker/qualitaetssicherung/leitlinien/leitlinien-und-arbeitshilfen/.zuletzt aufgerufen 11.1.2022

ABDA. SOP für die Apotheke: Patientenberatung zur korrekten Anwendung inhalativer Arzneimittel. Stand 02/2017. Online verfügbar: https://www.abda.de/fuer-apotheker/qualitaetssicherung/leitlinien/leitlinien-und-arbeitshilfen/ .Zuletzt aufgerufen 11.1.2022

Bundesärztekammer (BÄK), Kassenärztliche Bundesvereinigung (KBV), Arbeitsgemeinschaft der Wissenschaftlichen Medizinischen Fachgesellschaften (AWMF). Nationale VersorgungsLeitlinie COPD – Teilpublikation der Langfassung, 2. Auflage. Version 1. 2021. DOI: 10.6101/AZQ/000477. www.leitlinien.de/copd.

Bundesärztekammer (BÄK), Kassenärztliche Bundesvereinigung (KBV), Arbeitsgemeinschaft der Wissenschaftlichen Medizinischen Fachgesellschaften (AWMF). Nationale Versorgungsleitlinie Asthma – Langfassung, 4. Auflage. Version 1. 2020. Zuletzt aufgerufen 12.1.2022. DOI: 10.6101/AZQ/000469. www.asthma.versorgunsgleitlinien.de

Celli et al. The Body-Mass-Index, Airflow Obstruction, Dyspnea, and Exercise Capacity Index in Chronic Obstructive Pulmonary Disease. NEJM 2004, 350;10, 1005-1012

Deutsche Atemwegsliga e.V. [Website] http://www.atemwegsliga.de/

Fachinformation Adalat® 20 mg retard, Retarrdtablette, Bayer Vital AG, Stand 2014

Fachinformation Carmen® 10 mg, Filmtabletten, Berlin-Chemie AG, Stand 2008

Fachinformation Cordarex® 200 mg Tabletten, Sanofi-Aventis, Stand 2014

Fachinformation Coumadin® 5 mg, Tabletten, Bristol-Myers Squib GmbH & Co. KGaA, Stand 2014.

Fachinformation Kalydeco® 150 mg Filmtabletten, Vortex Pharmaceuticals Limited, Stand 2022

Fachinformation Modip® 5 mg Retardtabletten, Astra-Zeneca, Stand 2013

Fachinformation Rasilez® 150 mg Filmtabletten Novartis Europharm limited, Stand 2014.

Fachinformation Sandimmun® Optvoral 25 mg Weichkapseln, Novartis Pharma GmbH, Stand 2011

Fachinformation Sortis® 20 mg Filmtabletten, Pfizer Pharma GmbH, Stand 2014

Mukoviszidose e.V. Bundesverband Cystische Fibrise (CF) [Website] https://www.muko.info/informieren/ueber-die-erkrankung/. zuletzt aktualisiert 27.06.2023, zuletzt aufgerufen 14.07.2023

Jones S, Preston C, Sandhu H. Drug Interactions- How fruit juice interacts with common medicines. The Pharmaceutical Journal. 2014;293(7831):369-72

Naehrig S, Chao CM, Naehrlich L: Cystic fibrosis—diagnosis and treatment. Dtsch Arztebl Int 2017; 114: 564 – 74. DOI: 10.3238/arztebl.2017.0564

Rose, Friedland. Angewandte Pharmakotherapie. WVG Stuttgart, 2015

Schneider G, Hiller K. Arzneidrogen. 4. Auflage. Heidelberg: Spektrum Akademischer Verlag; 1999

Uptodate LexiInteract. Wechselwirkungscheck Tacrolimus (systemic)/Grapefruit Juice, zuletzt abgerufen am 3.7.2023

Vogelmeier et al. S2k-Leitlinie zur Diagnostik und Therapie von Patienten mit chronisch obstruktiver Bronchitis und Lungenemphysem (COPD), AWMF-Register-Nr. 020/006, verabschiedet 24.1.2018

Novartis Pharma GmbH (2023). [Webseite] www.asthma.de, zuletzt aufgerufen 14.7.2023

Werntz L, Greiner E. Physiologie und Anatomie – Grundlagen der Humanbiologie für Pharmaziestudierende. 3. Auflage. Eschborn 2023

6. Infektiologie

Akademie für Infektionsmedizin e.V. [Webseite] www.antibiotic-stewardship.de, zuletzt aufgerufen 14.7.2023

Bundeszentrale für gesundheitliche Aufklärung (2023). [Webseite] www.liebesleben.de, zuletzt aufgerufen 14.7.2023

Deutsche Arbeitsgemeinschaft HIV- und Hepatitis-Kompetenter Apotheken e.V. (DAHKA). [Webseite] www.dahka.de, 2023, zuletzt aufgerufen 14.7.2023

Ewig et al. S3 Leitlinie Behandlung von erwachsenen Patienten mit ambulant erworbener Pneumonie – Update 2021. AWMF-Register-Nr. 020-020, Version 30.04.2021. Zuletzt aufgerufen am 4.9.2022 auf https://www.awmf.org/uploads/tx_szleitlinien/020-020l_S3_Behandlung-von-erwachsenen-Patienten-mit-ambulant-erworbener-Pneumonie__2021-05.pdf

Hoffmann C, Rockstroh JK (Hrsg). HIV 2020/2021. Medizin Fokus Verlag 2020: Hamburg. Online verfügbar: www.hivbuch.de Zuletzt aufgerufen 8.1.2022

Leitlinienprogramm DGU, AWMF: Interdisziplinäre S3 Leitlinie: Epidemiologie, Diagnostik, Therapie, Prävention und Management unkomplizierter, bakterieller, ambulant erworbener Harnwegsinfektionen bei erwachsenen Patienten. Kurzversion 1.1.-2, 2017 AWMF Registernummer: 043/044. Online verfügbar: http://www.awmf.org/uploads/tx_szleitlinien/043-044l_S3_Harnwegsinfektionen pdf, Zuletzt aufgerufen 8.1.2022

7. Neurologie & Psychiatrie

Clarke et al. Clinical Effectiveness and cost-effectiveness of physiotherapy and occupational therapy in mild to moderate Parkisnon's disease: a large prgamatic randomised controlled trial (PD REHAB). Health Technology Assessment, No 20.63, 2016: Appenidx 1: UK Parkison's Disease Society Brain Bank Diagnostic Criteria. Online verfügbar: https://www.ncbi.nlm.nih.gov/books/NBK379754/ Zuletzt aufgerufen 12.1.2022

Deutsche Gesellschaft für Neurologie (DGN). S3- Leitlinie Idiopathisches Parkinson-Syndrom-Kurzversion, Aktualisierung 2016, AWMF-Registernummer 030-010, gültig bis Ende 2020 (wird zurzeit überarbeitet). Online verfügbar: http://www.awmf.org/uploads/tx_szleitlinien/030-010l_S3_Parkinson_Syndrome_Idiopathisch_2016-06.pdf . Zuletzt aufgerufen 12.1.2022

Deutsche Gesellschaft für Psychiatrie und Psychotherapie, Psychosomatik und Nervenheilkunde e.V. (DGPPN) (Hrsg). S3-Leitlinie Schizophrenie, AWMF-Register Nr. 038-009, Langfassung, Stand 15.03.2019, wird aktuell überarbeitet.

Fachinformation BisoHEXAL® 10mg FiTab, Hexal AG, Stand April 2015

Fachinformation Clexane® multidose 100000 I.E. (1000 mg)/10 ml Injektionslösung, DStFl. Sanofi-Aventis, Stand März 2017

Fachinformation Domperidon-ratiopharm® 10 mg Filmtabletten, ratiopharm GmbH, Stand Februar 2016

Fachinformation Dytide® H 50mg/25mg, Tabletten, mibe GmbH Arzneimittel, Stand 11.2016

Fachinformation Lamotrigin-TEVA® Tabletten, TEVA GmbH, Stand Dezember 2016

Fachinformation Mirtazapin AbZ 15mg Filmtabletten®, AbZ-Pharma GmbH, Stand März 2015

Fachinformation Targin® 5 mg/2,5 mg, Retardtabletten, mundipharma, Stand Juni 2018

Memon A et al. Association between naturally occurring lithium in drinking water and suicide rates: systematic review and meta-analysis of ecological studies. The British Journal of Psychiatry (2020) 217, 667-678. Doi: 10.1192/bjp.2020.128

Pompe SV, Strobach D, Trottmann M. Arzneimittel kontra Kinderwunsch. Pharmazeutische Zeitung 2014, online verfügbar: https://www.pharmazeutische-zeitung.de/ausgabe-412014/arzneimittel-kontra-kinderwunsch

Pompe SV et al. Drug use among men with unfulfilled wish to father children: a retrospective analysis and discussion of specific drug classes. Pharmacoepidemiology and drug safety. 2016;25:668-77

Rosenow F et al. Status epilepticus im Erwachsenenalter, S2k-Leitlinie, 2020, in: Deutsche Gesellschaft für Neurologie (Hrsg.), Leitlinien für Diagnostik und Therapie in der Neurologie. Online verfügbar: www.dgn.org/leitlinien. Zuletzt aufgerufen am 6.1.2022

8. Endokrinologie

Bundesärztekammer (BÄK), Kassenärztliche Bundesvereinigung (KBV), Arbeitsgemeinschaft der Wissenschaftlichen Medizinischen Fachgesellschaften (AWMF). Nationale Versorgungsleitlinie Typ-2-Diabetes – Teilpublikation der Langfassung, 2. Auflage. Version 1. 2021. Zuletzt aufgerufen 6.1.2022. DOI: 10.6101/AZQ/000475

Bundesinstitut für Arzneimittel und Medizinprodukte. DiGA-Verzeichnis – Verzeichnis der digitalen Gesundheitsanwendungen. Online verfügbar: https://diga.bfarm.de/de/verzeichnis. Zuletzt aufgerufen 9.1.2022

Bundesinstitut für Risikobewertung. FAQ Jodversorgung und Jodmangelvorsorge, Stand 2022, Online verfügbar: https://www.bfr.bund.de/de/jodversorgung_in_deutschland_wieder_ruecklaeufig___tipps_fuer_eine_gute_jodversorgung-128626.html. Zuletzt aufgerufen 6.1.2022

Bundesinstitut für Risikobewertung. Höchstmengenvorschläge für Jod in Lebensmitteln inklusive Nahrungsergänzungsmittel. Stand 2021. Online verfügbar: https://www.bfr.bund.de/cm/343/hoechstmengenvorschlaege-fuer-jod-in-lebensmitteln-inklusive-nahrungsergaenzungsmitteln.pdf. Zuletzt aufgerufen 6.1.2022

CPPE. Endocrine disorders-in relation to pharmacy practice. 2008. Centre for Pharmacy Education: Manchester

Delev DP et al. Physiological and clinical characteristics of andropause. Folia Med (Plovdiv). 2009; 51 (1): 15-22

Deutsche Diabetes Gesellschaft (DGG). Diagnostik, Therapie und Verlaufskontrolle des Diabetes mellitus im Kindes- und Jugendalter – S3 – Leitlinie der DDG und AGPD 2015. AWMF Registernummer 057-016. veraltete Version, Leitlinie wird zur Zeit überarbeitet

Deutsches Schilddrüsenzentrum GmbH 2023. [Webseite] https://www.deutsches-schilddruesenzentrum.de/wissenswertes/schilddruesenerkrankungen/schilddruesenunterfunktion/. Zuletzt aufgerufen 14.07.2023

Herold G. Innere Medizin. Herold Verlag, Köln, 2018

Schopohl J et al. Serie: Sexuelle Funktionsstörungen. Sildenafil (Viagra). Deutsches Ärzteblatt 97, Heft 6, 11. Februar 2000, A 311- A 315

Skelin M et al. Effect of timing of levothyroxine administration on the treatment of hypothyroidism: a three-period crossover randomized study. Endocrine 2018; 62:432-439

9. Bewegungsapparat

Bundesinstitut für Arzneimittel und Medizinprodukte. Risikoinformation für Colchicum-Dispert® und Colchysat®Bürger der Firma Bürger. Meldung 20.11.2018. Online verfügbar: https://www.bfarm.de/SharedDocs/Risikoinformationen/Pharmakovigilanz/DE/RI/2018/RI-colchicin.html Zuletzt aufgerufen am 6.1.2022

DEGAM-Leitlinien für die primärärztliche Versorgung. Häufige Gichtanfälle und chronische Gicht. S2e-Leitlinie, DEGAM-Leitlinie Nr. 23, AWMF-Register-Nr. 053-032a, Version 2.1, Stand 03/2019

Fachinformation Lodotra (R) 1 mg/2 mg/ 5 mg Tabletten mit veränderter Wirkstofffreisetzung, mundipharma, Stand April 2021

Fiehn C et al. Kurzfassung der S2e-Leitlinie „Therapie der rheumatoiden Arthritis mit krankheitsmodifizierenden Medikamenten", AWMF-Registernummer: 060-004, Stand März 2018

Schneider M et al. Interdisziplinäre Leitlinie Management der frühen rheumatoiden Arthritis. AWMF-Register Nr. 060/002, Klasse S3, 4. Überarbeitete und erweiterte Auflage, Überarbeitet 12/2019

10. Blut & Ernährung

Böhm M, Haller H. Hyperkaliämie Management – Update 2018. Herausforderungen der Polpharmakotherapie des kardiorenalen Patienten. Zertifizierte Fortbildung, CME Verlag 2019

Deutsche Gesellschaft für Ernährung (DGE). [Webseite] Referenzwert Eisen, Stand 2020. Online verfügbar: https://www.dge.de/wissenschaft/referenzwerte/eisen/ zuletzt aufgerufen 16.7.2023

Fachinformation Calcium Resonium®, Sanofi-Aventis GmbH, Stand Juni 2010

Fachinformation Veltessa® 8,4 g Pulver zur Herstellung einer Suspension zum Einnehmen, Vifor Fresenius Medical Care Renal Pharma, Stand Oktober 2020

Findeisen P. Laborwerte im Beratungsgespräch. 7. Auflage, Eschborn 2023

Fleck C. Psychrembel Online [Webseite]. Salicylat-Vergiftung, letzte Aktualisierung 11, 2020. Online verfügbar: https://www.pschyrembel.de/Salicylat-Vergiftung/B0PBX, zuletzt aufgerufen 16.7.2023

NHS Grampian Staff Guideline for the Management of Acute Hyperkalaemia in Adults. Approved December 2021

Zieschang, S. Hyperkaliämie im Praxisalltag. Arzneiverordnung in der Praxis. Arzneimittelkommission der deutschen Ärzteschaft 2018

11. Immunisierungen

Auswärtiges Amt. [Webseite] Denguefieber, Stand 18.1.2023. Online verfügbar: https://www.auswaertiges-amt.de/de/ReiseUndSicherheit/reise-gesundheit/denguefieber/2436520, zuletzt aufgerufen 16.7.2023

Auswärtiges Amt. [Webseite] Zika-Virud Infektionen. Stand 15.11.2022. Online verfügbar: https://www.auswaertiges-amt.de/de/ReiseUndSicherheit/reise-gesundheit/zikavirus-infektionen/2562866, zuletzt aufgerufen am 16.7.2023

Böttler T, Thimme R. Hepatitis-C-Virusinfektionen: Status der Impfung. Dtsch Arztebl 2017;114 (17): [15]; doi: 10.3238/pesInfek.2017.04,28.05. Online verfügbar: https://www.aerzteblatt.de/archiv/188270/Hepatitis-C-Virusinfektion-Status-der-Impfung , Stand: 28.01.19

Braun J, Dormann A. Klinikleitfaden Innere Medizin, 14. Auflage. Elsevier Verlag: München, 2016.

Deutsche Gesellschaft für Tropenmedizin, Reisemedizin und Globale Gesundheit e.V. Leitlinie: Diagnostik und Therapie der Malaria, Version 7.1, Stand Februar 2021, AWMF-Register-Nr. 042-001, online verfügbar: https://www.awmf.org/uploads/tx_szleitlinien/042-001l_S1_Diagnostik-Therapie-Malaria_2021-08.pdf. Zuletzt aufgerufen am 6.1.2022

Fachinformation Malarone Filmtabletten®, Glaxo Smith Kline GmbH, Stand September 2020

Geisslinger G, Menzel.S. Wenn Arzneimittel wechselwirken – wichtige Interaktionen kennen und vermeiden. WVG Stuttgart 2017

Herdegen T. Kurzlehrbuch Pharmakologie und Toxikologie, 3. Auflage. Thieme Verlag: Stuttgart, 2014.

Herold G. Innere Medizin. Herold Verlag: Köln, 2018

Müller C, Löll C, Bechthold H. Klinikleitfaden für alle Stationen, 3. Auflage. Elsevier Verlag: München, 2008

12. Schwangerschaft & Stillzeit

Fachinformation Ampicillin-ratiopharm 0,5g Injektionslösung®, Ratiopharm GmbH, Stand Mai 2020

Malm et al. 2015. Pregnancy Complications Following Prenatal Exposure to SSRIs or Maternal Psychiatric Disorders: Results From Population-Based National Register Data. Am J Psychiatry. 2015 Dec;172(12):1224-32

Pharmakovigilanz – und Beratungszentrum für Embryonaltoxikologie. [Webseite] www.embryotox.de.

13. Onkologie

Aktionsbündnis Patientensicherheit. Handlungsempfehlung: Intravenöse Applikation von Vinchristin sicherstellen. Stand 2015. Online verfügbar: https://www.aps-ev.de/wp-content/uploads/2016/08/APS_HE_Vincristin.pdf, zuletzt aufgerufen: 6.1.2022

Engelhardt M, Mertelsmann R, Duyster H (Hrsg). Das Blaue Buch- Chemotherapie-Manual Hämatologie und Onkologie. Heidelberg: Springer-Verlag GmbH 2020

Klassifikation von Tumoren (TNM-System Grading). Zuletzt aktualisiert 28.7.2022. Online verfügbar: https://www.krebsgesellschaft.de/onko-internetportal/basis-informationen-krebs/basis-informationen-krebs-allgemeine-informationen/klassifikation-von-tumoren-tnm-.html, zuletzt aufgerufen am 4.7.2023

Leitlinienprogramm Onkologie (Deutsche Krebsgesellschaft, Deutsche Krebshilfe, AWMF): S3-Leitlinie Früherkennung, Diagnose, Therapie und Nachsorge des Mammakarzinoms, Version 4.3, 2021. AWMF Registernummer: 032-045OL, online verfügbar: http://www.leitlinienprogramm-onkologie.de/leitlinien/mammakarzinom/, zuletzt aufgerufen am: 6.1.2022

Rémi C. et al. Arzneimitteltherapie in der Palliativmedizin. Urban & Fischer München, 2015, 2. Auflage

World Health Organisation. WHO Definition of Palliative Care 2002. Online verfügbar: https://www.dgpalliativmedizin.de/images/stories/WHO_Definition_2002_Palliative_Care_englisch-deutsch.pdf. Zuletzt aufgerufen: 16.7.2023

14. Anästhesie & Analgesie

Fachinformation Propofol 1 % (10 mg/1 ml) MCT Fresenius®, Emulsion zur Injektion oder Infusion, Fresenuis Kabi, Stand März 2022

Mutschler E. et al. Pharmakologie kompakt. Allgemeine und Klinische Pharmakologie, Toxikologie. Stuttgart 2016.

Tonner PH, Hein L (Hrsg). Pharmakotherapie in der Anästhesie und Intensivmedizin. Heidelberg: Springer Verlag 2011

Wappler, Frank. Das Propofol-Infusionssyndrom. Deutsches Ärzteblatt 11 (103): A706-A710

Stichwort-Verzeichnis

A

B

C

D

E

F

G

SOAP Blanko-Vorlage

Subjektiv

Objektiv

Laborwerte

Medikamente & Therapieziele/Indikationen

Analyse

Plan